张彩山　编著

《黄帝内经》对症养五脏

全书

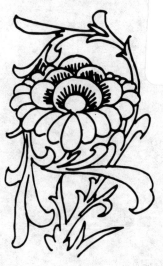

U0308984

天津出版传媒集团

天津科学技术出版社

图书在版编目（CIP）数据

《黄帝内经》对症养五脏全书/张彩山编著 . -- 天

津：天津科学技术出版社，2013.11（2023.11 重印）

ISBN 978-7-5308-8484-3

Ⅰ .①黄… Ⅱ .①张… Ⅲ .①五脏—养生（中医）—

基本知识 Ⅳ .① R212

中国版本图书馆 CIP 数据核字（2013）第 267098 号

《黄帝内经》对症养五脏全书

HUANGDINEIJING DUIZHENG YANG WUZANG QUANSHU

策划编辑：刘丽燕　张　萍

责任编辑：孟祥刚

责任印制：兰　毅

出　　版：天津出版传媒集团

　　　　　天津科学技术出版社

地　　址：天津市西康路 35 号

邮　　编：300051

电　　话：（022）23332490

网　　址：www.tjkjcbs.com.cn

发　　行：新华书店经销

印　　刷：德富泰（唐山）印务有限公司

开本 1 020×1 200　1/10　印张 36　字数 710 000

2023 年 11 月第 1 版第 5 次印刷

定价：59.80 元

前言

　　《黄帝内经》是我国现存文献中最早、最完善的一部医学典籍，成书于春秋战国时期，总结了春秋至战国时期的医疗经验和学术理论，它为我们解读了体内的五脏六腑、纵横身体上下的经络系统是如何运作，如何影响我们身体健康的。教人如何因地制宜、顺时养生，如何根据各人体质而养生，如何调节人体的阴阳平衡，如何调节自己的情志，如何追求至上的生命质量。是中国人养心、养性、养生的千古圣典，也是一本蕴含中国生命哲学源头的大百科全书。数千年来，中华民族在它的庇佑之下生生不息——人们能够"尽终其天年，度百岁乃去"。

　　《黄帝内经》告诉我们，五脏——心、肝、脾、肺、肾是人体生命的核心。其中，心脏相当于人身体中的君主，主管精神意识思维活动等，有统率协调全身各脏腑功能活动的作用。肺位于心的上边，像辅佐君主的"宰相"一样，主一身之气，协助心脏调节全身的功能活动。肝相当于人身体中的将军，主管谋略。胆的性格坚毅果敢，刚直不阿，因此可以把它比作"中正"之官，具有决断力。心包（膻中）相当于君主的内臣，作用是传达心的喜乐情绪。脾和胃相当于管理粮食仓库的官，主管接受和消化饮食，化为营养物质供给人体。大肠相当于传输通道，主管变化水谷，传导糟粕。小肠相当于受盛这样的官，主管受盛胃中来的饮食，对饮食进行再消化吸收，并将水液和糟粕分开。肾能藏精，精能生骨髓而滋养骨骼，故肾有保持人体精力充沛，强壮矫健的功能，是"作强"之官，主管智力与技巧。三焦相当于决渎这样的官，主管疏通水液，使全身水道通畅。膀胱为全身水液汇聚的地方，是"州都"之官，只有通过膀胱的气化作用，才能使体内多余的水液排出，而成为小便。

　　五脏是身体的根本，身体上所有的问题几乎都同五脏有关系。五脏彼此之间以及五脏同六腑之间都有着密切的联系，它们不仅在生理功能上相互制约，相互依存，相互为用，而且以经络为联系通道，相互传递各种信息，在气血津液循环全身的情况下，形成一个非常协调、统一的整体。同时，人体又以五脏为中心，内联六腑、五官、九窍、五体、五志、七情，外合自然界五方、五时、五气、五化、五色、五味，所以，当五脏出现异常和不适时，我们可以通过五官的表现及早判断出相应五脏的健康情况。在治疗五官疾病时，不但要治疗官窍本身的疾病，更要找到其对应五脏，从根源上解决五官病痛。因此，安抚好五脏，是整个身体健康的基础，倘若五脏正常的生理功能出现了异常，就会引发各种疾病，严重的甚至会危及生命。了解五脏的特性以及它们与五脏特殊关系，我们在养生保健中就能让五脏有所养，病有所医，比如想要充养气血就要补肺养心，想要畅通气机就要疏肝调肝。

　　《<黄帝内经>对症养五脏全书》结合了现代人的生活和身体情况，在吸收经典、

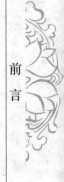

解读经典的同时，从现代的实际现状切入，以五脏为本，总结归纳出一系列行之有效的养生之法。全书共分为六篇，第一篇首先深入浅出地阐述了五脏养生之"道"，第二篇到第六篇分别以心、肝、脾、肺、肾为中心，从四季养生、时辰养生、饮食养生、经络养生等角度，结合了艾灸、刮痧、拔罐等保健技术，全方位地介绍了五脏养生之"术"。书中的养生方法简单易学，便于坚持，使您带着轻松、愉悦的心情享受健康的五脏。

　　书中提到的一些药膳、方剂，只是作为大家治病中的一种参考，具体应用时一定要在医生的指导下使用。希望每个读者都能在本书的帮助下，拥有健康的生活方式，令五脏各司其职，让身体健康长寿。

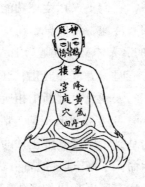

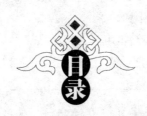

目录

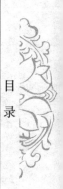

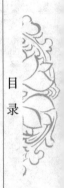

目录

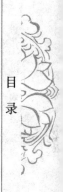

目
录

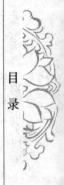

第六章　用好脾经、胃经穴位，让生命之树常青 ………………………184

第七章　常见脾系统疾病的居家预防与治疗 …………………………191

第八章　远离最伤"脾"的生活习惯 …………………………………200

第五篇　养肺——娇脏挑大梁

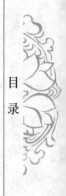

目录

第六篇　养肾——肾为先天之本

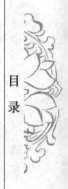

目录

11

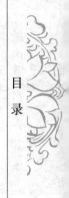

第一篇

五脏和谐，人体常青
——《黄帝内经》
五脏养生智慧

第一章
《黄帝内经》与五脏养生

从《黄帝内经》藏象学说看人体的五脏

　　"藏象"出自《黄帝内经·素问·六节藏象论》，包括"藏"和"象"两方面的内容。其中的"藏"是指藏于体内的内脏，"象"指表现于外的生理、病理现象。明代医学家张介宾说："藏居于内，形见于外，故曰藏象。"藏象学说是古代医家在长期的医疗实践中归纳推理出来的，它们以古代的解剖知识为基础，认识到内脏的某些功能，并且在此基础上，通过取象比类等方法，观察到内在脏腑反映到外的各种生理病理征象。

　　藏象学说以脏腑为基础，将人体脏腑分为五脏、六腑和奇恒之腑。五脏是指心、肝、脾、肺、肾，其共同特点是能贮藏人体生命活动所必需的各种精微物质，如精、气、血、津液等；六腑是指胆、胃、大肠、小肠、膀胱和三焦，其共同生理特点是主管食物的受纳、传导、变化和排泄糟粕；奇恒之腑是指脑、髓、骨、脉、胆、女子胞，它们似腑非腑，却具有类似于五脏贮藏精气的作用。

　　在这里重点介绍脏腑中的五脏。在以前"脏"字又写为"藏"，这也反映出《黄帝内经》藏象学说的实质。人体的五脏到底是什么呢？中医所说的脏腑不单纯是一个解剖学概念，更概括了人体某一系统的生理和病理学概念。心、肝、脾、肺、肾五脏的名称虽与现代人体解剖学的脏器名称相同，在生理或病理的含义中却不完全相同。

　　一般来讲，中医所说的五脏有三方面的含义。一是指解剖学上的五脏，也就是你看得见、摸得着、有实体的心、肝、脾、肺、肾；二是指功能上的五脏，《黄帝内经》认为人体五脏的主要生理功能是生化和储藏精、气、血、津液和神；三是指神志上的五脏，又叫五情，包括喜、怒、思、悲、恐。

　　五脏彼此之间以及五脏同六腑之间都有着密切的联系，它们不仅在生理功能上相互制约，相互依存，相互为用，而且以经络为联系通道，相互传递各种信息，在气血津液循环全身的情况下，形成一个非常协调、统一的整体。不仅如此，五脏的运行状况还会表现在人体的外部，比如"舌为心之苗"，即心脏的状况可通过观察舌头来了解。中医四诊法——"望、闻、问、切"中的"望"就是通过观察人体外部特征来了解内在脏腑情况，可谓藏象学说在实际生活中的应用。

五脏是人体的指挥师和调遣师——《黄帝内经》论五脏

　　《黄帝内经》中有这样一段话："邪风之至，疾如风雨。故善治者治皮毛，其次治肌肤，其次治筋脉，其次治六腑，其次治五脏。"翻译过来就是，当疾病侵犯人体的时候，皮毛总是先被侵犯，之后就是肌肤、筋脉、六腑，最后才会侵犯五脏。如果五脏受到邪气侵犯，就很难治了，所以，生了病一定要尽早诊断和治疗。

　　五脏在人体内充当着怎样的角色呢？如果给它们一个统一的称谓，"指挥师"和"调

《黄帝内经》对症养五脏全书

遣师"可以很好地诠释五脏的工作。《黄帝内经》记载："五脏者，藏精气而不泻。"脏在古代又称"藏"，因为人体五脏主要的生理功能就是生化和储存精气。其他的器官及四肢百骸位于人体的外围，经络是人体运行气血的通道，官窍是人体内脏和外界沟通的窗口。虽然它们都有着独特、不可替代的功能，但是在人体中都要接受五脏的指挥和调遣。

比如，血脉归管于心脏，心脏在跳动的过程中，将气血运送到全身；肝主疏泄，在它的作用下，全身的气血会非常顺畅；脾脏负责消化吸收食物，并将精微物质输送到四肢百骸；肺主气，能够通过呼吸调节全身的水液代谢；肾主水，人体的生长发育、生殖能力都与它密切相关。五脏就像一个极为精密庞大的循环系统，通过生、长、化、收、藏来维持生命的不停运转。

心	长	运送气血
肝	生	疏泄气机
脾	化	运化吸收
肺	收	代谢水液
肾	藏	封藏精气

五脏还管理着六腑、四肢、五体、五官、九窍，以及我们的各种情绪，比如喜为心之志，怒为肝之志，忧为肺之志，等等。如果能将五脏安抚好，整个身体就会健康；倘若五脏正常的生理功能出现了异常，就会引发各种疾病，严重的甚至会危及生命。了解五脏的特性以及它们与五脏特殊关系，我们在养生保健中就能让五脏有所养，病有所医，比如想要充养气血就要补肺养心，想要畅通气机就要疏肝调肝。

解读《黄帝内经》，了解五脏的生盛虚衰

五脏是生命活动中的核心，是人体生命的根本。心为生命之本，肺为气之本，肾为封藏之本，肝为罢极之本，脾及胃、大肠、小肠、三焦膀胱为人身的仓廪之本。因此，五脏坚固为长寿之根，而五脏皆虚，则是人衰老之本。

中医对衰老的生理过程有着比较系统的认识，早在《灵枢·天年》中就对五脏盛衰与人体健康的关系做出了详尽的描述：

"人生十岁，五脏始定，血气已通，其气在下，故好走。二十岁，血气始盛，肌肉方长，故好趋。三十岁，五脏大定，肌肉坚固，血脉盛满，故好步。四十岁，五脏六腑十二经脉，皆大盛以平定，腠理始疏，荣华颓落，发颇斑白，平盛不摇，故好坐。五十岁，肝气始衰，肝叶始薄，胆汁始灭，目始不明。六十岁，心气始衰，苦忧悲，血气懈惰，故好卧。七十岁，脾气虚，皮肤枯。八十岁，肺气衰，魄离，故言善误。九十岁，肾气焦，四脏经脉空虚。百岁，五脏皆虚，神气皆去，形骸独居而终矣。"

人在10岁的时候，五脏六腑的生理功能基本成熟，全身的气血流通顺畅，生机旺盛，因此小孩子走路总喜欢蹦蹦跳跳。

20岁之前是人体的发育期，各组织器官逐渐成长并趋于完善。

30岁时，一个人的五脏六腑生理功能表现出最佳状态，肌肉变得更加发达，气血充盛，走起路来或慢或快，很有规律。

40岁时，五脏六腑及十二经络的气血达到最大的协调状态，生长开始减慢甚至已经停止生长，人将会出现鬓角发白、脱发等现象，同时也会变得喜坐不喜站。

从40岁往后，人体步入衰老期，50岁至90岁为衰老期，五脏的生理功能依次开始出现衰变。首先从肝开始衰老，肝气不足，人就会出现老花眼；再过10年心气开始衰落，气血流通受阻，人表现为喜欢躺卧；然后就是脾、肺、肾的衰变。90岁以上称为长寿期，

大部分人在这一阶段气血亏耗，神气皆去，走向死亡。

通过《黄帝内经》对于五脏生盛虚衰的描述，我们能提前了解它们发展的趋势，这样就可以在五脏衰老前采取相应措施，保持五脏的活力。

《上古天真论》：五脏六腑本性最天真

《上古天真论》是《黄帝内经》的第一篇，所谓天真，是指自然天真，质朴无邪的天性。在我们的身体中，五脏六腑的本性是天真的，它们处于一种浑然天成的和谐格局当中。《黄帝内经》把人体比喻成一个小王国，对五脏六腑进行了明确的分工。其中，心为"君主之官"，肝为"将军之官"，肺为"相傅之官"，脾胃为"仓廪之官"，肾为"作强之官"，胆为"中正之官"，大肠为"传道之官"，小肠为"受盛之官"，膀胱为"州都之官"，三焦为"决渎之官"。这里的五脏六腑已经超越了具体的组织器官，上升为一个国家的若干种官职，通过这几种官职把同类功能的组织器官整合在一起，没有提到名字的器官都归这些有名称的官员统率，再通过经络把各个器官联系起来，就形成了身体这个"国家"了。

也就是说，只要我们的五脏六腑各司其职，就能把身体这个"国家"治理得井井有条。而疾病，都是人违反了五脏六腑本性而造成的，以至于"积劳成疾"，不能尽享天年。

对此，《黄帝内经》认为，人如果能够按照"法于阴阳，和于术数"的总原则去养生，就能到达健康长寿的目的。所谓"法于阴阳"，包含两层含义：一是效法外在的阴阳，也就是天地自然的阴阳，按照自然界的变化规律而起居生活，如"日出而作，日落而息"，随四季的变化而适当增减衣被等。二是养生还要效法内在的阴阳，如果体内阴阳不和，人就会生病，想要治病，就要调和体内阴阳。所谓"和于术数"，是指养生要符合方法技术，根据正确的养生保健方法进行调养锻炼，如心理平衡、生活规律、合理饮食、适量运动、戒烟限酒、不过度劳累等。

总之，我们保养五脏六腑，就要顺应它们的本性，通过"法于阴阳、和于术数"的养生，让脾主运化、肝主生发，脏腑都能各司其职，让五脏六腑的本性能够得到合乎自然的发挥。这样，我们的生活与生命才能真正改观。

脏腑互为表里——调理五脏必知六腑

五脏是身体的根本，身体上所有的问题几乎都同五脏有关系。有人可能会问："那出现了便秘分明是大肠的事，胃胀分明是胃的事。胃和大肠看起来似乎同五脏并没有什么关系。这样的情况该如何调理呢？"

这里就涉及五脏同六腑的关系了。《黄帝内经》将人体外部皮毛肌腠称为表，内部五脏六腑称为里。而在脏腑之间，又分五脏为里，六腑为表，一脏配一腑：心与小肠，肝与胆，脾与胃，肺与大肠，肾与膀胱，心包与三焦互为表里。中医学认为，人体的正常生理活动既需要各脏腑组织发挥自己的功能，又需要脏腑组织之间相互协同。

1. 肺与大肠相表里

一方面肺气的肃降，有助于大肠的传导功能；另一方面，大肠的传导功能正常，又有利于肺气的肃降，二者相辅相成达到了一种平衡。生活中这样的例子也很多，如一个咳喘病人如果大便不通，咳喘的症状就会加重。反之，如果一个人肺的肃降出现问题，也容易导致大肠不适。有的医生在治疗肺热病人时，喜欢开一些有通泻作用的药物，这样就能很快缓解肺热。

2. 心与小肠相表里

心与小肠之间有经脉直接相连，生理上的相通自然也会在病理上有所体现。比如人心火旺盛的时候，常会表现为舌尖发红，口腔溃疡等症状，因为"舌为心之苗"，有的人同时还伴有小便赤短甚至尿道涩痛，这就是心与小肠相表里的一种表现。

3. 肝与胆相表里

肝主疏泄，分泌胆汁，而胆附于肝，负责贮藏、排泄胆汁。肝的疏泄功能正常，胆才能贮藏应有的胆汁；胆汁排泄无阻，肝才能发挥它的疏泄功能。生活中，我们可以发现，有的人一生气就会两胁疼痛，脸色发青，这就是因为肝气不能疏泄导致的结果，如果同时伴有口苦的症状，这就是胆受到了肝的影响，也出了问题。

4. 脾与胃相表里

脾胃共同主管饮食的受纳、消化和运输，是气血生化的源泉。在特性上，胃气主降，食物才得以下行；脾气上升，营养物质才能上输。脾胃一升一降，配合默契身体才会健康。

5. 肾与膀胱相表里

膀胱位于下腹部，其经脉络肾，有排泄小便的功用。津液经过肾的气化作用，入膀胱后形成小便。当肾阳虚的时候，会出现小便频繁、遗尿等毛病，这说明肾脏出了问题，连累到了膀胱。

五脏与六腑之间除了这种相辅相成的作用外，有的还需要通过相反相成的制约关系才能维持生理上的平衡。比如，脾与胃，一个属阴，喜燥恶湿，一个属阳，喜润恶燥。一脏一腑，一运一纳，一润一燥，一升一降，既相互依赖、制约，又相反相成。总之，人体的健康只有在人体的五脏六腑等器官协调一致的情况下，才能充分地吸收、利用人体所得到的各种营养物质，保证人体的正常生命活动需要。

经络是沟通五脏与六腑的桥梁

经络学说是五脏养生必不可少的理论依据。中医认为，凡是药物的归经、按摩取穴、气血流注等全都要依赖经络理论。《灵枢·海论》中说："夫十二经脉者，内属于腑脏，外络于肢节。"经络是运行气血的通道，也是联络脏腑肢节，沟通内外上下的通路。脏与腑之间就由这些经脉来联络，彼此经气相通，互相作用，构成一个和谐的整体。

那么，在身体中有哪些经络呢？下面，带大家简单认识一下我们的经络。十二经脉是经络的主体，与五脏六腑紧密相连，唇齿相依。它通过手足阴阳表里的连接而逐经相传，构成了一个周而复始、如环无端的传注系统。包括：手三阴经（手太阴肺经、手厥阴心包经、手少阴心经）、手三阳经（手阳明大肠经、手少阳三焦经、手太阳小肠经）、足三阳经（足阳明胃经、足少阳胆经、足太阳膀胱经）、足三阴经（足太阴脾经、足厥阴肝经、足少阴肾经）；奇经八脉与十五络脉散布全身，循环于人体内外，将人体所有器官组成一个有机的整体。

脏腑与经络之间有直接的联系也有间接的联系。直接联系是指五脏六腑之间有经络直接相通；间接联系是指脏腑间需要通过中间环节的脏腑与经络才能相连。五脏六腑正是通过这种直接和间接的经络联系，构成了一个有机的整体，如此一来，体表之病可以循经络内传脏腑，而脏腑的病变也能循经络反映到体表。当身体某个部位出现了不适症状后，如果你了解经络，就可以通过刺激相应经络上的穴位，缓解症状，恢复健康。

打个简单点儿的比喻，经络就好像一条条的公交路线，而穴位就好似各线路上的站点，想要去某个地方，只要找对车站就可以了。《灵枢·九针十二原》中说："五脏有疾也，应出十二原。"意思就是说，五脏有病会反映到十二经的原穴上。所以，明白了五脏相应的原穴，审视原穴的反映情况，就能知道五脏的变化。不仅原穴，经络上的每一个穴位都有它独特的作用，这一点需要我们在实践中慢慢摸索。

任何五脏疾病的产生都与经络有着密切的关系。中医有"通则不痛，痛则不通"的说法，也就是说经络通畅，人就不容易生病，反之则会引来疾病。因此，生活中我们要保持脏腑的健康，还要学会正确的经络养生法，注重保养五脏，令气血正常运行，防病治病。

第二章

养好五脏，身体健康不生病

养护五脏要遵照五行对应关系

五行学说是古人用来比喻物质世界的一个习惯说法，在古人的观念里，宇宙间的一切事物，都是由金、木、水、火、土这些构成世界的基本物质运动变化构成的。五行学说还以五行之间的相生、相克的关系来阐释事物之间的关系，认为任何事物都是在不断地相生、相克的运动中保持平衡的。《黄帝内经》也用五行来解释五脏之间的关系，指出五脏中的心、肝、脾、肺、肾分别为火、木、土、金、水五种属性。

在讲述五脏与五行的关系前，我们先了解一下火、木、土、金、水的特性。

火："火曰炎上。"温热、上升是火的特性，符合这一特性的事物归属于火。

木："木曰曲直。"具有生长、升发、条达舒畅等性质的事物归属于木。

土："土曰稼穑。""稼穑"是种植和收获之意，此处引申为符合生化、承载、受纳特性的事物归属于土。

金："金曰从革。"具有清洁、肃降、收敛等特性的事物归属于金。

水："水曰润下。"具有滋润、寒凉、向下运行的事物归属于水。

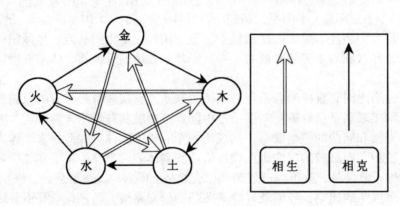

五行相生相克的顺序

根据五行相生的逻辑，肝藏血可以济心，这就是木生火；心的阳热可以温暖脾气，是火生土；脾透过运化功能产生的精微可以滋养肺部，是土生金；肺气的下行有助于肾水，是金生水；肾精又可以补肝，为水生木。

五脏之间既相互滋生，又相互制约，并以此来维持机体的稳定和平衡。在五行的相克关系中：木克土，所以可以用肝木的条达来疏泄脾土的壅滞；土克水，所以可以用脾土的运化水湿来防治肾水过渡泛滥；水克火，故可以用肾水的滋润上行来平和制约心火的狂躁；火克金，故可以用心火的温煦来促进肺气的宣发，制约肺气的过于肃降；金克木，故可以用肺气的倾诉下降，抑制肝气的过分生发。

总之，五脏之间的相生相克与身体健康是密不可分的。如果了解了这些规律，在养生保健中就不会只见树木，不见森林，更不会头痛医头，脚痛医脚了。因此，清代名医王清任说："著书不明脏腑生克，岂不是痴人说梦，治病不明脏腑五行，何异于盲子夜行。"我们知道了疾病与脏腑间相生相克的关系，及传变规律就可以提前介入，防患于未然。

《黄帝内经》谈情志：五志分属五脏

"情欲"是现代人常说的一个词，其实在现代汉语里，情与欲是两个概念，情主要指人的各种情感，属于人的心理活动范畴；而欲主要是指人的本能欲望，是生存和享受的需要，属于生理活动的范畴。情属于"心"，而"欲属于身"。虽然情欲是我们基本的心理情绪和生理要求，但是情太切伤心，欲太烈伤身。

如何处理情欲给我们的健康带来的问题呢？《黄帝内经》做出了很好的回答，它将七情——喜、怒、忧、思、悲、恐、惊归结为五类，也就是怒、喜、思、忧、恐，称为五志。五志又对应着人的五脏，如果七情太过，相应地就会令气机逆乱，气血失调，从而导致各种病症的发生。

五脏	肝	心	脾	肺	肾
五志	怒	喜	思	忧	恐

《黄帝内经·素问·阴阳应象大论》中说，"怒伤肝""喜伤心""思伤脾""忧伤肺""恐伤肾"。这表明七情过激可直接影响内脏生理功能，而产生各种病理变化，不同的情志刺激可伤及不同的脏腑，产生不同的病理变化。

1. 喜伤心

喜可使气血流通、肌肉放松，益于消除机体疲劳。但欢喜太过，则损伤心气。阳损使心气动，心气动则精神散而邪气极，出现心悸、失眠、健忘、老年痴呆等。所以，大家要学会控制自己的情绪，做到"不以物喜，不以己悲"。

2. 怒伤肝

怒则气上，伤及肝而出现闷闷不乐、烦躁易怒、头昏目眩等症状，亦是诱发高血压、冠心病、胃溃疡等病的重要原因。所以，在遇到烦恼时，一定要学会暗示自己"一切都将过去""破财免灾""知足常乐"等，这样心情就会轻松，头脑也会冷静下来。

3. 思伤脾胃

思则气结，大脑由于思虑过度，使神经系统功能失调，消化液分泌减少，出现食欲不振、纳呆食少、形容憔悴、气短、神疲力乏、郁闷不舒等。如果你是个心思比较重的人，那么最好能找个倾诉的对象，这样有想不开的事情对其倾诉一番，则可使心情放松。

4. 忧悲伤肺

忧和悲是与肺有密切关联的情志，人在强烈悲哀时，可伤及肺，出现干咳、气短、咯血、暗哑及呼吸频率改变等症状。

5. 惊恐伤肾

惊恐可干扰神经系统，使人出现耳鸣、耳聋、眩晕、阳痿等症状，甚至可致人死亡。在生活中，通过惊恐的语言暗示，把人吓死的事情已屡见不鲜。

由此可见，心理、精神状态对于人的气血和五脏六腑有着十分重要的影响，人们常说的因郁致病就是这个道理。所以，在我们的养生之道中绝不可缺失了关于情志养生的部分。

从十二时辰叙说一天中的脏腑养生

中医向来都特别强调人与自然的和谐相处，认为人应该与一天中的阴阳转换相应。《素问·生气通天论》中指出，在一天之中，早晨阳气始生，日中而盛，日暮而收，夜半而藏。这种阴阳变化同四时的"春生、夏长、秋收、冬藏"规律完全一致。古人用十二地支把一天分成了十二个时辰，与之相对应的，人体也有"十二正经"，而这十二条经络同人体的五脏六腑（外加心包）相对应。如此一来，我们整个身体就同十二时辰紧密联系在了一起。根据时辰的不同，我们采用与之相适应的养生方法，关注每个时辰的养生重点，自然就能达到健康长寿的目的了。

十二时辰分别是：子时、丑时、寅时、卯时、辰时、巳时、午时、未时、申时、酉时、戌时、亥时。与之相应的十二正经为：足少阳胆经、足厥阴肝经、手太阴肺经、手阳明大肠经、足阳明胃经、足太阴脾经、手少阴心经、手太阳小肠经、足太阳膀胱经、足少阴肾经、手厥阴心包经、手少阳三焦经。气血随着十二时辰的昼夜变化，有规律地流注于十二经脉，人体与之相应的脏腑也会发生相应的变化。

举个例子，肝经在丑时当令，即凌晨1点到3点。肝主藏血，《素问·五藏生成论》记载"故人卧而血归于肝"，也就是说，当人在躺下休息的时候血才能够归于肝脏。因此，在这一时辰，人最好进入熟睡的状态，如此才能养肝。否则，丑时不休息，血液就会继续"运于诸经"，而无法归于肝经去养肝。我们的思维和行动都要肝血来支持，如果肝血不足，人就会变得气色晦暗、眼神无光，有的乙肝、脂肪肝患者就是因为在丑时没有注意养肝造成的。

中医讲究"未病先防"，防的关键在于"因天之序"，也就是因循自然的运动顺序来养生。概括来说就是"生发""生长""收敛""收藏"，这种变化称为四季节律，如果应用到每天就是日节律。一天之中，始于寅，终于丑；经气之序起于肺，终于肝。人也应顺应这个规律养生。

总之，要想养好五脏，健康长寿，你就得好好地琢磨着过好每一天，每一时。过好每一天每一时的关键就是顺天而行，遵循自然规律，该睡的时候睡，该起的时候起，该吃的时候吃，该方便的时候方便。具体到个体，就是根据人体十二经络与十二时辰的配属关系，在相应的时辰做相应的事。

五脏养生需顺应四时变化

在古人看来，天地是个大宇宙，人身是个小宇宙，人体脏腑之气的运行同大自然阴阳五行的运动相对应，因此对五脏的调养必然要顺应自然气候的变化。只有人体五脏的生理活动适应四时阴阳的变化，才能同外界环境保持协调平衡。否则，就会被其所伤。

大自然有春、夏、秋、冬四季交替的变化，从五行上看有木、火、土、金、水的变化，由此，出现了寒、暑、燥、湿、风的气候，这一气候影响了自然界的万物，形成了生、长、化、收、藏的规律。所以五脏养生就要遵循四季气候变化的规律，以"生、长、化、收、藏"为调养原则，实现强身健体，延年益寿的目标。

在五行当中，春天与木相对应，肝五行属木，因此春季应养肝。这个季节正是草木萌芽、生长的时候，人既然与天地相通，与自然界有着同样的运行规律，那春季养生就要以"生"为主，即春生，所以这个时候不要抑制自己，而要舒展自己的筋骨，多做做运动。

夏天对应的五脏为心，《黄帝内经》里说："心者生命之本……为阳中之太阳，应于夏气。"到了夏天，万物进一步生长，呈现一片欣欣向荣之象，人体也要顺应"长"这一节律，要奋发图强，注意养护阳气。

长夏通于脾，养生的关键是"化"。在夏天到秋天这段时间，稻谷从绿色变到黄色，稻米成熟，长夏是"阴消阳长"与"阳消阴长"的转折，人体顺应这一变化，"脾"土以"化"为顺，这种"化"能令四季有序。

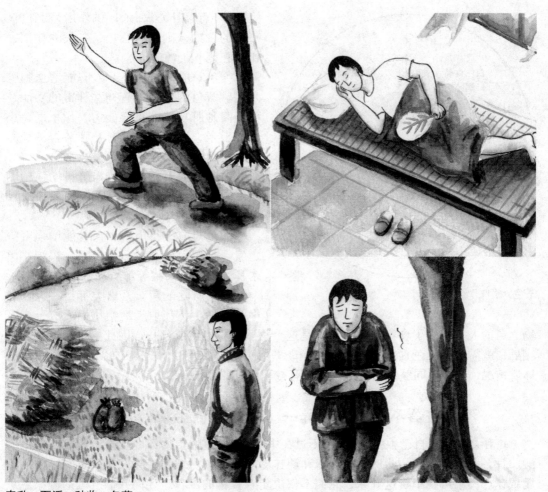

春升，夏浮，秋收，冬藏

　　秋天与五行中的金相对应，肺脏属金，故旺于秋季。这个季节，人们开始收获、储备，为过冬准备好足够的干草粮食，而人体也要顺应这一规律，开始"收"，以迎接冬日的到来，所以要多补补身体，多吃点儿好的。

　　冬季与五行中的水相对应，肾脏属水，因此冬季应该养肾。随着天气逐渐变冷，树木叶落，动物钻进了洞里，自然界的万物都闭藏了起来，人也应跟着时节的变化，所以冬季要"藏"，要补养好自己的身体，多吃羊肉、狗肉。

　　我们强调生、长、化、收、藏的意义，最重要的就在于借助天时调整我们身体的阴阳。人体五脏的生理活动，必须适应四季阴阳的变化，在春夏季节保养阳气以适应生长的需要，在秋冬季节保养阴气以适应收藏的需要，这样与外界环境保持协调与平衡，身体才不会产生问题。

五色入五脏，辨食物颜色补五脏

　　天地有五行，人亦有五脏，而五脏配有五行。五行除了代表金、木、水、火、土这5种我们熟悉的物质外，还代表着我们的五脏——心、肝、脾、肺、肾，同时还可引申出五色——白、青、黑、红、黄。《黄帝内经·灵枢》第四十九篇中就将面部的五色同五脏相互联系，青色属肝，赤色属心，白色属肺，黄色属脾，黑色属肾，五色同五脏有着特定的对应关系，因此我们可以通过摄取不同颜色的食物补养五脏。

　　青色对应五行为木，入肝可增强肝脏之气。肝为解毒的器官，因此青色食物有一定的清肝解毒作用。那些血压高、脾气大，动辄肝火上冲的人，平时可以多吃点儿绿色蔬菜，比如青皮萝卜、芹菜、莴笋、油菜等。

　　红色对应五行为火，入心可增强心脏之气。红色、温性的食物如辣椒、羊肉、荔枝、

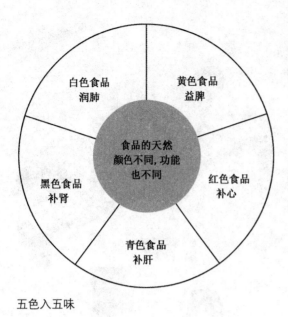

五色入五味

樱桃等，有温补心火、心阳的作用，而红色、寒凉的食物，则有清心热、心火的作用，如红心萝卜、番茄等。

黄色对应五行为土，入脾能增强脾脏之气。黄色的食物多有补益脾胃的功能，可提高脾脏功能的抗病能力，像小麦、小米、玉米、板栗等，就有补脾益胃、长养气血的功能。

白色对应五行为金，入肺可增强肺腑之气。白色食物如百合、银耳、莲藕、白果、鸭肉等可以滋养肺阴。

黑色对应五行为水，入肾能增强肾脏之气。凡黑色的食物，像黑豆、黑米、黑木耳、海带、乌鸡等都能补肾。

我们所吃的蔬菜及肉类都是在大自然中孕育而生，吸取天地精华而长成，为万物之灵的人类提供了食物来源。人也是这个物质世界的组成部分，因此要想与自然和谐相处，就需要用五色食物在体内达到一个平衡。我们在平时饮食中，也应该根据自己的体质情况，选择不同颜色的食物，这样有益于五脏的养护。

不同脏器不同"味"养——《黄帝内经》药食五味观

每种食物都有自己独特的味道，不过在中医中，所有的食物都可以分到五"味"中——酸、甘、苦、辛、咸。此外还有淡味和涩味，不过人们习惯将淡味归属于甘味，涩味归属咸味。大家可别小看这五味，它们不仅决定着食物的滋味，还同我们五脏的健康息息相关。

《黄帝内经》中说："五味各走其所喜，谷味酸，先走肝；谷味苦，先走心；谷味甘，先走脾；谷味辛，先走肺；谷味咸，先走肾。"酸、苦、甘、辛、咸五味功效不一，吃好了对调理五脏很有益，食用不当还对人体有害，导致疾病的发生。所以我们要知道食物禁忌的道理，根据病症摄取食物，这样才能达到好的效果。

1. 酸入肝

酸性收敛，甘能缓中，由肝阴不足、肝阳上亢引起的病变，吃一些酸性、甘性的食物，有敛肝、缓急、潜阳的作用。反之，如属肝气郁结、胸胁胀痛，宜吃辛润之品。

2. 苦入心

苦味具有清泄，燥湿的功能，适宜热证、湿证病人食用。比如苦瓜味苦性寒，用苦瓜佐餐，能达到清热、明目、解毒、泻火的效果，适宜热病烦渴、中暑、目赤、患疮疡及疖肿的患者；莲子心能清心泻火、安神，可以治疗心火旺的失眠、烦躁之症。但是如果属水火不济、心肾不交引起的病变，宜吃咸寒之品，如墨鱼、牡蛎肉之类以滋阴潜阳。

3. 甘入脾

甘味有补益强壮的作用，气虚、血虚、阴虚、阳虚以及五脏虚赢的人比较适宜摄入甘味食物。甘还能消除肌肉紧张。不过，《黄帝内经》中也提到"味过于甘，脾气不濡，胃气乃厚"，意思是说过食甘味会导致脾胃之气壅滞不行，食物不能正常运化，从而导致脘腹胀满、厌食、肥胖等症状。

4. 辛入肺

辛味能行气、通血脉，凡属风寒之邪犯肺而引起鼻塞、咳嗽，可吃生姜、鲜苏叶之

五色入五味（图内文字）：
白色食品润肺　黄色食品益脾　黑色食品补肾　红色食品补心　青色食品补肝　食品的天然颜色不同，功能也不同

类以发汗祛邪；风寒湿痹患者则宜饮用白酒或药酒，以辛散风寒、温通血脉。胃痛、腹痛、痛经患者，可以吃些辣椒、茴香、桂皮等有行气、散寒、止痛作用的食物。

5.咸入肾

咸味多入肾，部分咸味药物有补肾的功能，如鹿茸、紫河车、龟板、鳖甲、海马、蛤蚧等，均是填补肾精的上佳药物。部分补养药在炮制时经过盐炒，其补肾作用就会增强，如巴戟天、补骨脂等。但倘若咸味太过，也会损伤肾脏。

总之，酸、苦、甘、辛、咸五味只有调配得当，才能调养五脏，否则反倒不利五脏健康。正如《黄帝内经》所说："谨和五味，骨正筋柔，气血以流，腠理以密，如是则骨气以精，谨道如法，长有天命。"只有注意饮食的五味调和，才能使骨髓正直，筋脉柔和，气血流通，毛孔固密，这样人体的健康方可得到保证，体格才能强壮，活得长寿。

五脏应五音，听音乐调适五脏

平时我们形容不会唱歌的人是"五音不全"，那么"五音"指的是什么呢？根据《黄帝内经》的记载，五音是指宫、商、角、徵、羽五种音阶。中国古代有"五音疗疾"的记载，认为音律同人的五脏六腑有一定联系。《灵枢·邪客》记载："天有五音，人有五脏，天佑六律，人有六腑"。下面的表格简单地介绍了五音和人体的五脏相对应情况。

角（3-Mi）	属木	主生	通于肝
徵（5-So）	属火	主长	通于心
宫（1-Do）	属土	主化	通于脾
商（2-Re）	属金	主收	通于肺
羽（6-La）	属水	主藏	通于肾

用音乐治疗，也有正治和反治之分。正治就是让乐曲与情绪同步，帮听者宣泄过多的不良情绪，例如以如泣如诉的乐曲带走悲伤、以快节奏的音乐发泄过度兴奋的情绪等；反治则是让情绪兴奋者听平和忧伤的乐曲，让情绪低落的人听欢快轻松的乐曲。

1.心气要平和，就听《紫竹调》

心脏是我们身体里的"君主之官"，掌控着精神和血液循环，它需要一刻不停地搏动，这完全符合心属火的特性。然而，现实生活的压力、不断减少的睡眠……这些无一不在伤害我们的心脏，很容易造成心脏系统的不适，导致失眠、心慌、心胸憋闷、胸痛、烦躁、舌尖部溃疡等疾病。

在五音中，徵音属心，相当于简谱中的"5"。徵调式乐曲热烈欢快，活泼轻松，构成层次分明、性情欢畅的气氛，具有"火"的特性，可入心。

适合心的最佳曲目是《紫竹调》。在这首曲子中，运用属于火的徵音和属于水的羽音配合很独特，补水可以使心火不至于过旺，补火又可使水气不至于过凉，利于心脏的功能运转。

欣赏《紫竹调》的最佳时间是在晚上9点到11点之间。中医最讲究睡子午觉，所以一定要在子时之前让心气平和下来，然后平静入睡，过早过晚听都不太合适。

在欣赏乐曲的过程中，还可以准备一杯红茶，可略加少量绿茶，以补益心脏。

2.肝气要练达，就听《胡笳十八拍》

我们如果长期被一些烦恼的事情所困扰，就会使体内本该流动的气处于停滞状态，时间一长，就会逐渐消耗肝的能量，产生抑郁、易怒、乳房胀痛、口苦、痛经、舌边部溃疡、眼部干涩、胆小、容易受惊吓等种种不适。

在五音中，角音属肝，相当于简谱中的"3"。角调式乐曲有大地回春、万物萌生、生机盎然的旋律，曲调亲切爽朗，有"木"之特性，可入肝。

最适合肝的乐曲是《胡笳十八拍》。肝顺需要木气练达，这首曲子中属于金的商音元素稍重，刚好可以克制体内过多的木气，同时曲中婉转地配上了较为合适的属水羽音，水又可以很好地滋养木气，使之柔软、顺畅。

欣赏这首乐曲应该在晚上7点到11点之间，这是一天中阴气较重的时间，一来可以克制旺盛的肝气，以免过多的肝气演变成火，另外可以利用这个时间旺盛的阴气来养肝，使之平衡、正常。

欣赏乐曲的过程中，还可以准备一杯绿茶，里面少量放一些白茶，起到梳顺肝气的作用。

3. 脾气要温和，就听《十面埋伏》

中医认为，脾胃为后天之本，我们吃的食物都要经过脾胃的消化吸收，才能转化成能量供应给各个脏器。暴饮暴食、五味过重、思虑过度等都会让我们的脾胃承受过重的负担，而出现腹胀、便稀、肥胖、口唇溃疡、面黄、月经量少色淡、疲乏、胃或子宫下垂等症。

在五音中，宫音属脾，相当于简谱中的"1"。宫调式乐曲风格悠扬沉静，淳厚庄重，如"土"般宽厚结实，可入脾。

适合脾的乐曲是《十面埋伏》。脾气需要温和，这首曲子中运用了比较频促的徵音和宫音，能够很好地刺激我们的脾胃，使之在乐曲的刺激下，有节奏地对食物进行消化、吸收。

欣赏这首曲子可以在进餐时以及餐后1小时内，沏上一杯黄茶，略加少量红茶相伴，可以温和地调节脾胃功能，效果不错。

4. 肺气要滋润，就听《阳春白雪》

我们的生命一时一刻都离不开呼吸，肺就是管理呼吸的器官，全身的血液里携带的氧气都要通过肺对外进行气体交换，然后输送到全身各处。正因为肺和外界接触频繁，所以污染的空气、各种灰尘、致病细菌等均会引发肺部疾病，常见的咽部溃疡疼痛、咳嗽、鼻塞、气喘、容易感冒、易出汗等，都属于肺的问题。

在五音中，商音属肺，相当于简谱中的"2"。商调式乐曲风格高亢悲壮、铿锵雄伟，具有"金"之特性，可入肺。

适合肺的最佳曲目是《阳春白雪》。肺气需要滋润，这首曲子曲调高昂，包括属于土的宫音和属于火的徵音，一个助长肺气，一个平衡肺气，可以通过音乐把你的肺从里到外彻底梳理一遍。

欣赏这首曲子可以在下午3点到7点之间，太阳在这个时间开始西下，归于西方金气最重的地方，体内的肺气在这时比较旺盛，随着曲子的旋律，一呼一吸之间，可以彻底滋润肺气。沏上一杯白茶，里面少量放一些红茶和黄茶，可以起到生补肺气，同时清除肺中杂质的效果。

5. 肾气要蕴藏，就听《梅花三弄》

肾为先天之本，我们先天的元气和后天的精气都要储存在肾中，一旦身体中的哪个器官缺少足够的能量，就要从肾里往外调。由于现代人不健康的生活习惯，大多数人的肾总是处于虚的状态。常见的肾部疾病表现为面色暗、尿频、腰酸、性欲低、五更泻等症状。

在五音中，羽音属肾，相当于简谱中的"6"。羽调式乐曲风格清纯，凄切哀怨，苍凉柔润，行云流水，具有"水"之特性，可入肾。

适合肾的最佳曲目是《梅花三弄》。肾气需要蕴藏，这首曲子中舒缓合宜的五音搭配，不经意间运用了五行互生的原理，反复、逐一地将产生的能量源源不断地输送到肾中。一曲听罢，神清气爽，倍感轻松。

欣赏这首乐曲应该在上午 7 ~ 11 点之间。这段时间是气温持续走高，体内的肾气也处于上升的阶段，此时可以用属金的商音和属水的羽音搭配比较融洽的曲子促使肾中精气隆盛。欣赏乐曲时，可以备上一杯黑茶，里面少量放一些白茶，可起到五行相生的效果。

练习"六字诀"，补养五脏之气

"六字诀"是从我国古代就开始流传的一种养生方法，属于吐纳法。历代文献对此功法也有很多论述，到了唐代，名医孙思邈根据五行相生的顺序，配合着四时的特定，编写了一首根据六字诀治病的歌：

春嘘明目夏呵心，秋呬冬吹肺肾宁。

四季常呼脾化食，三焦嘻出热难停。

发宜常梳气宜敛，卤宜数叩津宜咽。

子欲不死修昆仑，双手摩擦常在面。

我们的脏腑和经络运行受到内外不同作用力的影响，呼气时不同的口型会令唇、舌、齿、喉产生不同的形状和变化。这些变化会造成对胸腹部不同的内在力，从而影响着不同的脏腑。古人从长期的实践中总结出了"嘘、呵、呼、呬、吹、嘻"六个字的口型，分别影响肝、心、脾、肺、肾和三焦。在呼气时，若能用意念和动作导引气血循经运行，就能达到强身健体、益寿延年的效果。

这次向大家介绍的是著名气功专家的"六字诀"，它最大的特点就是能强化人体内部的组织机能，通过锻炼中的发音，诱发和调动脏腑的潜在机能来抵抗疾病的侵袭，防止人们因为年龄的增长而过早衰老。

1. 预备式

两脚平行与肩同宽，头正颈直，百会朝天，内视小腹，轻合嘴唇，舌抵上腭，沉肩坠肘，两臂自然下垂，两腋虚空，肘微屈，含胸拔背，松腰塌胯，两膝微屈，全身放松，头脑清空，站立至呼吸自然平稳。

这套六字诀的功法从预备式开始练习，每次变换一个字的时候也都要从预备式起。练功初始，预备式可多站一会儿，以体会松静自然，气血和顺之境。当放松之时，呼吸微微绵绵如安睡状态，再开始练功。

正式练功前还要进行调息，采用自然呼吸法，舌抵上腭，或者也可采用顺腹式呼吸。调整呼吸后，要稍事休息。

预备式具体动作：

（1）两臂从体侧徐徐抬起，手心向下。

（2）待腕与肩平时，以肘为轴使小臂外旋，转至手心向上。

（3）随即曲肘使指尖向上，高度不超过眉毛，再向内画弧，两手心转向下，手指相对。

（4）两手似按球状由胸前徐徐下落至腹前，两臂自然下垂，恢复预备式。

2. 嘘字功平肝气

嘘（xū）读需，两唇微合，嘴角横绷，略向后用力。

具体动作：

（1）呼气念嘘字，足大趾轻轻点地，随即放开。

（2）两手由肝经之急脉穴处起，手背相对向上提，经章门、期门上升入肺经之中府、云门。

（3）两臂如鸟张翼向上、向左右展开，手心向上；两眼反视内照，随呼气之势尽力瞪圆。

（4）呼气尽，吸气时，屈臂，两手经面前、胸前下转为拇指尖相对，其余四指指尖向下顺腹前按摩徐徐而下，垂于体侧。

（5）双手重叠，覆于下丹田，稍事休息，再做第二次吐字。如此动作做6次一遍，然后做一次调息，恢复预备式。

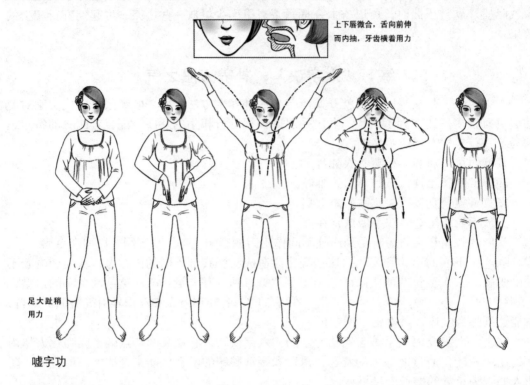

上下唇微合，舌向前伸而内抽，牙齿横着用力

足大趾稍用力

嘘字功

3. 呵字功补心气

呵（kē）读科，嘴半张，舌平放于口内，舌尖轻顶下齿，下颌放松。

具体动作：

（1）呼气念呵字，足大趾轻轻点地，随即放开。

（2）两手掌心向上由冲门穴处起循脾经上提，在胸部膻中穴处变掌为向外翻掌，上托至眼部，中指对着外眼角处。

（3）呼气尽吸气时，翻转手心向面，经面前、胸、腹前徐徐下落，垂于体侧。

（4）双手重叠，覆于下丹田，稍事休息，再重复做，共做6次，调息，恢复预备式。

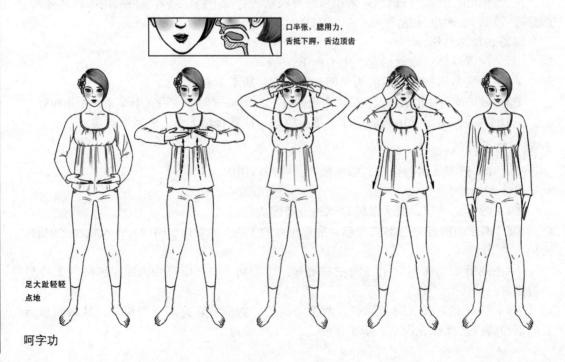

口半张，腮用力，舌抵下腭，舌边顶齿

足大趾轻轻点地

呵字功

《黄帝内经》对症养五脏 全书

4. 呼字功培脾气

呼（hū）读忽，撮口如管状，舌放在中央两侧向上微卷。

具体动作：

（1）呼气念呼字，足大趾轻轻点地，随即放开。

（2）两手掌心向里由冲门穴处起向上提，行至膻中穴时变掌，左手外旋上托至头顶（注意沉肩），同时右手内旋下按至冲门穴处，呼气尽。

（3）吸气时，左臂内旋变为掌心向里，从面前下落，同时右臂回旋变掌心向里上穿，两手在胸前相交，左手在外，右手在里，两手内旋下按至腹前，自然垂于体侧。

（4）两手重叠，覆于下丹田，稍事休息，再以同样要领右手上托，左手下按做第二次呼字功。如此左右手交替共做6次为一遍，调息，恢复预备式。

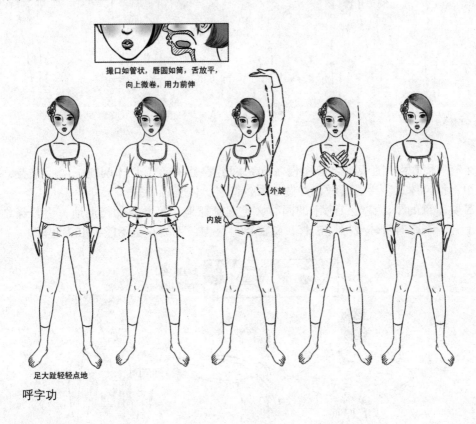

撮口如管状，唇圆如筒，舌放平，
向上微卷，用力前伸

外旋

内旋

足大趾轻轻点地

呼字功

5. 呬字功补肺气

呬（xià）读夏，声短气长，开口张腭，舌尖轻抵下腭。

具体动作：

（1）两手掌心向里由急脉穴处起向上提，过小腹渐转掌心向上。

（2）抬至膻中穴时，两臂外旋翻转手心向外成立掌指尖至喉部，然后左右展臂宽胸推掌如鸟张翼；同时开始呼气念呬字，足大趾轻轻点地，随即放松。呼气尽，随吸气之势两臂从两侧自然下落。

（3）两手重叠，覆于下丹田，稍事休息，再重复做，共做6次，调息，恢复预备式。

6. 吹字功补肾气

吹（chuī）读炊。撮口，两嘴角向后咧，舌尖微向上翘。

具体动作：

（1）呼气时即读"吹"气，两臂从体侧提起，两臂向后，两手外劳宫穴在腰部擦搓3次。

（2）两手经过长强、肾腧向前画弧，至肾经之腧府穴处，如抱球两臂撑圆，两手指尖相对，身体下蹲，两臂随之下落，呼气尽时两手落于膝盖上部。

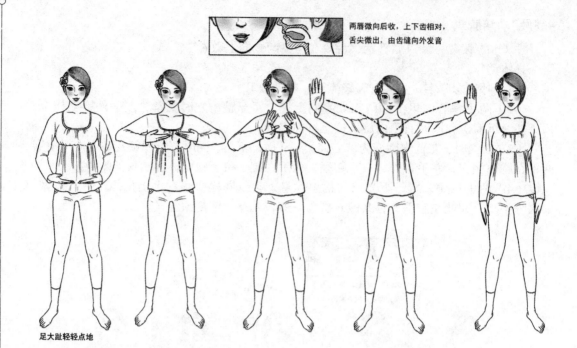

两唇微向后收，上下齿相对，
舌尖微出，由齿缝向外发音

足大趾轻轻点地

呬字功

（3）呼气尽。随吸气之势慢慢站起，两臂自然下落于身体两侧。两手重叠，覆于下丹田，稍事休息，再重复做，共做6次，调息，恢复预备式。

需要注意的是，在呼气念字的同时，足五趾抓地，足心空如行泥地，引肾经之气从足心上升。下蹲时身体要保持正直，膝盖不过足尖，下蹲直至不能提肛为止。

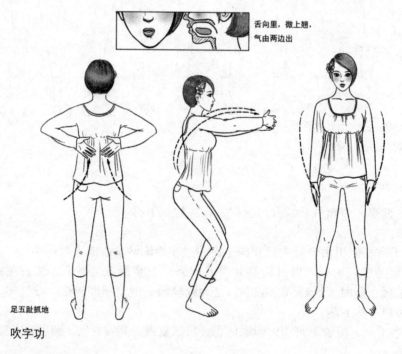

舌向里，微上翘，
气由两边出

足五趾抓地

吹字功

7. 嘻字功理三焦气

嘻（xī）读希，两唇微启，有嬉笑自得之貌，怡然自得之心。

具体动作：

（1）呼气念嘻字，足四、五趾点地，随即放开。两手如捧物状由体侧向耻骨处抬起，手心朝上，指尖相对，提至膻中穴。

（2）两臂外旋翻转，手心向外，并向头部托举，两手心转向上，指尖相对。

（3）吸气时，两臂内旋，两手五指分开由头部循胆经路线而下，拇指经过风池，其余四指过面部，两手再厉渊腋、日月至环跳，自然垂于体侧，以意送至足4趾端之窍阴穴。

（4）两手重叠，覆于下丹田，稍事休息。再重复做，共做6次，调息，恢复预备式。

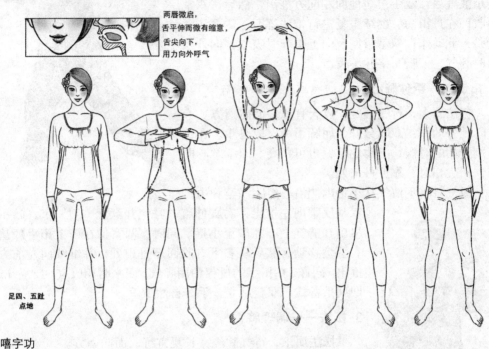

两唇微启，
舌平伸而微有缩意，
舌尖向下，
用力向外呼气

足四、五趾
点地

嘻字功

大家在练习这套六字诀时可以灵活些，既可以按照上面的顺序进行联系，也可以根据季节单独练一个或两个字，或者根据自己所患病情况进行重点练习。有的朋友想知道练习六字诀需不需要出声？其实，在六字诀的经典著作中，都主张"吐字勿令耳闻"，也就是不念出声。不过，有的养生专家又认为五音通于五脏六腑，出声胜于不出声，因为出声一方面能够使自己辨别发音正确与否，另一方面能调动五脏六腑运动，而且出声更容易入静。

刚开始练习时，为了调整口型，大家可以发声大一些，等到熟练之后，就可以呼气读字，吐气如微风习习不使耳闻，这一点很重要。

五脏护养第一功法——五行掌

五行掌是山西五台山流传下来的一种非常实用的养生祛病功法，它根据中医五脏五行相对应理论编排而成，使其体现出五脏、五季、五方与经络按摩防病治病的巧妙结合。虽然五行掌操作起来较为简单，却能令脊椎和上下肢关节都得到充分活动，因此五行掌既可用于养生保健，也可用于康复医疗。我们可根据病症和季节养生原则来选练相应功法，也可按顺序全套练习。

五行掌有站式练法也有活式练法，在此，我们向大家介绍一下五行掌的站式练法。

1.推法——养肝，调肝气

推法属木，行气肝经，春天宜练，面向东方。

预备动作：两脚稍分开，呈向前45°，手臂自然下垂，下蹲，左腿向左前方迈出微屈，双手掌心向上，指尖相对，

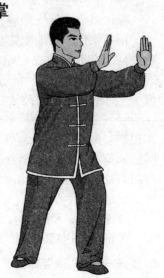

推法

靠近丹田处。

练习时，先吸气，意念清气从两足大趾沿大腿内侧的肝经上升至两胁；两手缓缓上移，并向左转腰，同时反掌，掌心向前，指尖向上。呼气并念"嘘"字，暗示浊气尽，双手缓缓地向左前方推出。然后，双掌再收回在丹田前，继续重复进行推法练习。需要注意的是，此动作在双掌收回及向上提起时吸气，向外推出时呼气，"嘘"字并不发声。

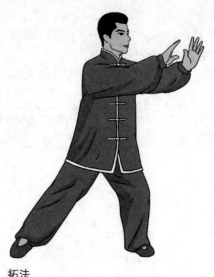

拓法

2. 拓法——帮你降心火

拓法属火，行气心经，夏天宜练，面向南方。

预备动作：双腿分开，屈膝下蹲，成马步。在练习刚开始的时候，下蹲的位置也可稍高。双掌掌心向上，指尖相对，靠近丹田处。

吸气时暗示清气从小指内侧沿心经路线至胸中；双掌反掌向左推出，右腿伸直。呼气并默念"呵"字，暗示浊气尽出，清气沿心经散至小指。同时，两掌像在碑上拓字般从左向右缓缓移动，然后从右下方收回至丹田处，并继续向左前方反掌推出。同样，在拓字的过程中用呼气，回来时用吸气。反复几遍后，回到预备式，双腿站立，手臂自然下垂。

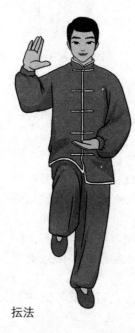

抚法

3. 抚法——调理脾胃

抚法属土，行气脾经，长夏宜练，面向南方。

预备姿势：双腿分开，与胯同宽；两手重叠，左手在上，双手掌心向上，收在丹田处。

吸气，左手屈肘，掌心向上，以肘为轴，从小腹右侧向上、向左画弧运动，至与视线平时，吸气尽，掌心转向面部，同时左腿尽量上抬大腿，足尖朝下；呼气并默念"呼"字，左脚逐渐落地，同时左手掌心翻转向外，向左向下画圆，降至丹田处，反掌向上，叠于右手背下。之后，再吸气时，换右手和右腿开始同样的动作。如此，交替进行 5 ~ 10 次。

4. 捏法——理通肺气

捏法属金，行气肺经，秋天宜练，面向西方。

预备动作：左脚向左前方迈一大步，呈弓步，左臂向左前方伸直，掌心向上，五指收拢如捏球状；右手掌心向下，五指亦如捏物状，置于左长斜上方。需要注意的是，位于底部的左掌不得低于腰部，位于上部的右掌不得高于肩部，令肩、肘、手相平。

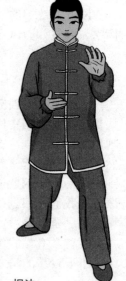

捏法

呼气并默念"丝"字，右掌在左臂上方向左前方推出，如两手在捏物。两手分开后为吸气，然后反掌，两手调换位置，即左臂屈肘收回掌心向下，右掌在下掌心向上，随着呼气，左掌在右臂的上方向右前方推出。如此反复5次左右，换右弓步再进行几次练习即可收功。

做捏法时，双腿不动，双掌的动作应缓慢轻柔，身躯前后移动，而胸腰则左右扭转，以扩大肺活量。

5. 摸法——按摩带脉肾气和

摸法属水，行气肾经，冬天宜练，面向北方。

《黄帝内经》对症养五脏 全书

预备动作：两足稍分开，下蹲，左脚向左前方伸出，踏实呈虚步，两臂自然下垂，掌心向下，指尖向前，置于丹田前。

双掌由左向右自腹前向胸前进行画圆似的抚摸动作，然后再缓慢回来。在身体前方抚摸时用呼气，默念"吹"字，同时，身体的重心也逐渐转至左腿。收回时用吸气，双掌从胸前向右画圆收至右下腹时吸气尽。同时左腿伸直，右膝屈曲，重心后移至右腿上。摸法也可进行换步练习。

大家在练习五行掌时，全身放松自觉吐纳，动作可随着吐纳停止，万不可憋气。等熟悉站式练法后，还可练习活式练法。对于久病、身体虚弱不能站立的患者可以尝试在床上练习五行掌。

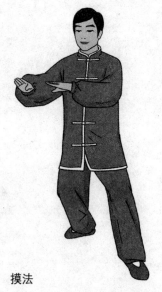

摸法

第三章
《黄帝内经》对症查五脏

五脏疾病可以通过五官判断

五官是指眼、耳、鼻、唇、舌五个器官，五官虽小，却能预测全身的健康。中医认为，人体的五官是五脏的窗口，通过它们我们可以发现隐藏其中的疾病信息。每个官窍不但能反映与其相应脏腑的病变，同其他脏腑也有着密切关系。

《黄帝内经》记载："十二经脉，三百六十五络，其血气皆上于面，而出空窍。其精阳气上出于目而为睛，其别气走于耳而为听，其宗气上出于鼻而为臭（即'嗅'），其浊气出于味，走唇舌而为味。鼻者，肺之官也。目者，肝之官也。口唇，脾之官也。舌者，心之官也。耳者，肾之官也。"这段话的意思大致为，五官在得到人体精气的滋养后就具有了不同的功能，目得到精气的滋养就具有了看的功能；耳在得到滋养后就有了听的功能；鼻在得到滋养后就具有了嗅的功能；唇舌得到滋养就具有了品味的功能。

1. 鼻——肺，肺开窍于鼻

如果鼻子出血或者变得很干燥，可能是肺阴不足或阳气过盛所致；当鼻子变红，则是肺热或内火旺盛所致。

2. 目——肝，肝开窍于目

如果眼睛发干，可能是阴血不足的表现；眼睛发黄，眼角青色，则是肝病的征兆；眼睛发胀，发红，可能同肝火旺盛有关。

3. 唇——脾，脾开窍于唇

如果嘴角溃烂，可能是脾胃过热的原因；嘴唇偏白，可能是脾胃功能低下、气血不足、贫血等原因；嘴唇发暗，则可能是脾胃虚寒造成的。

4. 舌——心，心开窍于舌

当舌头不灵活，蜷缩时，有可能是心脏疾病；舌上长疮，可能是饮食或心情原因引起的心火过旺；舌头上出现瘀血或瘀斑时，说明血液循环不太好；当舌尖颜色发暗，变深，则是心脏有火的征兆。

5. 耳——肾，肾开窍于耳

听力及耳朵外部是否正常，往往同肾功能有很大的联系。当出现耳聋、耳鸣的症状时，多预示着肾病的出现。

总之，当五脏出现异常和不适时，我们可以通过五官的表现及早判断出相应五脏的健康情况。在治疗五官疾病时，不但要治疗官窍本身的疾病，更要找到其对应五脏，从根源上解决五官病痛。

肤色是五脏的晴雨表

面色红润，容光焕发是一个人最理想的状态，而这些并不是可以通过现代化妆技术就能达到的。《黄帝内经》认为，"有诸内必形诸外"，即肤色是否能够白净、均匀，都要靠体内脏腑的精气来滋养与维持。当脏腑的精气充足时，体内气血通畅、精力充沛、阴阳协调，肤色自然丰润美白；反之，气血瘀滞、精力不足、阴阳失调的人，当然肤色枯槁或面黄如蜡，或肌肤水肿松弛，脸上皱折多纹。我们平时也可以通过观察肌肤的颜色和光泽来判断五脏六腑的健康状况。

当面色萎黄，水肿虚胖，唇色苍白时，说明脾气亏虚。现代人忙于工作，饮食没有规律，很容易造成脾胃不和、贫血等问题。尤其是在消化不良、血虚的情况下，最基本的日常供给达不到，肌肤不能得到充足的营养。如果再多愁善感、忧虑，则"思虑伤脾"，从而使肌肤逐渐变得暗淡、发黄。

当面色㿠白，精怯气弱，说明心气、心血不足。健康人的面色应该透出些许红润的血色，而当心气不足、心血亏虚的时候，面色因为得不到足够的血液供应，皮肤得不到滋养，就会呈现出苍白无华。如果面色呈现瘀暗，说明心血瘀阻。

当面色无华，两目无神，则说明肝血不足。原因在于，肝血不足会让面部皮肤缺少血液的滋养，因此，面色不华，暗淡无光，两眼干涩、无神。

当毛发枯槁，皮肤粗糙少光泽，弹性差，则说明肺燥气虚；肺有宣发、肃降功能，可将气血精微物质输送到全身肌肤的毛窍中，滋养肌肤。肺气充沛，则肌肤、毛发得以滋养而润泽。但当肺的宣发、肃降功能失常，肌肤就会变得干燥，面色也会憔悴缺少光泽。

当面色黧黑，皮肤松弛，缺少光泽，头发稀疏脱落，则说明肾气亏损。肾藏精，乃先天之本。人的生长发育同肾精有着莫大的关系，当肾气不足时，肾之本色（黑）就会上泛于面，令人肤色转暗，皮肤上产生皱纹。

总之，人的肤色变化同五脏功能及气血盛衰密切相关。当脏腑功能健旺、气血生化充足，肌肤才能得到充分的滋养。反之，当脏腑功能低下，气血亏虚，肌肤失养，就会面无华彩。

从梦境发现五脏的异常

《黄帝内经》是最早将梦与生理因素联系起来的。如，其中有"阴气盛则梦涉大水而恐惧，阳气盛则梦大火而燔灼，甚饥则梦取，甚饱则梦予，肝气盛则梦怒"等论述。《灵枢·淫邪发梦》认为，人在睡眠之中，"正邪从外袭内"，不但可以影响人的五脏，而且可以影响人的六腑。通过具体的梦境，我们也可以判断五脏的健康问题。

1. 梦见草木阴森，有可能是肝出了毛病

肝属木，《黄帝内经》中还明确地将肝病和绿色的草木联系起来，比如"肝气虚则梦见茵香生草，得其时则梦伏树下不敢起"等论述，均是对于上述论述的理论支持。所以，在这里告诫大家，如果你经常梦到草木和绿色森林，一定要及时检查肝脏，以免耽误治疗的最佳时机。

2. 常梦大火烧身，警惕心脏有问题

许多心脏不好的人，会经常做一些和火有关的梦。比如，梦见房子被烧毁，烧得浓烟滚滚，火光冲天，自己也被大火烧身，大声呼救却怎么也喊不出来。这样的梦如果经常做，那可要小心了，有可能是心脏出了问题。何以见得？《黄帝内经》中明确指出："撅气客于心，则梦见丘山烟火。"心脏产生血液，血的颜色是红的，五行之中属于火，为阴中太阳，其华在面。开窍于舌，以汗为液。所以出现火灾山丘之类的梦境，要及时检查自己的心脏。"梦见大火烧身，警惕心脏有问题"是有据可查的。如果类似的梦你经常做，除了要去医院做系统的检查之外，平时还应该注重自身的保养。

3. 梦见飞升或金属物体，及时检查你的肺

《灵枢·淫邪发梦》记载："厥气客于肺，则梦飞扬，见金铁之奇物。"如果你常常梦见自己飞了起来，或是看到一些奇怪的金属物体，就要检查一下你的肺了。我们都知道，肺的作用是司呼吸，和轻扬上浮之气打交道，按照中医五行的理论，肺属金，故而会出现这样的梦象。

4. 梦里溺水，应当提防肾气不足

《灵枢·淫邪发梦》记载："厥气客于肾，则梦临渊，没居水中。"就是说当邪气侵袭到肾，人就会梦见自己被水淹没，根本无法呼吸，非常压抑。如果你在日常生活中经常会做这样的梦，那就要多检查你的"肾"。

因为五行之中肾属"水"，之所以屡屡出现这样的梦境，是因为肾水虚。当然，这个时候也不要盲目地认为补肾就可以了，最好是去医院做个肾功能检查，以防尿毒症"盯"上你。

5. 梦见风雨中房屋倒塌，可能是脾不好

《灵枢·淫邪发梦》记载："厥气客于脾，则梦丘陵大泽，坏屋风雨。"也就是说，你如果常梦见房屋在风雨中倒塌，就要当心是不是自己的脾出了问题。因为按照中医五行理论，脾在五行之中属"土"，从湿而化，土虚则不能克水，从而形成了风雨大泽，房屋也因为土的松动而倒塌。类似的梦境还有，梦见山洪暴发，泥土被侵蚀，或者丘陵被冲毁，大坝被冲垮或决堤，都可以理解为"土"虚不能克水，也就是脾虚。

不过，这些梦境与五脏的关系并不是绝对的。偶尔出现一次这样的梦境，我们不必在意。但是，如果经常做这样的梦，那还是检查一下为好。

头发告诉你五脏的病变

俗话说："强长发，弱长甲。"头发对我们每个人的形象都至关重要，同时，它也是身体健康的标志。身体健康，头发也会变得乌黑亮丽，其中道理就像土地越肥沃，长在其上的植物才会越发茂盛。反过来，一个人头发的好坏，也能直观地反映出这个人的身体状况。中医认为，发为"血之余，肾之华"，头发的生长状态与肾密切相关。而人体五脏之间又是紧密相连的，五脏之间任何一方出现异常，都可能直接或间接地影响头发的生长。

1. 头发过早变白、干枯，可能是肾精不足

《黄帝内经》记载："肾者……其华在发"，虽然毛发的营养来自血，但生机的实根在于肾。因为肾藏精，而精化生血液营养头发。人体肾精充足，头发的发育就会正常，变得浓密、光亮、柔顺。反之，头发就会变得稀少、枯萎，过早枯黄。

2. 头发变得枯槁不堪，出现脱发等，可能与肺有关

"肺生皮毛"，皮毛为一身之表，包括汗腺、皮肤、毛发等组织。肺通过其宣发作用将卫气及气血津液传给头发，才能令头发得到濡养，变得乌黑、润泽，富有弹性。如果肺气不足，不能输精与皮毛，头发就会因为营养不良而变得枯槁，甚至导致脱发的发生。

3. 头发的枯萎、稀少或脱落，也可能是肝脏出了问题

肝藏血，肝功能正常，血液才能营养全身组织和器官，血气旺盛，毛发自然也乌黑、旺盛，血气不足，毛发就会变得枯萎稀少。此外，肝主疏泄，一个人在压力很大的时候，会影响到肝的疏泄功能，致使气血瘀滞，从而头发营养供应受阻而枯槁脱落。

4. 头发的干枯脱落，可能是脾失健运

脾被称为"气血生化之根源"，脾将消化后的水谷精微吸收后，再由脾气运输到身体各部，滋养全身的组织和器官。由此可见毛发生长发育有关的血和肾，也要依赖于水

谷精微的滋养。当脾的功能旺盛时，头发就能得到充分地滋养而生长旺盛；如果脾的功能衰减，气血生化不足，头发就会失去滋养，变得干枯、容易脱落。

5. 头发早白，可能是心气不足或心血不足

中医学认为，心主血脉。由于心气的鼓动，血液才得以循环不休，营养全身，头发才能得到充足滋养而生长旺盛，富有光泽。如果心气不足，气血亏虚，头发就会失养，出现干枯、脱落的现象。

现在很多年轻人，喜欢染发，认为这样时尚、漂亮。的确，从视觉效果来看，有些染后的头发更能衬托一个人的气质。但是从健康的角度而言，还是尽量少染发，一旦破坏了头发原有的颜色、形状，就相当于失去了观察疾病的一个窗口。

眉毛能反映五脏的盛衰

我们常将眉毛比作秋水，而眉毛无疑就是水边的风景，如果没有了这道风景，水的柔美也就无法体现。不过，眉毛在脸上不仅仅是个摆设，在中医看来，眉毛还能反映五脏六腑的兴衰。

《黄帝内经》中有这样的记载："美眉者，足太阳之脉，气血多；恶眉者，血气少；其肥而泽者，血气有余；肥而不泽者，气有余，血不足；瘦而无泽者，气血俱不足。"由此看来，眉毛属于足太阳膀胱经，它依靠足太阳经的血气而盛衰。长粗、浓密、润泽的眉毛，体现了足太阳经血气旺盛；稀短、细淡、脱落的眉毛，则反映了足太阳经血气不足。眉为"肾之外候"，因此眉毛的状况与肾气是否充足有着密切的关系。眉毛浓密、美长，说明肾气充沛，身强力壮；眉毛稀淡、恶少，说明肾气虚亏，体弱多病。

有一些老年人眉毛非常稀疏，甚至几乎没有，这就是气血不足、肾气虚弱的表现；有的老人眉毛比较浓密，这样的老人一般身体也比较硬朗。

如果年轻人眉毛过早脱落，说明可能气血早衰，是很多病症的反应，其中最为严重的要算麻风病了。瘤型麻风病的先兆就是眉毛脱落，开始是双眉呈对称型稀疏，最后全部脱落。

如果女性的眉毛末梢直且干燥，可能会有月经不调的问题，男性则多见于神经系统疾病，另有些小孩或营养不良者，眉毛也会呈现黄而枯焦状，这是肺气虚的征象。

如果一侧的眉毛下垂，多是该侧面神经麻痹造成的。

眉毛中间的部位对疾病的诊断和治疗也很有价值，此处名为印堂。平时在电视或小说中，常见算命先生指着一个过路人说其"印堂发黑，必有大祸"。暂且不论算命先生的对错，印堂的颜色变化却能帮助我们判断健康。比如，印堂部位呈现白色，可能是肺气不足造成的；印堂发红的，可能是劳心耗神过多；印堂上出现色带的，可能出现血压不稳的症状。

观察鼻子，自测脏腑健康状况

鼻子又被称为"面王"，中医理论中有"上诊于鼻，下验于腹"的说法，可见在中医面诊中，观鼻的价值很大。鼻子位于面部的正中，根部主心肺，周围候六腑，下部应生殖。因此，鼻子以及周围的皮肤色泽能够反映出五脏六腑的疾病。

1. 鼻尖颜色改变或鼻头出汗

鼻子在预报脾胃疾病方面尤其准确。当病人出现恶心、呕吐或者腹泻之前，鼻子上会冒汗或者鼻尖颜色会有所改变。一些容易晕车的人感觉会比较明显。

2. 鼻梁外侧长痘

鼻梁高处外侧长有痣或者痦子的话，说明胆先天不足，原因在于鼻梁是胆的反射区，如果这些部位出现了红血丝，或者年轻人长了青春痘，再加上早上起来嘴里发苦的话，

多半就是胆囊有轻微的炎症了。

3. 鼻子色泽鲜明

当脾胃阳虚，失于运化，津液凝滞时，鼻子的色泽会变得十分鲜明，这是"留饮"的征兆。通俗来说，就是患者的脾胃消化功能不好，水汽滞留在胸膈，同时还常会出现四肢关节疼痛。

4. 鼻头发青

青为肝之脏色，如果鼻头发青，通常是"肝木乘脾土"的表现，而且通常伴有腹痛。这是因为，肝属木，脾属土，肝气疏泄太过，横逆冲犯脾胃，影响了脾胃的消化功能。有此困扰的患者，可服用一些泻肝胆和补脾胃的药。

5. 鼻尖微黑

这种情况是"肾水反侮脾土"的表现，说明身体里有水汽。本来(脾)土应该是克制(肾)水的，但结果(肾)水反过来压制住了(脾)土，水汽肆虐，以至于肾的脏色出现在脸上。

6. 鼻子发黄

黄为脾之脏色，鼻子发黄说明脾胃有寒气，脾的脏色出现在了脸上。一个人如果经常吃寒凉食物，人体内中阳不足，脾胃失于运化，食物就会积聚在脾胃。寒气上升又会影响到胸阳，寒气因此就滞留在脏腑中。

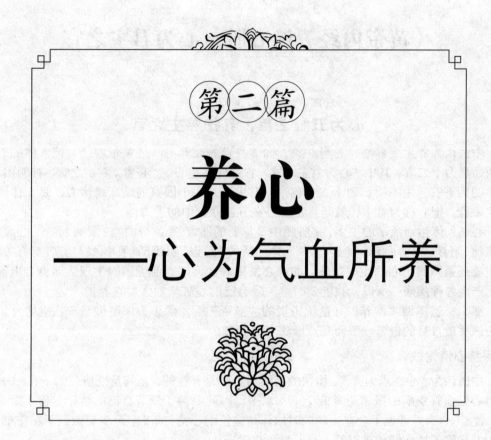

第二篇

养心
——心为气血所养

第一章

《黄帝内经》谈心脏：心为君主之官

心为五脏之首，养护君主之官

中医认为养生要养心、养身并重，而养身首先要养心。《黄帝内经》把人体的五脏六腑命名为十二官，其中，心为君主之官。它这样描述心："心者，君主之官。神明出焉。故主明则下安，主不明，则十二官危。"君主，是一个国家的最高统治者，是全体国民的主宰者。把心称为君主，就是肯定了心在五脏六腑中的重要性。

心是人体生命活动的主宰，是脏腑中最重要的器官。《黄帝内经·素问》说："心藏神、肺藏魄、肝藏魂、脾藏意、肾藏志。"人体的精神、意识、思维活动，虽然与五脏都有关系，但主要还是归属于心的生理功能。如果心发生病变，则其他脏腑的生理活动也会出现紊乱而产生各种疾病。所以，我们要时刻关爱自己的心脏，加强对它养护。

那么，怎样做才能养护好这位娇贵的"皇帝"呢？除了去医院做系统检查之外，平时应该注重自身的包养。下面几点做法可供参考：

1. 保持心情愉快

中医认为"心在志为喜"，愉快的情绪对心脏是有益的。尤其是性格开朗、乐观的人，其得心脑血管疾病的概率明显低于正常水平，因此要善于调节自己的情绪，善于做情绪的"管家"。当然谁也不会在生病的时候保持愉悦的心情，那么，至少要做到不悲伤难过。因为悲伤除了让病情加重以外一点儿好处也没有。

2. 心气平和就是健康的最佳状态

试想，一个人每日处在浮躁、烦躁甚至暴躁之中，时间长了肯定会情绪失调、脏腑失和。生活中的喜怒哀乐往往无法避免，但用心平气和来达到处事平和，则必须要心胸开阔，宽善待人，遇愁不愁，逢怨不怨，以理智驾驭感情，以平和调节心志。这样不仅可以避免因忧郁而破坏了自身的免疫功能，更会使血流贯通，真气舒达，一和百和，身泰寿延，就像清代戏曲理论家李渔曾在《闲情偶记》中说："心和则百体皆和。"

3. 用合理的饮食为心脏护航

合理饮食能够预防冠心病、心绞痛和心肌梗死等病的发生。平时饮食要清淡，因为盐分过多会加重心脏负担。不要暴饮暴食，要戒烟限酒。多吃一些养心的食物，如杏仁、莲子、黄豆、黑芝麻、木耳、红枣等。

4. 夏天尤其要注意养好心脏

按照中医五行理论，夏季属火，对应的脏腑为"心"，所以养心成为夏季保健的一大关键点。生活中不要饮浓茶，要保证充足睡眠。夏季因为出汗较多，如不注意及时补充水分，会引起血液中的水分减少，血液黏稠度增高，致使血管栓塞，极易引起心肌梗死和心脏猝死。因此，夏季要多喝水，养成睡前半小时和清晨起床后喝水的习惯，不要等口干舌燥的时候再喝。

综上所述，心作为君主之官，五脏六腑之主，它的生理活动是人体健康的关键所在，就像《素问·灵兰秘典论》所载："故主明则不安，以此养生则寿，殁世不殆，以为天下则大昌。主不明则十二官危……以此养生则殃。"因此，我们一定要重视心的保养，保证自己的身心处于健康的状态。

心主血脉，养好人体的"生命之泵"

《素问·五藏生成篇》里提到"诸血者，皆属于心"，以及《素问·痿论》中的"心主身之血脉"，都说明了心的一大主要功能——主血脉。心是整个血液循环系统的动力和中心，是保证血脉畅通的"生命之泵"，所以，养心第一步就是要促进血液循环，疏通血脉。

心主血脉其实包括主血和主脉两个方面：全身的血都在脉中运行，依赖于心脏的推动作用而输送到全身。脉，即血脉，是气血流行的通道，又称为"血之府"。心脏是血液循环的动力器官，它推动血液在脉管内按一定方向流动，从而运行周身，维持各脏腑组织器官的正常生理活动。中医学把心脏的正常搏动、推动血液循环的这一动力和物质，称为心气。另外，心与血脉相连，心脏所主之血称之为心血，心血除参与血液循环、营养各脏腑组织器官之外，又为神志活动提供物质能量，同时贯注到心脏本身的脉管，维持心脏的功能活动。因此，心气旺盛、心血充盈、脉道通利，心主血脉的功能才能正常，血液才能在脉管内正常运行。

由此，我们也可以从人体的脉象上推断出心气的强弱，如果心气旺盛，心血充盈，则血脉通畅，此时的脉象平稳有力；如果心气虚弱，心血不足，则血脉滞涩，其脉象无力，甚至没有稳定的节律，人会感到心悸；再甚者，如果心血瘀阻，就可能出现心口闷疼、脸色青紫等现象。

而且，心主血脉功能失调与动脉粥样硬化关系密切。心主血脉让我们明白了心在血液循环系统中的重要性，在心的主宰下，心气的推动下，血液于脉中运行，到达五脏六腑、四肢百骸。如果心主血脉的功能失调，就会产生气滞血瘀、心脉痹阻、脉道不通等状况，最后可能发展为动脉粥样硬化。动脉粥样硬化的临床表现和心主血脉功能失调所引发的症状非常相似。大量循证医学证明，动脉粥样硬化并不是老龄化的必然结果，可以用药物进行预防与治疗。

《黄帝内经》还提到"心主血脉""脉舍神"，所以，"心主血脉"与"心主神志"二者之间也有着密不可分的关系。心血既参与血液循环、营养各脏腑组织器官，同时也向神志活动提供物质能量，此外，心血还会贯注到心脏本身的脉管，维持心脏的功能活动。而心神的变化也会使血脉随之发生变化，如心血不足，会有心烦、失眠、多梦，健忘、心神不宁等神志的异常表现，这时就需要养心血安心神；反过来，若因某种原因精神受刺激而心神不宁，也可引起心血在脉中流动加速，表现为脉跳速率增加等。

心藏神，养心最重要的是养神明

《黄帝内经·素问》说："心藏神，肺藏魄，肝藏魂，脾藏意，肾藏志。"所谓"心藏神"，是指精神、思维、意识活动及这些活动所反映的聪明智慧，都由心所主持，也就是中医上所说的"心主神明"。神指精神意识而言，《素问·八正神明论》曰："帝曰何谓神，岐伯曰请言神，神乎神。耳不闻，目明心开而志先慧然独悟，口弗能言，俱视独见。适若昏，昭然独明。若风吹云，故曰神。"准确地阐述了神明的生理功能，包括人的感觉、知觉、注意、思维、记忆、智能。心神不仅主导了脏腑机能活动的协调，同时人对客观世界的认识以及由体验而产生的情感，也都是在心神主导之下，以五脏为生理基础而产生的。而明则是一种现象，可彰显日月之光辉，阴阳之有序，故"神明"就是指生命活动的外在表现。

心主神明的功能正常，则精神健旺，神志清楚；反之，则神志异常，出现惊悸、健忘、失眠、癫狂等症候，也可引起其他脏腑的功能紊乱。另外，心主神明还说明，心是人生命活动的主宰，统率各个脏器，使之相互协调，共同完成各种复杂的生理活动，以维持人的生命活动，如果心脏出现病变，其他脏腑的生理活动也会因此出现紊乱进而产生疾病。因此，养神明是养心的重要一点。

传统医学认为，"神"在人的生命中具有重要作用。神，只可得，不可失，只宜安，不宜乱。伤神则神衰，神衰则健忘失眠，多梦烦乱；神不守舍则发为癫狂，甚则昏厥。安神者在于七情适度，喜、怒、忧、思、悲、恐、惊各有法度，适可而止。古往今来，医家、道家、养生家都十分重视精神调养，重视精神治疗和心理养生的作用。著名医家石天基作了一首《祛病歌》："人或生来气血弱，不会快活疾病作。病一作，心要乐，病都却。心病还将心药医，心不快活空服药。且来唱我快活歌，便是长生不老药。"因此，养生首先要修德养性，培养情操，健脑全神，方能享人生天年之寿。

《黄帝内经》里也有一种可以长寿的养神之法——"恬淡虚无，真气从之，精神内守，病安从来"。也就是说，要学会掌控自己的身体和欲望。虽说"人之初，性本善"，但是人在成长过程中必然会出现欲望，甚至是贪婪，如果不懂得节制，我们的身体也迟早会被欲望之火燃烬。所以，掌控自己的身体和欲望，保持心境平和、精神恬淡，才是养神养心的关键。名医扁鹊也支持《黄帝内经》的这种养心调神法，他十分提倡淡泊名利、不求闻达、追求心灵的内在平衡与和谐。但要达到这种境界是非常不容易的，我们可以从调节情志开始，一步步调养自己的精神。

心与小肠相表里

中国有个成语叫"心腹之患"，比喻隐藏在内部的严重祸害，或者泛指最大的隐患。现在用来形容问题的严重性。那么，古人为什么要把心和腹连在一起呢？所谓"心"，即指心脏，对应手少阴心经，属里；"腹"就是指小肠，为腑，对应手太阳小肠经，属表。"心腹之患"就是说，互为表里的小肠经与心经，它们是一个整体，谁出现了问题都是很严重的。所以，养护小肠经也是养心的一大关键。

中医理论认为，小肠的主要生理功能是受盛、化物和泌别清浊。受盛即接受或以器盛物的意思。化物，具有变化、消化、化生的意思。小肠接受由胃初步消化的食物，并对其做进一步消化，将水谷化为精微。《黄帝内经·素问》说："小肠者，受盛之官，化物出焉。"小肠这一功能异常，可导致消化吸收障碍，表现为腹胀、腹泻、便溏等。

另外，小肠经也是心脏健康的"晴雨表"。现在很多人工作时要整天守在电脑旁，经常会肩膀酸痛，如果不知道休息和保养，发展下去，就会后背痛，接下来是脖子不能转动、手发麻。通常医院会将这些症状诊断为颈椎病，其实，这大多数是心脏供血不足，造成小肠气血虚弱导致的。想知道自己的心脏供血是否充足，有一个简单的方法：在我们胳膊肘的略下方有一根"麻筋"，小的时候打闹玩耍经常会碰到它，总会过电般一麻到手。这条"麻筋"就是小肠经的线路。你可以用拳头打一下这条"麻筋"，看看能不能麻到小手指去。如果一麻到底，证明你的心脏供血能力还是不错的；如果只痛不麻，那你的心脏已经存在供血不足的情况了。另外还有一个更简单的测试法，即行个军礼，看看上臂靠近腋下的肌肉会不会很松弛，松弛就代表此处气血供应不足了。这里属于小肠经，而小肠经是靠心经供应气血的。

生活中，由于多种原因，可引起小肠消化功能与吸收功能分别或同时减损，以致肠腔内一种或多种营养物质不能顺利透过肠黏膜转运进入组织而从粪便中过量排泄，引起营养缺乏的一系列症状群，被称为小肠吸收不良。它分原发性和继发性两类，临床表现以慢性腹泻、消瘦、乏力、腹胀、胃炎、贫血为特征。粪质稀薄油腻多脂者，称为脂肪泻。

在重度腹泻时，应卧床休息，勿食生冷、硬滑、油腻食物。寒证腹泻不忌姜、椒、蒜等辛辣之品，但也不宜多食，热证腹泻者则不宜食这类食品。饮食宜少渣，易消化，高热量、高蛋白、低脂肪为宜。

总之，知道了小肠经是心脏健康的"晴雨表"，就要对它多加关注。通过小肠经，我们可以预测心脏的功能状况，还能够用调节小肠经的方法来治疗心脏方面的疾患。善待小肠经也就是养护心脏，二者相表里，不要因为对于小肠的忽视而给自己的健康造成"心腹之患"。

五脏主五官，舌为心窍

《黄帝内经》认为，五脏与五官是相对应的，心开窍于舌，脾开窍于口，肺开窍于鼻，肾开窍于耳，肝开窍于目。而"舌为心窍"之说也是源自于此，心的精气盛衰及其功能变化可以从舌的变化上显现出来。因此，一个人如果出现口舌生疮、口腔溃疡等症状，中医会认为该人的心火过旺。

舌与心的关系可以从以下四个方面得到具体了解。

（1）舌与心之间由经脉连接，《灵枢·经脉》中说："手少阴之别……循经入心中，系舌本。"

（2）心的主要功能是主血脉，而舌包含很多血管且没有表皮，所以能更加灵敏地反映出心主血脉的功能状态。

（3）《灵枢·忧患无言》中说："舌者，音声之机也。"所以人类的语言表达与舌关系密切，而语言表达依靠心神控制，所以可以从语言表达上看出心主神志的功能状态。

（4）舌最大的功能是对味觉的掌控，心主血脉，心之气血通过经脉到达舌，使它可以鉴别出不同的味道。

由此可以看出，舌不仅在经脉上与心相连，就连它的功能也依赖于心。因为二者互相对应，所以我们平时可以从舌的生理状态或敏感程度看出心的功能情况，比如看舌质和舌苔，就可以得知心脏的现状。

首先，看舌质。如舌胖嫩或发紫发黑，说明心阳不足；如舌成绛红色，说明心阴不足，舌颜色暗淡，则心血虚；舌红肿、生疮、疼痛，则心火上炎；舌上有瘀斑，则心血滞涩、瘀阻。相对应的，心气和顺，舌就能尝出不同的味道；心主神志功能异常，可能会导致说话障碍，话讲不清，意思表达不到位等。

其次，看舌苔。一般正常情况下，舌苔应是淡淡的薄白，是湿润的，不滑不燥。如果舌苔发黄而舌质还是红色的，说明是体热所致；舌苔发白，说明体内有寒；舌苔发黑，说明体内寒气过重，脾胃的消化功能很差；没有舌苔的情况通常出现在久病虚弱的人身上。

除此之外，如果心火过旺，除了表现在舌上，还会出现小便短赤、灼热疼痛等小肠热证，这叫作"心移热于小肠"。因为心与小肠相表里，如果小肠实热，也会顺经上于心，出现心烦、舌尖溃疡等症状。因此，当出现这些情况时，在治疗上既要清泻心火，又要利小便以清利小肠之热，给邪以出路，相互兼顾，才能有成效。

第二章

人体的春夏秋冬：心主夏，重养"长"

心与夏季相应，夏季养生重在养心

人体五脏之中，心与夏季相同，也就是说夏季的气候特点有益于心的生理功能，并可保证其正常发挥。《素问·脏气法时论》指出："心主夏，"《素问·六节藏象论》里也讲："心者，生之本，神之变也；其华在面，其充在血脉，为阳中之太阳，通于下气。"正如诸多医家所指，"夏主火，内应于心"，既然心与夏季相应，那么，夏季养生的关键自然就是养心了。

相信每个人都有这样的体会，只要一到夏天就会觉得心烦气躁。老辈人会告诉你："心静自然凉。"话虽简单，做起来可不容易。就算待在空调房里，还是会觉得心神不安。这是因为夏季属火，又因火气通于心、心性为阳，所以夏季的炎热最容易干扰心神，使心神烦乱，总觉得心里不得安宁，而心烦就会使心跳加快，心跳加快就会加重心脏的负担，诱发疾病，因此，夏季是心脏病的多发季节。夏季养心先要做到心静，想要心静，首先应该懂得清心寡欲，因为心中少一分欲望，就会少一分烦恼，也就不会伤及心脏。其次，闭目养神也是养心的好办法，因为闭目养神可以帮助人排除心烦杂乱。

另外，夏天人们也容易心火过旺，吃些味苦的食物有助于削减心火。因为这段时期出汗较多，中医认为此时宜多食酸味以固表。《素问·脏气法时论》中说："心主夏，心苦缓，急食酸以收之；心欲软，急食咸以软之。"但是饮食又不可过寒，因为人体实际处于外热内寒的状态，所以冷食不宜多吃，多食则伤脾胃，会引起吐泻。此时应食西瓜、绿豆汤、乌梅等解渴消暑。食疗有荷叶茯苓、凉拌莴笋等，有清热解暑，宁心安神，补虚损，益脾胃的功效。总体上说，夏季的饮食要以清淡为主，还要注意饮食卫生，不要吃变质的食物。

最后要注意的就是劳逸结合，因为夏季天气炎热，所以尽量避免在烈日或持续高温下工作，注意午休，晚睡早起。睡觉时不要贪凉，最好不开电扇，不露天睡眠。中暑是夏季的常见病，人们可以用多吃防暑食物、保证睡眠等方法来避暑。另外，运动要避过高温时间，清晨和黄昏是最好的锻炼时间。运动时间不宜过长，强度不宜过大，可以通过散步、打太极拳等轻缓的运动达到锻炼的目的。需要注意的是，在运动后，不要饮用大量的凉开水，也不要用冷水冲澡。

夏季养心切记要"平和"

夏天气候最大的特点是炎热，夏天人们最大的特点是烦躁，所以夏季情志养生要像《黄帝内经》所说的那样"使志无怒"，保持平和心态和愉悦的心情。说到"平和"二字，不得不提"药王"孙思邈的养生秘诀，孙思邈活到了一百多岁，其养生秘诀就是他倡导的"十二少"，即"少思、少念、少事、少语、少笑、少愁、少乐、少喜、少好、少恶、

《黄帝内经》对症养五脏 全书

少欲、少怒"。通俗地说，"十二少"的精华就是"心气平和"，从心理上、思想上尽量减少对身体不利的意念。

所谓心气平和，就是保持体内平衡，心顺气畅。平和的心态避免了过喜伤心，过怒伤肝，过哀伤肺，过乐伤肾。人体的免疫力就能增加，疾病就难上身，自然利于身体健康。

而且心气平和还能平衡阴阳，调和六脉，祛病延年。《西藏医学》中说："要维护良好的健康，养成良好的生活习惯，就必须对身体的活动、言语及思想有所节制。正如一个人不要到有险情的水中游泳，不要坐有危险的船一样。在做任何事情之前，都要想一想再做。"这句话阐明了"心气平和"，一切要从每一细微处做起，毋以善小而不为，毋以恶小而为之。为人处世，心中常存正大光明的意念。浩然正气常存我心，自然"正气存内，邪不可干"，元气充沛，脏腑功能好。所以，要做到"心气平和"还要戒浮躁之心，遇事要善于克制，自我排遣，淡化小恩小怨，处理好人际关系。

当然，真正做到"心气平和"是很不容易，首先要保持良好的情绪。从某种意义上说，心理因素对身体健康的影响更大，甚至超过了生理因素。医生在就诊的病人中发现，一些机能性疾病是由心理因素造成的，如神经官能症、偏头痛、消化不良等，可以称之为心理性疾病。某些器质性疾病，如溃疡病、高血压、冠心病的产生和加重，也与心理因素有密切的关系，有时甚至会造成危及生命的严重后果。所以，平和的心境也是抵御疾病的有效良药，控制好自己的情绪就是第一步。

夏天尤其需要心静，静则生阴，阴阳协调，才能保养心脏。静则神安，哪怕只有5分钟都可见效。如果感到心情烦躁，不能静下心来做事，不妨先停下手边的工作闭目养养神，因为闭目可帮助我们排除杂念。也可以在树荫下或屋内静坐15～30分钟，或听听悠扬的音乐，看看优美的图画，钓鱼或打太极拳等以做到心静。

夏天在热闹中寻一份宁静，做到平心静气，不以物喜，不以己悲，不给心脏太多的负担，也不为健康找麻烦，只要达到这种境界，也就找到了夏天最好的养生法。

病由心生，炎夏要学会释放压抑

说到夏天的气候，人们脑海里马上会出现"炎热、骄阳、雷雨"等词语，这些确实是夏天独有的，而热也是夏天的特色，尤其是雨前那种闷热的天气，不仅让人觉得身上黏糊糊得难受，连心里也感到压抑得难受，对养心来说是没有好处的。

夏天本来就是人们脾气最容易暴发的季节，压抑的心理只会让这种情况更加糟糕。压抑是一种较为普遍的病态社会心理。心理学上专指个人受挫后，不是将变化的思想、情感释放出来，转出去，而是将其压抑在心头，不愿承认烦恼的存在。压抑能起到减轻暂时焦虑的作用，但不是完全消失，而是变成一种潜意识，从而使人的心态和行为变得消极和古怪起来。通常表现为心情沉闷、烦恼不堪、牢骚满腹，时不时有股无名火，似乎一切都令人生厌，既不能分享他人的喜悦，也不能分担他人的忧愁，对他人的喜怒哀乐无动于衷，难以发生共鸣，失去广泛的兴趣，成天拘泥在自我约束之中，心中似有块石头难以消除，严重时还会有绝望之感。尤其在夏季，外热内燥，更容易让人产生这种压抑的心态，所以释放内心的压抑，是夏天一定要学会的养生方法。

1. 倾诉法

倾诉，对缓解压抑情绪有很好的作用。当一个人的心理负担压过重，感觉快要透不过气来的时候，一旦有人能耐心听他倾诉，他就会有一种如释重负，终于被理解的感觉，内心有一种欣慰之感进而使压抑感得到缓解，心理上似乎感到一种解脱，还会产生某种感激之情，愿意谈出更多心里话。所谓"一吐为快"说的就是这个道理。

2. 眼泪法

痛痛快快大哭一场也可以帮助我们发泄压抑的情绪。在亲人面前的痛哭，是一次纯真的感情爆发，如同夏天的暴风雨，越是倾盆大雨越是晴得快。许多人在痛哭一场之后，觉得畅快淋漓，压抑的心情也会随着泪水的流落而减少许多。研究证明，眼泪中含有一些生物化学物质，它们能引起血压升高、消化不良或心率加剧。把这些物质排出体外，对身体是有利的。

3. 运动法

心里压抑的时候找不到出口，学习和工作都进行不下去。这时候不妨跑到其他地方宣泄一下，或者干脆出去跑一圈，做一些能消耗体力又能转移自己思想的运动，踢足球或打篮球都是不错的选择。特别是在活动中与人的合作和接触，又让我们有了新的交流。当你累得满头大汗气喘吁吁时，你会感到精疲力竭，相信这时你的压抑情绪已经基本被抚平了。

病由心生，医学证明，人类70%～80%的疾病都由情绪引起，中医心理养生以《黄帝内经》为源头，提出"养生要养心"的观点。内心的压抑是疾病的温床，所以，要像夏天的暴雨一样将压抑的情绪释放出去，身体才能得到阳光的普照，健康一生。

"清苦"夏天养心靠食养

人们都知道根据季节变化来调整自己的穿衣打扮，目的是让身体保持在健康不生病的状态。除此之外，根据不同的季节适当的调整饮食习惯也是养生应该注意的。对于夏天来讲，其特点是"热"，故要以"凉"克之，"燥"以"清"驱之。因此，夏季营养补充的关键就在于"清"。清淡饮食能清热、防暑、敛汗、补液，还能增进食欲。因此，炎夏的饮食应以清淡质软、易于消化为主，少吃高脂厚味及辛辣上火之物，也不要饮烈性酒，不用过浓的调味品。主食以稀为宜，如绿豆粥、莲子粥、荷叶粥等，还可适当饮些清凉饮料，如酸梅汤、菊花茶等。平时也要多吃一些水果蔬菜，不仅能补充营养还能预防中暑。

除了清淡以外，夏季饮食还应该吃点儿苦味食物。中医学认为，夏季人之所以常有精神萎靡、倦怠乏力的感觉，乃是源于夏令暑盛湿重，既伤肾气又困脾胃之故。《素问·脏气法时论篇》说："脾苦湿，急食苦以燥之。"而且"心在味为苦"，食用苦味食物有养心、健脾除湿的作用，可达到平衡身体机能的目的。

王大妈今年58岁了，最近几年一到夏季，就容易犯冠心病，每次发作都很痛苦，王大妈为此没少寻医吃药。一个偶然的机会，她听楼下的老姐妹说莴笋能缓解冠心病症状，就常买回来吃，想看看是否管用。连续吃了一段时间后，王大妈发现，冠心病的症状还真缓解了不少。

夏属心，夏季心火当令，如果心火过旺就会导致肾气不足，所以夏季是心脏病高发的季节。此外，夏天高温炎热，人容易心情压抑、气恼烦躁，这些不良情绪会危及心脏，也会诱发心脏病。所以，夏季吃些苦味食物，能祛暑除热、清心安神，不仅能缓解由疲劳、烦闷带来的不良情绪，还可以清肺、健脾胃，帮助多个器官进行调整。

下面为大家推荐几种适合炎夏的饮食。

1. 夏季最佳蔬菜——苦味菜

俗话说，天热食"苦"，胜似进补。苦味食物中含有氨基酸（氨基酸食品）、苦味素、生物碱等，具有抗菌消炎（消炎食品）、解热祛暑、提神醒脑、消除疲劳等多种功效。

2. 夏季最佳调味品——醋

相信每家厨房里都少不了醋的身影，它不仅是美味的调料还对各种病菌有较强的杀伤作用，能降低肠道传染病的发生，对细菌繁殖活跃的夏天而言更是必不可少的。

3. 夏季最佳肉食——鸭肉

鸭肉味甘、咸、性凉，从中医"热者寒之"的治病原则看，具有滋阴养胃、健脾补虚、利湿的作用。特别适合体内有热的人食用，如低热、虚弱、食少、大便干燥等病症。

4. 夏天最佳饮料——热茶

夏天离不开饮料，首选饮品应是极普通的热茶。红茶中富含钾元素，既解渴又解乏。而且热茶的降温能力大大超过冷饮制品，是消暑饮品中的佼佼者。

5. 夏季最佳水果——西瓜

说到夏天的水果，西瓜绝对算最大众的选择。民间有"每天半个瓜，酷暑能算啥"的说法。夏天出现中暑、发热、心烦、口渴或其他急性热病时，都可以用西瓜进行辅助治疗。

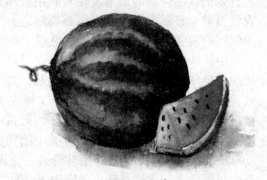

6. 夏季最佳防晒食物——西红柿

西红柿所含番茄红素有一定的抗前列腺癌和保护心脏的功效，最适合于中老年男性。

西瓜能消烦止渴，解暑热，疗喉痹。

而且有研究表明，多吃西红柿可防晒。如果每天食用 40 克西红柿酱，被太阳晒伤的风险将减少 40%。

最后需要强调的是，饮食清淡还要特别注意少钠多钾。钠主要以盐的方式存在，摄入过多可能会诱发诸如高血压、冠心病、中风等多种致命性疾病。一旦提高了人体细胞内的钾含量，削减钠的含量，不仅能降低上述诸病的发病概率，而且能纠正细胞变异，甚至促使癌细胞"改邪归正"。一日三餐吃淡一点儿，将每天的食盐量控制在 6 克以下，不仅是夏季的饮食原则，也适用于其他季节。

荷叶养心又去火，伴你清爽一夏

"接天莲叶无穷碧，映日荷花别样红"是夏天的特色美景，殊不知，那"无穷碧"的荷叶除了在视觉上给人带来清凉爽快的感觉外，在饮食和药用方面也是养心去火的佳品。

荷叶入药首见《食疗本草》。一般 6 ~ 9 月采收，除去叶柄，晒干，新鲜的叶子随时采用。中医认为，荷叶味苦微涩、性凉、平，归肝、脾、胃、心经，有消暑利湿、升发清阳、凉血止血等功效，常用于治疗暑热烦渴、暑湿泄泻、脾虚泄泻以及血热引起的各种出血症。而荷叶的去火功能更让它成为夏季首选的养心食物。

荷叶色青绿，气芬芳，是传统药膳中常选用的原料。近代研究证实，荷叶有良好的降血脂、降胆固醇和减肥的作用，其食疗范围进一步扩大。比起大众熟知的夏季饮品绿豆汤，荷叶茶或荷叶粥的消暑作用也不遑多让，而且清香开胃。若将荷叶、绿豆、大米一同煮成荷叶绿豆粥，有祛暑清热、和中养胃的作用，祛暑养生，老少皆宜，特别适于伏天食欲不振、发热口渴的少儿食用。绿豆用水泡发后，另用水将绿豆煮开花，制成绿豆汤；粳米煮成稠粥，半熟时加入绿豆汤、冰糖，搅拌均匀，一起煮开；粥熟后，取荷叶 1 张，趁热盖在粥面上，待粥变凉并呈淡绿色，即可食用。

荷叶还具有降血压、降血脂、减肥的功效，因此，高血压、高血脂、肥胖症患者，在夏季除了经常喝点儿荷叶粥外，还可以每日单用荷叶 9 克或鲜荷叶 30 克左右，煎汤代茶饮，如果再放点儿山楂、决明子同饮，则有更好的减肥、降脂、降压之效。

除了荷叶外，《本草纲目》中记载说荷花、莲子、莲衣、莲房、莲须、莲子心、荷梗、藕节等均可药用。荷花能活血止血、去湿消风、清心凉血、解热解毒；莲子能养心、益肾、补脾、涩肠；莲须能清心、益肾、涩精、止血、解暑除烦，生津止渴；藕节能止血、散瘀、解热毒；荷梗能清热解暑、通气行水、泻火清心。由此可见，荷花的全身无一不可入药，可以说处处皆是宝，而且是非常好的养心去火的一味药材。

夏季养心茶——解暑清热，喝出"健康心"

夏季气温高，人会大量出汗以散发身体热量，所以要及时喝水以补充体液，平时不妨多喝点儿茶。茶可以说是我国古代最早的饮料，因为它的文化和功效，至今仍是多数人喜爱的饮品。茶的最早发现与利用，却是从药用开始的。《神农本草经》记载："神农尝百草，日遇七十二毒，得茶而解之。"晋张华《博物志》也同样有"饮真茶，令人少眠"的说法。汉代名医张仲景说："茶治便脓血甚效。"可见，自古茶即为药。

中医认为，茶能消食去腻、降火明目、宁心除烦、清暑解毒、生津止渴。茶的品种按照其性状可分为清茶、花茶和红茶，其中清茶、花茶性偏凉或居中，皆有以下养心功效：第一，提神醒脑，利尿强心。《神农本草经》说："茶能令人少眠，有力，悦志"。也就是我们现在说的增进血液循环，兴奋中枢，促进新陈代谢。第二，降低血压，预防动脉硬化。饮茶能防止血液和肝脏中的烯醇和中性脂肪积累，增加血管壁的弹性，预防动脉硬化和脑出血。第三，清热降火，止渴生津。李时珍《本草纲目》说："茶苦味寒，茶叶最能降火，火致百病，火降则上清矣。"喝茶确有发汗解暑清心之效。

下面为大家推荐几种夏季养心茶，帮助我们在炎热的夏天保护心脏：

1. 降脂养心茶

【材料】炒决明子、广陈皮、山楂、何首乌、乌梅各 10 克，泽泻、野菊花、车前子、甘草各 5 克。

【做法】将上述药材一起放在锅中，用水煮 30 分钟后，去掉药渣，用壶装起，用作茶喝，一天 3 ~ 5 次。

【功效】预防心脏血管疾病，帮助体内脂肪代谢，减少脂肪的堆积，增加心脏抗压性。

2. 宁心安神茶

【材料】茯苓 10 克，远志 10 克，浮小麦 15 克，甘草 4 克，大枣 4 枚。

【做法】将上述药材一起放在锅中，加水煮 30 分钟，过滤去药渣，代茶饮，一天 3 ~ 5 次。

【功效】能有效帮助舒缓压力，安心凝神，适用于工作忙碌或学业压力较大的人群。

3. 麦冬滋阴茶

【材料】麦冬 25 克，五味子 5 克，百合、枸杞各 15 克。

【做法】将药材洗干净后装进较大的茶壶中，用开水冲泡，代茶饮，每天数次。

【功效】收敛元气，宁神安心，滋阴护肝，能治疗口干，心慌等症。

4. 参斛茶

【材料】太子参 15 克，石斛 10 克，五味子 2 克。

【做法】将上述药材共磨成粉末。用开水冲服，每天 2 次。

【功效】补气生津，养心护神，能治疗心慌多梦，心悸头晕，气短乏力。

5. 逍遥花茶

【材料】醋柴胡 5 克，玫瑰花 15 克，枸杞子 15 克，薄荷 2.5 克。

【做法】将药材装进纱袋，再放入保温杯，用沸水泡饮，可加蜂蜜调味。1 周 3 次。

【功效】定心养神，滋阴养胃，适合晚间多梦，心悸胸闷的患者。

另外，现代研究也证实，茶叶中含有 3% ~ 5% 的生物碱，其中以咖啡因为主，具有增进血液循环，兴奋中枢神经，促进新陈代谢的作用，能增强心脏和肾脏功能活动。生物碱还具有利尿作用。茶中所含的枸橼酸、枸橼酸盐，能治疗血液凝固。还对现代疾病，如辐射病、心脑血管病、癌症等疾病，有一定的药理功效。可见，茶叶药理功效之多，作用之广，是其他饮料无可替代的。

阴陵泉、百会、印堂——夏季养心三要穴

人体在夏天的新陈代谢十分旺盛，很多人在炎热的夏天常常出现全身乏力、食欲不振、容易出汗、头晕、心烦、昏昏欲睡等症状，甚至被中暑、呕吐、腹痛、腹泻、心肌梗死等疾病困扰。这是为什么呢？

因为四季中夏属火，而火气通于心，火性为阳，所以，夏季的炎热最易干扰心神，使心神不宁，引起心烦。而心烦就会使心跳加快，从而加重心的负担，这也是夏季心脑血管疾病、肺心病、心肌梗死等发病率明显增高的原因，因此，我们才一再强调养心是夏季养生的重点。

而夏季养心有三个穴位不可不提，那就是阴陵泉、百会和印堂，只要坚持每天按揉这三个穴位，就可以起到健脾利湿，保护心脏的作用。

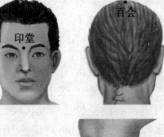

按揉阴陵泉具有清利湿热，健脾理气，益肾调经，通经活络的功效。每天坚持按揉阴陵泉3分钟，可以保持整个夏天脾胃消化功能正常运转，还可以把多余的"湿"去掉，为秋天的健康打好基础。取穴时，将手放到膝盖内侧的横纹上，摸到一个凸起的骨头后，顺着骨头的下方和内侧继续摸，待触摸到一个凹陷的地方，即为此穴。按揉时拇指指端放于阴陵泉穴处，先顺时针方向按揉2分钟，再点按半分钟，以酸胀为度。

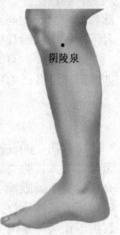

百会穴为人体督脉经络上的重要穴道之一，是治疗多种疾病的首选穴，主要治疗头痛、头重脚轻、痔疮、高血压、低血压、宿醉、目眩失眠、焦躁等。每天按揉百会可以大大提升人体的阳气，让人神清气爽。百会位于头顶最上方，也就是两耳往头顶连线的中点处，每天用两手的中指叠压起来按在穴位上，每次按顺时针方向和逆时针方向各按摩50圈，每日2～3次，每次3分钟就可以了。

印堂是指两眉中间的位置，也是腧穴的所在地，而腧穴是脏腑经络之气输注于体表的部位，功能主要是输注脏腑经络气血，沟通体表与体内脏腑的联系。《灵枢·九针十二原》里说"神气之所游行出入也，非皮肉筋骨也"。说明腧穴并不是孤立于体表的点，而是与深部组织器官有着密切联系、互相输通的特殊部位。"输通"是双向的，从内通向外，反应病痛；从外通向内，接受刺激，防治疾病。从这个意义上说，腧穴又是疾病的反应点和治疗的刺激点。所以，按揉印堂可以使大脑清醒，眼睛明亮，每天用拇指和示指捏起眉间的皮肤稍往上拉100次，只要每天坚持就能达到养心的目的。

每天花上几分钟，坚持按揉阴陵泉、百会和印堂是夏季养心的一个简单方便且有效的方法，只要动动手，心脏健康就到手。

夏季"降火"，一家老少皆不同

《素问·四气调神大论》中提出了"春夏养阳，秋冬养阴"的四时养生总则。其中，春夏两季是人体新陈代谢旺盛的阶段，尤其是夏季，五行属火，人体的代谢就像熊熊烈火一样，是一年四季中最旺盛的阶段。在炎热的夏天，如果不注意饮食养生很容易"上火"。人们普遍认为多喝水并且吃清火药是解决上火的好办法，但是，上火的原因是多种多样的，想要收到很好的降火效果，就必须对症下药。

首先，我们来看以下不同人群的降火方法。

1. 孩子易发肺火

夏天，有些孩子动不动就发热，只要受一点儿凉，体温立刻就会升高，令妈妈们苦恼不已。中医认为，小儿发热多是由于卫气感受外邪所致。小儿之所以反复受到外邪的

侵犯，主要是由于卫气正气不足，阴阳失于平衡。

针对这种"火大"的孩子，应及时给予中药对症治疗，如孩子属肺热郁闭可给予通宣理肺丸、麻杏石甘汤，阴虚肺热可给予养阴清肺口服液或者金果饮，湿热泻给予葛根芩连汤等，同时，应多让孩子饮水，多吃蔬果，少吃巧克力，肉类等高热量食品。

2. 老年易发肾阴虚火

夏天阳气旺盛，容易导致老年人肾阴亏虚，从而出现腰膝酸软，心烦，心悸汗出，失眠，入睡困难，同时兼有手足心发热，口渴，咽干或口舌糜烂，舌质红，或仅舌尖红，少苔，脉细数。

针对老年人这种肾阴虚火，应对证给予滋阴降火中药，如知柏地黄丸等，饮食上应少吃刺激性及不好消化的食物，如糯米、面团等，多吃清淡滋补阴液之品，如龟板胶、六味地黄口服液等，多食富含 B 族维生素、维生素 C 及富含铁的食物，如动物肝、蛋黄、西红柿、胡萝卜、红薯、橘子等。

3. 妇女易发心火

妇女在夏天情绪极不稳定，特别是更年期的妇女，如突受情绪刺激，则会烦躁不安，久久不能入睡。这主要是由于心肾阴阳失调而导致心火亢盛，从而出现失眠多梦，胸中烦热，心悸怔忡，面赤口苦，口舌生疮，潮热盗汗，腰膝酸软，小便短赤疼痛，舌尖红，脉数。应给予中药对证滋阴降火，如枣仁安神丸、二至丸等。多吃酸枣、红枣、百合或者干净的动物胎盘等，可养心肾。

除此之外，夏天的一些不良习惯也是人们上火的原因，与其上了火再想办法降，不如时刻注意自己的生活习惯，避免上火。

走出夏天睡眠误区，安心好梦养心气

《素问·四气调神大论》中针对夏三月，特别提出了"夜卧早起"的观点。通过晚睡觉的方式，弥补夏季自然界中阴气的不足；通过早起床的方式，顺应自然界中阳气的充盛。夏季睡眠除了遵守"夜卧早起"的原则外，还要谨防一些睡眠误区。有些人之所以睡不着或睡不好，是因为走进了睡眠的误区。尤其是在夏天，最常见的感冒、腹痛、腹泻等疾病都是因为睡眠误区导致的，所以，走出夏天睡眠误区，也是养生养心要做到的。

误区一：袒胸裸腹。

尽管夏日天气炎热，在晚上睡觉时仍需要穿着背心或薄衬衫，腹部、胸口盖条被单，以避免着凉而引起腹痛、腹泻。对于这一点，老年人、幼儿更应该注意。

误区二：室外露宿。

即使在夏季气温很高的夜晚，也不能因贪图凉快，在廊檐、室外露宿，以防蚊叮虫咬或因露水沾身而发生皮肤感染或头昏脑涨、四肢乏力。

误区三：睡地板。

夏季，有些人只图一时凉爽，在水泥地或潮湿的地面上铺席而卧。这样很容易因湿气、邪寒袭身，而导致风湿性关节炎、腰酸腿痛或眼睑水肿等病症，损害身体健康。

误区四：穿堂风。

在炎热的夏季，通道口、廊前虽然风凉，但是在这样的地方睡觉，很容易受凉、腹痛、感冒。

误区五：睡塑料凉席。

夏季的夜晚，有的人图凉快，睡在塑料凉席上。这是很不科学的。由于塑料制品的透气性差，不能吸汗，水分滞留，不易蒸发。这样一来，不但影响睡眠，还会危害身体健康。

此外，人们在凉席的选用上也是有讲究的。凉席并非越凉越好。凉性大的竹席，更适合中青年人。老人、小孩及体质弱的人不宜用。婴幼儿最好睡用灯芯草、蒲草、马兰草等编织而成的草席。同时，草席也较适用于老人，以及体质虚弱的人。但新草席使用前，最好在阳光下暴晒，反复拍打数次，再用温水拭去灰尘，在阴凉处晾干后使用。每晚睡觉前应用温水擦拭，除去灰尘和汗。

误区六：不睡午觉。

夏季日长夜短，气温高，人体新陈代谢旺盛，消耗大，容易感觉疲劳。而夏季午睡可使大脑和身体各系统都得到放松，也是预防中暑的措施之一。另外，《黄帝内经》认为，中午十二点对应的是心，正是心神工作的时间，如果在这时能放下体力或脑力工作，好好休息一下，就不至于太劳心、太伤心。

误区七：开着空调睡觉。

很多人为贪图凉快，夏天的时候，喜欢整夜开着空调睡觉。这样危害很大，因为入睡后，人体的血液循环减慢，抵抗力减弱，极易受凉而引起感冒。所以即使你一定要开空调睡觉，也要记得给自己盖一床薄被。

总之，夏季气温高，天长夜短，如果不能睡个好觉，会对第二天的学习和工作造成一定的影响，所以，一定要走出睡眠误区，安心睡好觉，健康享受生活。

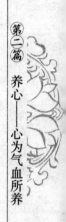

第二篇 养心——心为气血所养

37

第三章

一日之中养心的最好时光：中午 11 点到 13 点

午时小睡是对心最好的关照

午时，就是正午太阳走到天空正中的时候，又叫日中、日正、中午等，用我们现在的时间来说就是中午 11 点至 13 点，此时正是心经当令的时候。以人体气的变化来说，阳气从半夜子时开始生发，到午时最旺盛，午时过后则阴气渐盛，所以，午时也是人体气血阴阳交替转换的一个临界点。而《黄帝内经》也说过心主血脉，所以午时养心就显得尤为重要。

古代练功的人很重视子午功，原因就是让心肾相交，这种能力越强，人就越精神。而且午时是天地阴阳交合的时候，选择这个时候练功，对身体会更加有效。对于我们普通人而言，午时养心最好的方法莫过于适当午睡片刻，这样有利于心火下降，肾水可及心火，形成"心肾相交"。哪怕是闭上眼睛养养神都是可以的。明朝太医刘纯说过："饭后小憩，以养精神。"另外，按照《黄帝内经》的说法，凡善于养生者，首先要"法于阴阳"，意思是一定要懂得并遵守自然界及人体中阴阳转换的客观规律，绝不能逆天而行。因为午时是天地气机的转换点，人体也要顺应这种天地之气的转换，不应干扰天地之气，而应好好休息，以不变应万变。这时候午睡就可以调节人体的阴阳平衡，协调脏腑之间的关系，帮助恢复元气，使人变得神清气爽，精力充沛。

同时研究也表明，习惯午睡的人心脏病猝死的风险会降低 37%，冠心病的发病率也会降低，这都得益于午睡可以舒缓心血管系统，并降低人体紧张度。除此之外，午睡的好处还在于：

（1）可以降血压。尤其对于工作压力大的人，如果能午睡片刻，有助于降低血压。

（2）提高记忆力。午睡可以令人的精力和警觉性得到大幅度提高，增强记忆力。

（3）增强免疫力。中午 13 点是人们在白天的一个明显睡眠高峰。如果这时能够睡一小觉，可以有效刺激体内淋巴细胞，增强免疫细胞活跃性。

（4）午睡可以振奋精神，驱逐内心的抑郁。午后打盹能够改善心情，降低紧张度，缓解压力，每天午睡还可有效赶走抑郁情绪。

午睡大有讲究，心肾相交百病消

午睡好处多多，如果能在午时睡上片刻，对于我们保持心脏健康非常重要，但午睡也不是躺好闭眼这么简单，要想让午睡达到"心肾相交"的功效，就要讲究科学的方法，否则可能会适得其反。

第一，午饭后不可立即睡觉。刚吃完饭就午睡，可能会引起食物反流，使胃液刺激食道，轻则会让人感到不舒服，严重的则可能产生反流性食管炎。因此，午饭后最好休息 20 分钟左右再睡。

第二，睡前不要吃太油腻的东西，也不要吃得过饱，因为油腻会增加血液的黏稠度，加重冠状动脉病变；过饱则会加重胃的消化负担。

第三，午睡时间不宜过长。因为午时是阳气最盛的时候，阳虚的人这时若能好好地睡一觉，最养阳气。对于我们正常的人而言，午睡的时间只需要半小时到一小时，养养我们的心经。如果睡得太多，人会进入深度睡眠状态，大脑中枢神经会加深抑制，体内代谢过程逐渐减慢，醒来后就会感到更加困倦。

第四，午睡不宜断断续续。午睡习惯要持之以恒，因为午睡不规则也会搅乱生理时钟，影响睡觉的规律。

第五，不宜裸腹睡。天气再热，午睡时也要在腹部盖一点儿毛巾被或被子，以防凉气乘虚而入。

第六，佩戴隐形眼镜的人最好先把镜片摘下来，再开始睡午觉，这样眼睛才不会酸涩。

第七，午睡最好到床上休息，而且要讲究睡眠姿势，理想的午睡姿势是平卧。《黄帝内经》有一句话说"人卧则血归于肝。"平卧才能让机体的部分血液储藏在肝体内，这样人在醒来后，才能保证更多的血液循环到心脏和其他器官，供应充足氧气和养料。但是，经常可见有些人午睡时坐在椅子或沙发上打盹儿，有些人干脆趴在桌子上睡。其实，这些做法都不科学。人体在睡眠状态下，肌肉放松，心率变慢，血管扩张，血压降低，流入大脑的血液相对减少。尤其是午饭后，较多的血液进入胃肠，此时若再坐着睡，时间久了大脑就会缺氧，使人产生头重、乏力、腿软等不适感觉。而趴在桌子上睡，会压迫胸部，妨碍呼吸，增加心肺负担。

最后提醒大家，午睡之后，要慢慢起来，适当活动，可以用冷水洗个脸，唤醒身体，使其恢复到正常的生理状态。午睡之后宜喝些果汁，这是补充维生素的好时候。这就是"小憩之后喝果汁，以滋血脉。"不要图省事买果汁喝，最好自己动手压榨水果。

午时练练通经活络功，减压又养心

《黄帝内经》认为，午时是心经循行的时间，此时，太阳正好运行到天空的正中央，是地面上阴影最短的时候，也是一天中阳气最盛的时候。午时是人体气血阴阳交替转换的临界点，是养心的主时。按照中医学传统观点，午时为"合阳"，此时应"少息所以养阳"。《黄帝内经》也说过"心主血脉""心恶热"，而此时也是一天中太阳高照，气温达到最高峰的时候。为了让心脏受到更好的照顾，此时小憩最为适宜。另外，午睡醒来后可以做做养心功，趁着心经当令，收到的效果会更好。

下面就为大家介绍一套午时养心功，可以在午时小憩片刻后练习，不仅能放松身体，起到减压的作用，而且还能够增强心脏和心血管系统的功能。具体做法为：

（1）练习者面向南方坐下，先用鼻子慢慢吸气，再用嘴将其缓缓呼出。在吸气时要收腹，从丹田处向上提气，提到上脘、中脘、下脘和梁门穴这个部位，提气的同时要扩胸，三角肌以及肩部的肩髃穴、巨骨穴都要往后伸，尽量往上提胸。然后呼气，呼气的时候可以根据自己的习惯使舌尖抵住上腭，或者是抵下腭。一吸一呼为一次，一般做 5 次，如果时间充足的话，女性朋友们可以做 7 次，男士们做 8 次，如果还有时间，最多可以做 15 次。

（2）练习者先吸气，同时两手卧成拳，两拳相对，拳眼朝向自己，放平双臂。然后呼气，伴随

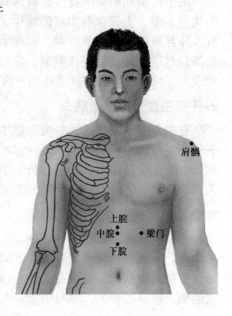

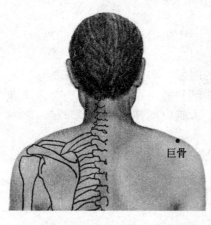

巨骨

着两臂慢慢向两边打开。接着吸气，双臂缓缓收回，恢复成第一次吸气的动作。再呼气，这次两臂先向前伸直，再向两边打开，最后自然置于身体两侧。这一套动作可以做3次、5次、7次或者8次，最多15次。

（3）同样是先吸气，同时将双手放在肚脐上方，再呼气，呼气时两手往上抬起，抬至膻中穴部位上方，与锁骨齐平，然后两手翻转成手心向外的

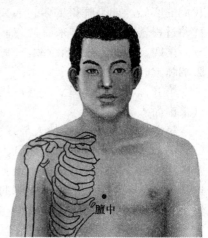

膻中

姿势，吸气，再呼气，同时两臂往前伸直，然后两手慢慢分开，接着双臂向两侧打开，然后手心向上，从下方收回，大约抬至头部的高度时，手心翻转向下，两手缓慢下落，收功。同样是可以做3次、5次、7次或者5次，最多15次。

这一整套养心功是自我养生学当中的一种自然功法，最适合在中午11点到13点练习，因为这个时间段正是心经工作的时间，此时练习效果最好。

午未交替之时是午饭的最佳食用时间

午时是心经值班，心经旺有助于周身的血液循环。心火生胃土，这时也有利于胃的消化功能。而且从13点到15点是小肠经值班，所以，午时到未时是吃午饭的最佳时间，这时你吃完午饭，到了未时，小肠经就该发挥功效了，消化吸收有用的营养，丢弃废物，让肠胃得到最好的照顾。这样在接下来的三五小时，我们才会有充沛的精力学习和工作。

心经的养生之道是尽量减轻心脏负担，避免心脏过度兴奋。因此，午时尽量少饮用茶、咖啡、酒等，肥胖、高血压或已有浮肿的人，更应少摄取高糖、肉类、点心、油脂太多的肉类（如肥猪肉）或含盐量太高的食物。具体而言，午饭应遵守以下原则：

1. 不要食用过量辣椒

由于川菜和湘菜的特点是麻辣鲜香，开胃下饭，所以很受人们的喜欢。诚然，辣椒的优点多多，不仅含有丰富的维生素C，以及丰富的纤维，热量较低，而且辣椒中还含有人体容易吸收的胡萝卜素，对视力有好处。不过，辣椒也并不是百利无害的，太辣的食品会对口腔和食管造成刺激，吃得太多，还容易令食道发热，破坏味蕾细胞，导致味觉丧失。只有适量食用才能达到开胃，利于消化吸收的效果。

2. 午餐主食一定不能缺少

有些人由于工作忙，午饭习惯凑合，随便吃点儿零食水果，这样是不行的。尤其是下午要进行体力活动的人，最好多吃点儿米、面，其中的碳水化合物释放能量缓慢，能够长时间地维持体力。坐在办公室里的人则应多吃粗粮，粗粮中的膳食纤维虽然不能被人体消化利用，但能通肠化气、清理废物，促进食物残渣尽早排出体外。

3. 食物选择要多样性

午饭的选择一定要坚守以健康为本的原则，有意识地选择食物的种类，尽量保持营养均衡。比如，选择不同种类、不同颜色的蔬菜，以新鲜食物为主，多进食全麦食品，尽量少摄入食盐等。如果仅仅吃一碗牛肉面，对蛋白质、脂肪、碳水化合物等三大营养素的摄入量是不够的，更易引起一些矿物质、维生素等营养素的缺乏。对于下午工作强

度大的人来说，它们所能提供的热量是绝对不够的。

4.要细嚼慢咽，不能吃得过快

虽然现在的上班族讲究快节奏、高效率，但吃饭速度快却不是一件好事，这不但不利于机体对食物营养的消化吸收，还会影响胃肠道的"加工"负担。如果吃饭求速度，还将减缓胃肠道对食物营养的消化吸收过程，从而影响下午脑力或体力工作能力的正常发挥。一般来说，午餐的用餐时间不宜少于20分钟。最好在饭后站起来走上百余步，然后抚摸腹部，再转手抚摸肾部，让它热起来，使得肾和脾运动起来。然后再喝点儿茶水，但不要喝得过量。

另外，如果午饭吃得不好，或是吃不饱，人往往在下午3～5点钟的时候会出现明显的低血糖反应，表现为头晕、嗜睡，甚至心慌、出虚汗等，严重的还会导致昏迷。

按揉中指指尖——午时缓解心慌气短的最简方

经过一上午的紧张工作，很多人到了午时会出现心慌气短、胸闷不适的感觉，中医称之为"惊悸""怔忡"，这种症状也许只有短短的几秒钟，但也不能忽视它的危害，因为它是很多心系统疾病的前兆。

中医认为惊悸的病位在心，认为与心气不足有关。心气就相当于心脏的发动机，动力不够，当然会运行不稳，出现发慌。这种病多发生于女性身上，由心胆气虚或心脾两虚所致。根据中医传统理论，心悸可分为四种不同的类型。

（1）心血不足型。常表现为心悸不宁，面色少华或萎黄，夜寐不安，或多梦，胆小善惊。此类患者宜食具有养血安神作用的食物，忌食辛辣香燥类食品。

（2）心气虚弱型。常感心悸气短，动则出汗或自汗，面色发白、倦怠乏力、胃纳减少，或四肢不温，舌淡苔白。宜常食用温阳益气之物，忌食生冷滋腻食品。

（3）阴虚火旺型。表现为经常心悸而烦，咽痛口干，手足心热，夜寐不安而烦躁，或有盗汗，舌红少苔等症。宜食生津养阴安神食品，忌食香燥辛散之物。

（4）痰火上扰型。症状为常感心悸心慌，胸闷不安、烦躁不眠、头晕口苦，或痰多恶心、舌苔黄腻等。

不管是哪一种类型的心悸，在此教大家一种简单快速缓解午时心慌气短的方法，只需按揉中指指尖即可。方法为：每天午时，找到中指指甲根部两侧的一个最痛的点，然后按揉这里三分钟，注意力度不要太大，以微痛可以忍受为度。这个部位是人体的中冲穴，它是手厥阴心包经上的一个重要穴位，所以对心慌、气短、胸闷不适有调养作用。

除此之外，按摩其他穴位也可以缓解这类症状，下面再向大家介绍两种按摩方法：

（1）按摩前胸。先用两手掌根推胸前部和心前区，从上到下，推20遍。也可以先推一侧，再推另一侧，最后用右手大鱼际顺时针揉按膻中穴（胸前两个乳头中间的位置）。这个方法可起到宽胸理气、温通心阳的作用。

（2）推擦背腧。这个方法需要别人帮助，推拿前先找准背部的两条经络，即脊柱正中的督脉，和督脉两旁寸的膀胱经。先用手掌的掌根沿着两条经络，从上往下推按5遍。重点按厥阴腧、心腧（第五胸椎棘突旁开1.5寸），以及下面的膈腧、脾腧、胃腧、肾腧，每个穴位点按1分钟。最后用掌根上下来回推搓两条经络，搓到发热为止。推背腧有提振阳气、疏通经络的作用，对防治心绞痛、心律失常有效。

以上就是几个简单有效缓解心慌气短、心律失常的小妙招，午时心慌气短时，可按摩这些穴位，能达到养护心脏的目的。

午时散步采阳，轻松养生养心

《黄帝内经》认为，正午时分是一天中阳气最旺盛的时候，人体自身的阳气也达到一天中相对较旺盛的状态，此时在阳光下散步，容易激发出人体的阳气；另外，散步时背部朝阳，则人体一身之阳气随之旺盛。因而，在正午温暖灿烂的阳光下散步行走，可促进人体气血运行，加快新陈代谢，振奋人体内的阳气。有人将其称为"午间散步采阳养生法"，它在中医上有一定的理论基础，因为午时阳气最盛，故而正午时分晒晒太阳，可以助长体内的阳气。心为"阳中之太阳"，是阳气最充盛的一个脏器，所以午时散步采阳有养护心脏的作用。中老年人以及阳虚体质的人尤其适合进行这种运动。随着人年纪越来越大，身体里的阳气会渐趋不足，容易出现如怕冷、恶风、面色㿠白、气短乏力、容易疲劳、精神萎靡不振、腰膝酸软冷痛、小便频多清长、夜尿多等现象。如果能经常练练这个散步法，对老年人身体会有所改善。此散步法的好处还在于，它适合大多数人，如无特殊禁忌，老年人、幼儿、体质虚弱者，均可进行。

另外，一些年轻人也应该经常练练午时散步法，特别是那些经常无精打采、爱打瞌睡，总感到精力不济的年轻人。虽然大多年轻人的体质比较好，但当某段时期总感觉白天精力欠佳，困乏想睡觉时，表明体内代表生命力和活力的阳气已经在"犯懒"了，可能是由于睡眠作息不够规律使得体内阴阳交接失和，或者由于其他某些原因，人体此时容易表现出困倦、乏力、精神不振。这种情况下，不妨来练练此散步法，通过促进气血流通、振奋阳气，可有效改善上述情况，提高白天的工作、生活效率和质量。但需要注意的是，对于本已属阴虚阳热体质的人群及一些由于各种原因而致津液亏耗等阴虚阳亢体质的人群，不宜选择此方法养生养心。

《黄帝内经》认为"春夏养阳"，因而，午间散步采阳养生对于季节的选择也以春夏两季为佳。但并不是秋冬季节不能练习，这两季也可以选择天气晴好、阳光充沛的午间进行户外散步，因为此时人体阳气趋里、气血运行减慢，人们也容易感到精神不振，午时散散步同样可以起到促进气血运行、加快新陈代谢、振奋人体阳气、提神醒脑的作用，也是对健康很有帮助的。

所以，在晴朗明媚的天气里，在午饭前的中午时分（11：00～12：00）去户外悠闲地走一走，散散步，就是对心脏最好的照顾。最后提醒朋友们在阳光充沛的夏日里运动，以感觉温暖舒适、微微出汗为度。

《黄帝内经》对症养五脏 全书

第四章

药补不如食补，选好食物能养心

心脏喜欢红色食物，耐苦味

《素问·经脉别论》记载："食气入胃，浊气归心，淫精于脉。"意思是说食物入胃，消化浓厚的精微物质被输送到心，注入于血脉。《灵枢·决气篇》也说："中焦受气，取汁变化而赤，是谓血。"由此可见，血的形成源于饮食，而心主血脉，故而饮食与心息息相关。

中医认为，心脏喜欢红色食物，耐苦味。红色的食物包括胡萝卜、番茄、红薯、大枣、红苹果、红辣椒等。按照中医五行学说，红色为火，故红色食物进入人体后可入心、入血，具有益气补血和促进血液、淋巴液生成的作用。现代研究表明，红色食物一般具有极强的抗氧化性，它们富含番茄红素、丹宁酸等，可以保护细胞，具有抗炎作用。对于抵御感冒，红色食物也会助你一臂之力，如胡萝卜所含的胡萝卜素，可以在体内转化为维生素A，保护人体上皮组织，增强人体抗御感冒的能力。此外，红色食物还能为人体提供丰富的优质蛋白质和许多无机盐、维生素以及微量元素，能大大增强人的心脏和气血功能。因此，经常食用一些红色果蔬，对增强心脑血管活力、提高淋巴免疫功能颇有益处。

在五味当中，苦味是属于心的味道。《黄帝内经》中有多处提到了苦先入心，比如《素问·至真要大论》中说"苦入心"。《灵枢·五味》中也说："谷味苦，先走心。"心为火脏，是神明所居之所，又主血脉，为生命之主宰。适当吃些苦味食物，可入心经而降泄心火，心火去而神自安，对延年益寿都大有益处。例如莲子心能清心泻火、安神，能够缓解心火旺引起的失眠、烦躁等症。不过，如果病在心上，就少吃苦味食物，让心生发一下。

综上所述，多吃一些红色的和苦味的食物，对于养护心脏有很好的效果。但是，动物类的红色食物却不宜多吃，比如猪肉、羊肉、牛肉等红色的肉类，它们含有的脂肪多、能量高，如果经常过多食用容易导致体内血管硬化，血压增高，血脂和血液黏稠度发生异常，最后会影响心脏的健康。

苦入心，降心火宜多吃苦味食物

《黄帝内经》把心比作统领其他脏器的君主，所以心火也就成了君火，如果心火保持在正常的范围内，那么脏腑就会顺安，人体阴阳平衡，身体健康。如果心火过旺，那么其他脏器也会相应地"上火"，从而导致人体产生一系列疾病。因此有了心火一定要降，不能让其带领其他脏器"造反"。前面我们也提过了，降心火要多吃苦味食物，所以在食疗方面，苦瓜无疑是去心火，安心神的上佳之选。

苦瓜因从不把苦味渗入别的配料，所以有"君子菜"的美名。它气味苦、无毒、性寒，入心、肝、脾、肺经，《本草纲目》称其有"清邪热，解劳乏，清心明目，益气壮阳之功"。

生吃能消暑泻火，解热除烦；熟食养血滋肝，清心明目，除邪热、解劳乏，能缓解热病烦渴，中暑发热等。《随息居饮食谱》载："苦瓜青则苦寒，涤热、明目、清心。可酱可腌，鲜时烧肉，虽盛夏肉汁能凝，中寒者勿食。熟则色赤，味甘性平，养血滋甘，润脾补肾。"又因为苦瓜含有丰富的维生素C，所以它也有预防坏血病、保护细胞膜、防止动脉粥样硬化、提高机体应激能力、保护心脏等作用。

苦瓜可烹调成多种风味菜肴，可以切丝，切片，切块，做佐料或单独入肴，一经炒、炖、蒸、煮，就成了风味各异的佳肴。如把苦瓜横切成圈，酿以肉糜，用蒜头、豆豉同煮，鲜脆清香。我国各地的苦瓜名菜不少，如青椒炒苦瓜、酱烧苦瓜、干煸苦瓜、苦瓜烧肉、泡酸苦瓜、苦瓜炖牛肉、苦瓜炖黄鱼等，都色美味鲜，有生津醒脑、降心火的作用。

除了苦瓜，还有其他的苦味食物同样有着不错的"去火"功效，比如苦菜、苦丁茶、芹菜、芥蓝等。

以脏补脏，动物内脏也是补心灵药

老人们常说"吃什么补什么"，腰酸腰痛会去买猪腰炒来吃，骨折了要买肉骨头炖汤喝，现在一些女性也用吃鸡皮的方法来美肤。那么，这其中有没有科学道理呢？实际上，"以形补形，以脏补脏"一直是中医食疗上最普遍的观点之一。

中医上认为当人体的内脏织器官产生疾病时，可以用相应的动物脏器来滋补调理，有些动物内脏的补脏作用甚至是草本植物无法比拟的，尤其对一些慢性虚损性疾病表现出的气血不足，百脉空虚，脏腑亏损，动物脏器为血肉有情之物，气味淳厚，有相通互补之妙，它们所独具的补益作用正符合了中医认为的"非气浓之品，不足以复其形；非味厚之物，不足以填其精"。比如，猪心的蛋白质含量是猪肉的2.5倍，脂肪含量仅为猪肉的1/10，还含有钙、铁、磷等矿物质和微量元素及维生素，有加强心肌营养、增强心肌收缩力的作用，适用于心虚多汗、自汗、惊悸恍惚、怔忡、失眠多梦之人。

下面几款以动物内脏为主料的美食，都是对心脏有好处的：

1. 猪心当归汤

【材料】猪心500克，当归10克，黑豆200克，香菇6个，葱半棵。

【做法】猪心切成两块，洗去中间瘀血，再用热水烫洗干净，在此需要注意的是猪心有一种秽气，清洗前撒些面粉擦一下，再把白色的筋管剪掉，清洗干净，秽气就可以消除了。当归买的时候请药店工作人员焙好切片，用2碗水煎成一碗。黑豆用水浸，香菇浸发，去蒂。猪心放入六碗水中煮开，撇除泡沫浮油，放入半棵葱、少许姜、浸好的黑豆，小火煮1小时后，将煎好的当归及水一并倒入，加入去蒂的香菇，中火再煲半小时，加盐调味即可。

【功效】补养心血、抑制悸动、安神定志。

2. 葱辣鸭心

【材料】鸭心500克，大葱100克，干辣椒、酱油、醋、精盐、白糖、味精、麻油、黄酒、植物油各适量。

【做法】去掉鸭心头，切开洗去血污，划十字刀，加精盐、黄酒腌渍，大葱切段；炒锅加油，烧至八成热，将鸭心炸去水分，捞出控油；另起一锅，锅内放油烧至七成热，把干辣椒、葱段爆出香味，调入醋、黄酒、酱油、白糖、精盐和适量水，将炸好的鸭心放入汤中，用文火焖5分钟，大火收汁，淋入麻油即成。

【功效】清热解毒、祛湿利肠、益气凉血，可作为冠心病、糖尿病、高血压等症患者的保健食品。

3. 孜然鸡心

【材料】鸡心400克，孜然25克，花生油30克，辣椒粉、五香粉、盐、酱油、白砂糖各适量。

【做法】将鸡心洗净，去掉油脂，用刀在鸡心顶部切十字花刀；然后再洗净包内的血块，加酱油糖腌浸；炒锅注油烧至五成热，下鸡心炸熟捞出，倒出余油；炒锅重新置火上，加孜然粉、辣椒粉、五香粉、盐、鸡心、翻炒均匀，出锅即成。

【功效】保护心肌细胞，预防或缓解心悸、心律失常等，补血益气，提高免疫力。

最后提醒大家，动物的内脏均是含胆固醇较高的食物，心血管患者不宜多食。特别是那些同时患有高血脂、糖尿病的人，是不主张吃动物内脏的。也就是说，尽管动物内脏对身体虚弱者有一定益处，但食用时也要恰到好处，不能补而过之，特别是有实证、热证的病人不宜盲目滥用这些食物，否则易助湿生痰上火。所用的内脏、组织器官必须是无病动物的新鲜内脏和组织器官，最好是活杀后即用。为了提高脏器的功效，在食用卫生的原则下，一般不要煮得太熟烂，烹调时应少放盐或不放盐。

大枣——润心肺，补五脏的果中佳品

作为一种药食两用的果品，大枣老少皆宜，其含有丰富的维生素和各种营养物质，被誉为"天然维生素丸"。民间也有"天天吃大枣，一生不显老"，"五谷加大枣，胜过灵芝草"的谚语。中医认为大枣味甘性平，具有益气养血，健脾益智之功。对女性朋友来说，大枣也是效果良好的补血佳品。

现代研究也证实了大枣对心脏的益处，研究发现大枣中含有丰富的维生素C、维生素P，对健全毛细血管、维持血管壁弹性、抗动脉粥样硬化很有益；大枣中含有cAMP，其药理作用表现为改善人体微循环，扩张冠状动脉，增加脑和心脏的供血量，减慢心律，降低心肌耗氧量而改善缺血心肌的代谢，故可防治心脑血管病。

下面这几款美食就是用大枣做主料制成的：

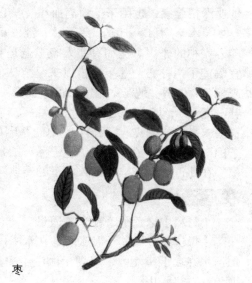

枣

1. 黑木耳大枣汤

【材料】大枣、黑木耳、猪里脊肉、葱、姜、花椒、盐、鸡精和香油各适量。

【做法】将黑木耳、红枣洗净，猪里脊肉洗净切成小块，一起放入压力锅内，加入葱、姜、花椒、盐、鸡精和香油，盖上锅盖，把压力调到肉类挡，保压定时12分钟，即可食用。

【功效】该汤尤其适宜贫血、高血压、心脑血管疾病的人食用。

2. 红枣鱼肚

【材料】鱼肚、鱼肉、桂圆、红枣、核桃仁、葱姜末、米酒适量。

【做法】鱼肚、鱼肉切成块。桂圆肉、红枣、核桃仁加水炖至半熟，取出待用。油锅入葱、姜末爆香，入鱼块、鱼肚炒几下，加入米酒去腥，再加入红枣、桂圆肉、核桃仁及调料，烧熟即成。

【功效】该菜美容养颜，尤适宜爱美之人食用。

3. 生姜大枣粥

【材料】粳米、大枣、生姜、盐各适量。

【做法】粳米淘洗干净；生姜去皮，切成薄片，大枣去核，对半切开备用。将粳米放入锅中，干炒一下，倒入适量水、大枣、生姜片。文火慢煮至粥熟，加少许盐调味即可。

【功效】滋补益气。

虽然大枣的益处多多，但也有些注意事项是大家食用大枣时要参考的，比如服用大枣时，如用煎煮的方法，一定要将大枣破开，分为3～5块，这样有利于有效成分的煎出，可增加药效2～3倍；大枣味甘性温，食用过多会助湿生痰蕴热，有湿热痰热者不宜食用；鲜枣进食过多可引起腹泻；腐烂的大枣在微生物的作用下会产生果酸和甲醇，人吃了烂枣会出现头晕、视力障碍等中毒反应，重者可危及生命，所以要特别注意。

莲子——去火消躁、养心安神

莲子生在小巧玲珑的莲蓬之中，因为外壳坚硬，古人称之为石莲子。关于莲子最早的记载来自于《诗经》。而《神农本草经》将其收作药物，对其保健功效已有相当认识。

古人说吃莲子能返老还童、长生不老，这一点固不可信，但关于其在养心安神、健脑益智、消除疲劳等方面的药用价值，历代医药典籍多有记载。比如在《神农本草》《本草拾遗》《本草纲目》《本草备要》中都有据可查。莲子具有清心醒脾，补脾止泻，养心安神、补中明目，止泻固精，益肾涩精止带，滋补元气等功效。作为保健药膳使用时，莲子一般是不弃莲子心的。莲子心是莲子中央的青绿色胚芽，味苦，有清热、固精、安神、强心之功效，将莲子心2克用开水浸泡饮之，可治疗高热引起的烦躁不安、神志不清和梦遗滑精等症，也用于治疗高血压、头昏脑涨、心悸失眠。

《本草纲目》记载，莲子甘、涩、平。归脾、肾、心经。具有补脾止泻、益肾涩精、养心安神的作用。比如有些人晚上老是心慌失眠，就是心气虚的表现。这个时候比较适宜喝莲子粥补心。莲子自古以来是公认的老少皆宜的鲜美滋补佳品。其吃法很多，可用来配菜、做羹、炖汤、制钱、做糕点等，可以与其他药食搭配。历代达官贵人常食的"大补三元汤"，其中一元即为莲子。古今丰盛的宴席上，无不备有莲馔，如宋代《武林旧事》描写宋高宗的御宴、《西游记》中的"天厨"御宴、《红楼梦》中描写的贾府盛宴，均有"莲子肉""干蒸莲子"，而"莲子汤"则是最后的压席菜，尚有"无莲不成席"之势。

在此再为大家推荐几款莲子的经典药膳。

1. 莲子粥

【材料】嫩莲子、粳米各适量。

【做法】将嫩莲子发胀后，在水中用刷把擦去表层，抽去莲心冲洗干净后放入锅内，加清水在火上煮烂熟，将粳米淘洗干净，放入锅中加清水煮成薄粥，粥熟后掺入莲子，搅匀，趁热服用。

【功效】养心安神、有助睡眠。

2. 莲肉糕

【材料】莲子肉、糯米（或大米）各200克，茯苓100克（去皮）。

【做法】莲子肉、糯米（或大米）炒香，与茯苓共研为细末，白糖适量拌匀，加水使之成泥状，蒸熟，待冷后压平切块即成。

【功效】源于《士材三书》。茯苓为补脾利湿药，与莲子肉、糯米同蒸糕食，补脾益胃之功尤著。可用于脾胃虚弱，饮食不化，大便稀溏者。

3. 莲子酒

【材料】莲子50克，白酒500克

【做法】将莲子去皮、心后，洗净装入酒坛内，倒入白酒后加盖封严。期间，每日振摇1~2次，15天后开封，即可饮用。每次饮服15~20毫升，每天饮用1~2次。

【功效】养心安神，益肾固涩，健脾止泻。

桂圆——补血安神的保健佳品

桂圆，又名龙眼，李时珍对它曾有"资益以龙眼为良"的评价。而它也确实是补血安神的保健佳品。《本草纲目》记载，桂圆味甘，性温，无毒，入心脾二经，有补血安神、健脑益智、补养心脾的功效。桂圆还有补益作用，对病后需要调养及体质虚弱的人有辅助疗效。

桂圆肉补血，而且专补心血。比如有些人睡觉特别轻，只要稍微有一点儿动静就会醒，有的醒了还不容易再睡着。这就是由于体内血虚，不能满足心脏的需要，从而造成了心神不宁。如果能经常吃些桂圆肉，就能补益心血。桂圆肉可以直接吃，可以泡水喝，也可以煮在粥里一起吃。有严重心血亏虚的人还会感觉心慌、心脏跳动不安等不适，这种情况可以用桂圆加上莲子、糯米一起煮粥来喝。下面为大家推荐几款保健药膳：

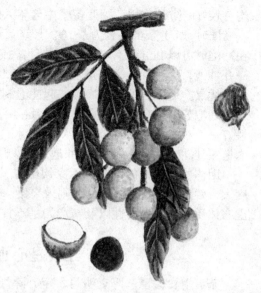

龙眼

1. 蜜枣桂圆粥

【材料】桂圆、米各 180 克，红枣 10 颗，姜 20 克，蜂蜜 1 大匙。

【做法】红枣、桂圆洗净；姜去皮，磨成姜汁备用。米洗净，放入锅中，加入 4 杯水煮开，放入所有材料和姜汁煮至软烂，再加入蜂蜜即可。

【功效】此粥具有补气健脾、养血安神的作用，能使脸色红润、增强体力，并可预防贫血及失眠。

2. 山药桂圆粥

【材料】山药 90 克，桂圆肉 1.5 克，荔枝 3 ~ 5 个，五味子 3 克，白糖适量。

【做法】先将山药去皮切成薄片，与桂圆肉、荔枝肉、五味子同煮粥，加入白糖适量调味即成。

【功效】本品可以补益心肾，止渴固涩。适用于心肾之阴不足而引起的消渴、小便频数、遗精、泄泻、心悸失眠、腰部酸痛等症。

3. 桂圆肉炖鸡汤

【材料】肥母鸡 1 只，桂圆肉 150 克，盐、料酒、胡椒面、味精、葱、姜适量。

【做法】将鸡宰杀，清洗干净，入开水锅内焯水后捞出，洗去血沫放入砂锅内；再放桂圆肉及辅料，用大火烧开，然后改用小火炖 2 小时左右，除去葱姜，加味精调味即可。

【功效】补气健脾，养血安神，适宜心脾虚弱、气血不足、失眠头晕者调补，也可用于久病体虚、产后进补。

一般人都可以食用桂圆，尤其适合心悸、失眠、神经衰弱、记忆力低下、贫血等患者食用，也适宜老年人气血亏虚及妇女产后虚弱乏力者食用。不过因为桂圆的含糖分较高，糖尿病患者当少食或不食；凡外感未清，或内有郁火、痰饮气滞及湿阻中满者忌食桂圆；因桂圆中含有嘌呤类物质，故痛风患者不宜食用。

苦丁茶——心脑血管疾病的克星

说起苦丁茶，可能很多年轻人不喜欢，因为它浓郁的苦味不容易被人接受，而很多中老年人却喜欢喝，《黄帝内经》说过，苦味入心，苦丁茶是养心护心的保健茶，尤其对于心脑血管类的疾病，苦丁茶可以说是它们的克星。

苦丁茶性大寒，味苦、甘，是冬青科植物枸骨、大叶冬青或苦丁茶冬青的嫩叶。据《本草纲目》记载，苦丁茶具有散风热、清头目、生津止渴、消食提神、消炎解毒、降压降脂等药理功能。现代药理研究则证明，苦丁茶中不仅含有人体必需的多种氨基酸、维生素及锌、锰、铷等微量元素，还具有降血脂、增加冠状动脉血流量、增加心肌供血、抗动脉粥样硬化等作用，对心脑血管疾病患者的头晕、头痛、胸闷、乏力、失眠等症状均有较好的防治作用，因此备受中老年人的青睐。

　　同时，苦丁茶虽然名为茶，实则为药，它具有"药"的特点，对于有胃寒疾病的人而言，在冲泡时可以和红茶、乌龙茶等热性茶或与人参、桂圆、红枣、枸杞、冰糖等热补药材一并冲泡，这种冲饮方法虽然对苦丁茶的药性有一定的中和作用，但也能具有其他茶、药的优点。夏天还可以与蜂蜜一起冲泡制成苦丁茶甘露，口感极佳，清凉解渴。

　　冲泡苦丁茶有四个要点需要注意：一是水要开，一定要用沸水冲泡；二是水质要好，最好是矿泉水、泉水或纯净水等优质水；三是选用瓷器或陶器做茶具，这样泡出来的茶味道更佳；四是量要少，每次冲泡只需少量即可，因为苦丁茶有量少味浓、耐冲泡的特点。

　　因体质和病情的不同，大家饮用苦丁茶的浓度和时间也不一样。通常来说，饮用浓度大，效果快，饮用浓度低，则效果慢。最后提醒大家，风寒感冒者、慢性胃肠炎患者、虚寒体质者、经期女性以及新产妇是不宜服用苦丁茶的。

红茶是心血管的健康卫士

　　茶有消食去腻、降火明目、宁心除烦、清暑解毒、生津止渴的功效，而不同种类的茶又有不同的具体功效，对于养护心血管来说，以经过发酵的红茶为优，它在舒张血管、抑制血栓的形成等方面有很好的功效。

　　红茶中茶黄素的含量比其他类的茶高，而茶黄素具有调节血脂、预防心血管疾病的功效，而且含钾量也比较高，钾可以维持心肌组织的正常功能，对血管的扩张、利尿都有非常重要的作用。除此之外，红茶中的单宁酸可以降低血液中的胆固醇，防止动脉硬化；它含有的黄酮类化合物可以抑制血栓的形成；咖啡因和茶碱则能兴奋人的心脏，扩张冠状动脉，改善血液循环，这些都能起到保护心血管的作用。

　　研究发现，心脏病患者每天喝 4 杯红茶，血管舒张度可以从 6% 增加到 10%。虽然比不上常人在受刺激后，血管舒张度增加 13%，但对于心血管疾病患者来说也是良好的改善。

　　下面为大家介绍几种有益健康的红茶饮品。

1. 黄芪红茶

　　【材料】黄芪 15 克，红茶 3 克。

　　【做法】把黄芪放入锅中，加入适量清水煮约 15 分钟。然后放入红茶一起煮约 5 分钟，即可饮用。

　　【功效】黄芪味甘性平，有补气生阳、调和脾胃、润肺生津、祛痰之功效，主治脾胃虚弱、自汗盗汗、充气不足、痈疽不溃、退肿排毒等。有补气健胃之功，可有效改善身体虚弱症状。对中枢神经、心血管有利，有降压作用，还可利尿、抗病毒、抗衰老、抗肿瘤。

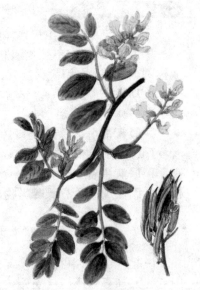

黄芪

2. 甘蔗红茶

　　【材料】甘蔗 500 克，红茶 5 克。

　　【做法】将甘蔗削皮，切碎，和红茶共煎。

　　【功效】清热生津，治疗咽干口渴，喉痒咳嗽等，是理想的保健茶饮。

3. 糯米红茶

　　【材料】糯米 50 克，红茶 5 克。

　　【做法】将糯米洗净，放入锅中，然后加入适量清水煮成粥，最后在煮好的糯米中加入红茶，即可饮用。

　　【功效】益气养血，改善身体虚弱症状。

　　最后提醒大家，红茶不要和牛奶一起喝，因为红茶中含有的儿茶酚有增加心肌和加强血管壁弹性的作用，可以帮助人体有效预防心脏疾病，而牛奶中一种称为干扰素的蛋白质会破坏儿茶酚，从而降低红茶的保健功效。

另外，红茶并非越新越好，喝法不当易伤肠胃，由于新茶刚采摘回来，存放时间短，含有较多的未经氧化的多酚类、醛类及醇类等物质，这些物质对健康人群并没有多少影响，但对胃肠功能差，尤其本身就有慢性胃肠道炎症的病人来说，这些物质就会刺激胃肠黏膜，原本胃肠功能较差的人更容易诱发胃病。因此新茶不宜多喝，存放不足半个月的新茶更不要喝。

活血养血的"保健圣品"：藏红花

藏红花又叫番红花或西红花，采自海拔5000米以上的高寒地区，是驰名中外的藏药，尤其以活血养血而闻名天下。藏红花有三个世界之最：一是世界上最贵的药用植物，二是世界上最高档的香料，三是世界上最好的染料，被西班牙人誉为"红色金子"。

虽然名为藏红花，但我国西藏并不盛产这种植物。那么，藏红花之名是如何得来的呢？据说，这种药材最早是在明朝传入我国。它从地中海沿岸经印度传入西藏，又从西藏转运内地的。所以，人们把由西藏运往内地的番红花，误认为西藏所产，称作"藏红花"。据《草本纲目》记载："藏红花即番红花，译名泊夫兰或撒法郎，产于天方国。"而"天方国"指的是波斯等国家。不过目前在海拔4000多米的青藏高原已经成功栽培出了藏红花。

藏红花性甘、平，无毒，《本草纲目》说藏红花能"活血、主心气忧郁。又治惊悸"。《饮膳正要》中记载藏红花："主心忧郁积，气闷不散，久食令人心喜。"现代药理研究证明它对改善心肌供血供氧等方面疗效确切，藏红花含有多种苷的成分，这些成分可明显增加大冠状动脉的血流量，故藏红花可调节血液循环、凉血解毒、养颜化瘀、抗疲劳、抗衰老。

下面为大家介绍两种藏红花的吃法：

1.藏红花乌鸡粥

【材料】乌鸡、糯米、大米、藏红花、姜葱各适量。

【做法】乌鸡清洗干净剁碎后放入葱姜去血水；糯米和大米泡上2小时；煲乌鸡汤，时间20分钟，待汤出味后放入泡好的大米熬粥，15分钟后放藏红花，继续熬20分钟，关火盖盖即可。

2.藏红花烩萝卜

【材料】萝卜、藏红花、精盐、味精各适量。

【做法】萝卜去皮煮熟，用酱油将表面上色，放入油锅中微炸。然后将炸好的萝卜切片，放入碗中，灌入咸鲜味汁上笼蒸软，扣盘。用少量油将姜葱炒香加汤烧沸，拣出姜葱，放入藏红花，调味，轻勾芡，均匀淋于盘中即可。

很多人都以为藏红花就是由藏红花的花瓣晾干而成，其实这是一个错误的认识。事实上，我们常见到的藏红花仅仅是藏红花的花蕊。藏红花每个花朵只有3个花蕊，因而每千克晒干的藏红花需要很多的花蕊，这也是藏红花较为珍稀的一个原因。

正因为藏红花珍贵稀少，所以一些不法药贩使用价格低廉的草红花冒充藏红花，以假乱真，牟取暴利。所以在此告诉大家一些识别真伪藏红花的方法，以避免上当受骗。藏红花与草红花虽然不是一种药，但外形相似，但藏红花花丝比草红花长，颜色比草红花深。还可取少许藏红花浸入水或酒精中，可见花柱头有黄橙色直线下降，且逐渐将水染色，而伪品则没有；二是取藏红花放在玻璃片上，滴上一滴碘酒，真品不变色，伪品变成其他颜色。

梨汁桂圆汤——给心阴虚者的食疗方

生活中有些人经常感到心中动悸不安、胸闷不舒、虚烦失眠多梦、口燥咽干、舌红少苔、气短乏力、脉细数等，这其实都是心阴虚导致的，心阴虚证是指阴液不足，心与心神失养，虚热内扰，心烦、心悸、失眠及阴虚症状为主要表现的虚热证候。多是因为思虑劳神太过，暗耗心阴；或因温热火邪，灼伤心阴；或因肝肾等脏阴亏，累及于心所致。

心阴虚患者可以通过咨询医生，吃些中药治疗，当然也可以用食疗法进行调养。而梨汁桂圆汤就是一个不错的选择。

【材料】梨子1个，龙眼肉40克，冰糖一大匙，热水一杯，瓷碗盖杯一套。

【做法】将梨削皮去子，切成4块，放在果汁机中榨成汁备用；龙眼肉、冰糖放入瓷碗盖杯内，加入热水后，将碗盖盖好闷25分钟；龙眼肉闷好之后，将备好的梨汁倒入即可食用。

梨味甘，性凉，入心、肺、胃经，因其鲜嫩多汁，酸甜适口，有"天然矿泉水"之称，有清心降火、消痰散结的功效，适用于咳嗽、慢性支气管炎、高血压、肺结核及醉酒者，对心脏病及肝脏疾患引起的头晕目眩、失眠多梦有辅助作用。李时珍说："古人说到病大多与风寒有关，用药都是桂、附，却不知梨有制风热、润肺凉心，消痰去火、解毒的功用。"而现代研究也证明梨中含有丰富的B族维生素，能保护心脏，减轻疲劳，增强心肌活力，降低血压；梨性凉并能清热镇静，常食能使血压恢复正常，改善头晕目眩等症状。所以高血压及心脏病患者食梨大有益处。

至于桂圆，更是一种医食兼优的佳品。桂圆又名龙眼，性甘温，入心、脾经。有补血安神、养血益脾的作用。可用于脾胃虚弱，食欲不振，或气血不足，体虚乏力；心脾血虚，失眠健忘，惊悸不安等症状。

二者结合的食疗法出自《红楼梦》，作者曹雪芹先生匠心独运，将性味甘微酸寒的梨子，和甘温的龙眼肉搭配在一起，前者取其润肺凉心，止渴解酒，后者借其益脾长智，养心补血。心阴虚的患者们可以用来调养身体，既简单易做，而且味道也不错。

最后再为大家推荐一茶一粥，茶是乐和茶，粥是桂圆莲子粥，它们都对心阴虚有一定的调理作用。

1. 乐和茶

【材料】干荷叶、绿茶粉各3克，绿豆6克。

【做法】先将绿豆煮熟，冷却后以果汁机打碎，放入干荷叶、绿茶粉拌匀即可。夏天可以酌情加入少许冷开水。

2. 桂圆莲子粥

【材料】莲子、桂圆肉各30克，百合15克，麦冬10克，冰糖适量。

【做法】加水适量，将上述材料入锅同煮，煮到莲子酥烂时即可。其中，百合和麦冬最好先用水泡上1~2个小时，这样更容易煮烂。

此粥在睡前1小时喝最好。

当然，除了食疗法，心阴虚者还应该在平时注意加强锻炼，内外结合，才能更好更快地恢复健康活力。还因为心阴虚损的病人，常因虚热内扰而烦躁不宁，因此，病房要求环境幽静，避免大声喧闹，房间的空气不宜过于干燥，要保持一定湿度为好。

丹参山楂茶——送给心脑血管患者的福音

年年参加体检的人可能会发现，大部分人在中老年阶段会出现动脉粥样硬化或者血脂黏稠的毛病，这些又是导致心脏病、脑血管等疾病的重要原因。心血管类疾病严重威胁着老人们的身体健康，也许平时自己看起来只是有点儿高血压，但若不注意保养，你不知道潜藏在身体里的这个"炸弹"会何时引爆。

《黄帝内经》中指出"寒则血凝"，寒冷会令血行不畅，因此，每到秋冬换季时，心脑血管患者更要提高警惕，注意保暖防范疾病。有的人可能说了，"没关系，我家里有些常备药，感觉不舒服了，我就吃两片"。其实，这类药物有一定的副作用，它们会影响到服用者的脾胃功能，老人的消化能力本来就比年轻人弱，经常服用这类药物容易引起胃溃疡等疾病。既然如此，患有心脑血管疾病的人除了注意保暖外，还应该怎样调理呢？

在此推荐给大家一种药疗保健茶——丹参山楂茶。丹参有活血化瘀、疏通血管的作用，在临床上使用很广，比如丹参滴丸、复方丹参片等。《神农本草经》将丹参列入上品，书中提到它"味苦微寒，主心腹邪气，肠鸣幽幽如走水，寒热积聚，破癥除瘕，止烦满，益气"。"心腹邪气，肠鸣幽幽如走水"实际上说的就是因为血液循环不畅引起的症状，丹参可以将瘀血化开。古人有一句话叫"一味丹参饮，功同四物汤"，就是说丹参的功效能够赶上养血活血的四物汤。

可能有的人要问了，只是丹参就有这么大的威力了，为何还要搭配山楂呢？原因在于，山楂有酸涩之性，能够帮助健脾胃助消化，这种消食导滞之功还可以行血化瘀，辅助丹参"化瘀血而不伤新血，开郁气而不伤正气"。因此，将山楂与丹参结合，在防治老年人的心脑血管病上，可谓是珠联璧合。

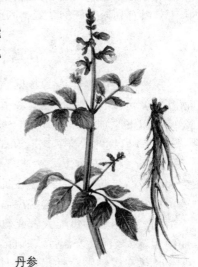

丹参

中医认为，瘀血产生的过程是同人体的衰老息息相关的，随着年龄的不断增长，人体摄入的营养代谢不出去，就会在体内积聚，若是积聚在了血管上，就会造成心血管的瘀血，比如冠心病就是其中较常见的一种。

那么，"丹参山楂茶"如何制作呢？

有两种方法，一种是直接在药店购得丹参和山楂各100克，然后让药店帮忙加工成粉，分成十份。每次服用时，直接用温开水冲服一份即可。

另外也可以加入一些其他药物，准备丹参、山楂、桂圆、柏子仁、当归各5克，然后将大块的材料切碎，再用800毫升的沸水泡茶喝。每次泡茶的时间要充足，保证20分钟的时间，否则药效发挥不出来。这几味药一共可以泡三次，第二次泡茶的时候水量要减少200毫升，有600毫升的水就可以了，第三次同样也要减少，即用400毫升的水冲泡。喝的时候，就像普通饮茶一样，没有什么特别的限制。

这两种方法对心脑血管疾病，如冠心病、高血压都有辅助作用，可以减轻心慌气短、全身无力的症状，此外药茶还有安神作用，对老年人的失眠也是有好处的。

百合绿豆汤——消暑清心过盛夏

说起绿豆汤，想必大家都会想到夏天，没错，炎炎夏日喝上一碗清凉的绿豆汤几乎已经成了人们夏天养生保健的共识，但如果在其中加上一味百合，它的功效会更好，就成了清心安神、消暑解渴的百合绿豆汤。

准备鲜百合100克，绿豆250克，冰糖适量。将百合剥开洗净，绿豆放入锅中，加入500毫升清水烧开，转成小火煮至绿豆开花时，放入百合，继续煮，直到绿豆、百合均熟烂时放入冰糖，待冰糖化开即可食用。在此教大家一个快速将绿豆煮烂的方法：绿豆洗干净后，放入保温瓶中，倒入开水盖好。2～3个小时后，绿豆粒就会胀大变软，可以用手掐掐看软不软，如果还不够软就继续泡，如果软了再下锅煮，就可以在较短时间内将绿豆煮烂了。

盛夏季节，因为气候炎热，人们大量出汗后很容易因此耗伤津液。"汗为心之液"，中医有"汗血同源"的说法，汗同血一样都是水谷精微所化生。所以，夏季要特别注意补充水分。绿豆是消暑佳品，夏季人们喜欢用绿豆煮水或熬粥解暑。中医认为，绿豆性味甘凉，入心、胃经，能清热，补益元气，消暑解毒。夏天在高温环境工作的人出汗多，水液损失很大，体内的电解质平衡遭到破坏，用绿豆煮汤来补充是最理想的方法，还有降低血压和胆固醇，防止动脉粥样硬化等功效。

而百合则性味甘微苦，归心、肺经，能润肺止咳，清心安神。百合质地肥厚，醇甜清香，甘美爽口，有清热、宁心、安神的作用，可用于热病后余热未清、烦躁失眠，神志不宁，以及更年期出现的神疲乏力、食欲不振，低热失眠、心烦口渴等症状。此外，百合还对阴虚久咳、肺虚久咳、痰中带血等症有疗效。

百合绿豆汤没有太多禁忌，一般人都可以喝，但中医提醒大家，体质虚弱，有寒证的人不要多喝，由于绿豆还有解毒的功效，所以正在吃中药的人也不要多喝。

说道绿豆的解毒功效，再提醒大家一句，绿豆消暑之功在皮，解毒之功在内，所以大家不要把绿豆汤里面的绿豆皮扔掉不吃，这样就达不到清火的功效了，而绿豆里面的豆子由于其具有利尿下气的功效，因此食物或药物中毒后喝，还能起到排出体内毒素的作用。

泥鳅、黄鳝、塘鱼——入阴补血，活血通脉

冠心病是中老年人的常见病，而且与饮食有着密切的关系。只要给以合理和平衡的膳食，就可以在很大程度上缓解冠心病的诸多症状。对于冠心病患者而言，营养搭配上要遵循以下原则：

（1）食物的营养要丰富，每日最好能吃到牛奶或酸奶、鱼、豆制品、绿色蔬菜、粮食等。

（2）饮食安排上要少吃多餐，每日 4~5 餐最合适。避免过饱的情况出现，以免因为饱餐及高脂肪餐诱发急性心肌梗死。

在食疗应用上，冠心病患者还可选用鱼类作为保健方法，其中泥鳅、黄鳝和塘鱼较为适用。可用三种鱼配大蒜或葱白后食用。这三种鱼属甘温品，能入阴补血，活血通脉，加用大蒜、葱白之辛温品，则通窍活血之力加强。凡患有冠心病感胸憋隐痛者，用之相宜。

具体来说，泥鳅性平，味甘、入肝脾肾。《滇南本草》中说它能"治疮癣、通血脉则大补阴分"，近年科学家研究发现，泥鳅中所含的类似二十碳戊烯酸不饱和脂肪酸，具有抗氧化作用，是一种可帮助人体抵抗血管衰老的重要物质。因此，老年人特别是患有心脑血管疾病的老年人，食之最适宜；鳝鱼也适宜冠心病患者吃，中医认为鳝鱼性温，味甘，能通血脉、利筋骨、添精益髓。《本草纲目》中记载"鳝鱼味甘大温无毒，有补中益血、补虚损之功，可治疗妇女产后恶露淋漓，血气不调，羸瘦等症，还可除腹中冷气，肠鸣又湿痹气"。塘鱼也叫塘虱鱼，《医林纂要》说它能"滋阴补虚，和脾养血"。总之，这三种鱼都属于温补类食物，有补血、补气的功效，可以活血通脉。

从现代科学研究来看，鱼类中富含甲硫氨酸、赖氨酸、脯氨酸及牛黄氨酸等优质蛋白，有改善血管弹性、顺应性及促进钠盐排泄作用。所以，多吃鱼可以帮助增强血管弹性，对冠心病患者也是有好处的。食用这三种鱼时，最好搭配上大蒜和葱白，借助它们的辛温发散作用，可以加强食物的活血通窍之力。

晚餐喝点儿红酒，预防心血管疾病

近些年来，红酒在人们的生活中越来越普及，很多家庭在逢年过节的时候，开始选择用红酒代替白酒，不仅是因为它喜庆的颜色、浪漫的情致，更重要的是它对人体健康，尤其是对心血管有着很好的养护功效，晚餐时喝点儿红酒，可以有效地预防心血管疾病。

中医也认为红酒有滋补、助消化、杀菌、利尿、防治水肿的作用。红酒中的化合物在保护机体不受低密脂蛋白氧化侵害的作用方面，效果比维生素 E 更强。所以红酒比其他酒精饮品更加保健。

红酒是葡萄酒的通称，红酒有许多分类方式。以成品颜色来说，可分为红葡萄酒、白葡萄酒及粉红葡萄酒三类。但是，这里的红酒特指红葡萄酒，因为引起心血管病的罪魁祸首是血液中高含量的胆固醇和血脂。红酒中的白藜芦醇和原花青素可以降低血液中

的坏胆固醇和血脂的含量，从而减轻动脉粥样硬化和心脏病。而白藜芦醇在红葡萄酒中的含量高于白葡萄酒。白藜芦醇既是一种天然抗菌化合物，又可降低血清类脂，减少血小板凝聚，阻止人的低密度脂蛋白氧化，增加高密度脂蛋白胆固醇，预防动脉粥样硬化。花青素具有抗氧化和抗弹性蛋白酶的活性，尤其原花青素，具有超强的抗氧化性，能清除人体内的自由基，目前已应用于治疗血管紊乱等疾病。所以，患有心脏病的老年人应该喝点儿红酒，且红葡萄酒素有"老年人的牛奶"之称。

红酒可以防治心血管病还和它的饮用方式有关。大多数情况下，人们都是在进餐时喝红酒，如果人们的午餐和晚餐吃得很丰盛，大量的油脂就会被吸收到血液中，使血液中的胆固醇和饱和脂肪酸含量达到一个高峰。特别是晚餐过后，血液中的高油脂含量会一直持续到次日清晨。

而红酒可以显著减低血液中有害的低密脂蛋白含量，减少血小板发生凝块的危险和血栓的形成，所以晚餐时喝点儿红酒正好可以中和食物中饱和脂肪酸的不良影响，降低低密脂蛋白含量，有益于心脏的健康。

另外，人体肥胖、血管堵塞、脏器功能下降，这些都是因为酸性物质摄入过多，因此适当保持机体处于弱碱性状态对人体健康非常必要。而葡萄酒正是含酒精饮料中少有的碱性饮料之一，在摄入大鱼大肉等酸性食品时，饮用适量的葡萄酒对中和人体的酸碱度非常有益。

老人适当吃香油，有利于软化血管

古语说"民以食为天"，人们自古以来就把吃饭当作一件天大的事，而且要吃得好吃得香，从如今人们厨房里的各种调味品就可以看出，在吃好饭这件事上，人们可谓是下足了功夫。而香油在众多的调味品中可以算是"历史悠久"了，它不仅能为食物增香，其营养成分还可以软化血管，是中老年人的保健佳品。

香油，又称芝麻油，是从芝麻中提炼出来的，具有特别的香味。首先，香油可以软化血管并保持血管的弹性。它富含的维生素 E 具有抗氧化作用，能维持细胞膜的完整性和正常功能，具有促进细胞分裂、软化血管和保持血管弹性的作用，因而对保护心脑血管有好处。香油还含有亚油酸、亚麻酸等不饱和脂肪酸，容易被人体吸收，有助于消除动脉壁上的沉积物，同样具有保护血管的功效。其次，香油浓郁的香味，对于消化功能减弱的中老年人来说，既可以增进食欲，又有利于营养的吸收。而且香油本身的消化吸收率就高达 98%，其含有的大量油脂还有润肠通便的作用。

另外，香油中的卵磷脂不仅可以滋润皮肤，还可以祛除老年斑。中老年人如果坚持食用香油还可以预防脱发和过早出现白发。

除此之外，香油还有一些特殊的食疗功效：

（1）减轻咳嗽。睡前喝一口香油，第二天起床后再喝一口，咳嗽能明显减轻，坚持数天可治愈咳嗽。

（2）保护嗓子。常喝香油能增强声带弹性，使声门张合灵活有力，对声音嘶哑、慢性咽喉炎有良好功效。

（3）润肠通便。习惯性便秘患者，早晚空腹喝一口香油，能润肠通便。

（4）减轻烟酒毒害。有抽烟习惯和嗜酒的人经常喝点儿香油，可以减轻烟对牙齿、牙龈、口腔黏膜的直接刺激和损伤，以及肺部烟斑的形成，同时对尼古丁的吸收也有相对的抑制作用。

（5）治疗鼻炎。慢性鼻炎患者，用消毒棉球蘸取香油涂于鼻腔患处，一次见效，两次症状全除。

中老年人在食用香油时，可以将其滴在凉菜或菜汤中，也可以拌在热菜或米饭中。但需要控制食用量，每天食用 2 ~ 5 毫升即可。尤其是患有高血压、糖尿病、高血脂等疾病的老年人不宜多食。

第五章

养心补血不可不用的中药

合欢花——沁人心脾的安神药

"叶似含羞草，花如锦绣团。见之烦恼无，闻之沁心脾"是人们对合欢花的赞美，其实后两句正是合欢花的药用功效，中医认为合欢花有宁神作用，主要是治郁结胸闷、失眠健忘、滋阴补阳、眼疾、神经衰弱等。

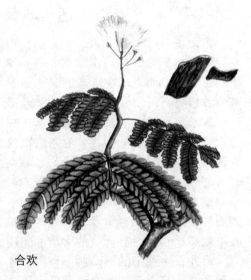

合欢

合欢性味甘、平，入心、肝经，有安神、舒郁、理气、活络之功效，适用于郁结胸闷、失眠、健忘、风火眼疾、视物不清、咽痛、痈肿、跌打损伤疼痛等症。自古以来，合欢就是夫妻好合的象征，被誉为吉祥之树。唐朝韦庄曾作诗《合欢》："江湄波涛，千年万载，合欢繁衍，几多春秋。"诗里讴歌了舜为民众劳碌奔波的精神，赞颂了娥皇、女英二妃纯洁的爱情，也浓缩了一个动人的传说。相传虞舜南巡仓梧而死，其妃娥皇和女英遍寻湘江，最终没有寻见。二妃终日恸哭，泪尽滴血，血尽而死，逐为其神。后来，人们发现她们的精灵与虞舜的精灵"合二为一"，变成了合欢树。合欢树叶，昼开夜合，相亲相爱。自此，人们常以合欢表示忠贞不渝的爱情。

每年的六、七月是合欢花盛开的季节，大多数人只把它做观赏之用，只有少数人知道美丽的外表下它也是治病的良药。《神农本草经》记载："合欢，安五脏，和心志，令人欢乐无忧。"对于其功效后人有歌曰："欢花甘平心肺脾，强心解郁安神宜。虚烦失眠健忘肿，精神郁闷劳损极。"

合欢花具有与合欢皮类似的安神作用，但理气解郁作用优于合欢皮，一些常用的解郁方剂如解郁合欢汤、蒺藜合欢饮等均以合欢花为主药。合欢花水煎液药理实验表明其具有较强的镇静催眠作用，并在同剂量下其作用强于酸枣仁。

另外，合欢花还可以做成合欢花酒、合欢花茶以及合欢花粥等，既可以品尝美味又可以保健养生，下面就把具体做法介绍给大家。

1. 合欢酒

【材料】合欢花 30 克，白酒 500 毫升，白糖适量。

【做法】合欢花择洗干净，与适量白糖一同放入白酒中，密封浸泡一周后即可饮用。

【用法】每次 30 ~ 50 毫升，每日 1 ~ 2 次。

【功效】安神解郁，适用于心悸失眠。

2. 合欢花茶

【材料】合欢花花蕾（干燥）9 ~ 15 克。

【做法】将干燥的花蕾放进壶中，再倒入沸水，只需闷 2 ~ 3 分钟即可享用，不加蜂蜜和糖也甘香可口。

【功效】可以改善胸胁胀满、忧郁不解、失眠健忘等症状。

【注意】合欢花要单泡，不适宜搭配其他花茶。

3. 欢花粥

【材料】干燥的合欢花 30 克或者新鲜的合欢花 50 克，粳米 50 克，红糖适量。

【做法】将干燥的合欢花或者新鲜的合欢花、粳米和红糖一同放入锅内，然后加入 500 克清水，用文火烧至粥稠即可。

【用法】于每晚睡前 1 小时空腹温热顿服。

【功效】可以安神解郁、滋阴补阳、活血、消痈肿。适用于愤怒忧郁、虚烦不安、健忘失眠等症。

柏子仁是阴血亏虚患者的"灵药"

如今，亚健康已经成了人们最普遍的健康状态，其主要表现有经常失眠，晚上前后不自觉发热、出汗，不由自主的心烦、心慌、注意力不集中、健忘，甚至还会出现便秘等恼人的问题。这些症状从中医的角度来看，是由于阴血亏虚造成的，而中药材柏子仁有助于阴血亏虚的治疗。

柏子仁又名柏仁、柏子，其味甘性平，入心、肝、肾、大肠经，功能养心安神，润肠通便。首载于《神农本草经》，书中记载："柏子仁主惊悸，安五脏，益气，主湿痹。久服令人润泽美色，耳目聪明，不饥不老，轻身延年。"中医认为，柏子仁具有宁心安神、敛汗生津的功效，可治虚烦不眠、惊悸健忘等症。

著名的中成药"柏子养心丸"就是以柏子仁为主，配以枸杞子、麦冬、当归等药材制成的。具体方子为：

【组成】柏子仁 120 克，枸杞子 90 克，麦冬、石菖蒲、茯神各 30 克，玄参、熟地各 60 克，甘草 15 克。

【做法】炼蜜为丸，每日 10 克。

【功效】主治劳欲过度，心血亏虚所致的精神恍惚、多梦、惊悸等症。

在生活中最常见的服用柏子仁的方法就是泡茶，或用沸水直接冲泡 10 ~ 15 克柏子仁，代茶饮，也可以加酸枣仁 15 克，大枣 6 枚，两仁合力，双管齐下，能更好地改善失眠的症状。

此外，还可以用柏子仁熬粥来喝，先把柏子仁皮壳去净、捣烂，然后取 15 克柏子仁和 100 克大米一起放入锅中，加水用大火煮沸，再用小火熬至汤浓米烂即可，稍凉一会儿再加入适量的蜂蜜，一道甘甜美味又滋阴养血的柏仁粥就做好了，可以每日早晚趁温热时各吃一次。

当然，柏子仁虽好但也不是人人皆宜。柏子仁味甘质腻，对于脾胃虚弱，消化吸收功能差的人来说，服用后非但不能取其精华，反而会增加脾胃负担，因此食欲不振、时有腹泻的人最好不要食用。另外，对于痰多的人，柏子仁也起不到治疗效果，还会加重咳嗽咳痰的症状。

夜交藤——养血，安心神

提到夜交藤，可能很多人感到陌生，不知道它是什么东西，但说起何首乌，相信大家都知道，即使没有见过也听说过。其实，夜交藤与何首乌是同一种植物上不同的部位，由名字就可以看出，夜交藤是何首乌的藤茎，因其夜晚会自动相互交合而得名，中药材里的何首乌则是它的块根。

夜交藤与何首乌一样，也可以入药，中医认为，夜交藤性平无毒，味甘微苦，入心、肝经，有安神养血、祛风通络的功效，主治阴虚血少、虚烦不眠、风湿痹痛、皮肤痒疹等症。夜交藤的煎服剂量一般为 10～30 克，还可煎水外洗或捣敷外用。配酸枣仁，滋心阴，宁心神；配生地，养血补阴；配天门冬、麦冬，清虚火、养心阴；配羌活、独活，祛风胜湿、舒利关节。现代研究也发现，夜交藤能显著降低血清胆固醇和血清三酰甘油，并对高血脂引起的脂肪肝有保护作用。

下面为大家介绍几道夜交藤的药膳。

1. 夜交藤粥

【材料】夜交藤 60 克，粳米 50 克，大枣 2 枚，白糖适量。

【做法】取夜交藤用温水浸泡片刻，加清水 500 克煎煮，然后取药汁约 300 克，加粳米、白糖、大枣，再加水 200 克煎至粥稠，盖好盖焖 5 分钟即可。

【用法】每晚睡前 1 小时，趁热食，连服 10 天为一疗程。

【功效】养血安神，祛风通络。适用于虚烦不寐、顽固性失眠、多梦症以及风湿痹痛。

2. 夜交藤茶

【材料】夜交藤 5 克，花茶 1 克。

【做法】用 200 毫升开水冲泡后饮用，冲饮至味淡，也可以不加茶。

【功效】养心安神，祛风通络。主治失眠多梦、劳伤、血虚身痛、痈疽、瘰疬。

3. 夜交藤煲鸡蛋汤

【材料】夜交藤 30 克，鲜鸡蛋 1 个，大枣 2 枚。

【做法】先将夜交藤用清水洗净，去除杂物，用刀切成段，备用；选用新鲜鸡蛋，用清水洗净外壳；大枣用清水洗净干净；全部汤料准备就绪后一同放入砂锅内，加入适量清水，用中火煮汤，待鸡蛋煮熟一段时间后，取出鸡蛋，去除外壳，取蛋肉再放进砂锅内与药材同煮一段时间即可。汤中的鸡蛋可作菜肴食用。余汤去除夜交藤后，汤水可在平时当饮料饮用，也可在一日三餐中饮用。

【功效】养心安神，养血通络，又可以调补脾胃，益气生津；尤其适合于高脂血症、动脉硬化症出现心悸失眠，头晕耳鸣，头昏健忘，虚烦多梦等患者。

4. 乌鸡交藤煲

【材料】乌鸡 1 只、夜交藤 30 克，姜片、黄酒、食用、味精各适量。

【做法】将乌鸡洗净入沸水中焯一下，再用凉水冲洗。夜交藤洗净用纱布包好，装入鸡肚内，将鸡放于汤煲中，加入适量姜片、食盐、黄酒及水，先用武火烧开，再用文火煲至鸡烂熟，加味精适量即可食用。

【功效】用于顽固性失眠患者。

同其他药材一样，夜交藤也有它的服用禁忌，脾胃虚寒者服用夜交藤需要谨慎，而便泻者不能食用，夜交藤还与甘草相克，二者不能同时服用。

心脏的"家庭医生"：养心草

随着人年龄的增长，心脑血管开始硬变，功能开始退化，常常出现这样那样的不适症状，如高血压、高胆固醇、胸闷、烦躁、心悸、失眠等，严重影响了人们的生活质量。对于中老年人来说，养心草无疑是一味防病治病的保健良药和保健良菜。

养心草，又称费菜、土三七等，是多年生草本植物，含有多种药用成分，全草可药用。又可以作为蔬菜食用。中医认为，养心草性平，味甘淡微酸，归心、肝经。具有养心，平肝宁心，滋阴养血活血止血之功效。养心草还具有养心安神的功效，可以治疗神经衰弱、失眠、烦躁不安。因其滋阴养血，可以治疗心血耗损的心悸怔忡。养心草能够有效地止血，对于治疗吐血、咯血、便血、尿血、崩漏等很有效果。

现代研究发现，养心草含有的黄酮类物质能使人体心脑血管舒张，促进体内血液循环；它所含的谷甾醇能阻止人体对胆固醇的吸收，降低血脂，防止或延缓血管硬化；所含的齐墩果酸能有效保护人体肝脏，对组织纤维化过程有一定的延缓作用。

对于中老年人而言，养心草不但能养护心脏，而且因其含钙量达到 3.15 毫克／克，还是非常好的补钙蔬菜。

生活中食用养心草最常见的就是用养心草炒鸡蛋，具体做法为：

【材料】养心草 300 克，红彩椒 50 克，鸡蛋 100 克和油盐适量。

【做法】先将养心草洗净沥干水分，用手揪成小段；将红椒洗净切成丁，鸡蛋加少许盐打散成蛋液；然后把几样食材混合到一起，搅拌均匀，最好使每段叶片都沾上蛋液；锅烧热后倒入少许油，并转动锅使油铺满锅底，然后将混合好的蛋液倒入锅中，待蛋液开始凝固，用铲子小心翻炒，炒至所有蛋液凝固，菜叶发软即可出锅食用。

养心草还可以制成养心草茶，将养心菜的叶片、嫩梢茎搓揉晒干即成茶叶，泡出的茶水其色、香、味俱佳，饮用后可高度抑制失眠、心悸、烦闷，加糖饮用，口味更佳。养心草除具有降血压的作用外，还可解除酒醉头痛。特别是老年人以养心菜代茶，有益健康，益寿延年。

最后提醒朋友们，挑选新鲜养心草时，应以叶片完整、颜色翠绿、有清新味、没有虫蛀现象者为佳；干燥的养心草则以无虫蛀、无异味者为优。

喝点儿乌鸡汤，补心血，睡得香

心血虚就是心血不足，不能濡养心脏而表现出来的一系列症状。这些症状常与病的时间比较长，阴血耗伤比较严重，或者是失血比较多，心情不舒服、经常生闷气耗伤阴血等有关。一般来讲，心血虚多是由于失血过多、过度劳神，或血的生化之源不足造成的。心血虚的时候，多会出现心慌、气短、睡觉不好、容易忘事儿、眩晕、面色苍白，等等。

举一个例子，如果一个人精神状态很不好，脸上看起来没有一点儿血色，平时工作压力比较大。还经常会出现心慌的情况，总丢三落四，晚上睡觉不安稳，不是躺下睡不着，就是睡着了后容易醒，而且睡着的时候脑袋里就像在放电影一样，一个梦接着一个梦地做，醒来后感到浑身乏力。这种情况就是"心血虚"造成的。

这时候不妨煲碗乌鸡汤，利用饮食调理一下。

【材料】乌鸡一只，人参 5 克，当归 10 克，柏子仁 15 克，龙眼肉 10 克，大枣 5 枚，葱姜盐、香菜适量。

【做法】乌鸡里的鸡心、鸡肝扔掉，洗净后放入高压锅中，并加入人参、当归、柏子仁、龙眼肉、大枣，以及葱姜盐等作料，最后放入适量清水，调到相应的档位，煲压 15 分钟，出锅后撒入少许香菜食用。或者用普通的锅来煮，时间要相对延长一些，煮透为止，目的是能煮出药性来。

在这道汤中，乌鸡又称为"药鸡"，有较高的养血功效，经常服用这道汤，能够在一定程度上缓解心血虚的症状。而人参能益气生血；当归能补血活血，可以调理各种血虚；柏子仁可以养血宁心安神；龙眼肉、大枣可补心脾、益气血。

心血虚的人还要注意一点，由于心藏神，因此心气虚的时候要避免外界的刺激，不要看一些刺激性的电影电视剧，等等，以免引起心神不宁。另外，要注意休息，不要过劳或者思虑过度，这样会耗损心血，导致病情加重。

另外，心血虚的时候会导致气血瘀滞，这时候艾灸膈腧、三阴交两穴，每个穴位灸10 分钟，每天一次，也可以起到良好的调理作用。灸的时候，可以把艾条点燃，放在距离穴位两三厘米的地方，由于每个人的感觉不一样，但都以有温热感为宜。然后在这两个穴位上顺时针旋转 360 度、逆时针旋转 360 度地画圆，可以将艾草的阳气输入体内，助血运行。

红景天——心脑血管的守护神

红景天盛产于青藏高原，在我国古代第一部医学典籍《神农本草经》里就被列为药中上品，在高原地区服用红景天可以轻身益气，不老延年，即使长久地服用也不会产生副作用，对人体没有一点儿伤害。

去过西藏的朋友对红景天应该不陌生，不仅因为那里是红景天的产区，更主要的是因为红景天是缓解高原反应的必备品。由于西藏地区的平均海拔高度在 4000 米以上，空气中的含氧量不足内地的 50%，所以刚去西藏的人会因为缺氧而头痛、头晕、心悸等，这时服用红景天就可以迅速提高人体的血红蛋白携氧能力，促进血氧的生成。而红景天的这一功效很早以前就被用来缓解高原反应。

相传在康熙年间，我国西部边陲地区有少数分裂分子叛乱，康熙御驾亲征。但是将士们刚抵达西北高原时，无法难适应高山的缺氧环境，不少人出现了心慌气短、恶心呕吐、茶饭不思等症状，当然，军队的战斗力也因此大大减弱。康熙面对这种情况忧心忡忡，这时当地的藏族同胞献来红景天药酒，给士兵服用后，他们的高原反应竟神奇般地消失了。也使得将士们恢复了精神，士气大振，一鼓作气把叛乱分子打得溃不成军。康熙大喜过望，将红景天称为"仙赐草"，并把它钦定为御用贡品。

由此可见，红景天的药用价值自古以来就备受推崇。其性味甘，苦，平。归肺、心经，有益气活血，通脉平喘之功，主要用于气虚血瘀，胸痹心痛，中风偏瘫，倦怠气喘。而现在，对于患有心脑血管疾病的朋友们来说，红景天还是一味天然良药。

因为现代药理学研究发现，红景天的主要化学成分包括红景天苷、有机酸、挥发油、微量元素等，它可清除血液中过多的脂质，降低血液黏滞度，改善微循环，扩张冠状动脉，抗心肌缺血，提高心脏功能等。此外，它还可改善脑组织的血液循环，加快脑梗死病灶的恢复，对缓解头痛，消除疲劳，增强记忆力等也有显著功效。

所以患有心血管病的人，可以用红景天泡茶喝来缓解病症，只需要到药店买一些干的红景天，每天切两三片用清水洗干净，然后用沸水泡上一段时间即可饮用。不仅简单方便，而且没有一般中草药那样强烈的药味。除了泡茶之外，一些利用红景天制成的保健品也有不错的辅助治疗作用，可以到药店咨询购买。

红景天既可用于防治心脑血管疾病，还可用于更年期综合征、神经衰弱及其引发的心绞痛、胸闷、心悸、气短、失眠、神疲乏力等疾患的防治。

最后提醒大家在服用红景天期间的一些注意事项：

（1）保持良好的作息习惯，尽量避免熬夜。

（2）少吃辛辣或者刺激性食物。

（3）积极参加户外运动，保持心情愉快。

（4）不要给自己太大的压力，学会合理减压。

三七搭配西洋参，给心脏全方位的养护

养心的中药材很多，各种保养心脏的中药方也是从古到今不断有新的方剂被研究出来，当然，针对不同的"心病"各方剂所选用的药材也不尽相同。在此我们向大家推荐一个简单方便的养心方，它对心脏经脉瘀阻和气阴两虚有不错的疗效，只需三七和西洋参这两味药即可。

三七和西洋参的组合，在养护心脏方面堪称绝配，一方面三七可以化瘀通络，另一方面，西洋参可以气阴双补，对于心脏可以说是一个全面的养护。而且方法简单，只需要取等量的三七和西洋参粉，用温水冲服就行了。用量要根据实际的病情增减，一般情况下，每人每日服用混合好的粉末 1 克即可。

我们来详细了解一下这两味药。

三七味甘微苦，性温。归心、胃、肝、肺、大肠经。主要功能是止血、散血、定痛。三七又名田七，是中药材中的一颗明珠，清朝药学著作《本草纲目拾遗》中记载："人参补气第一，三七补血第一，味同而功亦等，故称人参三七，为中药中之最珍贵者。"明代著名的药学家李时珍称其为"金不换"。而且三七自古就有"止血神药"的美称，止血而不留瘀，对出血兼有瘀滞者更为适宜。扬名中外的中成药"云南白药"和"片仔黄"，即以三七为主要原料制成。近来研究也证实三七确实具有良好的止血功效、显著的造血功能，是可以用来化瘀补血的中药上品。

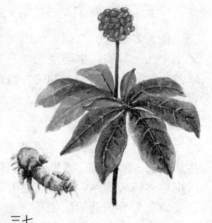

三七

西洋参属于凉药，适合用来补气养阴，用于气虚阴亏，虚热，咳喘痰血，虚热烦倦，消渴，口燥咽干。现代医学研究认为西洋参有抗疲劳、抗氧化、抗应激、抑制血小板聚集、降低血液凝固性的作用，另外，对糖尿病患者还有调节血糖的作用。西洋参与人参都是补气的，但是人参温，西洋参凉，滋补气阴，所以不会上火。

所以，三七加西洋参专门治疗心脏经脉瘀阻，同时气阴两虚的病症，其中还可以加上一味药，即等量的丹参，可以保养脑血管，也是对心脏的保护。但是对于因水湿过剩引起的湿邪蒙蔽心阳的患者，是不适合服用这个方子的，最重要的一点是这个方子不能给孕妇用，切记！

千古名方"生脉散"，补心养身不虚传

一般夏天天气炎热的时候，人们会感到口干舌燥、心烦意乱，有的还会觉得四肢无力、自汗不止，此时就可以去药店买一盒生脉散，按照说明书喝上一点儿，症状一般很快就会缓解。生脉散就像"可以吃的冷气机"，吃过生脉散的人会觉得自身的温度比别人低，在别人都因夏日炎炎而心烦意乱时，服用了生脉散的你却可以神清气爽。

生脉散又名生脉饮、生脉汤等，出自金朝张元素的《医学启源》，张元素主要用此方治疗久咳肺虚、气阴两伤，金代李杲继承了其师的思想并加以创新，将此方用于暑热汗多等症。明朝李时珍用其治自汗、怔忡、惊悸，脉虚身热等症。唐朝孙思邈在《千金方》中指出，由人参、麦冬和五味子组成的生脉散有生津止渴、益气养阴、固表止汗的功效，主治气阴两虚。而现在看来，一般心血管患者的某些症状均为气血两虚的表现，如心悸、胸闷、胸痛、头晕眼花、气短、口干咽燥等。现代中医更是在生脉散的基础上辨证加味，在治疗心律失常、冠心病、高血压等病症方面都有显著疗效。

为何生脉散被称作"生脉"？因为"百脉皆朝于肺，补肺清心，则气充而脉复"，这样的解释虽有夸张的成分，但生脉散的补气、保脉功效可见一斑。生脉散中的人参甘温，大补肺气而泻热，为君；麦冬甘寒，补水源而清燥金，为臣；五味酸温，敛肺生津，收耗散之气，为佐。三药合用时，麦冬的寒凉之性制约了人参的燥热，使得人参的补气功效可以充分地发挥出来，同时，麦冬本身也有很好的养阴、清肺、生津等功效，加上可收敛心气，补肺、肠的五味子，使得生脉散的补肺益气、养阴生津的作用十分明显。

当我们因为劳神过度而损伤了心气，出现口干舌燥、心慌心烦、四肢无力、自汗不止、面色发白等情况时，都可以适当服用生脉散来调补。生脉散在各大中药店均有售，但其草药配比历来不一，各代医家根据所致病症的不同给出了不同的草药配比，因此我们要想服食生脉散，最好不要自行配比煎熬，应去咨询专业医师，根据自身的症状选择不同比例的人参、麦冬和五味子。

需要注意的是，生脉散按所用人参的种类不同可分成三种，分别用人参、红参、党参制成。人参比较常见；红参的药性稍大，药效较强，但主要适用于症状严重时；党参的药力较平缓，适宜用作保健。另外，若是患者属于外邪未解，或暑病热盛但气阴未伤，是不宜服用生脉散的。久咳肺虚的患者，也应该在阴伤气耗，纯虚无邪时才能服用。

安宫牛黄丸、紫雪丹、至宝丹——家中常备"急救三宝"

在大多数人的意识里，中药虽能治本但见效缓慢，所以一提到急救，很少有人会想到用中药。其实，中药里面也有用于急救的药。比如，心火一动，一般是急症，若未能急救，就有生命危险，如突发性的脑出血、脑血栓等。从中医角度，对付这些急症，可以服用"急救三宝"来缓解。

1. 安宫牛黄丸

安宫牛黄丸出自清代吴瑭著的《温病条辨》，由牛黄、犀角、麝香、黄连、黄芩、生栀子、朱砂、珍珠、冰片、明雄黄、郁金组成。适用于高热不退、神志不清的患者。"非典"时期很多病人高热昏迷，就是用安宫牛黄丸来解救的。中医认为，心包相当于心的宫殿。"安宫"形容服药后能使心"安居其宫"。虽然现在安宫牛黄丸的配方有了少许变化，如使用人工牛黄，犀角也改用水牛角浓缩粉代替，但这并不影响药效。

2. 紫雪丹

紫雪丹是"急救三宝"中历史最悠久的一宝，因为其外观如"霜雪紫色"，且药性大寒、冷若霜雪，故得名紫雪丹，现代名为"紫雪散"。该药包含石膏、寒水石、滑石、犀角、羚羊角、木香、沉香、元参、升麻、甘草、丁香、朴硝、硝石、麝香及朱砂等。紫雪丹中的诸药合用，可心肝并治，既可开上窍，又能通下窍，是治疗热闭心包，热盛动风证的常用方。临床以高热烦躁、神昏痉厥、舌红绛，脉数有力为使用要点。

3. 至宝丹

至宝丹初见于《灵苑方》一书，集众多名贵药材于一身，疗效卓著，得到它的人如获至宝，故此得名。至宝丹的古方原先不仅有麝香、犀角、琥珀等昂贵药材，还需要用金银箔各50片，这是为了加强药方中琥珀、朱砂的镇惊安神之效，如今，至宝丹中的犀角也已改成了水牛角浓缩粉。它适用于昏迷伴发热、神志不清但不声不响的患者，但因芳香辛燥之药较多，有耗阴劫液之弊，凡中风昏厥属肝阳上亢者禁用。

上述"急救三宝"，过去主要治疗感染性和传染性疾病，一般都有发热、昏迷出现，现在也广泛用于脑损伤、脑血管意外伤，但必须有明显的热象，至少舌头要很红、舌苔要黄。三者的药效不同，结合其适用病症的特点，中医间流传着这样一段话："乒乒乓乓紫雪丹、不声不响至宝丹、稀里糊涂牛黄丸"。只要符合这个指标，不管是脑出血、脑血栓，还是因为煤气中毒、外伤导致的昏迷，都可以服用。

当然，"急救三宝"也不是可以治百病的，所以不能乱用。中医用药讲究辨证施治、对证用药，否则救命药可能变成"毒药"。"急救三宝"都是大凉之药，体虚的人服用可能救命不成反丧命，所以不可擅自使用。另外，三宝服用时有很多禁忌，如只能短期用，服药期间不宜食用辛辣、油腻、荤腥之物，孕妇应忌用等。对体虚但必须用的患者来说，则要注意送服方法，如服安宫牛黄丸时辅以参汤等，都需在医生指导下进行。

流传千年的补养安神方：甘麦大枣汤

女性到了更年期通常会有忧虑、抑郁、易激动、失眠、好哭、喜怒无常、记忆力减退、思想不集中等精神症状。在此我们为大家推荐一剂专治女性更年期的千古名方——甘麦大枣汤。此方主要由炙甘草12克，小麦18克，大枣9枚等成分配制而成。用法是上三味加水适量，小火煎煮，取煎液二次，混匀，早晚温服，有养心安神，补脾和中之功。

甘麦大枣汤是汉代名医张仲景所著的《金匮要略》中最常用的方子，方中说："妇人脏躁，喜悲伤欲哭，象如神灵所作，数欠伸，甘麦大枣汤主之。"脏躁是以精神情志异常为主的病证，心主神明，悲伤欲哭，像如神明所作，是病与心有关，可发生于妇女各个时期。若发生于妊娠期，称"孕悲"；发生在产后，则称"产后脏躁"。脏躁的发生与患者体质因素有关，脏躁者，脏阴不足也。精血内亏，五脏失于儒养，五志之火内动，上扰心神，以致脏躁。

甘麦大枣汤主治脏躁，临证灵活加减。如心烦严重者加麦冬 12 克、鲜竹叶芯 30 条、丹参 12 克；心悸怔忪严重者加丹参 12 克、茯神 15 克、潞党参 25 克（或用汤药送服中成药归脾丸）；易怒烦热者加香附 12 克、素馨花 7.5 克、川楝子 15 克。此方里的小麦是养心液的，而且还能和肝阴，有消烦止汗的功效；甘草泻心火，大枣补血，调和脾胃。甘麦大枣汤是以心为主，兼和五脏的上上君药。这些药可以调动人体内气血的正常运行，修复受损的器官，当人的情绪出现异常时，能够更加强有力地抵抗，不至于气机紊乱，伤害脏腑。甘麦大枣汤将体内的邪气、毒素以及各种受损的脏腑修复了，让这些器官"美其食，任其服，乐其俗，高下不相慕。"另外，《素问·脏气法时论》："肝苦急，急食甘以缓之。"所以甘草又能缓肝急。故甘麦大枣汤除补心脾之外还兼治肝。

此方不仅治妇人脏躁，男、女、老、少（如小孩夜啼）只要用对症都有效。但像所有的药方一样，在服用的时候有一些注意事项需要谨慎遵守：

（1）精神恍惚，健忘，失眠症状明显，舌红苔少，脉细数，心阴不足，心肾不交者，可与天王补心丹合用，酌情加减。

（2）若失眠症状明显，舌苔黄，兼有痰热内蕴者，可与温胆汤合用，酌情加减。若心境不佳，烦乱不安，呵欠频作，肝郁明显者，可与逍遥散或丹栀逍遥散合用，酌情加减。

（3）湿浊内盛者不宜用。

（4）心火亢盛者不宜用。

（5）不可大量服用或小剂量长期服用。因甘草有肾上腺皮质激素样作用，可引起水肿，血压升高。

俗话说"心病还须心药医"，除了服药之外，有"脏躁"之证的妇女生活要有规律，平时多服用一些滋阴润燥之品，忌服辛苦酸辣之物，以免灼伤阴液，导致阴虚火旺，热扰心神。避免紧张和情绪过激，保证充足的睡眠时间，不要为烦心事太过纠结，要从心里放下那些烦恼，保持心情开朗、愉悦。

西洋参、麦冬、五味子煮汤代茶饮，夏季养心好方法

很多学业繁忙的考生因为功课压力大，加上放学后往往还要参加补习班，到了夏季常会出现气短、容易疲倦的现象。暑是夏季的主气，而暑属于阳邪，性炎热、升散，耗气又伤津。夏季因为暑热之邪蒸腾，津液通过毛孔夺门而出，体内的津液不足，急需补充。另外，考生本身用功过度，以至于最后出现了心气虚。

夏季是养心的最佳季节，如果出现了上述心气虚的症状，不妨用西洋参、麦冬和五味子同煮，以代茶饮。

因为西洋参是一种"清凉"参，其味苦、微甘，性凉，具有滋阴补气、生津止渴、除烦躁、清虚火、扶正气、抗疲劳的功效，很适合夏季"清补"。夏天容易让人产生情绪不好爱发火、口干舌燥食欲差、浑身没劲儿总犯困等种种不适，这时候如果吃点儿西洋参就能起到"防火"的作用。

中医认为，西洋参属于凉药，宜补气养阴。如果身体有热证，比如口干烦躁、手心发热、脸色发红、身体经常疲乏无力，使用西洋参类补品可以达到调养的目的。常服西洋参可以抗心律失常、抗心肌缺血、抗心肌氧化、强化心肌收缩能力，冠心病患者症状表现为气阴两虚、心慌气短可长期服用西洋参，疗效显著。西洋参的功效还在于可以调节血压，可有效降低暂时性和持久性血压，有助于高血压、心律失常、冠心病、急性心肌梗死、脑血栓等疾病

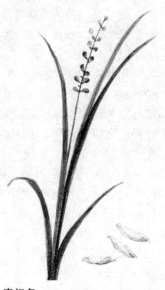

麦门冬

的恢复。

麦冬又名沿阶草、书带草、麦门冬，性味甘、微苦、凉，有滋阴生津、润肺止咳、清心除烦的功效。主治热病伤津、心烦、口渴、咽干肺热、咳嗽、肺结核。中医认为麦冬性寒质润，滋阴润燥作用较好，适用于有阴虚内热、干咳津亏之象的病证，不宜用于脾虚运化失职引起的水湿、寒湿、痰浊及气虚明显的病证。如果是清养肺胃之阴多去心用，而滋阴清心多连心用。

五味子，俗称山花椒、秤砣子、五梅子等，《新修本草》记载"五味皮肉甘酸，核中辛苦，都有咸味"，故有五味子之名。顾名思义它是一种具有辛、甘、酸、苦、咸五种药性的果实，相对于一般只带有一两种药味的中药材，实属独特。这种五味俱全、五行相生的果实，能对人体五脏——心、肝、脾、肺及肾发挥协调平衡作用。古医书称它莶蕏、玄及、会及，最早列于神农本草经上品，中药功效在于滋补强壮之力，药用价值极高。其性温，味酸、甘；归肺、心、肾经。功效是收敛固涩，益气生津，补肾宁心。用于久咳虚喘、梦遗滑精、遗尿尿频、久泻不止、自汗盗汗、津伤口渴、短气脉虚、内热消渴、心悸失眠等症。

五味子有利于组织细胞的氧气交换，而且在一些缺氧和心肌受损的个案中，已获证实能对心脏组织产生保护作用。它也能平缓心跳频率和纾解高血压，而且有扩张血管的作用，对改善老年心血不足、心气虚、心肾不交之失眠心悸均有良好作用。

如此，在西洋参、麦冬和五味子同煎煮的这道茶里，西洋参的防火清补，麦冬的润燥清心，再加上五味子的益气宁心，可以让你在炎热的夏天得到一片清心宁神的滋养，也使得心脏得到很好的养护。特别适用于前面说到的容易心气虚的考生，家长们可以熬上一大锅装在水壶中，让孩子们经常喝一杯，这比市面上销售的各种保健饮料更有营养，更安全有效。但要注意的是，加入五味子的数量不要超过15粒，以免使汤饮味道过酸。

天王补心丹——补养心血，让心神无忧

天王补心丹是一种常用的著名中成药，主要治疗阴血亏虚型失眠，其方剂来源于元朝《世医得效方》一书，之所以冠以"天王"为名，是因为此方传自道教权威人物邓天王，以及其补心安神的主要功效，"补心"就是补养心血。

《黄帝内经》认为，心为君主之官，主神明，忧愁思虑则伤心，神明受伤则主不明，主不明则十二官危，于是容易出现心悸、怔忡、失眠、健忘等症状。天王补心丹可标本兼治，有补心血、清心火、敛心气、养心神之功，可使心气和顺，心神归位，心血足而神自藏，从而使虚烦、失眠、惊悸诸症得以痊愈。

天王补心丹为蜜丸制剂，每丸重9克，由生地、人参、元参、天冬、麦冬、丹参、当归、党参、茯苓、石菖蒲、远志、五味子、酸枣仁、柏子仁、朱砂及桔梗共16味中药组成。本方以生地为主药，清热、生津、凉血；玄参、天冬、麦冬有甘寒滋润以清虚火之效；丹参、当归用其补血、养血之功。以上诸药都是用来滋阴、补血的，而人参、茯苓益气宁心，酸枣仁、五味子收敛心气而安心神，柏子仁、远志、朱砂养心安神。这几味药皆为补心气、宁心安神而设。所有药材互相配补，既治补阴血不足之本，又治虚烦失眠之标，标本兼治，滋补阴血以养心神，降痰火以宁心神，使心神有所养而无所忧，阴血亏虚导致的所有病症皆能治愈。方中桔梗，一般为载药上行，将诸药引入心经，又不使其速下。

中医用药强调因时、因地、因病情用药，在疾病的不同阶段给予不同的药物，同时每次复诊后，都要随症状的变化而灵活加减，才能增强药物的针对性，达到良好的疗效，切忌千篇一律地服下去。比如对于脾胃虚寒、胃纳欠佳、湿痰留滞者，就不适宜服用天王补心丹。而天冬、麦冬、玄参、生地虽能降火，生血化痰，但是它们性沉寒，损伤脾胃，克伐生气，若人食欲不佳，大便不实，则不宜；食用天王补心丹期间还要忌吃香菜、大蒜、萝卜、鱼腥、烧酒。

另外，最近研究发现，天王补心丹经中医辨证后使用，对高血压也有较好疗效。用

法是口服，每次 1 丸，每日 3 次，30 天为 1 个疗程。其治疗机理是配方中丹参有扩张冠状动脉增加血流量的作用，麦冬能提高机体耐氧能力，玄参的降压作用较为明显，丹参、当归亦有一定降压效能，故对高血压病的治疗有效。

炙甘草汤——养心安神，缓解心悸

心悸是临床一种常见病，老中青年皆可发病，治疗也较为困难。心悸是指患者自觉心中悸动、惊悸不安，甚至不能自主的一种病症；临床一般多呈阵发性，每因情志波动或劳累过度而发作；且常与失眠健忘、眩晕、耳鸣等症同时并见。中医认为主要原因是由惊扰、水饮、虚劳及汗后受邪等因素引发的。现在向大家介绍一剂缓解心悸，补气补血的名方——炙甘草汤。

炙甘草汤出自张仲景的《伤寒论》又名复脉汤，由炙甘草（12 克）、生姜（9 克）、桂枝（9 克）、人参（6 克）、生地黄（30 克）、阿胶（6 克）、麦门冬（10 克）、麻仁（10 克）、大枣（10 枚）组成。主要功用是益气滋阴，通阳复脉。现代临床常用于功能性心律不齐、期外收缩、冠心病、风湿性心脏病、病毒性心肌炎、甲状腺功能亢进等而有心悸气短、脉结代等属阴血不足，阳气虚弱者。方中重用生地黄滋阴养血为君，《名医别录》谓地黄"补五脏内伤不足，通血脉，益气力"。配伍炙甘草、人参、大枣益心气，补脾气，以资气血生化之源；阿胶、麦冬、麻仁滋心阴，养心血，充血脉，共为臣药。佐以桂枝、生姜辛行温通，温心阳，通血脉，诸厚味滋腻之品得姜、桂则滋而不腻。用法中加清酒煎服，以清酒辛热，可温通血脉，以行药力，是为使药。诸药合用，滋而不腻，温而不燥，使气血充足，阴阳调和，则心动悸、脉结代，皆得其平。

方中可加酸枣仁、柏子仁以增强养心安神定悸之力，或加龙齿、磁石重镇安神；偏于心气不足者，重用炙甘草、人参；偏于阴血虚者重用生地、麦门冬；心阳偏虚者，易桂枝为肉桂，加附子以增强温心阳之力。

1. 室性早搏

用本方加减：炙甘草 15 克，大枣 6 枚，阿胶、生姜、党参各 10 克，生地 20 克，桂枝 6 克，麦冬、麻仁、炒枣仁各 10 克，丹参 15 克。加水。酒各半，水煎服，每日 1 剂，连服 1 个月。

2. 病毒性心肌炎

用本方加减：炙甘草 9 克，人参 6 克，生地黄 30 克，阿胶 9 克，麦冬 12 克，麻仁 9 克，桂枝、生姜各 6 克，红枣 6 个。水煎服，每日 1 剂。

3. 心律失常

用本方加减：炙甘草 9 克，党参、生地各 12 克，麦冬 9 克，桂枝 3 ~ 6 克，丹参 12 克，酸枣仁 9 克。水煎服，每日 1 剂，连服 2 ~ 4 周。对心房早搏、房颤、阵发性室上性心动过速、频繁室性早搏、房室传导阻滞、室内不全性阻滞、心动过缓，以及冠心病、高血压病、风心病、心肌病及不明原因的心律失常都有较好的疗效。

4. 病态窦房结综合征

用本方加减：按人参、阿胶各1份，甘草、生姜、桂枝各2份，麦冬、麻仁、大枣各3份，地黄5份的比例配方，制成膏剂。每次服 15 克，每日 2 次，连服 3 周。本方对慢性心律失常也有较好疗效。

第六章

心保健，穴位按摩功效大

天池穴——女性健康的"快乐穴"

天池穴是心包经上的一个穴位。天，就是天部的意思；池，意思是储水液的池子。天池意指心包外输的高温水气在此冷凝成为地部经水。该穴位于乳头外侧，而乳头为人体体表的高地势处，亦是本穴也位于高地势处，即天部，穴内物质又为心包经募穴膻中穴传来的高温水气，至本穴后散热冷降为地部经水，本穴气血既在高位又为经水，故名天池穴。

《黄帝内经·灵枢》记载："腋下三寸，手心主也，名曰天池。"天池穴位于人体的胸部，当第4肋间隙，乳头外1寸，前正中线旁开5寸。按摩天池穴对胸闷、咳嗽、痰多、气喘、胁肋胀痛等心肺疾病有一定的疗效。如果在晚间顺时针按摩天池穴100次，再逆时针按摩100次，可以促进心阳的运转和气血的流动。如果配合其他穴位按摩，效果会更好，比如配列缺、丰隆治咳嗽，配内关治心痛，配支沟治胁肋痛。也可以用于针刺等疗法，但是要注意，该穴正当胸腔，内容心、肺，不宜深刺。总之，天池穴对于养心护心有非常重要的作用，而且对长寿还有一定的帮助。

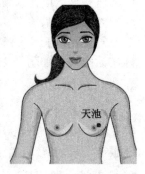

天池

另外，天池穴对现代女性的健康也大有益处，特别是那些生活在大城市的女性，经常按揉天池穴可以疏通局部气血，因此自我揉按这个穴位可以预防乳腺癌，大城市的女性生活压力大而多，更容易患乳腺癌，乳腺癌的发病通常与不良情绪伤害深入内心有很大关系，天池穴是女性的快乐穴，常揉这个穴位能够让女性心胸变得宽大，不易生气，人不生气，就能长寿，由于常揉这个穴位可缓解不良情绪，因此能预防乳癌。按揉天池穴还可以重塑胸部、改善乳房的松弛、外扩现象。

天池穴的其他保健功效有：

（1）循环系统疾病：心绞痛，心脏外膜炎；

（2）妇产科系统疾病：乳腺炎，乳汁分泌不足；

（3）外科系统疾病：淋巴结核，腋窝淋巴结炎；

（4）其他：肋间神经痛，脑充血等。

极泉穴——身体上的"速效救心丸"

在日常生活中，我们都有生气的时候。有些人生气的时候就会感觉到胸闷气短、心跳加快等身体不适的症状，甚至有可能引发心绞痛、冠心病等，这时候大多数人会想到赶紧去找"速效救心丸"吃。殊不知，我们每个人身上都有这种救命药，那就是堪比"速效救心丸"之效的极泉穴。所以，对于平时爱生气、血压高的人来说，不妨在日常生活中利用拍打腋窝的方法来间接刺激极泉穴，因为按摩极泉穴对防治冠心病、心绞痛等疾病有着不错的治疗效果。

极泉穴是手少阴心经的穴位之一，位于腋窝顶点，腋动脉搏动处。主治心痛，咽干烦渴，胁肋疼痛，瘰疬，肩臂疼痛等疾病。刺激极泉的方法是，施治者一手托起被治者左侧上肢，使其腋窝暴露，另一手示、中指并拢，伸入腋窝内，用力弹拨位于腋窝顶点的极泉穴，此处腋神经、腋动脉、腋静脉集合成束，弹拨时手指下会有条索感，注意弹拨时手指要用力向内勾按，弹拨的速度不要过急，被治者会有明显的酸麻感，并向肩部、上肢放散。

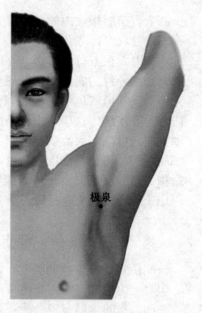

极泉

中医认为，人在生气时肝火滞留在两腋，肝火过旺会使作为君主的心脏受辱，于是出现胸闷气短、心悸、悲痛欲哭等症状。因此，人们按摩极泉穴能有效驱散肝之邪气，从而减轻心脏不适症状。按摩时，用力要均匀和缓。开始时可适当轻缓，后来再慢慢加大力量，以手臂上产生酸麻感为佳。按摩的同时，患者最好能配合深呼吸。此穴位还可以用灸法：艾炷灸或温针灸3～5壮，艾条灸5～10分钟。

另外，按压左侧极泉穴还可以治疗胃胀，具体方法为：用大拇指指腹使劲儿按压左侧极泉穴，连续按20下，胃胀很快就会得到缓解。然后把捣碎的白参片贴在此穴上，再用医用纱布和医用胶布固定，贴12个小时，休息12个小时。

利用极泉穴做保健时有几点需要注意：

（1）本穴位于动脉搏动处，所以按摩时用力要轻，切不可用力挤压。尤其是儿童，要慎重。

（2）对本穴的按揉一般为1～2分钟，一天2～3次。

（3）使用刺灸法时要避开腋动脉：以一手按住搏动的动脉，在动脉的内后缘进针。

（4）不宜大幅度提插：因为腋腔内组织疏松，且腋静脉与深筋膜连接紧密，保持扩张状态，如不慎刺中血管，会造成血肿。避免刺伤腋窝部血管，引起腋内出血。意外及处理血肿应立即退针，先冷敷后热敷，以促进血肿消散。

少海穴——交通心肾，平心静气

心在五脏中属火，经络中为手少阴，而肾属水，为足少阴，所以心与肾两脏两经之间有着十分密切的关系。中医认为，人体健康就要保持阴阳平衡，水火相济、心肾相交。若是心火太过旺盛而不能下达于肾水，肾水亏虚不能上济于心火，就会出现"心肾不交"的情况。虽然《黄帝内经》中并没有"心肾相交"一词，也无专篇立论，但《黄帝内经》已用阴阳水火升降、五行生克制化来阐述心肾二脏的依存对立关系。如《素问·五脏生成篇》"心之合脉也，其荣色也，其主肾也"。

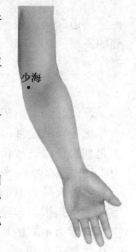

少海

"心肾不交"的表现症状为，夜里浑身燥热，烦躁、爱出汗、失眠多梦等，男性可能会出现自汗、遗尿、遗精等症状。此时，可以尝试按摩心经上的少海穴，这个穴位的主要作用就是交通心肾、滋阴降火。

少海穴治症极为复杂，牵及多条经脉上的病症，有如众症来归者，故曰"少海"。同时它又是手少阴心经上的合穴，合穴就是指它不光有地部汇合的经水，还有自少冲穴等其他穴位上行汇合于此的水湿云气，是心经上水、气二物的共同汇合之处，故为心经合穴。

少海穴位于肘横纹内侧端与肱骨内上髁连线的中点处。取法为：屈肘，在肘横纹尺侧纹头凹陷处取穴。

少海穴在五行中属水，心属火，根据五行中相生相克的原理，水克火，所以凡是由心火旺盛导致的病症都可以通过刺激少海穴来缓解。此外，由于现代生活的复杂多变，人们的发病模式也由单一向综合因素转变，不少人都出现人格偏差、行为异常、精神障碍等身心疾病，这些从中医角度说，某些症状与人的私欲膨胀、心火旺盛有关，所以按摩少海穴可以清火泄欲，对保护人的心理健康有一定帮助。由于少海穴所在的部位皮肤细腻，为了防止损伤皮肤，可以在按摩前在此处点一两滴橄榄油，刚开始按摩时用力要适中，然后逐渐加力，但不能用猛力，每次按摩 3 ~ 5 分钟，每天 2 ~ 3 次。此穴还可以用灸法，艾炷灸或温针灸 3 ~ 5 壮，艾条灸 10 ~ 15 分钟。

间使穴——通心窍的"使臣"

间使穴是心包经的经穴，穴性为金，金生水，间使穴是心包经的母穴，所以心脏及心包经上的虚证可以用间使来治，有宽胸和胃，清心安神的功能。

间，是间接的意思；使，就是指使、派遣；间使意指心包经经水在此蒸发成凉性水气。该穴物质是郄门穴传来的地部经水，行至此处后，经水逐步降温，生发出心火所克的肺金特性的凉性水气，就像被其他东西间接指使一般，故名间使穴。

间使穴位于前臂掌侧，曲泽与大陵的连线上，取法为：伸臂仰掌，在腕横纹上 3 寸，掌长肌腱与桡侧腕屈肌腱之间取穴。心为君，使为臣。间使穴的"使"也是使臣的意思，间使穴就是正好能通心窍的一个使臣。"间使"简单地说就是用一个通道传递的意思。如果间使穴跟心脏不相通了，就会产生老年痴呆、失眠、健忘、整天浑浑噩噩、糊里糊涂、脑中风、神志不清等症状。中医称此病叫痰迷心窍，即痰把心窍堵住了。所以按摩间使穴可以通心窍、化痰通瘀，治疗老年痴呆、失眠、健忘、神志不清等病症。有时候老年人预防脑梗死、中风，会吃一点儿牛黄清心丸，间使穴就类似这种作用，可以醒神开窍、化痰吸风。按摩方法为：用拇指或示指按 3 分钟左右。每天 2 ~ 3 次，按 3 天左右，可逐渐舒缓胸闷气短的症状。

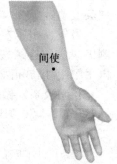

间使

间使穴的其他保健功效有：

（1）循环系统疾病：风湿性心脏病，心绞痛，心肌炎，心脏内外膜炎；

（2）精神神经系统疾病：癫痫，癔症，精神分裂症，脑血管病后遗症；

（3）其他：感冒，咽喉炎，胃炎，疟疾，荨麻疹，子宫内膜炎等。

另外，同时按摩间使穴和大巨穴还可以治疗便秘，按摩左右手间使穴各 2 分钟，再按大巨穴 2 分钟，立刻会有便意。特别是按大巨穴时，感觉明显，此穴可以提高肠胃功能，促进肠道蠕动，效果立显。同时配合按压郄门穴、内关穴、间使穴，能有效地控制心绞痛的发展。

内关穴——治疗心脑血管疾病的要穴

现代社会，由于工作压力大，人们的饮食偏于高脂、高糖，再加上缺乏运动，很多人年纪轻轻就经常出现失眠、心慌、胸闷等不舒服的情况。很多人对这种情况不是很在意，但是如果任由这种情况发展下去，冠心病、心绞痛也就离你不远了。所以，如果你经常有上述不适症状出现，可以试着按按内关穴。

内关穴是心脏的保健要穴，能够宁心安神，理气止痛，属手厥阴心包经。内关穴名字的意思是指心包经的体表经水由此注入体内。本穴物质为间使穴传来的地部经水，流至本穴后由本穴的地部孔隙从地之表部注入心包经的体内经脉，心包经体内经脉经水的气化之气无法从本穴的地部孔隙外出体表，如被关卡阻挡一般，故而得名。内关穴在前臂掌侧，当曲泽与大陵的连线上，腕横纹上2寸，掌长肌腱与桡侧腕屈肌腱之间。取法为：伸臂仰掌，在腕横纹上2寸。

内关

古人云："胸胁内关谋。"意思是说胸胁的病症可找内关穴。内关穴位于心包经上，中医里面的心包位于心脏外面，将其形象地比喻为心的围墙。当有外界邪气侵犯心脏时，心包能替心受邪。尤其老年人是心血管病的高发人群，经常按一按内关穴能起到很好的保健作用。

按压内关穴的方法是用大拇指垂直在内关穴上，指甲的方向要竖向，和两筋平行，指甲要短，以指尖有节奏地按压并配合一些揉的动作，要有一定的力度，使按摩内关穴产生一定的得气感觉，最好要使酸、麻、胀的感觉下传到中指，上传到肘部，这样才有较好的效果。被掐的手要放松，掐的时候呼气。

最后需要注意的是按揉内关穴力道要适当，不可太强，以酸胀为佳；以左手拇指螺纹面按右手内关，以右手拇指螺纹面按左手内关，交替进行，平时可以边走边按，也可以在工作之余进行揉按，按揉2～3分钟就可以了。还要注意指甲不宜过长，否则会掐到穴位。

大陵穴——清心去火，安神宽胸

大陵一穴，出自《灵枢·九针十二原》："阳中之太阳，心也，其原出于大陵。"大陵是手厥阴心包经上的输穴和原穴，心包是心脏的外围，是守护心脏的包膜，所以能通过调节心包经的气血来调节亢奋的心脏功能，使心火平熄。

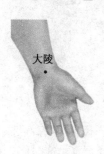

大陵

大，与小相对。陵，丘陵也。大陵意指随心包经经水冲刷下行的脾土物质在此堆积。本穴物质为内关穴下传的经水与脾土的混合物，至本穴后，脾土物质堆积如山，如丘陵一般，故名大陵。别名心主穴、鬼心穴，属土（指本穴气血物质运行变化表现出的五行属性）。本穴物质为内关穴传来的水土混合物，至本穴后其变化为燥湿生气，表现出土的长养特征，故其属土。对大陵穴的定位，可参考《灵枢·本输》的论述，书中记载："掌后两骨之间方下者。"《针灸甲乙经》补充为："在掌后两筋间陷者中"。在腕掌横纹的中点处，当掌长肌腱与桡侧腕屈肌腱之间。取法为：伸臂仰掌，在腕横纹正中，掌长肌腱与桡侧腕屈肌腱之间取穴。

大陵穴作为心包经上的原穴，可用于治疗精神、神志方面的疾病。因为精神神志疾病病位在心，心包作为心之外围可代心受邪，正如《灵枢·邪客》篇所讲到的那样："心者，五脏六腑之大主，精神之所舍也，其脏坚固，邪弗能容也。容之则心伤，心伤则神去，神去则死矣。故诸邪之在于心者，皆在于心包络。"因此，温病学中，将外感热病导致的神昏、谵语等症状称为"热入心包"或"蒙蔽心包"。在治疗此类疾病时，取大陵穴可达到清心宁神之功，有镇静安神之效。

从大陵穴与精神、神志病的关系来看，当癫痫突然发作的时候，赶紧刺激我们手腕上的大陵穴，用力掐按，能够在一定程度上抑制病情的发作。控制病情后，再去医院进行进一步的治疗。当突然感觉身体不适时，或者身体有抽搐的现象时，也可以通过按压刺激大陵穴，来防治病情的复发。此穴还可以用灸法：艾炷灸或温针灸3～5壮，艾条灸10～20分钟。

另外，大陵穴还可以治疗口臭。从中医角度来说，口臭主要是因为体内有"火"和"热"，具体是什么地方有火有热呢？《黄帝内经》认为心开窍与舌，舌为心之苗，如果心火太盛，就会循经上窜到口舌。中医认为，"火"和"热"描述的是一种功能"亢进"的现象，口腔里面有很多消化酶，它们在心火的催化下，对一切有机物质的有机营养（包括唾液在内）进行深度消化，这些物质在接触空气之后，氧化腐败，就变得有臭味了。所以想要除去口中的异味，就需要平缓口内的这种超常的功能，使亢奋的功能转化为正常，也就是熄灭心火。具体方法是：微握拳，将一手的拇指指腹放在大陵穴上，垂直按揉，按 3 ~ 5 分钟，以出现酸痛感为宜，然后休息会，隔段时间再按揉，仍以有酸胀感为度。

此外，对于失眠者，睡前按揉本穴，可起到放松作用。对患有"鸡爪风"的患者，发作时用力点压本穴，痉挛立解。需要注意的是对大陵穴的按摩时间不可太长，有酸痛之感就可以。

灵道穴——缓解心胸痛，给你好心情

相信大家都听过东施效颦的故事，讲的是春秋时期的大美女西施有心痛的毛病，每次犯病她就会紧皱眉头捧着心口，弱不禁风的娇态让大家觉得很美。她的邻居是一个叫东施的丑女，听到别人说西子捧心很美，就开始学着西施的样子皱眉捧心，结果反而显得她更丑。虽然，我们现在无从得知西施的心痛病因何而来，心痛病却成为困扰我们现代人的一种常见疾病，在此告诉大家一个缓解心胸痛的穴位——灵道穴。

有心痛经历的人多是心脏有疾，即使没有先天性心脏病或者是心脏的器质性损害，也多是由于心脏气血偏虚以及寒凝、热结、痰阻、气滞、血瘀等因素而引起的。而灵道穴就是心经上的穴位，专治心病。

灵，与鬼怪相对，神灵也，指穴内气血物质为天部之气。道，道路，该穴名意指心经经水在此气化。本穴物质为少海穴传来的地部经水，在本穴处为气化散热，气化之气循心经气血通道而上行，故名灵道穴。

灵道穴位于人体的前臂掌侧，当尺侧腕屈肌腱的桡侧缘。取法为：仰掌，在尺侧腕屈肌腱与指浅屈肌之间，腕横纹上 1.5 寸处取穴。按摩灵道穴可以有效地缓解心胸痛，适宜非先天性心脏病、无器质性损害的心区痛患者，具体方法为：按揉灵道穴每天 3 次，每次 3 分钟，长期坚持。

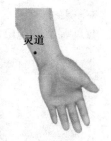
灵道

另外，"灵"在这里还指神灵，"道"是道路的意思，灵道的意思就是通向神灵的道路，而《黄帝内经》认为"心主神明"。由此可见，"灵道"也就是通往我们心灵的道路。心痛了，灵道穴自然是当之无愧的急救要穴，也是心脏病患者必须掌握的穴位之一。有心脏早搏、房颤现象的患者，在出现不适的时候，赶紧按摩按摩灵道穴，可以及时地缓解症状。甚至，因为心情不好而导致的心里堵得慌也可以通过按揉它来缓解。比如失恋了、跟好朋友闹矛盾了，这时候，按揉灵道穴会让心里变得顺畅一些，心情也会逐渐开朗。

对于有"心病"的患者来说，一定要多揉灵道穴。如果有心脏方面的疾病，按揉灵道穴会感觉很痛，揉到穴位不痛为止，很可能就消除了你某方面潜藏的疾患。所以说，灵道穴是一个能让心脏气血通畅的穴位。血脉之桥畅通了，生命源泉才不会停息，这样，我们每个人的生命之泉才能长流不息。

通里穴——清热安神长智慧

古书上说"来往不穷谓之通"。通里穴位于前臂两侧，心经的经气运行到这里的时候，分出去一支走入小肠，与小肠长期保持联系，所以称为通里。

通里穴的"通"为通道的意思，"里"指内部，即这个穴位有沟通心经内外经脉气血的作用。通里穴在前臂掌侧，当尺侧腕屈肌腱的桡侧缘，腕横纹上 1 寸。取法：仰掌，在尺侧腕屈肌腱桡侧缘，当神门与少海连线上，腕横纹上 1.5 寸处取穴。拧揉通里穴有清心安神、通利喉舌的作用。

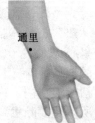
通里

通里穴位于心经上，这个穴位可以安抚心神，帮助我们增长智慧。尤其是那些经常感到自己心慌，没办法安静下来做事，或者自觉心智不够的人，可以经常刺激通里穴。在日常生活，相信我们周围总有这样的人，做事总是丢三落四，记起这个忘了那个，这种毛病多是因为心经的气血不足造成的，通里穴就可以解决这个问题，它可以帮助我们开心窍，通心神，长心智。尤其是上班族，如果感觉工作累的时候，在办公室里腾出几分钟的时间，握拳立起，将手的小鱼际放在桌子上边沿上，从手腕内侧开始，沿着桌边向上推，一直推到手肘部位，这样反复推30～50次，大脑得到了休息的同时，还可以疏通心经，增长智慧。

另外，心绞痛发作时，按压通里穴比内关穴更有效。具体方法是，找到通里穴后稍用力按压，推揉3～5分钟。出现前臂内侧有酸痛的感觉，效果最好。待心慌胸痛症状缓解后，再到医院检查心电图，以排除心梗的危险。冠心病患者按压通里穴也可用于平时保健。此穴还可以用灸法：艾炷灸1～3壮，艾条温灸10～20分钟。

通里穴的其他保健功效：

（1）精神神经系统疾病：头痛，眩晕，神经衰弱，癔症性失语，精神分裂症。

（2）循环系统疾病：心绞痛，心动过缓。

（3）呼吸系统疾病：扁桃体炎，咳嗽，哮喘。

（4）其他：急性舌骨肌麻痹，胃出血，子宫内膜炎。

（5）本穴出现压痛、结节等阳性反应，可作为心动过缓的定性诊断。

利用通里穴进行保健治疗时需要注意按揉时用力均衡、沉稳，做到"轻而不浮，重而不滞"。点时要节奏和谐，用力适度。治疗时间为每日2～3次，每次治疗时间2～5分钟。

神门穴——保养心系统的要穴

中医上说"治脏者治其腧"，"五脏有疾当取十二原"，神门穴既是一个腧穴，也是一个原穴，所以对心脏方面的疾病有着很好的疗效。假如你身边有冠心病、心绞痛、高血压等疾病的患者，可以告诉他们时常按一下手腕部的神门穴，相信会给他们带来意想不到的惊喜。

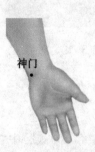

神门

神门是指心经体内经脉的气血物质经由此穴交于心经体表经脉。因此该穴的气血物质就是心经体内经脉的外传之气，也是心经的气血，又因《黄帝内经》讲过心主神，所以心经的气血就是人的神气，此穴也就是心神出入的门户，故名神门穴。本穴的气血物质在运行变化总表现出的五行属性为土。神门穴在腕部，腕掌侧横纹尺侧端，尺侧腕屈肌腱的桡侧凹陷处。取法为：仰掌，在尺侧腕屈肌桡侧缘，腕横纹上取穴。

在手腕上连接心经的四个穴，以神门为起始，后面紧挨着通里和灵通，都是调节神智、心理的穴位。心气郁结的时候，刺激神门穴，效果很好。就相当于给心气打开了一条"阳关大道"，让这些郁结的心气能够畅通无阻，横行自如，自然不会存在郁结的问题了。同时也可以给心脏补充原动力，是保养心脏的重要穴位。

经常按摩神门穴有安定心神、泻心火的功效，可以防治胸痛、便秘、焦躁、心悸、失眠、食欲不振等多种疾病。按摩时用右手的大拇指尖微微用些力，按揉左手腕上的神门穴3分钟，然后两手互换，用左手按揉右手腕上的该穴3分钟，早晚各一次。长期坚持就能起到补心气、养心血的作用，而气血足了，人的神志也就会随之变得清醒。另外，坚持这种按摩习惯还有助眠的作用，特别是对于晚上容易失眠的人是个不错的催眠法。按摩时最好用指关节按揉或按压，因为如果用手指按摩，神门穴接受到的刺激不明显。按揉时可以适度用力，柔中带刚、沉稳深透。

除此以外，神门穴还有哪些用处呢？

（1）有些人心里很想吃东西，但只要吃一点儿，就觉得胃好像被"堵住"了一样的难受，这叫"饥不欲食"。主要是因为胃部缺少气血，没有动力。多按神门穴可让心脏多给脾脏和胃供应一些血液，从而帮助消化。

（2）腕关节疼痛时，按神门穴会起到非常明显的效果。手腕老是疼的人，疼的地方就在神门穴邻近位置，按摩此处可起到很好的缓解作用。

（3）神门还是防止抽搐的重要穴位，癫痫病的患者要多按揉这个穴位。

（4）早晚按揉两侧神门穴2～3分钟，然后再按揉两侧心腧穴2～3分钟，只要长期坚持下去，就能让女性朋友在经期有个好情绪，轻松愉快地度过经期。

劳宫穴——清心火，安心神

失眠在生活中很常见，很多人为此苦恼不已。其实，对付失眠有个小窍门，就是按按手心里的劳宫穴。劳宫穴可以让身体放松，每次不能入睡时，可以用右手按摩左手劳宫穴一两分钟，再用左手按摩右手劳宫穴一两分钟，相互交替。

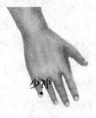

劳宫

劳宫穴出自《灵枢·本输》，别名五里、掌中、鬼路，属于心包经经脉的穴道，在人体的掌心。本穴物质为中冲穴传来的高温干燥之气，行至本穴后，此高温之气传热于脾土使脾土中的水湿亦随之气化，穴内的地部脾土未受其气血之生反而付出其湿，如人之劳作付出一般，故名劳宫。劳宫穴五行属火，具有清心火，安心神的作用，可用于治疗失眠、神经衰弱等症。劳宫穴在手掌心，当第2、3掌骨之间偏于第3掌骨，握拳屈指时中指尖处。取法为：屈指握掌，在掌心横纹中，第三掌骨的桡侧，屈指握拳时，中指指尖所点处取穴。

劳宫穴最大的作用就是安定心神。我们经常有这样的感受，在进行面试或者考试时，总会紧张的手心出汗，很多人用的方法就是多做几个深呼吸，让自己的心平静下来，但也有些人是越呼吸越紧张。这个时候最好的办法，就是刺激劳宫穴，用双手互相在对侧按摩，用力掐按3～5分钟，就可以让心情放松下来。

经常按压手心劳宫穴，有强壮心脏的作用。其方法是：用两手拇指互相按压，亦可将两手顶于桌角上按劳宫穴，时间自由掌握，长期坚持可使心火下降。此外，高血压患者有时候会因为生气、暴怒或激动使血压急剧上升，这时就可以按压劳宫，用大拇指从另一只手的劳宫穴开始按压，逐个按到每个指尖，左右手交替按压。按压时要保持心平气和、呼吸均匀。这样突然升高的血压可得到缓解。

大家在按摩劳宫穴时要注意按摩时间，一般为3～5分钟，每天2～3次。对儿童要用力适度，以免挫伤手指。

少冲穴——调节心脑血管

心绞痛和心悸都属于心脏病的范畴，在当今的社会生活中，心脏病已经成为威胁中老年人生命的一大"杀手"，而心绞痛和心悸就是心脏病的前兆，会对人们的生命健康造成严重的威胁，所以，采取有效的防范措施是当务之急。而按揉少冲穴就是预防心悸、调节心脑血管的一个方便有效的措施。

少，阴也。冲，突也。少冲名意指本穴的气血物质由体内冲出。本穴为心经体表经脉与体内经脉的交接之处，体内经脉的高温水气以冲射之状外出体表，故名少冲。本穴物质为心经体内经脉外出的高温水湿之气，其运行是由内向外、由下向上，因其水湿含量大，虽为上行但上行不高，只有木的生发特性，故其属木。少冲穴在手小指末节桡侧，距指甲根0.1寸（指寸）。取法：微握拳，掌心向下，小指上翘，在小指桡侧，去指甲角0.1寸处取穴。

少冲

按揉少冲穴可以减轻疲劳引起的头痛不舒服，有助于醒脑提神。具体做法为：大拇指和示指轻轻夹住左手小拇指指甲两侧的凹陷处，以垂直方式轻轻揉捏此穴位。此穴位是脑部的反射区，要慢慢地出力揉捏，不要用蛮力，左右手可以互相按。

少冲在小指末节，它还有一个作用就是可以治疗黄疸。按摩时我们可以正坐，手平伸，掌心向下，屈肘时向内收；用另一只手轻握这只手的小指、大拇指弯曲，用指甲尖垂直掐按穴位，有刺痛的感觉，每天按揉1次，每次按掐3～5分钟即可。

《黄帝内经》对症养五脏 全书

若要预防心悸，可一天刺激少冲穴 2 ~ 3 次，每次指压 20 秒左右。但是，突然心悸得很厉害时，可用牙齿稍稍用力咬小指，用以刺激此穴。在咬住的期间，心悸会受到抑制。少冲穴虽两手皆有，但消除心悸有效的是左手的少冲穴。本穴位还可以用灸法：艾炷灸 3 ~ 5 壮，艾条灸 5 ~ 10 分钟。注意在按揉少冲穴时，要轻柔和缓，速度始终。本穴的施治时间一般为 3 ~ 5 分钟，每天 2 ~ 3 次。

少冲穴的其他保健功效：

（1）精神神经系统疾病：休克，小儿惊厥，癫痫，癔症，肋间神经痛。

（2）循环系统疾病：脑出血，心肌炎，心绞痛。

（3）其他：胸膜炎，高热，喉炎。

中冲穴——提神醒脑，舒心泄热

夏至是一年中阳气最为旺盛的一段时期，此时天气炎热，正值酷暑，雨水较多，空气湿度大，如果不能适应气候变化，体内阴阳失调就容易诱发疾病，"热中风"就是其中一种。不仅气温低容易导致中风的发生，夏季同样也是中风的高发季节。所以，这段时间，尤其是患有高血压、冠心病、高脂血症的"三高"老人一定要做好防止"热中风"的各项措施。在此向大家推荐一种夏季防中风的穴位疗法——按揉中冲穴。该穴有苏厥开窍、清心泻热的功效。具体做法为：先用左手手指甲掐按右手上的中冲穴 1 分钟，然后换成右手掐按左手的中冲穴 1 分钟。左右轮换进行。

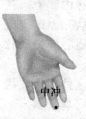

中冲

中，与外相对，指中冲穴内物质来自体内心包经。冲，冲射之状也。中冲指体内心包经的高热之气由此冲出体表。本穴物质为体内心包经的高热之气，在由体内外出体表时是冲射之状，故名中冲穴。本穴属木，本穴物质为体内心包经外出体表的高热之气，此气外出体表后急速散热降温，所行为天之中下部而不能上行天之天部，表现出木的生发特性，故其属木。中冲穴在手中指末节尖端中央。取法为：仰掌，在手中指尖端之中央取穴。

中冲穴位于双手中指尖，是手厥阴心包经的一个穴位。按摩中冲穴可疏通经络、调和阴阳。常用于心绞痛、昏迷、严重痛经等症的急救。临床发现，便秘时用拇指指端掐按点压中冲穴，有缓解紧张、促进排便的作用。掐按中冲穴此法也可用于预防便秘，特别适应于老年人。本穴还可以用灸法：艾炷灸 1 ~ 3 壮，艾条灸 5 ~ 10 分钟。

中医认为，中冲穴对疼痛较为敏感。人们若在困倦时揉捏此穴，能起到醒脑提神的功效。具体做法为：先用左手揉捏右手的中冲穴 1 分钟，再用右手揉捏左手的中冲穴 1 分钟，然后比较一下两只手的疼痛感。哪一只手的疼痛感较明显，说明这一侧的肢体较疲劳，就再揉捏这只手的中冲穴，直到双手的疼痛感相等时停止揉捏。

和其他的穴位一样在按摩时，着力要和缓持续。本穴的施治一般为 3 ~ 5 分钟，每天 3 次左右。

第七章
常见心系统疾病的居家预防与治疗

天天拉伸运动，调理冠心病

冠状动脉性心脏病简称冠心病。心脏是人体的重要器官，它的作用就好比是一个永不停止工作的泵，随着心脏每次收缩将携带氧气和营养物质的血流经主动脉输送到全身，以供给各组织细胞代谢需要。在主动脉的根部分出两条动脉，负责心脏本身的血液循环，称为冠状动脉。由于脂质代谢不正常，血液中的脂质沉着在原本光滑的动脉内膜上，在动脉内膜一些类似粥样的脂类物质堆积而成白色斑块，称为动脉粥样硬化病变。这些斑块渐渐增多造成动脉腔狭窄，使血流受阻，导致心脏缺血，产生心绞痛。冠心病是动脉粥样硬化导致器官病变的最常见类型，也是严重危害人民健康的常见病。

根据《黄帝内经》记载，六月份左右最容易"心阳痹塞，脉不通"。这种病从症状上来看，就是现在的冠心病、心绞痛、心肌梗死。原因在于，6月左右梅雨季节增多，气温升高，气压偏低，人稍微活动就会出汗，中医讲血汗同源，血液黏稠度增大，心脏推动血液的能力降低，对冠心病患者而言比较难熬。虽然，患者一旦戴上冠心病的"帽子"，就要做好长期"作战"的准备。但是，冠心病患者一样可以带病延年，关键是在合理用药的基础上，注意自我调节。一般来说，对于冠心病患者，可以多练习拉伸运动进行调理，下面介绍的这套拉伸动作就可以作为冠心病患者的日常保健运动。

（1）预备时保持身体直立，两臂自然下垂，两脚分开与肩宽。

（2）两臂伸直，从体前缓缓上举与肩平，掌心向下，同时吸气。接着恢复初始状态成预备式，同时呼气，重复做8次。

（3）两臂屈肘于体侧，掌心朝上，右手向前伸出，掌心转向下，再向外做平面画圈，同时右腿成弓步，接着掌心逐渐转朝上回到预备式。如此左右交替进行10次。

（4）两臂由体侧举到头上，接着两手缓缓放于头顶百会穴，同时吸气，两手再由百会穴沿头经面部于身体前侧缓缓落下，反复进行10次，恢复初始状态成预备式。

（5）左腿前跨成弓步，右腿在后伸直，身体前倾，两臂向前伸直（如下图所示）。接着身体向后倾，左腿伸直，右腿成后弓步，两臂向后拉，两肘屈曲，像摇橹一样。反复做8次。接着以右腿前跨成弓步，左腿在后伸直，重复做同样的摇橹动作。反复8次、恢复初始状态成预备式。

（6）上身向左侧屈，右臂上提，同时吸气，恢复初始状态时呼气。接着上身向右侧屈，左臂上提，同时吸气，并恢复到初始状态的呼气。交替进行8次。

（7）两臂平举展开，左腿屈曲提起，接着两臂与左腿同时放松下落成预备式。再将两臂平举展开，右腿屈曲提起，接着同时落下。交替做8次，恢复初始状态成预备式。

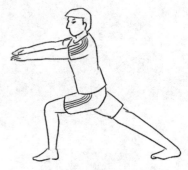

《黄帝内经》对症养五脏 全书

（8）右足向前跨出一步，身体重心随其前移，左足尖跷起同时两臂上举（如右图所示），掌心相对，展体吸气，接着恢复初始状态呼气。再将左足向前跨出一步，身体重心随之前移，右足尖跷起，同时两臂上举，掌心相对，展体吸气，恢复到初始状态呼气。交替进行8次，恢复成预备式。

（9）左右腿交替屈曲上抬，做原地高抬腿踏步。重复做2分钟后停止。

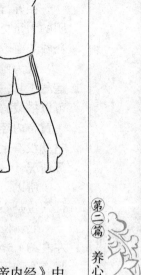

此外，预防冠心病应该从日常生活做起：

第一，起居有常。早睡早起，尽量不要熬夜，临睡前不看紧张、恐怖的小说和电视。

第二，身心愉快。忌暴怒、惊恐、过度思虑以及过喜。

第三，控制饮食。饮食且清淡，易消化，少食油腻、脂肪、糖类。要用足够的蔬菜和水果，少食多餐，晚餐量少，不宜喝浓茶、咖啡。

第四，戒烟少酒。吸烟是造成心肌梗死、中风的重要因素，应绝对戒烟。少量饮啤酒、黄酒、葡萄酒等低度酒可促进血脉流通，气血调和，但不能喝烈性酒。

第五，劳逸结合。避免过重体力劳动或突然用力，饱餐后不宜运动。

左脚脚心有大药，迅速缓解心绞痛

心绞痛一般归属中医"胸痹""厥心痛""真心痛"等范畴。早在《黄帝内经》中就有相关记载："心痛者，胸中痛，胁支满，胁下痛，膺背胛间痛。"又如《灵枢·厥病》篇记载："真心痛，手足青至节，心痛甚。旦发夕死，夕发旦死。"心绞痛一旦发作起来非常难受，患者在去往医院的途中，不妨试试按摩脚底反射区，以缓解这种痛苦。

心脏在足底反射区对应的位置是左脚脚心，因而按摩左脚脚心可以缓解心绞痛。首先反射区的作用原理会让效果直接传达到心脏，还有反射区不会对心脏造成任何的副作用，它没有一点儿负担，最重要的是无论发作的时候还是未发作的时候，反射区都能起到治疗的作用，这是其他任何一种方法都不能媲美的。

具体按摩方法为：刚开始按摩的时候，先选择左脚脚心的位置开始逐渐地向外扩散，而作用的力量要缓和，使作用逐渐地渗透进去。这样心脏就能收到信号，缓解心肌供血不足的现象。如果急发性心绞痛，可以用拇指面积比较大的地方，在心脏反射区的位置横着向脚趾推压，这样做的效果会非常明显。

如果你有类似症状但不能确定是不是心绞痛，也可以从足底反射区来判断，先看一下疼痛的具体位置，然后摸一摸左脚脚心的心脏反射区是否平坦，很多心绞痛患者在这个部位有疙瘩或者是条索。

除了按摩反射区，还可以有效缓解心绞痛的就是穴位。掌握一些常用的穴位，对缓解心绞痛有很大的帮助。例如，针刺双侧郄门穴4～5分钟可逐渐缓解心绞痛。但是如果条件不容许，直接用手指去按压郄门穴也有一定的效果。郄门穴在手腕内侧的横纹上方，取穴的时候可以从手横纹的中点向上寻找，大约5寸的地方。还有一对穴位对缓解心绞痛有一定的作用，它们是身体上相对应的两个穴位，一个是膻中，一个是至阳。膻中穴是在双乳连线的中心点上，至阳穴是在膻中穴对应的后背位置。同时按压这两个穴可以缓解心绞痛发作时的疼痛。因为心作为五脏之首，"身份"比较尊贵，其他的疼痛可以忍一忍就过去了，心脏的疼痛是无论如何都不能强忍的。所以，如果能掌握一些和心脏有关的穴位就可以通过它们缓解"心病"的痛苦。

经常心绞痛的人平时也要注意一下生活习惯细节，尤其在饮食上要控制盐和脂肪的摄入量，尽量避免食用动物内脏，因为一些动物内脏如心、肝、肾等含有丰富的脂肪醇，还一定要戒烟戒酒，多吃富含维生素和膳食纤维的食物，海鱼和大豆有益于冠心病的防治，平时可以多吃一些。

心阴不足，给心腧拔罐、按摩

在当今社会，"亚健康"一词越来越多地出现在人们的生活中，而人类的健康状况也确实令人担忧，真正身体健康的人寥寥无几，更多地被归类在亚健康的范围内。典型的亚健康状态表现为：常常感到心慌、心烦、头晕耳鸣、工作时不能集中精力、睡眠质量也很差等。中医认为，造成人们亚健康的根源是心阴不足，也就是心阴虚了。

在五行中，心属火，火属阳，五脏又属阴，所以心是阴中之阳。在心阴心阳中，心阴的力量更为薄弱，也就更容易受到侵袭。现代人生活和工作的压力都越来越大，极易耗费心血。血属阴，心血就是心阴，所以，心血耗费得多了，就会导致一些"虚热"症状。

气为血之帅，血为气之母，血在经络中的流通要靠气的推动，而气也以血作为它的运载工具，因此气和血是相辅相成、不可分割的。所以，当心血阴虚的时候，气就没有可以搭载的工具了，不能运行到全身各处，于是就会出现诸如心慌、气短等症状。另外，《黄帝内经》讲"心主神明"，在心气血两虚的情况下，心脏的功能必然会下降，那么它就没有足够的力量去控制人的精神意志了，人也就相应出现精神恍惚、注意力不集中等情况。

所以，当出现心阴虚的症状时，一定要注意补心血。在人体的经穴中，补心血的最佳穴位是心腧。

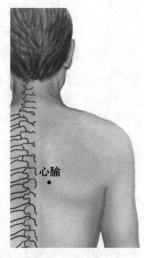

心腧

心腧位于人体背部，第五胸椎棘突下，左右旁开二指宽处（或左右约1.5寸），是足太阳膀胱经上的重要穴位，还是心的背腧穴，具有宽胸理气、宁心安神、通调气血的功效。因此，当心血阴虚时，每天晚上坚持在两侧心腧穴上拔罐10分钟，就可以补足心神气血，也就不会有心慌意乱、精神恍惚的症状发生了。

如果家中没有火罐，也可以尝试按摩的方法：患者脱掉上衣后，趴在平板床上，双下肢并拢，双上肢放入肩平横线上。家属可利用双手大拇指直接点压该穴位，患者自觉局部有酸、麻、胀感觉时，家属开始以顺时针方向按摩，坚持每分钟按摩80次，坚持每日按摩2～3次，一般按摩5次左右，可起到明显疗效，再按摩2～3天可起到治疗效果。

为配合经络疗法，我们还可以采用食补的方式来补心血，红糖蒸蜜藕就是不错的选择。

取莲藕一节，红糖2～3汤匙，芝麻适量。将莲藕切成厚薄均匀的薄片，放入水中，可以向水里滴几滴白醋，防止莲藕氧化。然后上锅烧水，水开后把莲藕放进去焯一下，捞出沥干水分。再另起一锅，锅中放入莲藕和红糖，糖的分量根据各人对甜度的适应力调整，再加一碗水，水面接近没过莲藕的高度。大火煮开红糖汁，转小火炖10分钟或更久，再大火保持沸腾直到收汁，糖汁不用完全收干，留很少的一点儿装盘后可淋在表面，食用前撒芝麻增香增色即可。

最后，还要注意加强锻炼，只有这样内外结合，患者才能更好、更快地恢复健康活力。

心阳虚了，用桂枝甘草汤调补心阳

心脏的正常功能既需要心阴滋养，也需要心阳来充养。如果心脏的动力不足，人就容易出现心慌的症状。心脏处，虚则喜按，实则拒按。生活中，我们有时会看到，老年人在追赶公交车的时候，常常还没赶到车站呢，双手就交叉按压在了心前区。正是因为心阳虚属于虚性的症状，所以如遇心脏病突发，人常常会被动地按在心口处。

中医所谓的心阳虚，通常会有这些症状：气喘、心悸、呼吸急促，如果活动气喘地就更厉害。严重的会出现心绞痛，疼痛发作时手脚冰冷、脉搏散乱、唇鼻青紫、脸色发白，冒冷汗等。

对于这种心阳虚，《伤寒论》中的桂枝甘草汤是个不错的选择。这个方子的药物组成很简单，只有两味药：桂枝和甘草。需要准备桂枝 60 克，甘草 30 克，《伤寒论》在提到使用方法时说："上二味，以水三升，煮取一升，去滓，顿服"所谓的顿服，也就是一次吃下去。我们可以看到，这个药量很大，之所以这样，是急救之用。心脏病的急性发作，是心阳虚，心主血脉的功能失常了，所以用大药量来救急。救急的药方通常都是药少、量足的。这么大的药量，当然不能常吃，需要先补足能量让心脏跳动起来，之后再慢慢减量应用。

桂枝甘草汤虽然只有两味药，但却是《伤寒论》中的一个名方。其原文这样说："发汗太多，病人手交叉覆盖在胸部，心下跳动不安，而欲得按捺的，用桂枝甘草汤主治。"由于误治或者延治导致发汗过多而损伤心脏的阳气，对此可以用桂枝甘草汤治，不过此时就不能像心脏病发作时用那样大的剂量了，基本上桂枝 10 克，炙甘草 5 克就可。具体应用时，因为涉及辨证方面的内容，所以大家需要在医生的指导下服用。

对于劳心者来说，出现了心阳虚的症状后，生活中保持健康一定要注意以下三点：第一，思不可过久。在看书、工作、写文章时，不要一趴就是几个钟头。一小时或略感疲倦时，就该起身伸展一下肢体，活动活动。第二，经常锻炼身体。若长期久坐，苦读穷思，不锻炼身体，就容易让身体素质下降，感染疾病，应该常散步、慢跑、做操等。第三，饮食起居要有规律，劳逸结合。做到"心不劳，神不疲"，才可以尽量减轻思想负担，达到延年益寿的目的。

车前子煎汤——给高血压患者的降压方

高血压作为"三高"之首，可导致脑、心、肾、周围血管等器官损伤，威胁着人的身体健康。中医学认为，高血压病是由于机体阴阳平衡失调产生的结果，并提示大家，治疗高血压，试试车前子。

传说西汉时有一位名将叫马武。一次，他率军队去戍边征战，被敌军围困在一个荒无人烟的地方。时值六月，那里酷热异常，又遇天旱无雨。由于缺少食物和水，人和战马均有不少被饿死、渴死。剩下的人马也因饥渴交加，一个个小肚子胀得像鼓一般，尿像血一样红，小便时刺痛难忍，点点滴滴尿不出来。战马撒尿时也嘶鸣挣扎。军医诊断为尿血症，需要清热利水的药物治疗。因为无药，大家都束手无策。马武有个马夫，名叫张勇。张勇和他分管的三匹马也同样患了尿血症，人和马都十分痛苦。

正在大家发愁绝望的时候，张勇突然发现他的三匹马都不尿血了，马的精神也大为好转。这一奇怪的现象引起了张勇的注意，他便紧盯着马的活动，发现原来是马啃食了地面上长得像牛耳形的野草。他灵机一动，心想大概是马吃了这种草治好了病，不妨自己也拔些来试试看。于是他拔了一些草，煎水一连服了几天，感到身体舒服了，小便也正常了。

张勇把这一偶然发现报告了马武。马武大喜，立即号令全军吃"牛耳草"。几天之后，人和马都治好了。

马武问张勇："牛耳草在什么地方采集到的？"张勇向前一指，"将军，那不是吗？就在大车前面。"

马武哈哈大笑："真乃天助我也，好个车前草！"

此后，车前草治病的美名就传开了，因为此草爱长在路旁，所以又有别称当道草。

车前子是车前科植物大车前的种子和全草。

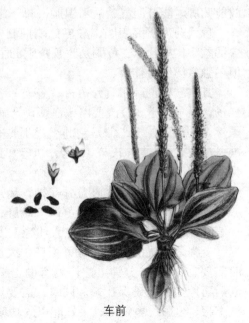

车前

在西北主要生于地边、路旁、渠边等地，农村人常用车前子或车前草治疗头晕目眩、痢疾等病症。车前子性味甘寒，归肾、肝、肺经，功能利尿通淋、渗湿止泻、清肝明目、清肺化痰。适用于水肿胀满，小便淋涩；暑湿泄泻；目赤涩痛、目暗昏花；痰热咳嗽；高血压等病症。

实验证明，每日用车前子 15 克（经 1 个月疗效不显著加至 30 克），水煎 2 次，当茶饮。50 例患者经 3 ~ 4 个月治疗，收缩压降低到 150 毫米汞柱以内的 23 例（46%），舒张压降低到 90 毫米汞柱以内的 25 例（50%）。治疗中除个别病例有胃部不适外，无其他不良反应，而且单味车前子治疗老年性高血压有良好的疗效。

这里有两个方子是用车前子治疗高血压的：一个是将 30 克车前子用清水洗净，煎煮 30 分钟，频频代茶饮，半月为 1 个疗程。另一个是将 60 克鲜车前子洗净，水煎服；或车前子、杜仲、桑寄生各 12 克，水煎服。

在利用车前子降压的同时，高血压患者一定要注意自己的饮食调理。中国人的传统膳食习惯有个非常突出的缺点，那就是饮食中含盐量偏高。特别是喜吃咸鱼、咸肉、酱菜和腌菜的人，盐摄入量过高，这对防治高血压病很不利。早在二千多年前的《黄帝内经》中就有了相似的论述。《黄帝内经·五脏生成》篇记载："是故多食咸，则脉凝泣而变色。"意思就是说，如果多吃咸味的食物，血液会变稠，流动也会变得缓慢，而颜面的色泽也会发生相应变化。这种说法正是现代医学上的"高血压"的病征。不少高血压病患者，特别是舒张压高的，如果不限盐，单纯服药，疗效很差。限盐后药效很快出现，有的人用药量还可以减少，个别病人甚至可以不必用药。因此，患者在饮食中务必要遵循"低盐"的原则。

虚烦失眠，试试酸枣仁浓汤

现代人生活工作压力大，情绪上的变化会影响到身体健康。如果肝血不足，虚热内扰，血不养心，很容易失眠，同时还会伴有头晕目眩、心悸盗汗、咽干口燥等症状。

酸枣仁浓汤对缓解虚烦失眠，效果不错。这一食疗方制作起来也比较简单，准备酸枣仁 20 克，加水 100 毫升，浓煎至 15 ~ 20 毫升，临睡前 20 分钟服下即可。

酸枣仁又叫枣仁、酸枣核，是中医治失眠最常用的一味中药。宋代《太平圣惠方》中就有"酸枣仁粥"治疗"骨蒸（虚热），心烦不得眠卧"的记载；元朝名医朱丹溪指出："血不归脾而睡卧不宁者，宜用此（酸枣仁）大补心脾，则血归脾而五藏安和，睡卧自宁。"《本草经疏》认为酸枣仁"实酸平，仁则兼甘。专补肝胆，亦复醒脾。熟则芳香，香气入脾，故能归脾。能补胆气，故可温胆。母子之气相通，故亦主虚烦、烦心不得眠"。

现代药理研究表明，酸枣仁能抑制中枢神经系统，有明显的镇静、催眠作用，它所含的酸枣仁皂苷 A、黄酮是改善睡眠的主要有效成分。中药方剂中，酸枣仁多用于配方，但单独煮汤也有佳效。

其实酸枣仁除了食疗方外，还有一种酸枣仁汤，是治疗失眠的代表方剂之一。酸枣仁汤，最早见于《金匮要略·血痹虚劳病》篇云："虚劳虚烦不得眠，酸枣仁汤主之。"虽然名为酸枣仁汤，但是它的组成不光有酸枣仁一味药。具体来说，在制作的时候需要准备酸枣仁 20 克、茯苓 10 克、知母 9 克、川芎 6 克、甘草 6 克。水煎后，每日 1 剂，早晚分服用。

方中酸枣仁可以养心益肝安神，治疗心肝血虚引起的失眠健忘，多梦易醒；茯神宁心安神；知母滋阴清热；川芎调气疏肝；生甘草清热和中，是中药治失眠的经典名方。一般酸枣仁要治子时病，是在大约晚上 10 点的时候吃，一次的疗程大约是两个星期。

有失眠困扰的人，平时可 1 日 3 次常规服用食疗方酸枣仁浓汤，不过最后一次服用时需要在睡前 15 分钟，这样更有助于睡眠。如果想服用药方酸枣仁汤，最好请医生诊断后再服用，以确保疗效。同时，需要注意睡前的 1 小时不要吸烟饮茶，也不要看刺激性书报、电影、电视等，最好能以气功取代此类活动。

对付神经衰弱，拉拉耳垂很有效

虽然国外已经没有了"神经衰弱"一说，但患有神经衰弱的人群并没有减少，在日常生活中，我们也经常听到有人说"我最近总提不起精神，做事丢三落四，反应迟钝，肯定是神经衰弱了"。可以说，神经衰弱已经成了大多数人，尤其是工作紧张的上班族的"通病"。

神经衰弱患者，一般容易兴奋也容易疲劳，碰到一点儿小事，就容易激动兴奋，但兴奋不久就很快疲劳，所以有很多患者非午睡不可，否则下午便支持不住；稍微做一点儿费力的工作，就感到疲倦不堪；没走上多远的路，就觉得很累。有的患者说话缺乏力气，声音低弱无力，在情绪方面，表现得很不稳定，常常为一点儿小事而发脾气，不能自我控制；有时变得较为自私，只想着自己，如果别人对他疏忽了些，或没有按照他的意图办事，就大为不满或大发雷霆，因此常和身边的人闹矛盾。

中医学认为神经衰弱主要由七情所致，由于忧思郁怒，肝失条达，气机不畅而致肝气郁结。张仲景在《金匮要略》中指出："见肝之病，知肝传脾气。"脾虚心失所养，故心悸健忘，多梦易醒。心伤则阴血不足，阴不敛阳，故失眠。治疗当以疏肝解郁、补养心脾、宁志安神为主。

中医上有一种治疗神经衰弱的方法——提拉耳垂。具体做法是：先将双手掌相互摩擦发热，然后用两手掌同时轻轻揉搓对侧耳郭 2～3 分钟，再用两手的拇指和示指屈曲分别揉压对侧耳垂 2～3 分钟，最后开始向下有节奏地反复牵拉耳垂 30～50 次，直至耳郭有热胀感为止，这时全身也产生一种轻松、舒适、惬意的感觉。照此法每天锻炼3～5 次。

用拉耳垂的方法治疗神经衰弱，常常可以收到意想不到的效果，但预防神经衰弱还是十分重要的，注意保持良好情绪，才是防治神经衰弱的根本之法。

此外，老年神经衰弱对于老年人的身心健康危害极大，必须采取适当措施进行防治。除了进行必要的治疗外，老年神经衰弱还可通过以下措施进行自我调整：

（1）提高心理素质，增强机体的自我防卫能力。

（2）持良好的情绪，培养广泛的兴趣。

（3）注意睡眠卫生，养成良好的睡眠习惯。

（4）加强体育锻炼，要注意劳逸结合。

最后，老年神经衰弱往往表现比较复杂，并可能伴有其他老年人常见疾病。因此，如果出现老年神经衰弱症状表现，一定要尽快咨询医生，请求医生的帮助。

降血脂很简单，刺激丰隆加条口

高血脂是指脂肪代谢或运转异常使血浆一种或多种脂质高于正常。一般高血脂的症状多表现为：头晕、神疲乏力、失眠健忘、肢体麻木、胸闷、心悸等，还常常伴随着体重超重与肥胖。如果长期血脂高，脂质在血管内皮沉积所引起的动脉粥样硬化，会引起冠心病和周围动脉疾病等，表现为心绞痛、心肌梗死等。

《素问·痿论》说："心主身之血脉。"指心有主管血脉和推动血液在脉中运行的作用。中医认为"脉为血府"，脉管就像隧道一样，是血液运行的通道。脉道通利是血液运行的基本条件，而高血脂影响了心主血脉的功能发挥，如果能够清除血脂，则心脉搏动良好。

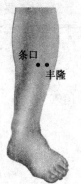

条口
丰隆

一般高血脂的人都会手掌发红，而掌心有星星点点的白色脂肪点，最突出的是双手的大鱼际非常饱满，明显比小鱼际高出很多。从中医角度来说，想要降血脂，就要认识丰隆穴，这个穴位在人体中起的作用就像控制电梯升降的管理员，如果身体营养过剩，它就会促进身体把多余的物质排泄出去，相反如果身体营养不足，它也会促进身体多做一些补充。在现代生活中，丰隆穴更多地被用来达到减肥的目的，因为肥胖也是一种脂肪堆积的疾病。

同样也可以控制血脂的升降。

定位丰隆穴需要借助另一个和它关系特别密切的穴位——条口。因为条口穴与丰隆穴离得非常近，又是同一条经络上的穴位，所以可以同时刺激按摩丰隆和条口，这两个穴位就像一对好朋友，可以起到类似相互补充的作用。条口穴的位置在外膝眼下八寸的地方，而条口外开一横指（大约1寸）的地方就是丰隆穴。用拳头直接在条口和丰隆的穴位处进行敲打，两个穴位都会受到刺激，这样就可以达到降血脂的目的了。

最后，高血脂患者有几点禁忌是睡前要注意的：

（1）枕头不要过高。头部铺垫过高，颈部肌肉和韧带过度牵拉，会挤压颈部血管阻断血流，造成脑供血不足，容易导致脑梗死。

（2）睡前不能吃得过饱。饱餐后血液会向胃肠道集中，心脑的血流相对减少，易引起脑梗死、心绞痛、心肌梗死等疾病。

（3）睡前不要酗酒。酗酒后，血浆及尿中儿茶酚胺含量迅速增加，因儿茶酚胺是升高血压的元凶，加之高血脂病人易合并动脉粥样硬化和高血压，容易导致脑中风和猝死。

（4）睡前不要抽烟。烟草中的有害成分可使血管痉挛收缩、血压升高，还能使血小板聚集形成栓塞，从而导致冠心病、心绞痛甚至心肌梗死的发生。

老年人血稠，家庭护理四要素

《黄帝内经》讲，心主血脉。所以当人血稠了，血脉瘀滞就容易形成血栓，引发心肌梗死等危及生命的疾病。在生活中，有不少老年人，起初体检时被医生诊断为血稠，但平时不注意保养，也不懂得如何保养，最终导致脑血栓、心肌梗死等重病，甚至撒手人寰。

事实上，血稠虽不是独立性疾病，但临床上有很多疾病，如动脉硬化、脑血栓、心肌梗死、高血压、糖尿病、阻塞性视网膜炎以及慢性肝肾疾病等都与血稠有着密切的关系。所以，如果检出了血稠，我们一定要做好家庭护理。

首先，也是最重要的一点，就是要养成爱喝水的好习惯。血液中水分的多少，对血液黏稠度起着决定性的影响。这类老人，可以早、中、晚各饮一杯淡盐水或凉白开水，特别是在血稠发生率较高的夏季，更要多喝水。平时饭菜宜清淡，少吃高糖、高脂肪食物，多吃些粗粮、瓜果蔬菜、豆类及豆制品等。可常吃些具有血液稀释功能防止血栓、降低血脂等的食物。

其次，生活要做到有规律，要作息有时，劳逸结合，保证充足睡眠，并做到不吸烟不酗酒。

再有，要坚持适度的运动锻炼。选择适合自己的锻炼项目，如散步、快走、慢跑、做体操、打球等，可有效地增强心肺功能，促进血液循环，改善脂质代谢，降低血液黏稠度。

最后，就是要保持一颗淡泊宁静、随遇而安的平常心，让情绪处于愉悦之中。

但需要注意的是，如果出现了较明显的血稠症状，特别是已经患有高血压、动脉硬化、糖尿病的患者，必须及时就医，在医生的建议下进行药物干预，如西药肠溶阿司匹林、茶色素等，中药丹参、川芎、当归、红花等。

自制保健药膳，缓解心律失常

心律失常属于中医"心悸""怔忡""胸痹""心痛"等范畴，一般是由气血虚损，阴阳失调，惊恐劳累导致；少部分是由痰浊、血瘀引起的。所以，具有补气血，调阴阳，宁心定智，养心安神和化痰浊、活血祛瘀作用的中药药膳或者药酒可以起到缓解和预防心律失常的作用。

用食物治疗心律失常，最早见于《灵枢·五味篇》，其曰："心病者宜食麦、羊肉、杏、薤。"其中"薤"即薤白，现代医学已证明它是治疗冠心病的有效药物。这一记载可能是我国古代医药文献中应用中草药治疗心血管疾病的最早记载。下面就为大家介绍几款防治心律失常的中药药膳：

1. 茯神粥

【材料】茯神 30 克，羚羊角粉 2 克，粳米 100 克。

【做法】先将茯神捣细煎汤，去渣。同粳米一起煮作粥，加入羚羊角粉调匀。

【用法】温服。每日 1 次，一周为一疗程。

【功效】平肝熄风，宁心安神。临床应用于肝气偏旺或惊恐所致的心悸、不寐等。

2. 麦冬三生鸽汤

【材料】麦冬、生黄芪、生晒参、生地、白及各 10 克，乳鸽 1 只，调味品适量。

【做法】将上述药材清洗干净，煎煮取汁，乳鸽入锅水煮，待熟时加入药汁再煮 10 分钟左右，调味服食。

【用法】每周 2 剂。

【功效】可润肺生津、滋阴补气，适用于心律失常、喘息气短、干咳无痰、口燥咽干、大便秘结、小便短少等。

3. 龙眼粥

【材料】龙眼肉 30 克，糯米或紫米 100 克，冰糖适量。

【做法】先将糯米加水适量熬成粥，快熟时加入龙眼肉及冰糖，再煮 10 ~ 15 分钟即可。

【用法】温服，每日 1 次，一周为一疗程。

【功效】安心神，定魂魄，敛汗液。临床应用于心神不安，惊悸不宁，乏力出汗者。有内火者禁用。

4. 参苏酒

【材料】红参 10 克，苏木 10 克，红花 6 克，陈皮 10 克，甘草 10 克。

【做法】将上五味药一同放入瓶中，加入 500 毫升白酒，浸泡一周后即可服用。

【用法】每次口服 20 毫升，早晚各一次。20 天为一疗程。

【功效】益气活血，安神宁心。对气虚血瘀所致心律失常有一定作用。

5. 枣仁粳米粥

【材料】酸枣仁 15 克，粳米 100 克。

【做法】酸枣仁炒黄研成细末。将粳米煮粥，粥熟时放入酸枣仁细末。

【用法】空腹食用。每日 1 ~ 2 次，1 周为 1 个疗程，可连服数个疗程。

【功效】养心安神，滋阴敛汗。主治心律失常，属阴虚火旺型，心悸不宁，心烦少寐，头晕目眩，手足心热，午后潮热，盗汗。

6. 莲子粳米粥

【材料】莲子 30 克，粳米 50 克。

【做法】先将莲子煮成泥，再放入粳米煮作粥。

【用法】空腹食用，每日早晚各服 1 次。

【功效】补血养心，益气安神。主治心律失常，属心血不足型，心中悸动不安，神乏无力，面色无华，失眠多梦者。

7. 万年青茶

【材料】万年青 25 克，红糖适量。

【做法】将万年青加水 150 毫升，煎至 50 毫升，滤出汁，反复两次。

【用法】将两次取得的汁液混合，加入红糖，1 日内分 3 次服完。每日 1 剂，连用 1 周。

【功效】活血化瘀止痛。主治心律失常，属心血瘀阻型，心悸不安，胸闷不舒，心痛时作，舌质紫暗有瘀点，脉涩或结代。

除了食疗保健之外，心律失常患者应该在生活中注意，避免一些诱发因素，常见诱因有：吸烟、酗酒、过劳、紧张、激动、暴饮暴食，消化不良等。还要保持平和稳定的情绪，精神放松，不过度紧张。养成按时作息的习惯，保证睡眠。运动要适量，量力而行，不勉强运动或运动过量，不做剧烈及竞赛性活动，可以练练气功、打打太极拳等。

十宣放血——为脑出血争取救治时间

清晨被称为心脑血管疾病的"魔鬼时间"。当人清晨醒来时，血压会立即上升，心跳加快，血管收缩，这是人从卧床到站立时的一种自卫性的生理变化。不过，患有高血压或心脏病的人对这种刹那间的变化承受不了，可能会出现中风或心脏病发作。当患者出现中风时，脑部微血管会慢慢破裂，也就是脑出血。所以，不管当时患者在什么地方，千万不要搬动患者，否则会加速脑部微血管的破裂。

作为紧急的应对策略，家人在等待救护车的时候，可在原地把患者扶起坐稳，然后开始十宣放血。十宣位于十个手指尖端的正中，左右手共十个穴。十宣穴能开窍醒神，常用于昏厥、中风昏迷时的急救。方法是，在患侧处的五指尖端去指甲游离缘0.1寸处取穴，常规消毒后用三棱针从拇指依次扎向小指，点刺出血用手挤压出 1 ~ 3 滴血，然后用消毒干棉球按压针孔止血。

这种方法可以为中风脑出血患者争取救治时间，若不采取这种放血急救的方法，而急于将患者送往医院，路上的震动颠簸会使患者脑部的微血管破裂面积加大，使救治工作更加困难。

为什么十宣放血就能很快止住脑出血呢？因为头部和指尖都属于末梢，人发生脑出血时，头部压力会急剧上升，这个时候就需要减小脑部压力，而在手指末梢放血，可以把上面的压力宣泄出去。而且，在此处放血可以从整体上改善血液循环，让气血能顺利地到达肢体。

其实，在中国民间类似这样的放血疗法很常见，它是通过放血祛除邪气以达到调和气血、平衡阴阳和恢复正气目的的一种有效治疗方法，适用于"病在血络"的各类疾病。比如，在耳尖穴（耳郭上方耳轮的顶端）放血，有疏风通络、泻热的功效，是治疗高热的特效穴；如因上火引起的头痛头眩、烦躁不安就可以在鼻子正上方、两眉之间针刺放血。另外，对于多年慢性病和久治不愈的疾病，可在踝关节、肘关节、腕关节、膝关节这些部位周围，寻找怒张的紫黑血管刺血，常常可以收到神奇的效果。

按摩膻中和太渊——早搏的穴位疗法

早搏是一种常见的心率失常症状，也许就是偶然感到一阵心慌，并不会有更严重的感觉，但是也有一些人感到心前区非常压抑，现在很多人选择用吃速效救心丸来消除早搏的症状。其实，中医按摩的方法也能在一定程度上缓解早搏，那就是同时按压膻中穴和太渊穴。

一种好的药物肯定含不止一种的有效成分，这样才能使药效相互配合，相互制约，发挥更好的效果。按摩膻中和太渊的方法，就像药物搭配中的君臣佐使，相互配合能达到最佳的治疗效果。

膻中，前面已经提到过很多次了，就在人体的双乳中间，中医认为膻中是人体的气会，就是说身体所有的气都会到达这里，所以根源是气血逆乱的

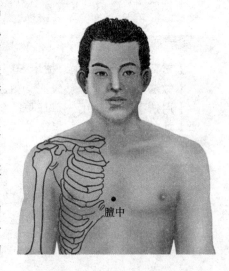

膻中

早搏就需要在这里捋顺一下。气通顺了其他疾痛症状也就消失了。而太渊也是一个非常重要的穴位。这个穴位的位置就在手腕诊脉的位置。每个人都知道脉搏就是心脏的跳动，那么作用在脉搏上的穴位，当然也就是在调整心脏的跳动规律了。

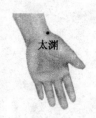

太渊

在通过膻中和太渊两个穴位进行调节治疗的时候，加上左耳内的按压，刺激在左耳中的心脏反射点。这样就把两个穴位的作用有效地联系在了一起。

实际上对于早搏经常会分为良性的早搏和有预后意义的早搏，也就是说早搏很多情况下是不被人发现的。所以既不要对它过分担忧，又可以通过人体的调节来纠正。如果真的出现了非常不舒服的感觉也需要去专业医院进行诊治。

下面是经常有早搏症状的人应该做到的疾病护理事项：

（1）早搏本身并非严重疾病，所以病员应消除思想顾虑，保持情绪稳定，避免过度兴奋或忧伤。因为情绪波动太大容易诱发早搏的发生，应经常保持心情开朗，这是心脏早搏护理很重要的一点。

（2）注意休息，晚上宜早睡，不要熬夜，有失眠者，在心脏早搏护理时应在医生指导下适当服些镇静剂或安眠药，以保证大脑皮层能得到充分休息，否则可造成中枢神经功能紊乱，使心肌兴奋增高而诱发早搏。

（3）在饮食上对心脏早搏护理应注意：不吸烟，不饮酒，饮食不过饱，少吃刺激性食物如酸、辣等调味品，少喝浓茶或咖啡，因为这些食物都可使心肌兴奋性增高，诱发早搏。

（4）伴有严重心脏病或有明显症状者须服用抗心律失常药物。此类药物应按医嘱服药，在服药期间应注意有无药物不良反应。这是在心脏早搏护理中特别需注意的一点。如胺碘酮、维拉帕米等常用药可使心跳减慢，如服药后每分钟心跳在五十次以下，应及时停药。阿普林定也容易引起神经系统副作用，如头晕、手指震颤、摇晃等，应慎用。

第八章

远离最伤"心"的生活习惯

汗为心之液，大汗淋淋易伤心

打完一场篮球，或者刚从健身房出来，每个人都是大汗淋淋，尤其在炎热的夏天，稍微运动一下就是满身大汗，许多人喜欢在夏天出一身大汗后冲个澡，觉得很舒服。还有的人认为请人吃饭不如请人出汗，他们觉得出一身大汗，有排毒的作用。殊不知，大汗淋淋其实最易伤心。

中医认为，汗液是人体内的津液在阳气的蒸腾气化作用下，由玄府也就是汗孔排出体外的液体，《素问·阴阳别论》称："阳加于阴谓之汗。"就是这个意思。由于汗为津液所化生，而血与津液的生成都来源于人体摄入的营养物质，二者能够在血脉内外相互渗透、互相补充，即所谓"津血同源"。而在中医脏腑学说中，心又有主一身血脉的功能。因此，就有了"心—血—津液—汗"的关系链。《医宗金鉴》将其归纳为："心之所藏，在内者为血，发于外者为汗，汗者心之液也。"

"汗为心之液"高度概括了"汗"对人体的重要程度。首先，汗血同属阴津，阴津的充足和输布是汗液生成的来源和基础，而阳气的运行和控摄是汗液排泄的动力和调节枢纽。其次，生理上汗液与心之功能密切，因此病理上出汗过多或发汗过多，则易损伤津液、耗散心气，常见心悸气短、神疲乏力等症。比如心绞痛或心肌梗死的病人，发病时都会大汗淋漓，有的被子都会湿透。因此，心功能失调或有心脏病的人，千万不要选择出汗多的运动，或者出汗多的放松方式如桑拿、泡温泉等，以免大汗淋漓后耗伤心液加重病情。

另外，人体出汗一般有两种情况：一是散热性出汗，如气候炎热，衣被太厚或进行一些运动；二是惊恐紧张导致的出汗，是指人在精神紧张或受到惊吓时出汗。所以，紧张出汗也会耗损心液，平时要注意控制自己的情绪，努力保持一种平和的心态。

一般说来，在正常的情况下，汗液的排泄是我们常常感觉不到的，其主要目的是为了肌肤的润泽。但过度出汗，比如大汗淋漓，汗湿全身等就会对心脏造成危害。所以，我们平时的运动锻炼一定要适量适度，不宜选择运动量很大、出汗较多的项目，而是要尽量选择一些相对平缓的项目，如慢跑、散步、打太极拳、瑜伽等，既不会出大汗又可收到锻炼效果，最重要的是不会损耗阳气。同样，像蒸桑拿这种容易大汗淋淋的活动也不要太频繁，以免汗液流失过多，有伤身心。

超负荷工作容易心气不足

心气不足有两种情况，一种是由于身体虚弱长期气血不足造成的心肌不够强劲所致的心脏病；另一种是由于血脂造成的血管内壁长时间杂质和饱和脂肪酸堆积，导致的心血管内径变窄造成的心脏供血不足。第一种多发生在女性和先天身体虚弱者身上，后一种则大多数城市人都会有，主要跟不良的生活及饮食习惯有关，其中最常见的就是超负荷工作，也就是我们所说的过度疲劳。

每个人都会感觉到疲劳，这是身体的本能，轻度疲劳可通过充分休息得到改善，而过度疲劳则会对身心健康造成危害，甚至诱发疾病的产生。那么，过度疲劳对人体的危害具体表现在什么地方呢？

过度疲劳容易导致心气不足，超负荷的工作使人的生理和心理一直处于疲劳的状态。从心理上来说，容易导致人的精神紧张，脑功能会轻度紊乱，从而引发神经衰弱，出现失眠、注意力涣散、记忆力减退、心悸、持续性头痛等症状。《灵枢·口问》中说："心者，五脏六腑之主也，故悲哀忧愁则心动，心动则五脏六腑皆摇。"各种情志活动的产生，都同心有着重要的关系。外界的刺激都是先作用于心，再通过心的活动带动情志上的变化。由此可见，如果一个人长期在情感问题、婚姻危机、职业压力、人际关系的处理上费神，就会劳累心神。心神需要静养，而不能过于劳累。

长时间的超负荷工作也会透支人的身体健康，使血流速度减慢，含氧量下降，无法正常排出代谢产生的废物，久而久之就会对心脏和脑细胞造成严重的损害，容易诱发心肌缺血、高血脂、脑循环障碍等疾病。

过分受冷，易犯"心病"

中国有句养生谚语叫"春捂秋冻，不生杂病"，说的是秋季气温稍凉爽，不要过早过多地增加衣服。而春天气温刚转暖，不要过早脱掉棉衣。这其中有一定的道理，但也要因人而异，尤其是"秋冻"对某些人来说，不是养生反而会让心脏受损。

《黄帝内经》里说过，心在五行中属火，于五脏中属于阳脏，又因为它在身体的上部，所以古人把心脏比作人体中的太阳，所以中医认为六淫中的阴寒之邪是对心最大的威胁，也就是说我们的心脏最怕受寒受冷。

正常情况下，人体内的五脏六腑只有在 36 ～ 37℃的温度条件下，才能保持正常功能。而当环境变冷时，为了不使体内热量散失，体内的血管就开始收缩以保持这些内脏器官所需的温度。一般来说，人的手和脚是最容易受冷的部位，而手脚与心脏的距离最远，并且手脚上的血管细小，一旦受冷就难以顺畅地输送血液，要知道，我们每个人都不能离开心脏的血液输送运作。这样一来，血管收缩便会增加心脏的负担，导致血压上升，血液循环不畅通，水分代谢不平衡等。所以，天凉了以后一定要做好手和脚的保暖，特别提醒一些爱美的女性朋友，穿衣打扮上不要为了"风度"而不顾"温度"，健康才是最好的美丽。

对于心脑血管患者来说，更加不能过分受冷，秋冬交替时节，不但气候多变，气压的波动幅度也相对较大，人体的皮肤乃至皮下组织和血管都容易遇冷收缩，使得血管的阻力增大，导致血压上升，血液黏度增大，这些都是心脑血管病人的大忌，相关研究也发现，在 0℃以下的低温环境中，特别是在寒潮或者强冷空气活动的日子里，急性心肌梗死、脑血管意外等心脑血管疾病的发病率会显著上升。所以，心脑血管病患者不宜受冻。

总之，秋冬季节一定要做好保暖工作，不能让身体过分受冷，从而给心脏增加负担。即使在夏天也不要把空调温度调的太低，这样同样会使血管痉挛收缩，血压升高，或血液受阻，引发心脑血管意外。

久看电视喝浓茶，加重心脏的负担

如今电视机已成为家庭生活中不可或缺的一件"生活用品"，不管看不看，每家都会在客厅或卧室摆放一台。而对于老年人和小孩子来说，看电视几乎是他们一天中最主要的休闲活动。尤其是老年人，喜欢泡杯浓茶，在电视机前一坐就是一天，其实，这是非常不好的习惯，会加重心脏的负担。

研究表明，即使是身体健康的人，如果长时间看电视，也可能会出现致命的后果。

看电视 1 小时可增加心脏病死亡风险 7%，那些每天看电视 4 小时的人心脏病风险为 28%。如果加上久喝浓茶、咖啡或酒精等刺激性很大的饮料，更会加重心脏的负担。所以，那些整天离不开电视的人一定要改掉这些坏习惯，为心脏减轻负担。老年人每天看电视要控制在 1 ~ 2 小时之间，注意休息。儿童也不宜长时间看电视，否则会使患心脏病危险增加，原因是看电视的时候，身体消耗的能量非常低，体内剩余的热量容易转化成脂肪，导致脏腑里脂肪量增多，容易引发心脏病。

很多老人喜欢一边看着电视，一边喝着浓茶。虽然喝茶可以提神醒脑、促进消化，有益人体健康，然而，浓茶中的茶碱和咖啡因具有兴奋心脏的作用，会加重心脏的负担，尤其对于心脏功能欠佳的人来说，后果更是不堪设想。所以，对于心动过速的心脏病患者以及心、肾功能减退的病人，一般不宜喝浓茶，最好是饮用淡茶，一次饮用的茶水量也不宜过多，以免加重心脏和肾脏的负担。尤其是对于中老年人来说，饮茶的浓度对保护自己的身体健康尤为重要。

此外，饮浓茶与吸烟、饮酒和饮咖啡一样是引起血压升高的重要因素，尤其是喜欢喝浓茶并且饮茶量较多的人。在日常生活中有些人饮茶后会出现头晕、头痛等症状，这有可能就是血压升高的缘故。另外，过量喝浓茶会加重心脏负担，产生胸闷、心悸等不适症状。

所以说凡事应有度，看电视和喝茶本来是人们休闲的一种方式，适度可以养生，过度则有损健康。

酒后不宜喝咖啡，避免刺激血管扩张

"美酒加咖啡，一杯再一杯……"伴随着邓丽君甜美的歌声，美酒和咖啡的组合似乎也变得甜美起来，酒后来一杯咖啡成了很多人的习惯，可事实上，这种行为并不像歌里唱得那么美，反而会危害我们的身体健康。

以前人们认为咖啡因有助于提升肝和肾脏的机能，酒后喝咖啡可以促使酒精分解成二氧化碳和水，所以咖啡有醒酒的作用。但是，最新研究发现，酒后喝咖啡，会加重酒精对人体的损害，而且还会刺激血管扩张，诱发高血压，伤害心脏。

一般人们喝过酒以后，酒精会快速地被消化系统吸收，然后进入血液循环系统，影响肠胃、心脏、肝肾、大脑和内分泌系统，并导致人体内蛋白质、糖和脂肪的代谢紊乱，而大脑则是受损害最直接、最严重的部位。这时候再喝咖啡，咖啡因就会刺激中枢神经和肌肉，加快人体的新陈代谢。导致大脑从极度抑制转入极度兴奋，并刺激血管扩张，加快血液循环，极大地增加了心血管的负担，比单纯喝酒对人体造成的伤害高出许多倍，严重的还会诱发高血压，再加上这时候人的情绪比较激动，危险性会大大增加。

所以，美酒加咖啡的组合最好不要尝试，即使是喝了有保健作用的葡萄酒以后，也不适合喝咖啡。在此提醒大家，饮用 30 度以上白酒超过 50 毫升的人，酒后不要喝咖啡，喝了少量酒的人，喝咖啡最好不要超过 200 毫升。在饮用白酒 30 ~ 60 分钟、葡萄酒 1 ~ 3 小时之内，人体中游离的酒精含量会达到最大值，此时不要喝咖啡。

清晨切勿猛起床，给心脏一个缓冲的时间

为了第二天上课上班不迟到，大多数人都有定闹铃的习惯。那么，你是不是一听到闹铃响眼睛还没睁开就马上坐起来呢？如果是，那一定要改掉这个习惯。起床过猛可能造成一过性脑缺血，导致头晕等症状。这些情况在老年人中出现较多，尤其是患有动脉硬化、颈椎病的人群，更不要起床过猛，严重的可能导致晕厥。

早上醒来的时候不要急着睁眼起床，先闭眼躺上一两分钟，待心完全醒来后再起床。因为早上，人是醒来了，但心还处于混沌状态，还没有完全清醒过来，这时如果猛然间起床，尤其是患有脑血管疾病或心脏病的朋友可能会诱发脑出血、心脏病。所以，清晨起床要缓慢，体位变化不要迅速，最好活动一下四肢，伸伸懒腰都可以，三五分钟以后

再起来。身体经过一夜的睡眠后，活动一下，可以增强血液循环。

明朝养生学家冷谦在《修龄要旨》中说："平明睡觉，先醒心，后醒眼，两手搓热，熨眼数遍，以睛左旋、右转各9遍，闭住少顷，忽大睁开，除却风火。"意思是早上醒来的时候，不要急着睁开眼睛，先养养神醒醒心，把双手对搓搓热后用手心捂住眼睛，如此多做几遍，然后转眼，左右各9遍，这时候再把眼睛睁开。

当然，不仅是老年人，年轻人也要养成早上先醒心后醒眼的习惯。平时加强训练，形成条件反射，关键时刻才能起作用。人在快睡醒的时候是先醒心，会出现大脑醒过来了但眼睛还睁不开这种似睡似醒的状态。这时最好不要急着睁眼起床，因为此时似睡似醒的状态类似于修炼中的入定，是最有利于人体健康的状态之一，我们可以利用这段时间先醒醒心，等完全清醒了再睁开眼睛，然后慢慢起床。虽然一日之计在于晨，但也不妨碍你花上几分钟醒醒心，给心脏一段缓冲的时间，养成良好的起床习惯，给自己一个健康的身体。

最后，对于心脑血管病的高发人群——老年人，还要注意做到三个"半小时"：即早上起来运动半小时，打打太极拳，散散步，或者进行其他运动，要因人而异，运动适量；中午睡半小时，符合人生物钟的需要，下午上班精力充沛，老年人更是需要补充睡眠，因为晚上老人睡得早，早上起得早，中午非常需要休息；晚上6～7点慢步行走半小时，可使老年人晚上睡得香，降低心肌梗死、高血压发病率。

心脏病患者洗澡有"四不"

洗澡对于很多人来说只有清洁的作用，没有那么多讲究。其实，洗澡也是有禁忌的，不正确的洗澡习惯会影响我们的身体健康。尤其是患有心脏病的朋友们，在洗澡的时候应该做到"四个不要"。

1. 不要用温度过高的水洗澡

洗澡水的温度一般以37℃最好，不过冷也不过热，如果将水温调得过高，尤其是在冬天洗澡的时候，容易使全身皮肤的血管扩张，使得体内大量血液集中到皮肤表面，导致心血管急剧缺血，从而容易引起心血管痉挛。对于患有心脏病的人来说，如果心血管痉挛时间超过15分钟，就有可能发生急性心肌梗死，严重的有猝死的危险。

2. 不要在刚吃完饭后洗澡

人们在刚吃完饭时，心脏的血液会有一部分被调配给肠胃，以帮助它们完成消化吸收的功能。如果这时候洗澡，又会有大量的血液集中到皮肤表面，从而会加剧心脏缺血，甚至发生心绞痛或猝死。所以，饭后1小时之内最好不要洗澡，特别是心脏功能不好的人，应该在饭后2小时或者饭前1小时左右洗澡。另外，洗热水澡之前，可以喝一杯温开水，这样有助于补充体内的血液容量，减轻心脏的负担。

3. 洗澡时动作不要过大过猛

关于这一点，患有心脏病的朋友们和老年人要特别注意，洗澡时动作要轻柔舒缓，避免消耗掉过多的体力，洗完澡最好休息30分钟左右，用来恢复体力。洗澡期间不要锁门，一旦出现不适马上求助，有条件的可以由家人帮助洗浴。

4. 不要在疲劳的时候洗澡

劳动后也不宜立即洗澡，无论是体力劳动还是脑力劳动，都要在结束后休息一会儿再洗澡，否则容易引发心脏和脑部供血不足，甚至导致昏厥。

除了心脏病患者之外，脑血管病患者也不宜经常洗澡。因为洗澡时产生的热刺激，会使患者体内血流加速，进而增加血液对血管的压力。当血流通过某些局部病变部位时，容易发生血管破裂。

出汗不迎风，跑步莫凹胸

民间流传着很多健康谚语，是人们根据自己的生活经验总结的养生之法，而"出汗不迎风，跑步莫凹胸"就是其中之一，看起来很简单的一句话，但是做到它就能起到养护心脏的目的。

为什么说"出汗不迎风，跑步莫凹胸"是对心脏有好处的习惯呢？《黄帝内经》认为，汗为心之液。心是"阳中之太阳"，当人运动过后，体内的阳气愈发旺盛，这时蒸腾津液外出的能力也会增强，出汗就会较多。此时不宜吹风，否则容易让寒气从汗孔进入体内，引起疾病。而且，冷风的突然刺激会令血管立即收缩，增大了血液的循环阻力，心肺的负担也会加大。所以运动后应当先把汗及时擦干，脱掉出汗的运动服装、鞋袜，换上干净的衣服，防止热量散失过度。

而凹胸会缩小胸腔范围，使胸腔内的空气量减少，降低了肺活量，尤其是在跑步时，人的呼吸量相当的大，需要心脏的跳动频率与呼吸相当以及足够的氧气供应，这时如果凹胸，将会造成血液的含氧量降低，心脏的跳动将会受到限制，容易造成供血不足，也不利于呼吸。而抬头挺胸能够使胸围增大，使肺活量增加10% ~ 30%，让肺腔能容纳更多的空气，从而提升血液的含氧量，使更多的氧气参与体内的新陈代谢，以减轻心脏的负担，同时也会降低运动者的疲劳感。

除了凹胸，跑步时还要注意掌握呼吸动作的节奏，适当张口协助鼻呼吸，因为如果只用鼻呼吸，满足不了人体对氧的需要量，结果会使呼吸肌较快产生疲劳，影响健康。还有就是跑步的时候不宜逆风跑，因为人呼吸的频率在跑步时会变高，风中的微尘、细菌会随着呼吸进入肺里，让肺部受到感染引发疾病。而且逆风跑步，空气压缩使人呼吸困难，氧气供给不足，严重的还会导致死亡。如果是冬天，还会因为冷空气的侵入造成腹泻、腹痛等。

综上所述，人们在选择以跑步的方式锻炼身体的时候要做到"出汗不迎风，跑步莫凹胸"。这样才不会在锻炼的时候伤害身体健康，给心脏造成负担。

过度运动，让心脏加速衰老

人们常说"生命在于运动"，没错，健康的生活离不开适当运动，但运动也是有讲究的，希望马上就有运动成果，或者认为运动越多身体越好都是不正确的。运动不能急于求成，否则可能会适得其反，有的人本想借助运动防治高血压和心脏病，但因为运动强度过大反而可能加速心衰。

积极运动是有好处的，但要避免运动量过大，一旦超出心脏的负荷范围，必将加重心脏损伤，致使血压升高和心衰。有研究发现，过度运动也会对大脑造成损害。因为运动时会耗竭能源物质ATP，这可能是引起大脑功能下降的主要原因。另外，过度运动还会造成血液重新分配，自由基大量堆积，因血流加速造成血管内皮损伤而使脑的血液和氧供应减少。因此，很多人常会在剧烈运动后注意力不集中、失眠、健忘，长此以往将会对人体健康造成很大伤害。所以，只有适量运动才有助于血压和心脏功能的恢复。需要注意的是，高血压患者应该先将血压控制在正常范围之后，再去配合运动，比如打球、游泳、跑步等，都可以有效地减轻体重、增强血管弹性，尤其是早期高血压患者更应该及早进行这种改变。至于心衰病人，除非实在起不来床，否则力所能及的运动都有益无害。

总之，我们一定要合理制订自己的运动计划，给身体充分恢复的时间。一般说来，肌肉稍有酸胀感，并能在两三天内恢复，是比较理想的。如果运动锻炼给你带来的是愉快和活力，那才是达到了最佳的效果。

老年人养心的"六个注意"

孙思邈在《千金翼方》中指出"人年五十以上，阳气日衰，损与日至，心力渐退，忘前失后，兴居怠惰，计授皆不称心，视听不稳……万事冷落，心无聊赖，健忘嗔怒，性情变异，食饮无味，寝食不安。"由于生理机能的变化，老年人的心理、情绪也随之发生异常，容易产生一些消极、悲观心理，加之劳少逸多，嗜食肥甘，就会不可避免地罹患老年常见病。所以，老年人作为一个生理功能较弱的群体，对心脏的养护更应该重点注意，下面向老年朋友提出几点养心的注意事项。

1. 不要受寒受冷

研究表明，当外界的气温低于12℃时，人体内的血管会受冷收缩，导致心脏的负荷增加，血液流速减慢、血流受阻，血瘀机会增多，会大大增加诱发心脏病的风险。所以老年人要注意保暖，冬季减少户外活动，忌食生冷。

2. 老人大笑易心梗

老年人大笑时，血液中的儿茶酚胺分泌过多，会引起血压升高、心肌耗氧量增加以及心律失常。某些有脑血管疾病的患者，可因此"猝死"。

3. 高血压病人慎用阿司匹林

高血压病人不能长期服用抗凝药，如需服用，应在医生指导下有选择地使用，并定期到医院监测。

4. 救命药坐着吃

硝酸甘油和速效救心丸是心绞痛的救命药，患者服用这两种药时应采取坐靠姿势，最好靠在藤椅或沙发上。

5. 老人拔牙要做心电监护

拔牙过程中，许多老人的血压会明显升高，常会感到心悸和心慌。身体状况不好又确实需要拔牙的老人，应在心电监护下拔牙。

6. 保持乐观少发怒

在七情中，怒是最强烈的一种情绪，发怒会使气机不畅，出现气逆和气滞，引起心脑血管病。老年朋友应注意合理的控制情绪，因为保持积极乐观的良好心态也是预防和治愈心脏病的一个重要手段。

另外，健康来自持久的锻炼和良好的生活习惯。而信念、心态的好坏左右着人体的免疫功能，良好的心态就是剂灵丹妙药。所以，老年人心理健康重于身体健康。要愁愁常在，要乐乐常来，凡事不要斤斤计较，自寻烦恼，只有热爱生活，才能保持心脏健康，延年益寿。

养心，先改掉"伤心"的习惯

《黄帝内经》将心脏称为"君主之官"，古人说"国不可一日无君"，体现了君主对于一个国家的重要性，而心脏作为五脏六腑的君主，不仅对脏腑很重要，对我们的生命健康更是相当重要的。所以，养护心脏就要时刻注意，不做那些有损心脏的事，改掉伤害心脏的习惯。

1. 忌愤怒时暴饮暴食

暴饮暴食本来就对心脏的威胁很大，加上愤怒时，身体分泌出的大量激素会让血管收缩，使血压升高，容易诱发高胆固醇血症和高血糖。心脏学会的一项研究表明，在暴饮暴食的1小时内，心脏发病的可能性会比平时增大10倍。而对于已经患有高胆固醇、高血压或糖尿病的人来说，则会更加危险。

2. 忌运动后洗冷水澡

前面我们已经说过大汗淋漓易伤心，因为"汗为心之液"，出了一身大汗后正是心脏最脆弱的时候，而在此时洗冷水澡，会对心脏的伤害更大。运动过后，体表的毛细血管正处在扩张的状态，如果突然遇到冷水的刺激，就会使全身血管急速收缩、血压升高，增加心脏和肺的负担，从而出现心慌、气短、头晕等不良反应，心脏本身就不是很好的人很容易诱发心脏病。所以，在运动出汗后不要马上洗冷水澡，特别是老年人，更不要轻易尝试冬泳等锻炼方法。

3. 忌过度疲劳后桑拿

蒸桑拿在现在的生活中越来越常见，尤其是一些中老年男性喜欢在极度疲劳时去蒸个桑拿，觉得这是一种很好的放松身体、找回体力的休闲方式。但事实上，桑拿房里过高的温度会使人体皮下血管迅速扩张，皮肤血流量比平时增加 3 ~ 5 倍，所以回到心脏的血流量也会显著增加，这样就会加重心脏的负担。老年人、心脏病和高血压患者最好不要蒸桑拿，健康人在蒸桑拿时一旦出现恶心、心慌、心率过快等不良反应，应及时停止。年轻人也不要在疲劳的状态下大量饮酒后再蒸桑拿，因为这种情况对心脏的危险最大。

4. 忌堵车时开车窗

相信每个开车的人都讨厌遇上堵车的情况，既让人心情不好又耽误时间。很多人喜欢在堵车的时候开开车窗透气，岂不知这个看似正常的习惯也会让心脏受损。研究表明，人们陷于交通堵塞后 1 小时，心脏病发作的风险会增加 3.2 倍。因为在驾车的时候高度紧张会促使心跳加快、心肌疲劳，容易诱发冠心病。再打开窗户，空气会携带着大量污染物迎面扑来。不仅伤害心脏，也会殃及肺脏。所以一旦遇上交通拥堵，最好不要开窗透气，使用车辆内循环系统为宜。

5. 忌伤心后借酒消愁

影视剧里常常有"借酒浇愁"的情节，殊不知，这种行为不仅浇不灭忧愁，还会伤害心脏。因为陷在悲伤情绪中的人往往容易激动，这种状态易导致心跳加速、动脉收缩，如果此时大量饮酒，有可能导致某些心脏病发作，出现心痛、气短、休克等症状。

6. 忌熬夜时吸烟

很多男性朋友熬夜工作时，总会用抽烟的方式提神，但这也是一种有损心脏的习惯。人在熬夜时，肾上腺素的分泌会明显增加，此时吸烟会迅速产生有害物质，危害心血管，使血压升高、心率增快。另外，由于熬夜者长时间坐着不动，体内血液循环处于缓滞状态，吸烟会增加血液黏稠度。有研究发现，熬夜时吸烟会使血液的黏稠度比正常时增加 8 倍以上。所以，熬夜时吸烟非常容易诱发急性心脑血管疾病，尤其对患有高血压、冠心病、血管病变的人，危险性更大。

塑造健康的身体应该从健康的生活开始，养心，就要从改掉"伤心"的习惯开始，即使做不到对心脏的全面保护，至少也不要主动去伤害它，否则，"君主一怒"，其他脏腑也要跟着受罪。

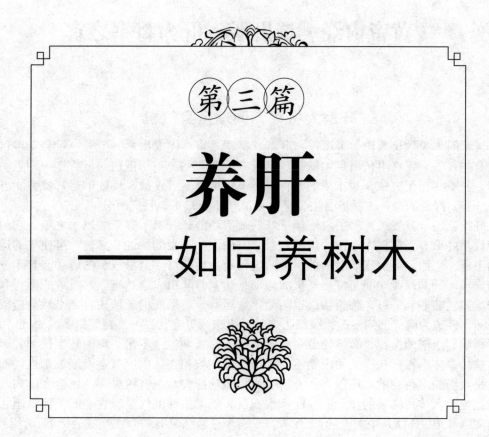

第三篇

养肝

——如同养树木

第一章
《黄帝内经》谈肝脏：肝为将军之官

肝是大将军，调理全身气机

《素问·灵兰秘典论》讲道："肝者，将军之官，谋虑出焉。"乍一看会觉得这个说法有些荒谬，谋略不是出自大脑吗，与肝有什么关系？不妨把这句话看作一则生动的比喻，肝脏相当于一位领兵作战的大将军，不仅可以上阵杀敌，还能够运筹帷幄。肝像将军一样，捍卫周身，"保护君主，平叛诸乱"（解毒），且又有分寸。

肝能调理全身气机，这主要依赖于肝的疏泄功能。肝属于春天的风木之脏，它的生理特性就好像春天的树木一样，生机勃勃，有向上、升发的特性。"疏"可使气的运行通而不滞；"泄"可使气散而不郁。肝的这种疏泄功能对于全身气机的运动起着十分重要的作用。肝的疏泄功能正常，气机的运动畅达，升降出入自然有序，血液的循行和津液的输布就能顺利进行，脏腑功能也因此正常运行。如果肝的疏泄失常，必然会造成肝气瘀滞，表现为胸部郁闷不适，腹部胀痛，不想吃饭等症状。另外，气机瘀滞时间一长，还会影响到血液的循行，必然导致全身各组织器官长期供血不足，影响其生长和营运功能，这样，体内毒素和产生的废物不能排出，长期堆积在体内，就会发展成恶性肿瘤，也就是我们闻之色变的"癌"。另外，肝的疏泄功能失常，气机失调，还会令体内水液不能化生为人体所必需的津液，反而积聚成痰。痰同瘀滞的气交织在一起，可以阻在人体的咽喉部位，这就是中医上的"梅核气"，病人总是感觉有东西在喉咙处堵着，咽不下，咳不出，非常痛苦。

肝的这种疏泄功能也影响着人的情志。因为，人类正常的情志变化都依赖于气血的正常运行。如果肝的疏泄功能正常，气机运行协调有序，气血畅通，人的心情也会变得开朗；反之，当肝的疏泄功能失常，气机运行不畅，则会在心情上出现抑郁、闷闷不乐等情志变化。

脾胃的运化、胆汁的分泌也受到肝的疏泄功能的影响，肝气畅达，则可助脾之升、胃之降，保证营养物质的消化吸收、代谢产物的排泄畅通；最后肝的疏泄功能还影响着男子精液的制造和女子精血的下泄。

总之，肝作为人体健康的"将军"，无论是身体哪个部位有需求，它都会发挥气机的疏泄功能，或升或降，或出或入，将气通达至此。

肝藏血，健康必养血气

《灵枢·本神》提到："肝藏血，血舍魂。"肝有"人体血库"之称，这实际上说的是肝贮藏血液的功能。中医认为，肝可以将一定量的血液贮存于肝体之内，以供人体活动所需，发挥其濡养脏腑组织、维持相应功能的作用。

肝脏还能根据机体之需，对各部位的血液供应量做出分配调节。《素问·五藏生成篇》

记载："故人卧血归于肝，肝受血而能视，足受血而能步，掌受血而能握，指受血而能摄。"这里谈到的就是肝脏对人体外周部分血量调节的作用。一般情况下，人体各脏腑组织器官的血流量是相对恒定的，同时需要依据人体机能变化、情绪变化和气候变化做适当调整。当人体处于休息或睡眠状态时，机体所需血量减少，部分血液回流入肝，并贮藏起来；当人体在工作或劳动时，机体所需血量增加，血液则由肝脏输送到经脉，以供全身各组织器官所需。需要注意的是，只有当肝脏的储血量充足时，才能保证对全身血液供应的有效调节。

肝藏血的另一个功能是防止血液外溢，也就是说肝脏能令血液收摄与脉管之内。因肝脏原因引起的出血，大概分为两种情况：一是肝气不足，固摄失职，收摄无力，就可能导致血液逆流外溢，出现呕血、衄血、崩漏等病症；二是肝郁不解日久化火，肝火太旺，灼伤筋脉，以致血热妄行，可见吐血、女性月经过多等病症。

此外，肝脏自身功能的发挥，也要有充足的血液滋养。如果滋养肝脏的血液不足，人就会感觉头晕目眩、视力减退。另外，肝脉与冲脉相连，冲为血海，主月经，当肝血不足时，冲脉就会受损，于是女子容易出现月经不准、经血量少色淡，甚至闭经的情况。

那么如何通过养肝来养气血呢？

第一，保持情绪的稳定。情绪稳定可谓是养肝的第一要务。肝气郁结，忧郁症就会接踵而至；肝气过旺，则极易诱发高血压、脑梗死等病。所以，若是一个人经常发怒，喜怒无常，势必影响到肝。所以，养肝要制怒。

第二，注意起居有常。对于生活节奏紧张的现代人来说，规律的生活，足够的休息和睡眠成了奢侈品，但是起居有常对养肝来说至关重要。当人进入深度睡眠时，体内的血就会归到肝里面去，肝脏供血充足有利于肝细胞的恢复，与此同时，肝脏的局部免疫能力也会加强。所以，养肝要睡好。

第三，饮食要有节。保持健康，最忌讳暴饮暴食，养肝尤其要注意食物禁忌，如忌酒、忌吃雄鸡、鲤鱼、牛、羊、狗肉等发物；少食油腻辛辣刺激性强的食物，如肥肉、猪油、辣椒、油炸等食物。"五谷为养、五果为助、五荤为充"，讲究合理均衡地搭配饮食。所以，养肝要吃好。

第四，不妄作劳。随着人们年龄的增长，肝的重量逐渐减轻，肝细胞的数目逐渐减少，肝的储备、再生、解毒能力下降，若过度劳累或精神紧张，肝很容易受到损害。所以，养肝要知晓量力而行。

《黄帝内经·素问》中说："肝藏血，心行之。人动则血运于诸经，人静则血归于肝脏。何也？肝主血海故也。""肝为血海"的说法，正是因为肝有储藏血液和调节血量的生理功能。肝对人体健康具有总领全局的重要意义，生活中从以上四个方面多加注意，就能达到养肝的目的。我们要呵护好自己的肝脏，切勿因一些不良生活习惯，使肝脏成为最大的受害者。

肝主筋，与肢体运动有关

中医有"肝主筋""肝生筋""肝藏筋膜之气也"的说法。筋，也就是筋膜，"附于骨而聚于关节"，是连接关节、肌肉，主司运动的组织，包括现代医学的肌腱、韧带等。人的各项运动，都要依赖于筋力。筋之充养，依赖肝血之濡养。所以肝血充足，筋膜得养，筋力就会强健，关节运动就会灵活有力，且能耐受疲劳。筋膜连缀四肢百骸且有弹性。当人体的弹性出了问题，比如阳痿（肝经绕阴器而行）、痔疮，都是肝的主筋功能出现了问题。

如果肝有病变，肝血不足，筋膜失养，则可引起肢体麻木，运动不利，关节活动不灵或肢体屈伸不利，筋脉拘急，手足震颤等症。筋的弹性降低，在中医看来是血出了问题，不能够浸润筋造成的。人到了老年，筋力就会减退，不能从事繁重的体力劳动，甚至有些老年朋友上下楼梯都觉得费力，稍稍增加一点儿运动量就很容易疲劳。这就是由年老血亏，筋膜失养造成的。

肝与筋的虚实情况，可以从爪甲的变化反映出来。《黄帝内经·素问》中说道："肝者……其华在爪。""华"的意思是美丽而有光彩，"爪"即指甲和趾甲。爪的营养来源和筋相同，也是肝脏的精气所生。因此，筋力健壮者，指（趾）甲多坚韧；筋衰无力者，指（趾）甲多薄而软。肝藏血功能正常、供血充分者，指（趾）甲透红光泽；肝血不足，则指（趾）甲色泽枯槁。所以观察指（趾）甲的硬度、色泽、平滑与否对于判断肝和筋的生理、病理有一定参考价值。在临床上即可根据指（趾）甲色泽的荣枯等变化，来推论肝的气血盛衰。而治疗指（趾）甲的病变，也大多从调理肝脏开始。

由于肝主筋，与运动有关，因此，又有"肝为罢极之本"的说法。"罢极"，"罢"音同义同"疲"，即指耐受疲劳之意，是肝的生理特点。"肝为罢极之本"是指肝为人体力量最强大并能耐受疲劳的根本。现代医学认识到肝脏是人体内的重要代谢器官，它是机体的"代谢中枢"，具有多种代谢功能。它与糖、脂肪、蛋白质、维生素以及激素的代谢有着密切的关系。人体能量充足，人才会有精神，有朝气。肝脏作为"罢极之本"，不仅关系到运动，还关系到人体内能量的贮存与转换。很多医学家还论证说肝脏涉及人体微量元素的吸收，不过这一点尚需要现代医学做更多的探究。

肝开窍于目，爱护眼睛就别伤肝

一到秋季，很多人会觉得眼睛干涩，去看医生，医生除了解释说气候干燥，人体内的水分容易消耗以外，还常常说一句"肝不好"，嘱咐病人好好护养肝脏，听了这句话，病人心中总会疑虑："眼睛和肝有什么关系？"

中医有一种说法叫"肝开窍于目"，指的是肝血对人的眼睛有滋养作用，眼睛依赖肝血的滋养才能发挥视觉功能。《素问·五藏生成篇》中也说："肝受血而能视"。《灵枢·脉度篇》说："肝气通于目，肝和则目能辨五色矣。"因此，如果肝血不足，除可见到肝失血养而身体虚弱外，还可见到双目昏花，视物不清。

其实，在临床实践中，很多眼科疾病都是从肝治疗。肝血不足，则视物昏花，或夜盲；肝阴亏耗，则双目干涩，视力减退；肝火上炎，可见目赤肿痛；肝阳上亢，可见目眩；肝风内动，可见目睛斜视和目睛上吊；肝胆湿热，可出现巩膜黄染等。

肝脏的功能出现异常时，能够直接反映到眼睛上的症状有：视野昏暗，视力模糊，眼干、眼涩、视疲劳等。眼周肌肤也会有相应的症状，比如黑眼圈、眼周细纹、皱纹深且多、眼周皮肤暗淡等。

肝能影响视力或是眼周，同样的道理，过度用眼也会给肝脏增加负担。中医认为"久视伤肝"，即过分用眼的话，就会过度消耗肝血，使肝脏不安处于紧张的工作中，日积月累自然会影响肝的健康。

既然肝主目，那么爱护眼睛就要呵护我们的肝脏。经常闭上眼睛、面向太阳，是很不错的养生方法。多让眼睛晒晒温和的阳光，可达到补充肝阳、疏泄肝气和养肝的作用。当然，为了避免眼睛被阳光灼伤，最好选择阳光柔和的早晨和傍晚作为晒眼睛的时间。

保护眼睛最简单、最有效的方法就是保证充足的睡眠。肝在晚上丑时（凌晨1点到3点）当值，此时最好能进入到深度睡眠状态，如此才能养好肝血。很多人睡觉晚，凌晨时还坐在沙发看电视，一坐就是两三个小时，为了护眼、护肝，最好能改变这一习惯。尤其对于肝病患者来说，而且电视节目剧情的跌宕起伏，还会影响心情，这对肝病的康复可以说有害无益。闲时可做些护眼操。也可以将双手掌心搓热，敷在双眼上，眼球尽量朝上、下、左、右转动，每个方向持续1秒，缓解眼压力。

肝是人体最重要的代谢和解毒器官

肝脏是人体重要的代谢器官，如果代谢功能出现异常，就会造成四肢乏力，懒言少动，即使吃得不多也会发胖，如此一来形成恶性循环。

肝脏还是人体重要的排毒器官，人体通过肠胃吸收到的有毒物质，要在肝脏中经过一套复杂的解毒处理，变为无毒物质，最后排出体外。

在了解肝的解毒功能前，我们不妨先了解一下中医对"毒"的定义。中医里讲，凡是不能及时排出体外，对我们的身体和精神会产生不良作用的物质都可以称为"毒"，例如瘀血、痰湿、寒气、食积、气郁、上火等，这主要针对的是人体内的"毒"；"毒"还可以理解为一种邪气，这主要针对的是外来的"毒"。如在《素问·生气通天论》篇中说："故风者，百病之始也，清静则肉腠闭拒，虽有大风苛毒，弗之能害。"所有不利于人体的因素都可以叫作邪气，受寒叫寒邪，受热叫热邪，中暑叫暑邪，这些邪气是造成人体疾病和衰老的重要因素。

作为人体重要的解毒器官，肝脏能够将各种药物、毒物以及体内某些代谢产物，彻底分解或以原形排出体外。有毒物质经过它的处理，可以变为无毒，或使其毒性减少，或是变得易于溶解，可以轻易通过尿液、汗液或是粪便排出体外。

肝脏排毒的最佳时间是凌晨1～3点。为了更好地排毒，人们最好在这一时段进入深度睡眠状态，唯有如此，肝脏才能顺利完成代谢废物的工作。所以，为了肝脏的排毒工作，人不要熬夜，此时不睡觉，肝脏的排毒功能就会受到损害，不利于肝的健康。

基于肝脏各种解毒作用，一般情况下，我们不至于轻易因为毒物的产生或进入体内而中毒。不过，肝脏的解毒作用是有它自己的负荷值的。假如进入人体内的毒物过多，超过了肝脏的解毒能力，仍会使人发生中毒。

帮助肝脏更好地运行排毒功能，可以采用下面的方法：

1. 多吃青色食物

根据中医"五色入五脏"的理论，青色入肝脏，所以常吃青色的食物能够帮助身体通达肝气，起到疏肝、解郁的作用。青色的食物是排出肝毒的佳品，在此向大家推荐青色的橘子或柠檬，食用时可以将它们连皮带肉做成果汁，直接饮用就好。

2. 多吃枸杞

枸杞能够增加肝脏的耐受性，也就是说多吃枸杞可以提升肝脏抵抗毒素的能力。食用时最好嚼服，慢慢咀嚼，等嘴里有很多唾液时，再同枸杞一起咽下去。每天可以吃一小把枸杞，坚持食用还有抗衰老的功效。

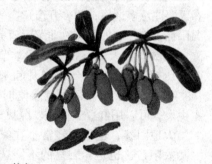

枸杞

3. 按摩太冲穴

太冲穴是肝脏的排毒要穴，它在足背的第一、二跖骨结合部前面的凹陷中。按揉时，可以用拇指按揉3～5分钟，以出现微酸胀的感觉为度，不要用太大的力气，按完左脚按右脚，两只脚交替按压。

4. 该哭则哭

流眼泪也是一种替肝脏排毒的方法，眼泪作为排泄液，它同汗液和尿液一样，里面同样有一些对身体有害的毒素。所以，当你感到难受、委屈的时候大哭一场。这样一方面排出了毒素，另一方面也宣泄了不良情绪，不至于因为肝郁引起毒素的堆积。

第二章

人体的春夏秋冬：肝主春，重养"生"

春天生机焕发，五脏六腑养肝为先

《黄帝内经·素问·四气调神大论篇》中有："春三月，此谓发陈，天地俱生，万物以荣。"春季三个月，万物开始萌生，呈现出欣欣向荣的景象。春为四时之首，俗话说"一年之计在于春"。春季天气转暖，自然界的阳气开始生发，对人体来说，此时各脏腑也刚刚开始生发，其中"肝属木，喜条达"，最易受春天生发之机的影响，所以春季的养生重点就是养肝护肝。

肝在五行属木，它的生理特性就像春天刚刚发芽吐绿的树木一样，柔软新翠，生机勃勃。因此春季养肝，要时时注意培育阳气，以促进人体的新陈代谢。具体可从以下方面进行调整。

首先，要注意调整生活习惯。早春的时候，天气乍暖还寒，有时候还要来几场倒春寒，所以此时要注意增减衣服。老话说"春捂秋冻"，就是说早春要穿暖一点儿，不要着急换下冬衣。春天要注意多通风，要多开窗户，一天至少开两次窗户，每次半小时左右。春天还要多吃些温阳性食物，比如豆芽、韭菜、青笋、香椿、酸枣、橙子、猕猴桃、羊肝、猪肝、鸡肝等。

其次，春天是万物生发的季节，在这个季节要早睡早起，放松自我，缓行于庭院，不要压抑自己，使精气慢慢升起来，否则会伤肝。

在膳食上，春季除了要多吃时令蔬菜，还要多吃五谷、豆子等种子类食物，因为种子主生发，可以用红豆、黄豆、绿豆、白豆、黑豆一起煮成五豆粥，可以说是既美味又养生。

大地回春，也不要经常坐在家中，可以多出去郊游、踏青、赏花，多走路、多运动，多晒太阳，这也是养阳气的不错选择。

注意到这些，养护肝脏就成了轻而易举的事。如果违背了春季奉养阳气的规律，变生、予、赏为杀、夺、罚就会损害肝的生理功能，影响身体健康。

多吃甘味食物，春天滋养肝脾两脏

春季阳气生发，肝气旺盛，在饮食上，大家宜"省酸增甘，以养脾气"。《黄帝内经》记载："东方生风，风生木，木生酸，酸生肝"，意思是说酸味能滋养肝脏。为什么养肝的大好时节却偏偏要少吃酸呢？原因在于，春季肝气最为旺盛，如果此时多吃酸，无疑为"火上浇油"。

明代高濂《遵生八笺》中记载："当春之时，食味宜减酸增甘，以养脾气。"意思说：春季肝气本身就较旺盛，酸味属肝，酸味的食物有增强肝功能的作用，使本来就偏旺的肝气更旺，根据五行相克的原理，肝旺必然损伤脾脏的功能。甘是脾的本味，适当多吃点儿甘味食物就好比给脾增兵，令它免于肝气的侵犯。甘味食物首推大枣和山药，也有一些味淡的食物。甘味食物是人类获取营养的最主要的食物。如玉米、小麦、大米、大豆、土豆、红薯、胡萝卜、大枣、砂糖、蜂蜜等，都是代表性的甘味食物。

举几个例子，春季有人经常腿抽筋，有人经常腹泻，有人经常困倦，这都是"肝旺脾虚"的症状。五行中肝属木，脾属土，木克土，因此肝气过旺，气血过多地流注于肝经，脾经就会相对显得虚弱。脾虚必生血不足，运血无力，造成以上诸般症状。这时可以服用红枣、山药薏米粥以健脾养血，脾血一足，肝脾之间就平和无偏了。

因此，春季要多食一些性味甘平的食品以补脾脏，补充气血、解除肌肉的紧张。甘味有补益强壮的作用，适合气虚、血虚、阴虚、阳虚以及五脏虚羸的人。甘还能消除肌肉紧张和解毒，但甜食不能过量摄入，否则易发胖。

可以多吃一些山药，因为山药"温补而不骤，微香而不燥"，具有健脾补胃，补虚弱的作用。可用山药和薏米各 30 克、小米 75 克、莲子 25 克、大枣 10 枚共煮成粥，加少许白糖当主食长期食用。此外，很多肉鱼类也属甘性食物，如牛肉、猪肚、鲫鱼、花鲤、鲈鱼、草鱼、黄鳝等。人体从这些食物中吸取丰富营养素，可使养肝与健脾相得益彰。

此外，春日时暖风或晚春暴热袭人，易引动体内郁热而生肝火，或致体内津液外泄，可适当配吃些清解里热、滋养肝脏的食物，如荞麦、薏苡仁、荠菜、菠菜、蕹菜、芹菜、菊花苗、莴笋、茄子、荸荠、黄瓜、蘑菇等。这些食物均性凉味甘，可清解里热，润肝明目。

总之，春日饮食应该以柔肝和脾为要。另外，中医认为，肺气可以平和肝气，所以春日润肺也很重要。其实不管是春天饮食要注意选择与搭配，无论什么时候，饮食都应该有所讲究，什么东西应该什么时候吃，吃多少，都要做到有所了解，并切实去做才能帮助我们维护身体健康。

春季阳气生，饮食护肝正当时

春天万物萌发，人体的阳气也开始生发。不论是什么时令，膳食上要注意多吃应季食物。护肝养阳，饮食护肝有两大要点：一是挑选优质食物供足养分，满足肝脏的各项需求；二是注意食品卫生，防止细菌、病毒入侵肝脏。特别是有肝病的患者，更要多加注意。

在人体所需的蛋白质、脂肪、碳水化合物、维生素以及矿物元素中，肝脏对蛋白质、碳水化合物以及维生素需求较多。需要注意的是，脂肪过量可引起脂肪肝，必须适当限制。因此，制定春季养肝食谱，尤其要当心脂肪的摄入。

（1）多吃奶、蛋、鱼、瘦肉、豆制品等蛋白质含量高的食品，每日膳食轮换安排。

（2）可以备些枸杞，泡茶、炖汤、熬粥皆可。可以达到滋补肝肾、养肝明目的功效。

（3）多摄取一些单糖与双糖含量高的食物，比如蜂蜜、果汁等，以增加肝糖原储备。

（4）将绿茶、菊花、玫瑰花制成茶饮，常饮这三类茶有益护肝、疏肝解郁、清热解毒的功效。

（5）常吃核桃仁、开心果之类的坚果，以疏肝理气、缓解焦虑。

谈到补肝，"以脏补脏，以味补肝"这句话大家一定不会陌生。而以脏补肝，鸡肝为先。鸡肝味甘而温，补血养肝，为食补养肝之佳品，较其他动物肝脏补肝的作用更强，且可温胃。

为大家推荐一款养肝粥——鸡肝粥。

【材料】鸡肝 3 个，大米 100 克。

【做法】取新鲜鸡肝 3 个，大米 100 克，同煮为粥服食。

【功效】这款药膳可治中老年人肝血不足，饮食不佳，眼睛干涩或流泪。

此外，老年人肢体麻木者，也可用鸡肝 5 个、天麻 20 克，两味同蒸服，每日 1 次。

说到以味补肝，首选食醋。醋味酸而入肝，具有平肝散瘀、解毒抑菌等作用。肝阳偏亢的高血压老年患者，每日可食醋 40 毫升，加温水冲淡后饮服；也可用食醋泡鸡蛋或泡黄豆，食蛋或豆，疗效颇佳。平素因气闷而肝痛者，可用食醋 40 毫升、柴胡粉 10 克冲服，能迅速止痛。

说到补肝血，还要多食鸭血。鸭血性平，且营养丰富，所以是上佳之选。可以取鸭血 100 克、鲫鱼 100 克、白米 100 克，同煮粥服食，这款粥不仅可养肝血，辅治贫血，同时也是肝癌患者的保肝佳肴之一。

此外，护肝养肝应忌食酒精和辛辣及刺激性食品，避免吃油炸及干硬食品。要多喝水，以增加循环血量，增进肝细胞活力，有利于代谢废物的排出而收到护肝之效。

春分调阴阳，饮食最当先

对于中医来讲，人体健康的基础无外乎一个阴阳平衡。阴平阳秘，人就会气血通顺、脏腑调和，情绪也顺畅。如果阴阳失衡，健康就会出现偏差，轻一些的是亚健康，发展到一定程度就成疾病了。春分属于天气渐暖的第一个节气，气温还不稳定，正是寒暖交替，冷一阵、暖一阵的时候。此时，人体内的阴阳也因为天气的变化而上下浮动，因而春分时节的饮食重在养肝，协调肝的阴阳平衡。

大家在这个时节可以多吃些甘味食物，如枸杞子、核桃、花生、大枣等。此外，为大家推荐几款调理阴阳的家常菜，帮助调理肝脏的阴阳平衡。

1. 清热暖脾茄子汤

【材料】茄子、葱、姜、大蒜各适量。

【做法】茄子去蒂洗净，剖成两瓣，在每瓣的表面上划成十字花刀，切成长4厘米，宽2厘米的长方形块（不要切断）。葱、姜洗净切碎，大蒜洗净切成两瓣备用。先将炒锅置大火上烧热，倒入植物油待七成热时，将茄子逐个放入锅内翻炒见黄色时，再下入姜末、酱油、食盐、蒜瓣及清汤，烧沸后，用文火焖10分钟，翻匀，撒入葱花，再用白糖、淀粉加水调成芡，收汁和匀，加入味精起锅即成。

【功效】茄子属于甘寒之性，可以清血热、散瘀肿、利水湿、止疼痛，佐以辛温之大蒜，可暖脾胃、行气滞、消癥痕、解邪毒。由此可见，这菜本身就是一个暖寒相宜的菜，符合阴阳平衡之道。

2. 桂圆莲子粥

【材料】准备桂圆25克，莲子5克，大枣10个，一小把枸杞，粳米100克。

【做法】将上述食材混合在一起熬成粥，然后加少许白糖调味。

【功效】桂圆性平，有滋润五脏的作用。久病体虚、更年期、产后虚弱、年老体衰、心悸健忘、失眠等情况都可以用桂圆来滋补。桂圆莲子粥，能够大补心脾，帮我们顺利度过寒暖交替的这段波动期。

事实上，春分饮食调肝脏的阴阳，不仅是吃什么的问题，还有一个怎么吃的问题。我们应注意避免吃太过温热和寒凉的食物，还要注意膳食的平衡。举个例子，如果在烹调鱼、虾、蟹这一类寒性食物时，为平衡阴阳，可加入葱、姜、蒜等温性的佐料。而吃火锅或者麻辣烫等热性食物时，就要配合银耳汤、菊花茶、绿茶等来清热。

慢跑、放风筝——春季运动助你疏肝活血

春天自然界阳气开始升发，人体应该借助这一自然特点，重点养阳疏肝，其关键在"动"，切忌"静"。《黄帝内经》中说："肝应东方风木，通于春气。"所以春季的运动应当偏重于疏肝活血性质的。肝经的循行路线通过腿部、脚部，因此运动方面可以偏重在脚部方面，这对肝脏较有帮助。

在这里给大家推荐一种非常适合于春季的运动方式——慢跑。依据中医理论，春天一到，阳气生发，人体气血也会长生往外诱发的趋势。而且，中医认为，肝主筋，在户外慢跑可以舒筋活络，有益于肝，还能让自己融入春光，促进人体新陈代谢，顺应了阳气生发这一自然规律。而且，从现代医学角度来看，慢跑也有非常重要的健身作用。首先，它能增强我们的心肺功能，保证对心脏的血液、营养物质和氧的充分供给，使心脏的功能得以保持和提高。其次，跑步锻炼既促进新陈代谢，又消耗大量能量，减少脂肪存积。对于那些消化吸收功能较差而体重不足的体弱者，适量地跑步也能活跃新陈代谢功能，

改善消化吸收，增进食欲，起到适当增加体重的作用。再次，跑步对增强神经系统的功能有良好的作用，尤其是消除脑力劳动的疲劳，预防神经衰弱。所以，在这个春意盎然的时节，没事出去慢跑两圈，对我们的身心大有裨益。

如果觉得慢跑很单调，那还可以用放风筝的方式享受春日之乐。在放飞风筝时，由于要不停地跑动，在急缓相间、有张有弛中，手、眼、身、法、步要紧密配合。一只大风筝升入云霄后的拉力相当大，需要用全身的力量才能驾驭。由此可增进臂力，强健腰背肌群和足部关节，对提高反应能力大有益处。而且，放风筝还能预防近视，保护视力。《黄帝内经》讲，目为肝之窍，肝禀风木，主生发，性喜条达，与春相应。春日，风筝在万木披新之时，随风跃动，正合少阳升发之机，这时候人体的肝气舒展，肝血上输，精津上涌，目得精血濡养化而为视，明辨五色。因而古人在《续博物志》中说："春日放鸢，引线而上，令小儿张口而视，清眼明目，可泄内热。"这是由于在放风筝时，眼睛要一直盯着高空的风筝，远眺作用可以调节眼肌功能，消除眼部疲劳，从而达到保护视力的目的。

总之，春天是采纳自然阳气养肝的好时机，不管是慢跑还是放风筝都是一种陶冶情操、催人奋发向上的养生运动。各人应根据自身体质状况，选择适宜的户外项目，不但可通过运动排解心中的郁闷之气，还可以有效地锻炼身体。

春日困意绵绵，养好肝血巧调理

俗话说"春困秋乏夏打盹，睡不醒的冬仨月"。春天气候转暖，本应是万物生长、朝气蓬勃的季节，却有许多人会无精打采，困倦疲乏、昏昏欲睡，这就是人们常说的"春困"。因为大家对"春困"太过习以为常，所以只是觉得没有睡饱，其实，"春困"的原因不是睡眠不足，而是与肝脏有密不可分的关系。

首先，初春时，阳气生发，气血偏于外行。"冬藏"消耗大量阳气，如果此刻熬夜或大脑思虑过多，就会导致肝失疏泄，阳气生发再受到限制，身体就极易疲劳、倦怠。

其次，中医认为自然界的四季与人体是一一对应的。春季适逢肝经当令，因此肝气在春季最为旺盛。肝气旺盛易致脾湿，湿困脾胃，就会造成整个脾胃的运作失常，以致中气不足，人体就会出现疲劳、乏力、头昏脑涨等不适症状。

既然知道了春困产生的原因，那么如何来预防呢？

预防春困，首先要做的就是养肝。要做到养肝滋阴，平时就不要过度劳累，应保证睡眠，早卧早起。犯困时，可适当做头部按摩缓解症状。同时，要多做深呼吸和能增加肺活量的有氧运动，多晒晒太阳，多和大自然接触。春季应调节情绪，使肝气顺达，气血调畅，不使肝阳上亢。可适当服用西洋参、枫斗或麦冬等养阴保健品调理。并适量进食滋阴的食品，少吃羊肉等温性食物，不吃辛辣、煎炸烤食品、狗肉、酒类、火锅等热性食物。

其次，还要做到顺从人体的自然变化规律，遵守春季养生原则安排每日的工作和生活。顺应春天阳气生发、万物萌生的特点，我们的精神、情志、气血才会舒展畅达，生机勃发。起居宜早卧早起，保证一定的睡眠时间，足够的睡眠有助于消除疲劳。还要注意居室空气的流通。春天若紧闭门窗，则室内空气不流通，氧气含量减少，二氧化碳等有害气体增多，会助长"春困"的发生。

此外还要加强锻炼，而不是因"春困"而久卧。养肝与我们全身运动协调密切相关，可选择轻柔舒缓的活动项目如太极拳、慢跑、体操等，来活动关节，舒展肢体。注意不论什么形式的运动都不宜过于激烈。"肝为阳脏，体阴用阳"，如果过于耗伤阴血，必然也会影响肝脏的诸多功能。

敲胆经＋按摩法，帮你缓解春日口苦

一到春天，很多人早上起床后会出现口干、发涩、口苦的症状，而且，这种口苦长时间挥之不去。如果去医院检查，有的人查不出什么实质的问题，有的人却会查出肝胆炎症。为什么到了春天，会出现口苦呢？

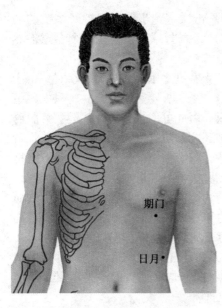

期门·

日月·

从中医的角度来看，春天出现口苦的症状有以下几个原因：第一，春天肝胆之气上升，胆汁本应下行到小肠消化食物，却因气机运行不畅而苦味上逆。也就是肝胆之气上升过于克伐脾土，会让人出现口苦症状；第二，肝火、肝气旺盛也会导致口苦。《素问·痿论》里就说过："肝气热，则胆泄口苦"；第三，肝郁或肝怒可能导致肝胆气机瘀滞，胆汁因为泄不通畅而引起口苦。

如何缓解这种口苦呢？敲胆经就是一个好方法。"敲胆经"这种方法是吴清忠先生在《人体使用手册》一书中介绍的，通过调理肝胆排解人的忧虑，从而恢复肝胆的消化功能和解毒功能。具体做法为：每天沿着胆经在大腿外侧的循行路线，找到四个点敲打即可，每个点敲打四下算一次，左右两腿每天各敲打 50 次。敲胆经可以刺激胆汁分泌，对于调节肝胆的功能很有效。敲胆经的时间最好选在早上，不宜在晚上敲打，此外，怀孕的人不宜敲胆经。

此外，还可在肋骨处进行按摩，对缓解口苦也有一定疗效。肋骨的走向呈斜上方，按摩前，我们先把手掌紧贴在肋骨的边缘，然后一条一条地向上推。推的过程中要特别注意两个地方，第一个是在第 6、第 7 肋骨中间有个期门穴，它是肝的募穴，所有的肝病，尤其是一些中晚期的肝病，在此处都会出现反应点，有的甚至痛不可触，推摩到这里时我们的动作宜要缓慢且轻柔；第二地方在第 7、第 8 肋间，这里有一个穴位叫日月，它是胆的募穴，一些胆病在此处会出现反应点，也要缓慢轻柔的按摩。顺着肋骨继续向上推，到达腋下后再顺着手太阴肺经、手厥阴心包经和手少阴心经推至指尖。

口苦的人通常会出现恶心、厌恶油腻、干哕、大便干结等症状，因此在饮食上，应忌食辛辣、热性食物，少吃油腻，可适当多吃芳香的、酸味食物。

春季穿衣宜"下厚上薄"

现在有些年轻人为了"风度"丢了"温度"，在春天天气刚转暖的时候，就忍不住脱掉厚厚的羽绒服，换上单衣单裤、西装革履地四处忙碌。其实春季的气候变化较大，春季多风，容易感受风邪，加之细菌和病毒随着气温的上升也开始大量繁殖，使得这个季节多发病开始流行。《黄帝内经》将这些导致疾病的外部因素称为"虚邪贼风"。《素问·上古天真论》中说："虚邪贼风，避之有时。"所以，春天不宜过早脱去棉衣。

具体的穿衣上，《千金要方》主张春时衣着宜"下厚上薄"，既养阳又收阴。《老老恒言》亦云："春冻未泮，（禁止）宁过于暖，上体无妨略减，所以养阳之生气。"特别是年老体弱者，更要注重及时添装，以养阳收阴。

北方屋子里有暖气，所以很多人习惯减衣服时先减掉裤子。然而，因为人体下半部的血液循环要比上身差，容易遭到风寒侵袭，尤其是老弱病残者，极易导致关节病、心血管疾病等。因此强调春季穿衣要"下厚上薄"，不能将裤鞋袜穿得过于单薄，否则感受风邪，后患无穷。

春捂重下身，还要加强下身的锻炼，以促进血液循环。可以采取干洗脚等方法进行锻炼，方法是双手紧抱一侧大腿根，稍用力从大腿根向下按摩直到足踝，再从足踝往回按摩至大腿根。同样方法再按摩另一条腿，重复 10～20 遍。还可采用甩腿、揉腿肚、扭膝、搓脚、暖足、蹬腿等方法来活动下身以增强抵抗力。

第三章

一日之中养肝的最好时光：凌晨1点到3点

丑时深度睡眠是最好的养肝大药

丑时（1～3点）肝经最旺盛。丑在十二生肖中对应的是牛，平时我们开玩笑时会说这个人很"牛气"，可以看出牛是一种很有力量的动物，同时牛又给人一种温和、谦虚的印象。丑时也如"牛"一般，虽然此时体内的阳气比子时更加壮大，但因肝主藏血，起到了收敛的作用，故而不会一味地生发上去。

丑时是修复肝脏的最佳时间，那么，我们应如何利用丑时养肝呢？古人认为丑时是牛吃完草料准备休息的时刻，只有这样次日才有力气干活。也就是说丑时是蓄积力量的时刻，我们养护肝脏也是如此。丑时气血留住到肝经，肝血需要在此时推陈出新，淘汰掉废旧血液，并产生新的血液。《素问·五藏生成》篇说："故人卧血归于肝。" 王冰注释时说道："肝藏血，心行之，人动则血运于诸经，人静则血归于肝脏。"所以，为了保证肝血能及时推陈出新，此刻我们一定要休息好，最好处于熟睡状态，这样肝脏得到休养，才能充分发挥其作用。

虽然睡觉养肝是再简单不过的事，但是对于很多经常应酬的人来说，这个时候可能正在兴头上，一笔生意就要谈成了，精神正处于很兴奋的状态，根本不可能睡觉，这就使得肝脏不得不继续输出能量来支持人的思维和行动，导致新陈代谢无法完成，这是非常伤肝。肝血不足，皮肤失其所养，就会出现干燥，失去弹性，晦暗无光。如果再加上内分泌失调皮肤（尤其是年轻人的皮肤）就容易出现暗疮、粉刺、黄褐斑、黑斑等问题。那些文字工作或操作电脑的"夜班族"，常因阴血不足，目失所养，加上肝肾阴虚，虚火上炎，以及长时间眼疲劳，常出现眼干涩、目赤或伴疼痛等症状。这种阴虚火旺与我们熬夜造成的内分泌紊乱、免疫力的改变、胃肠功能失调等有密切关系。因此，无论如何，我们一定要在丑时进入深度睡眠，否则会影响肝净化血的功能。

中医睡眠机制是：阴气盛则寐（入眠），阳气盛则寤（醒来）。所以夜晚应该在子时以前上床，在子时进入最佳睡眠状态。因为按照《黄帝内经》睡眠理论，夜半子时为阴阳大会，水火交泰之际，称为"合阴"，是一天中阴气最重的时候，阴主静，所以夜半应长眠。如果有条件的话，最好在晚上10点开始睡眠，现代人由于种种原因很难做到，但是晚11点这个底线是不应该越过的。

现代人为什么爱失眠，中医按摩助你好睡眠

在生活中，经常有人面色青黑色，这大多是熬夜或是失眠，以致肝血没有及时回流造成的。中医认为肝为"青龙"，对应的颜色为青，脸色发青正是肝脏不健康的一种表现。

上文中我们说过《黄帝内经》有"人卧血归肝"之说，肝脏有贮藏、调节全身血量的作用。当人体活动的时候，机体的血流量增加，肝脏就排出贮藏的血液，以供机体活

动的需要；当人体在休息和睡眠时，机体需要血液量减少，多余的血液则贮藏于肝脏，滋养肝脏。一般来说，经常失眠，可能就是气血外溢，无法归肝，肝经出问题了。中医里讲心主神、肝主魂，到晚上神和魂都该回去的，但是神回去了魂没有回去，这就叫"魂不守舍"，解决办法就是按摩肝经，疏通肝经，让魂回去。

肝经起于脚大拇指内侧的指甲缘，向上到脚踝，然后沿着腿的内侧向上，在肾经和脾经中间，绕过生殖器，最后到达肋骨边缘止。顺着肝经按摩，就能起到养肝气，解决失眠的问题。也许你会说，大半夜按摩，岂不是更睡不着了，怎么办呢？如果你经常有失眠的情况，那么建议你在19～21点的时候按摩心包经，因为心包经和肝经属于同名经，所以在19～21点时按摩心包经也能起到刺激肝经的作用。

失眠的人，除了可以按摩心包经和肝经外，还可以在每晚临睡前刺激太冲穴，只需几分钟，人就会感到心平气和了，自然也就能安然入睡了。

熬夜伤肝易抑郁，试试穴位、药疗方

现代人的工作和生活方式趋向多元化，"朝九晚五"的工作模式已不能完全概括现代人的工作状态。年轻的白领、夜班司机、24小时便利店员工、自由职业者……越来越多的人群加入"夜班族"的行列。如果夜里一两点都不睡，最容易伤害的是肝胆。因为子时是养胆的时机，丑时是养肝的时机，如果肝胆长期得不到养护，必然会受损。

现在患抑郁症的人越来越多，在很大程度上可以说是熬夜"熬"出来的。《黄帝内经》指出，肝主疏泄，这种功能不仅体现在气机的调节上，还体现在情志的调节上。如果肝脏没有养护好，肝失疏泄，肝气郁结，就会抑制到脾的功能，导致气血生化乏源。气血不足，心失所养，神失所藏，心主神明，如果这个指挥官都不正常了，其他的情志也会大乱。

所以，成年人最好在23点之前入睡，到了凌晨1至3点就会进入深睡眠状态，这样有助于肝脏解毒和养肝血。对于已经出现抑郁的患者，可以试试下面的穴位方和药疗方。

1. 二间穴——清心除烦的体内大药

抑郁症属中医郁证范畴。《医方论·越鞠丸》中记载："凡郁病必先气病，气得流通，郁于何有。"肝主疏泄，喜条达，如果肝的疏泄功能正常，全身气机升降出入畅通，气血调和，经络通利，则情志舒畅。二间穴就是这样一个可疏肝理气的妙穴，肝胆之气顺畅，则"诸郁皆解"。

二间穴在大肠经上，位于第二掌指关节前靠近大拇指的一侧凹陷处，也就是示指根部与手掌的交接处。本穴为大肠经上的荥水穴，穴性属水，肝在五行为木，水生木，水旺则木盛；另外，大肠为金，取此穴"泻金补水"，金不克木，诸法皆护持肝木。肝脏得到滋养，气机就会畅通，原有的气郁之症自然也会随之而解。

按摩时，应该用泻法，先用手指迅速按下穴位处肌肉，再迅速放松。按的时候，手不要攥拳，而要张开，以便达到更好的刺激效果。

2. 逍遥散——疏肝理气的名方

明代医家赵献可在《医贯·郁病论》中指出，想要治疗郁证，可以"以一法代五法，神而明之，屡获奇效"。他指出的"一法"就是"木郁达之"，即舒理肝气，并主张用逍遥散达到疏肝理气的效果。

逍遥散是出自宋代医书《太平惠民和剂局方》中的一个方剂，能够疏肝解郁，养血健脾。逍遥散的中成药制剂就是逍遥丸，一般在药店就可以买到。这个方子是由四逆散加减变化而来的，能够肝脾同调、气血同治。其中取柴胡为君药，以疏肝解郁，条达肝木；用具有养血和血作用的当归、芍药为臣药，以敛阴柔肝；肝旺易克脾土，用白术、茯苓、甘草、生姜为佐，以健脾益气；薄荷性凉，能疏泄肝经之郁热为使。全方具有疏肝理气、养肝血、健脾运，令气血调畅的功效，所以被称为"逍遥散"。

卧如弓——丑时睡眠养肝的最佳姿势

我们已经知道丑时睡眠对于养肝的重要意义，选择一个好的睡姿不但有助于人更快入眠，对身体健康也有重要意义。睡眠的姿势主要有仰卧、俯卧和侧卧三种，那么究竟哪种姿势最科学合理呢？俗语说："立如松，坐如钟，卧如弓。"睡眠姿势以略为弯曲的侧睡为最好，建议采取这样的标准姿势：身体向右侧卧，屈右腿，左腿伸直；屈右肘，手掌托在头下；左上肢伸直，放在左侧大腿上，这样的睡姿就像一轮弯月亮。侧睡时脊柱略向前弯，四肢容易放到舒适的位置，使全身肌肉得到较为满意的放松。

仰卧在古代称为"尸睡"，是不被推崇的睡姿。现代研究认为，仰卧时手习惯于放置胸部，会因手压迫心脏及胸部，而影响心跳及呼吸，导致做噩梦；另外，仰卧时舌根部往后坠缩，易导致呼吸不畅而打鼾并影响睡眠。俯卧位则会使心脏和肺部承受较大压力，影响到呼吸和血液循环功能，还会因腹部有较强压迫感，导致睡眠不实。

在侧睡姿势中，又以右侧睡最为理想，因为心脏在胸腔内的位置偏左，向右侧睡时，心脏受压小，可以减轻其负担，有利于排血，这一点对心脏病患者更为重要。此外，胃通向十二指肠以及小肠通向大肠的口部都向右侧开，因而右侧卧位有利于胃肠道内容物的顺利运行。另外，肝脏位于右上腹部，右侧睡时它处于低位，因此供应肝脏的血多，这对于食物的消化、体内营养物质的代谢及药物的解毒，以及肝组织本身的健康等都有利。

有人担心侧卧会引起脊柱弯曲而变成脊柱畸形。其实，完全不必过虑。实际上，人们在整夜睡眠过程中，有20～30次辗转反侧。这些翻动是在自觉和不自觉中进行的，目的是求得舒适的体位，以消除疲劳。当然，在患某些疾病情况下，必须采取特殊的睡眠姿势。如双侧肺结核的病人，不宜侧睡，以仰卧为宜；一侧肺部有病变，侧卧时要朝患侧睡，以利病情恢复；一侧胸腔内积水时，病人往往向病侧卧睡；而心力衰竭或哮喘发作时，不能平躺，必须取半卧位。

总之，对于不需采用特殊睡眠姿势的人群而言，"卧如弓"是最适合的睡姿。这样我们在子时前就寝，丑时睡着，血液就会归于肝进而养肝。

重视睡眠朝向，为丑时养肝增添保障

良好的睡眠对于肝的养护是任何事情都无法取代的，但是有人长期遭受不良睡眠的困扰，每天辗转反侧难以入睡，即使睡着了也会不停做梦，早晨醒来整个人都非常疲惫，其实这有可能是你的床摆放得有问题。

《礼记·玉藻》记载："寝恒东首，谓顺生气而卧也。"意思是说，人在睡眠时，头部应朝向东，因为东方位日出的方向，这样的睡眠朝向有助于顺应早晨的生发之气。而《保生心鉴》则将睡眠朝向同四季联系到了一起，文中记载："凡卧，春夏宜首向东，秋冬首向西。"

从物理学角度来讲，地球是一个大磁场，我们人类和一切生命都在这个大磁场中生存，人们睡眠的方向应该与地球磁场的磁力线保持平衡，这样才会感觉舒服。我们中国人处于北半球，地球磁力线的方向是从南到北，所以我们最好的睡眠方向也应该是头朝北，脚朝南，这样人体内的细胞电流方向正好与地球磁力线方向成平行状态，人体内的生物大分子排列则为定向排列，这样，气血运行便可通畅，代谢降低，能量消耗较少，睡眠中的慢波、快波即能协调进行，加深睡眠深度，从而有一个良好的睡眠质量，人也会感觉很舒服。

如果你总是保持东西向的睡眠方向，人体睡眠时的生物电流通道与地球磁力线方向相互垂直，那么地球磁场的磁力就会成为人体生物电流的强大阻力，人体为恢复正常运行达到新的平衡状态，就得消耗大量热能，用来提高代谢能力，从而导致体温升高，气血运行失常，产生病态，通常会出现头昏、烦躁、失眠、颈椎酸疼等症状。

以上，将多种睡眠朝向的说法大致做了个介绍，供大家参考。如果固定一种姿势很难受，以致久久不能入眠，这时可以翻转下身体，有助于入睡。醒来时，也可以多转动下身躯，使经络得以通畅。

久视伤肝，用眼过度的"电脑族"更要养肝

肝开窍于目，目之所以具有视物功能，全依赖肝精、肝血的濡养和肝气的疏泄。并且，肝经上连目系，肝的精血循肝经上注于目，使其发挥视觉作用。所以，过度用眼自然要耗损肝血。我们的肝脏就像身体里的一个血库，如果血库里的血不充足，就会出现眼睛干涩、视物不清、小腿抽筋、情绪不稳、月经不调等症状。

生活中，"电脑族"长期坐在电脑前，时间长了就会出现头昏、头痛等症状，此时肝脏也会受到冲击。如果肝气不舒，周身气血运行紊乱，就会出现上面所说的症状。

那么，用眼过度的电脑族应怎样养肝呢？

长时间在电脑前工作时，要时常适当换个姿势，要经常按摩穴位。伏案工作时可以采用脚踩大脚趾和太冲穴、行间穴的方法。如果可以放下手里的活儿，闭目待一会儿，可一边踩按大脚趾和太冲穴、行间穴一边闭目，同时还可以用手揪自己的耳垂和耳尖后上方。睡觉前用热水泡脚时也可用指按压肝经上的太冲穴、行间穴。这两个穴位是肝经上的大药，有增强肝功能的功效。

这些办法仅仅是一种辅助锻炼方法。养生的秘诀里有一句"不妄作劳"，不妄也包含不要过度的意思。中医就讲究一个"中"字，中也就是适度。

为减少久视对肝的损伤，长时间在电脑前工作的人，应注意以下问题：

（1）要注意用眼卫生。眼睛与文稿、眼睛与屏幕的距离应保持在50厘米以上，最好采用光下视20度的视角。工作时，应在面部及双手涂抹防辐射的护肤油。

（2）长期从事电脑操作者，应多吃一些新鲜的蔬菜和水果。同时增加维生素A、维生素 B_1、维生素C、维生素E的摄入。为预防角膜干燥、眼干涩、视力下降、甚至出现夜盲症等，电脑操作者应多吃些富含维生素A的食物，如豆制品、鱼、牛奶、核桃、青菜、大白菜、西红柿、空心菜及新鲜水果等。维生素C可以有效地抑制细胞氧化。维生素E主要作用是：降低胆固醇，清除身体内垃圾，预防白内障。核桃和花生中含有丰富的维生素E。维生素 B_1 可以加强神经细胞的营养，缓解神经的紧张状态。

（3）为了避免荧光屏反光或不清晰，电脑不应放置在窗户的对面或背面；环境照明要柔和，如果操作者身后有窗户应拉上窗帘，避免亮光直接照射到屏幕上反射出明亮的影像造成眼部的疲劳。

（4）一般人每分钟眨眼少于5次会使眼睛干燥。一个人在电脑工作时眨眼次数只及平时的1/3，因而减少了眼内润滑剂和酶的分泌。对着电脑工作时应该多眨眼，每隔一小时至少让眼睛休息一次。

除了保护视力，避免久视伤肝，长期时间坐在电脑前的"电脑族"还要小心"电脑综合征"对颈、肩、腰、腿的伤害。练习几组瑜伽动作就是很好的养生保健方法，连续工作一个小时以后，一定要站起来活动肩颈和腰腿，不然的话，等到发展成病症，不但要花费大量金钱，最要紧的是受病痛折磨的还是自己。

第四章
会吃才健康——随处可得的养肝食物

绿色食物是养肝圣品

中医很有意思，它认为每个脏器都有自己喜欢的颜色。《灵枢·五色》说"青为肝、赤为心、白为肺、黄为脾、黑为肾"。肝作为将军之官，对青色特别的钟爱，所以肝脏又被称为"青龙"。

从颜色上来看，绿色归属于青色，所以凡是绿色的之物对养肝都有好处。很多人都有这样的经验，当郁闷、难过的时候到绿色的植物园走一圈，心情就会好很多，这是因为肝气顺畅了，气机畅达了，心情自然也跟着好了起来。当然，不光是绿色的植物，很多绿色食物也有着养肝的功效。

曾经风靡一时的韩剧《大长今》中有这样一个镜头：长今的母亲受人陷害，被强行灌入毒药后危在旦夕，后来在紧急关头服用了绿豆汤才死里逃生。中医古籍中确实有绿豆解毒的记载，《本草纲目》说："绿豆甘寒无毒，入心、胃经，可清热解毒，消暑止渴。"身体中，肝脏是重要的解毒器官，青色入肝，肝在得到调养后，工作也更加卖力，解毒的能力自然就强了，绿豆养肝的功效由此可见一斑。

不仅是绿豆，其他绿色食物对肝脏的养护也有很好的作用，如黄瓜、芹菜、菠菜、西蓝花、海带等，日常生活中可以多吃一些。

从西医的营养学角度来讲，绿色蔬菜里含有丰富的叶酸成分，叶酸是人体新陈代谢过程中重要的维生素之一。多吃绿色食物，就可以增进肝脏的营养。不过，在食用的时候，一定要注意将食物清洗干净，包括蔬菜、瓜果的农药残留，食品添加剂等。要尽量选购农药污染轻或不用农药的蔬菜，并多用清水清洗。吃瓜果削皮。尽量少吃或不吃含添加剂的食品，如罐头等。否则，不但不会养肝护肝，反而会给肝脏增加工作量、制造障碍，这就得不偿失了。

酸味入肝，滋肝阴，养肝血

按照中医五味入五脏的理论，酸是入肝经的。不过这个"入"字的含义大有学问。中医认为，肝分肝阴和肝阳，而酸补的是肝阴。阴阳消长，肝阴不足，那么肝阳势必会过盛，所以补肝阴的同时也是在泻肝阳。

说到酸，我们总能想到"酸儿辣女"这句话，说怀孕时如果爱吃酸，那就肯定生个男孩，如果爱吃辣，那就会生个女孩。但现实生活中，吃酸的也有很多生女孩儿的，所以此说并不太可信。大家都知道女人怀孕是一件辛苦的事，因为胎儿要靠母体的气血来滋养。孕妇的血都去养胎了，就会导致自身肝阴不足，而酸味入肝，多吃酸的就能把肝阴养起来。平常人看着酸的都难受，孕妇却一点儿都不觉得，这就是身体的智慧。所以说，"吃酸"与胎儿性别关系不大，但与人体脏腑的关系却是很大的。

说起酸味的食物可是多得数不清，如山楂、五味子、乌梅、橘子、柚子、橙子等。酸有很多不同的吃法：

这第一种吃法就是用来调味，比如醋。市场上的醋有很多种，比如米醋、香醋、陈醋、白醋，还有现在流行的果醋，等等。

第二种常见的吃法就是吃酸味水果，像杨梅、梨、葡萄、石榴、番茄、柠檬等。

酸还有一种吃法，可能大家接触的比较少，那就是制药。中药中有一种炮制方法，叫"醋制"，就是将醋与各种药物共制，借以改变药物的理化性质，降低其毒性或副作用。而且醋味酸，为肝所喜，所以可以引药入肝。

虽然吃酸味食物有利于养，但这不表示我们就可以过量吃酸。我们知道五行、五脏以一种和谐的格局存在着，既然五味与之相对，那么也必定是和谐的，在饮食上我们对五味的追求也不要太过。《黄帝内经》中也说："多食咸，则脉凝泣而变色；多食苦，则皮槁而毛拔；多食辛，则筋急而爪枯；多食酸，则肉胝皱而唇揭；多食甘，则骨痛而发落，此五味之所伤也。"

酸多伤脾。脾主肌肉，其华在唇，酸味的东西吃得过多就会使肌肉角质变厚——"肉胝皱"，嘴唇也会失去光泽，并往外翻这就是所谓的"唇揭"。辛多伤肝。肝藏血，主筋，所以辛味的东西吃多了筋的弹性就会降低，血到不了指甲，指甲就会干枯。还有很多朋友因为自身体质原因或是健康的关系不宜多吃酸味食物，这就要听医生的叮嘱了。

补益肝肾，吃点儿黑芝麻

黑芝麻作为食疗品，从养肝护肝的角度说，可以滋阴养肝，尤其适合女性和老人食用。因肝肾不足导致的眩晕、眼花、视物不清、腰酸腿软、耳鸣耳聋、发枯发落、头发早白的病患，适宜长期服用黑芝麻。

黑芝麻与不同的食物搭配，有不同的养肝功效，下面就来一起看一下吧。

1. 黑芝麻蜜糕

【材料】黑芝麻 100 克，玉米粉 200 克，蜂蜜 150 克，面粉 500 克，鸡蛋 3 ~ 4 个，发酵粉适量。

【做法】将黑芝麻炒香，研碎后加入玉米粉、蜂蜜、面粉、鸡蛋液、适量发酵粉，加水和成面团，以 35℃保温发酵 1.5 ~ 2 小时，上屉蒸 20 分钟即熟。

【功效】有健胃、保肝、促进红细胞生长的作用。

2. 黑芝麻桑葚糊

【材料】黑芝麻、桑葚各 60 克，大米 30 克，白糖 10 克。

【做法】将大米、黑芝麻、桑葚分别洗净，同放入石钵中捣烂，砂锅内放清水 3 碗，煮沸后放入白糖，再将捣烂的米浆缓缓调入，煮成糊状即可。

【功效】此糊补肝肾、润五脏、祛风湿、清虚火，常服可治病后虚弱、须发早白、虚风眩晕等症。

3. 芝麻杏仁蜜

【材料】黑芝麻 500 克，甜杏仁 100 克，白糖、蜂蜜各 125 克。

【做法】将黑芝麻炒香研末，甜杏仁捣烂成泥，与白糖、蜂蜜一同放在瓷盆内，上锅隔水蒸 2 个小时后关火。每次 2 ~ 4 匙，温开水配服，每日 2 次。

【功效】能补肝益肾、润肺止咳，是支气管哮喘病人的食疗常用方，并有一定防癌作用。

4. 芝麻核桃蜜

【材料】蜂蜜、核桃、黑芝麻各 500 克。

【做法】核桃仁、黑芝麻分别炒熟后，加入蜂蜜，调好装瓶。每天早晚各吃一匙，饭前饭后均可，连续吃半年。

【功效】养肝益肾，补虚化结，辅助治疗肝硬化。

芝麻分黑芝麻和白芝麻，黑芝麻的价格相对高一点儿，不同的年份，价格也不尽相同，黑芝麻是不会掉色的，除非是染过色。染色的黑芝麻当然不宜食用，目前，黑芝麻的染色原料也只是一些对人体伤害不很大的食用色素或者黑颜料，只覆盖了表面，所以辨别起来并不难。真正的芝麻是不会掉色的，颜色也是深灰色的，不至于会黑得发亮，遇到黑得异常的芝麻要慎重购买，最好用一点儿水放在手心，轻轻地搓揉，手上留下异样颜色的就要小心了。买回家后，食用之前先用清水清洗，浸泡一段时间，如果清洗后的水为褐红色，则基本可断定是染过色的芝麻。

芹菜入肝经，平肝降血压

芹菜的食用历史很久远了，属于古老的蔬菜之一。我国最早的诗歌总集《诗经》中就出现了"言采其芹""芹楚葵也"的诗句。在古代的欧洲，公元前4世纪已有关于芹菜的文字记载，在古希腊罗马时代，芹菜被当作药物和香料。

中医认为，芹菜性凉，味甘，入肺、胃、肝经，具有清热利湿，平肝凉血的功效。《神农本草经》认为，芹菜"保血脉养气、令人肥健嗜食"。《本经逢原》载，芹菜能"清理胃中湿浊"。《本草推陈》云，芹菜能"治肝阳头昏，面红目赤，头重脚轻，步行飘摇等症"。《随息居饮食谱》说，芹菜"甘凉清胃，涤热去风，利口齿咽喉"。不过，芹菜最主要的作用还是入肝经。

人体内肝风内动时，就会出现头昏脑涨、面红目赤的情况，这时量血压多半会发现血压升高了。食用芹菜就可以起到平肝降压的作用，民间也有"多吃芹菜不用问，降低血压喊得应"的谚语。不仅中医认为芹菜能降血压，现代药理分析也证明了这一点。芹菜中饱含丁基苯酞类物质，这种物质具有镇静安神的作用，也叫芹菜镇静素。高血压病的发病原因虽然很多，但血管平滑肌紧张造成肾上腺素分泌过旺，几乎是高血压患者的共性。而芹菜镇静素具有抑制血管平滑肌紧张的功效，因为减少肾上腺素的分泌，所以具有降低和平稳血压的效果。而且这种食疗的方法比较简单，不会像降压药一样吃多了会引起低血压。

虽然知道芹菜能够降血压的人很多，但多数都是把芹菜炒来吃，其实这样的降压效果并不明显。最好的食用方法为：将新鲜芹菜洗净后连叶带茎一起嚼食。每日2次，每次20克。持续服一周，即有明显降压作用。这种食法对各类型高血压均有效，还可解除中老年便秘，缓解腹胀感。此外，对患有风湿性关节痛者，以芹菜汁局部涂擦，也有较好疗效。不喜欢这种食用方式的人，也可用开水将芹菜略微焯一下，然后凉拌，也能保留芹菜中的有效成分。

总之，不管是从中医的角度还是从现代医学的角度来看，芹菜都是一个非常好的食物。

猪肝——补肝明目养血

猪肝是一种营养非常丰富的食品，素有"营养库"的美称，是最理想的补肝佳品之一。中医认为，猪肝性温，味甘，入肝经，有补肝、明目、养血的功效。患有血虚萎劳、夜盲症、脚气病等症的人都可以通过食用猪肝达到调养身体的目的。现代医学认为，猪肝含有丰富的维生素A，常吃猪肝可不断补充视黄醛、视蛋白，还可以逐渐消除眼科病症。下面就推荐两道用猪肝做成的补肝明目的美食。

1. 珍珠草猪肝汤

【材料】猪肝100克，鲜珍珠草60克或干珍珠草30克。

【做法】将猪肝洗净，切片，同珍珠草一起放入砂锅，加水适量煮汤。

【用法】饮汤吃肝。每日1次，连服7日。

【功效】适用于急性传染性肝炎患者。

2. 枸杞叶猪肝汤

【材料】猪肝 100 克，枸杞叶 80 克。

【做法】将猪肝洗净、切片，与枸杞叶一同入砂锅，加水适量，煮汤食用，加盐调味。

【用法】每日 1 次，饮汤食肉。

【功效】适用于眼涩流泪、视力减退等症。

3. 蒸猪肝

【材料】鲜猪肝 100 克，夜明砂 6 克。

【做法】将猪肝洗净、切碎、摊平在碟中，再放入夜明砂撒匀，上笼蒸熟，趁热食用。

【用法】每隔 1 日 1 次，连服 5 ~ 7 次。

【功效】适用于角膜软化、内障外翳等症。

这几道膳食都是很好的猪肝药膳，做法也很简单，需要提醒大家的是选购猪肝时，一定要挑选鲜嫩的，新鲜的猪肝口感好，营养也更充足。挑选猪肝时，首先看颜色，以深红褐色为好。有些猪肝是红色的，有些是黑褐色的，这些猪肝都不够嫩，也不好吃。买猪肝可以用手按一按，弹性越大越好，有弹性的猪肝可以炒来吃，炒的时候都能听见"咯吱"的声。买来的新鲜的猪肝如果吃不完，可以先在猪肝外面涂上一层食用油后再放进冰箱里冷藏，这样贮存起来再次食用时，还能够保持猪肝的原色原味。

菊花是平肝明目的延寿名花

"待到重阳日，还来就菊花""不是花中偏爱菊，此花开尽更无花""待到秋来九月八，我花开后百花杀。冲天香阵透长安，满城尽带黄金甲""朝饮木兰之坠露兮，夕餐秋菊之落英""更待菊黄家酿熟，共君一醉一陶然"……从这些优美的古诗中，我们不难看出，古人是偏爱菊花的。菊花不仅可赏、可食、可酿酒，它的药用价值还被众多的医书药典所记载。《本草纲目》中对菊花介绍：性寒、味甘，具有散风热、平肝明目之功效，看来国人自古就知道菊花有保护眼睛的作用，对眼睛疲劳、视力模糊有很好的疗效。

现代人生活节奏加快，往往容易用眼过度。中医认为"累从眼入"，正所谓"久视伤血"，过度用眼会消耗肝血，肝血亏虚，使双目得不到营养的供给，从而出现眼干涩、看东西模糊、夜盲等症，肝血耗损严重，也很容易导致头痛、注意力不集中、情绪烦躁、反应迟钝、疲乏无力和失眠、恶心、欲吐等一系列疲劳症状。由此可见消除视疲劳，对人体整个机能状态及精神状况的调整至关重要。而一杯制作简单、清香扑鼻且具有明目功效的菊花茶无疑是视疲劳人们的福音。

制作菊花茶方法也很简单。泡菊花茶不用加茶叶，只需将干燥后的菊花泡水或煮水来喝就可以。泡饮菊花茶时，最好用透明的玻璃杯，每次放上四五朵，再用沸水冲泡即可。若是饮用的人多，可用透明的茶壶，每次放一小把，冲入沸水泡 2 ~ 3 分钟，再把茶水倒入每个人的透明玻璃杯中即可。

饮菊花茶时可在茶杯中放几颗冰糖，这样喝起来味更甘；菊花茶中可加入枸杞，菊花和枸杞都是护眼的中药药材，泡出来的茶就是有名的"杞菊茶"，尤其适合经常使用电脑办公的上班族和彻夜温习功课的学生们，常喝菊花茶能改善眼睛干涩、疼痛、事物模糊等疲劳情况。

泡菊花茶看似简单，但其中学问多多。菊的种类很多，泡茶要选用黄、白菊，以白菊花为佳，长期饮用有"明目、利血气、轻身、延年"的功效，但切忌用野菊花。古人有"真菊延龄，野菊泄人"之说，野菊花性苦寒，长期服用或用量过大时，会伤及脾胃阳气，出现胃部不适、胃纳欠佳、肠鸣、大便稀溏等不良反应，脾胃虚寒者及孕妇都不宜用。所以菊花与野菊花不能混淆，更不能相互替代。

清肝又明目，不妨喝点儿花草茶

许多上班族因工作需要，每天盯着电脑的时间都在 5 小时以上。刚开始，眼睛可能还会反抗一下，用"流眼泪"的方式进行警告。但时间一长，泪液分泌跟不上，眼睛就会变的干涩、难受。

除了枸杞菊花茶之外，再为大家介绍几种有益于清肝明目的花草茶。

1. 五味养肝茶

【材料】乌梅、山楂片、菊花、枸杞子、栀子籽各适量。

【做法】取上述材料，放入锅中开锅转中火煮 20 分钟，冷热饮用均可。

【功效】适于易长痤疮、怕热出汗或是视力下降的人，有健肝养肝、明目的功效。

2. 明目菊花茶

【材料】菊花、枸杞子各 10 克。

【做法】取枸杞子、白菊花，开水冲泡之后饮用即可。

【功效】有滋补肝肾、清热明目的功效。

3. 槐菊茶

【材料】槐花 9 克，菊花 9 克，绿茶 9 克。

【做法】将上述 3 味，一同入杯，用沸水冲泡，加盖闷 5 分钟即成。

【用法】每日 1 剂，分 3 次冲泡，代茶饮用。

【功效】适用于高血压引起的头痛、眩晕、视物模糊者，可以清热凉血、平肝明目。

4. 菊花决明茶

【材料】菊花 9 克，决明子 9 克。

【做法】上述 2 味，入锅，加清水适量浸泡 20 分钟后，煎煮至沸，即成。

【用法】每日 2 次，代茶饮服。

【功效】适用于高血压及头痛、头晕、目赤肿痛者，可以平肝熄风、清肝明目。

5. 杞菊绿茶

【材料】枸杞 2 克，杭白菊 1 克，绿茶 3 克。

【做法】上述 3 味，入杯沸水冲泡，加盖闷 5 分钟即成。

【用法】每日 1 剂，分次代茶饮服。

【功效】适用于肝火上炎、视力减退者，可以养肝明目、散风清热。

花草茶还有很多神气的功效，感兴趣的朋友不妨自己多多研究一番，饮一杯花草茶，在芳香馥郁中还能养生保健，的确可以说是一件乐事了。

清气姜橘饮，消除郁闷之气

由于工作压力大，"郁闷"这个词已经成为很多白领职员的口头禅。如果你仔细留意，会发现很多公司职员的工作状态也是"两弯似蹙非蹙烟眉"，虽然他们并不时常叹气，还不至于"态生两靥之愁"，但肝气结聚在内，不能通行周身，就会造成人体脏腑的运转、物质的运输和排泄障碍，如女性胸闷憋气、冬天经常会感到手脚冰冷等。

有这样一位跨国公司的高层管理者，虽然他事业有成，年薪丰厚，看似很风光的样子。但是因为和国外主管领导的分歧和政治，心里充满了苦恼和郁闷，每日都憋着一肚子气在工作。现代人有很多发泄郁气、排解压力的方法，中医里也有很多治疗郁闷的建议和药方，医生为他开了一个治疗郁闷的小方——姜橘饮。

姜橘饮原载于《魏氏家藏方》，书中记述，将陈皮 200 克和生姜 100 克，制成粗末后煎水服用。平日大家在吃橘子的时候，把橘皮留下，晒干后就是一味治疗气郁的特效中药——陈皮。再把陈皮和一半重量的生姜泡在一起喝，就是一剂治疗气郁的药方——

清气姜橘饮。很多人都评价这个药方说："每天一杯姜橘饮，郁闷之气影无踪。"

方中的陈皮可理气降逆，《本草纲目》中盛赞陈皮的"通滞"之功，谓其"苦能泻能燥，辛能散，温能和。其治百病，总是取其理气燥湿之功。"姜是暖胃驱寒的食疗佳品。二者合用，可缓解肝郁气滞所致的胸胁胀满、胃脘胀闷等症。这两种食物一般家庭都有，随手可取，无毒副作用，但阴虚火旺者不可多饮。需要提醒的是，陈皮茶性味偏温，如果伴有口苦等"上火"症状，以及阴虚火旺者不宜饮用。另外，泡药茶时，千万不可把鲜橘皮当陈皮。因为鲜橘皮不仅不具备陈皮的药用功效，而且表面可能还会有农药和保鲜剂污染。

冬瓜姜丝汤——推荐给肝火上炎患者的食疗方

骄阳似火的夏日，人们的脾气也变得火爆起来，这其实是夏季炎热气候导致的肝火旺。肝火旺也分很多类型，由肝火上炎引起的就是常见的一种。

金元四大家之一的朱丹溪提及"气有余便是火。"肝火上炎是因肝气郁结，郁而化火，肝经气火上过所致的病症。常因肝气郁结日久，或过食辛辣之品，或热内蕴化火上逆所致。临床上以气火上逆热象明显为特征。火性炎上，足厥阴肝经从头面巡行，因此会表现为头晕胀痛、目赤肿痛、耳鸣、多梦、舌苦口干、便秘、尿短黄等一系列的热象。肝主疏泄，在志为怒。肝火上炎的人在精神情志方面，表现得易怒、急躁。

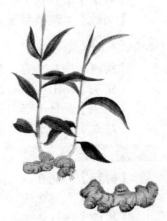

生姜

肝火上炎患者，夏天最适宜常煮冬瓜姜丝汤喝，这可谓是最经济实惠的去火食疗方。在《本草备要》中便记载着冬瓜的功用："性味甘寒，寒泻热，益肝脾。利二便，消水肿。止消渴。散热毒痈肿。"对肝火上炎患者来说，喝冬瓜汤就是出小力解决大难题的最划算方法。而且，由于冬瓜属于低脂、低热量且不含胆固醇的食物，对于脂肪肝、高血压患者而言也是不错的食疗方。煮冬瓜汤时，加少许姜有助开胃，能刺激血液循环，皮肤微血管扩张后，体热才散得掉。

除了冬瓜姜丝汤之外，肝火上炎的患者夏季还可常百脚草、薄荷、菊花、车前草等青草茶。也可以喝点儿甘蔗汁、柠檬汁、冬瓜汁等，既可以解暑热，又能去除体内的肝火。饮食上还要注意忌吃油炸食物，忌酒。

爱眼护眼，常吃疏肝明目食物

肝和眼睛的相互影响我们已经谈了多次，根据中医原理，在日常生活中，吃一些有助于养肝血的食物，对眼睛及眼部疾病的治疗有很大的帮助。海带、枸杞子、香菜、菊花等都是利于疏肝明目的食物。

海带除含碘外还含有 1/3 的甘露醇，可减轻眼内压力，对治疗急性青光眼有良好的功效。其他海藻类如裙带菜也含有甘露醇，也可用来作为治疗急性青光眼的辅助食品。

枸杞能增强肝、肾功能，增加体液，适用于缓解虚劳、腰痛、膝痛、头晕、头痛等症状。

香菜虽是多种蔬菜的"配角"，但它的保健和药用价值不可忽视。香菜所含有的物质，可起到清热解表，防治荨麻疹和止痒的作用。有研究资料证明，由于香菜含有多种维生素，它的清内热功能，对提高视力、减少眼疾具有很明显的作用，因此，建议人们常吃点儿香菜，以利清热解表提高视力。

下面介绍几种保护视力的食疗方法：

1. 菊花鱼丸汤

【材料】白菊花瓣 100 克，鲜鱼肉 250 克，火腿 50 克，鲜蘑 50 克，豌豆苗 50 克，鸡蛋 120 克，鸡汤 1000 克，精盐 2 克，味精 2 克，姜末 15 克，料酒 10 克，酱油 10 克，白胡椒粉 1 克，鸡油 5 克，湿淀粉 10 克，植物油 10 克。

【做法】将鲜蘑、菊花、豌豆苗分别洗净，沥水；火腿、葱、姜切成小片。鱼切片，剔出刺，洗净，放在案板上用刀背锤成鱼蓉，再去除小刺，放入盆内，加水少量，搅成糊状，加盐、味精、姜末、白胡椒粉、蛋清及少量熟油，搅成鱼蓉泥，做成鱼丸。锅内加水，置火上，烧热，下入鱼丸，烧沸，至鱼丸自成熟，捞出。另取一锅，注入鸡汤、白胡椒粉、味精、料酒、湿淀粉勾芡，放入鱼丸、火腿、鲜蘑、菊花、豌豆苗、酱油，烧沸，淋入鸡油，即成菊花鱼丸汤。

【功效】养肝明目，适用头昏眼花者食疗用。

2. 软炸枸杞猪肝

【材料】猪肝 200 克，枸杞子 20 克，鸡蛋 120 克，面粉 200 克，料酒 10 克，酱油 10 克，胡椒粉 2 克，盐 5 克，菜油、花椒各适量。

【做法】将猪肝洗净，切片，放入盐、料酒、酱油、胡椒粉，腌渍片刻。枸杞子洗净，剁碎，放入猪肝中搅匀；鸡蛋打入碗中，倒入面粉调成糊，拌入少许菜油。锅烧热，下入菜油，将猪肝片沾满面糊，一片一片放入油锅中炸熟，第一遍全部炸完后，油锅再烧热，将全部猪肝下锅炸第二遍，稍炸后捞出。花椒炒熟擀碎，加入少许盐，做成花椒盐，撒在猪肝上，即可食用。

【功效】养血补肝明目，适用于治疗肝虚肾虚导致的头晕、贫血、夜盲症、眼花、腰膝酸软和四肢无力等症。

打好养肝保卫战，这些食物不宜多吃

食疗养生是养生学里最重要的部分，民以食为天，吃得健康才是最根本的预防疾病，提高身体免疫力的方式。那么，养肝在饮食方面有哪些禁忌呢?

1. 忌酒

我们都知道适当的喝一点儿酒有益身体健康，但不能过量，酗酒伤肝，尤其是对于肝脏有损伤的患者来说，饮酒对肝脏无疑是雪上加霜，会进一步加重对肝脏的损害，而对本身解毒代谢功能低下的肝病患者来说，酒精的中间代谢产物乙醛会直接损害肝细胞，所以，肝功能不好的人最好不要碰酒。

2. 不要食用霉变食物

很多生活节俭的人，尤其是一些上了年纪的老人，对粮食有着特别的热爱，食物发了霉，常常晒晒或者去掉发霉的部分继续吃。但是，有关研究发现，发霉的食物如花生、大豆、玉米等霉变后会产生一种致癌物质——黄曲霉毒素，它对肝脏有极强的毒害性，容易导致肝细胞受损、变性甚至坏死，继而有可能诱发肝癌，对身体健康十分不利。虽然爱惜粮食是我们每个人都应该做到的美好品德，但为了健康，发霉的食物还是不要吃了。

3. 含防腐剂的食物要少吃

食品质量问题一直是近几年的社会热门话题，虽然知道防腐剂对身体有害，但很多人还是无法拒绝食物的诱惑，如方便面、香肠、罐头等各种便利食品仍然被大多数人作为必备的饮食，但是经常食用含防腐剂的食物会增加肝脏代谢的负担，所以这类食物还是能少吃就少吃吧，尤其是肝脏解毒能力较差的人最好不要吃。

4. 巧克力、糖等甜食要少吃

糖分被人体吸收后，一部分会转化为脂肪，食用过多可能会导致脂肪肝的发生。另外，糖还会影响胃肠道内酶的分泌，多吃会影响食欲。糖也容易发酵，有可能加重胃肠胀气。

5. 腌制食品要少吃

各种腌制食品中，含有较多的盐分，可影响肝病患者体内的水、钠代谢，所以为了身体健康还是少吃为好。

6. 味精要少用

味精可以说是现在厨房里最常见的调味品了，相信很多人也知道味精吃多了不好，尤其是肝病患者如果食用较多的味精，容易出现头痛、心慌、恶心等不适症状。

秋季肝气弱，试试四种补肝良方

从传统中医的五行来看，秋季和肺在五行中属金，故肺气最旺，又因金克木，肝属木，故肝气较弱，所以秋季进补应重在养肺补肝。《寿亲养老新书》中说："减辛增酸，以养肝气。"因为秋燥易伤阴，故而应注意少吃辛辣之品，使肝气得以补益，则有助于滋养肝脏。

下面就介绍几种适合秋季服用的药茶和药膳：

1. 芝麻甜杏茶

【材料】黑芝麻 250 克，甜杏仁 50 克，白糖与蜂蜜各 50 克。

【做法】将黑芝麻炒熟研末，甜杏仁捣烂成泥，与白糖和匀后隔水蒸 1 ~ 2 小时，凉凉后即可。服用时加蜂蜜 1 ~ 2 匙。

【用法】每次 2 匙，每日 2 次。

【功效】补益肝肾，润肺止咳。

2. 桑菊薄荷茶

【材料】桑叶、菊花、薄荷各 10 克。

【做法】清水适量煮沸，将桑叶、菊花、薄荷一起投入水中煮 10 ~ 15 分钟即成。不拘时饮。

【功效】疏风散热、清肝明目，可缓解风热感冒引起的咳嗽。

3. 青果绿茶

【材料】青果 3 枚，绿茶 2 克，冰糖适量。

【做法】将青果洗净后捣破，放入绿茶和冰糖，冲入开水凉凉后即可。

【用法】在口中含 1 ~ 2 分钟后慢慢咽下，不拘时饮。

【功效】清热利咽、净口明目，可缓解口腔溃疡。

4. 何首乌红枣粥

【材料】何首乌 20 克，红枣 10 枚，粳米 50 克。

【做法】将何首乌洗净、晒干、碾碎，粳米、红枣淘洗干净放适量水煮沸，待粥煮沸后投入何首乌碎末搅匀，煮至粥稠即可。

【用法】每次 1 小碗，每日 2 次。

【功效】乌发生发、平肝降脂，是脂肪肝、高脂血症的辅助食疗。

金色的秋季也是尽享美味水果的时候，还可吃一些柚子、柠檬、猕猴桃、生梨、石榴、柑橘、金橘和葡萄等甘酸兼有的水果。因为酸味入肝，甘味入脾，以上水果可补肝健脾，又有滋阴养肺的作用。

第五章

药到病除——常见调肝养血的中药

决明子——清肝明目降血压

传说，古代有一位老道，年纪虽然已经过百，但身体硬朗、耳聪目明。于是人们纷纷向他讨教长生仙术，老道却说并没有什么仙术，只是常常食用决明子罢了。小小的决明子，缘何有如此神奇的功效呢？

决明子，也叫草决明、还瞳子、马蹄子、千里光等，为豆科草本植物决明或小决明的成熟种子。李时珍的《本草纲目》中记载其味苦、甘而性惊。决明子含有多种维生素和丰富的氨基酸、脂肪、碳水化合物等，具有清肝火、祛风湿、益肾明目等功能。常饮决明子茶，还可辅助治疗各种眼病。比如，因肝热上炎所致的目赤肿痛、畏光多泪、视物模糊等，以及青光眼、白内障、结膜炎等，因决明子有保护视神经的作用，所以对现代电视族、电脑族等易引起眼睛疲劳也有一定补益。

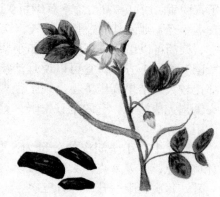

决明

现代药理研究证实，决明子所含的有效成分具有调节免疫、抑菌、抗癌、降血压、调节血脂及明目通便等作用。对金黄色葡萄球菌、大肠杆菌、肺炎球菌等均有不同程度的抑制作用；通过作用于迷走神经还有降压效果，可与传统降压药利舍平相媲美；通过导泻可减少肠道对胆固醇的吸收，并能反馈调节低密度脂蛋白的代谢；能防治近视眼及老年性白内障等眼科疾病。

这里为大家介绍几种决明子的茶疗方。

1.决明子茶

【材料】准备炒决明子 10～15 克，蜂蜜 20～30 克。

【做法】将决明子用小火炒至香气溢出时取出，凉凉。将所有药材放入杯中，加入滚水浸泡 3～5 分钟即可饮用。

【功效】散热祛风，清肝明目。

2.决明子桃仁蜜茶

【材料】决明子 12 克，桃仁 10 克，蜂蜜适量。

【做法】决明子和桃仁一起水煎，喝前加入适量蜂蜜。

【功效】活血降压、清肝益肾，适用于高血压有热象者服用。

3.杞菊决明子茶

【材料】决明子 20 克，枸杞子 10 克，菊花 5~8 朵。

【做法】将三者同时放入较大的杯中，沸水冲泡后，加盖闷 15 分钟。

【功效】清热平肝、降脂降压、养阴明目。

需要注意的是，决明子可不是什么万金油，什么人都适用。事实上，决明子性微寒，那些容易拉肚子、胃痛的人不宜食用。

柴胡——疏肝解郁，赶走阴虚火旺

柴胡，又名北柴胡、南柴胡、软柴胡、醋柴胡，是伞形科植物北柴胡和狭叶柴胡的根。始载于《神农本草经》，列为上品。

关于"柴胡"名称的由来，还有个民间传说。从前，一地主家有两个长工，一姓柴，一姓胡。有一天姓胡的长工病了，发热后又发冷。地主把姓胡的长工赶出家，姓柴的长工一气之下也离开地主家。他扶了姓胡的长工逃荒，到了一座山中，姓胡的长工躺在地上走不动了，姓柴的长工去找吃的。姓胡的长工肚子饿了，无意中拔了身边的一种叶似竹叶子的草的根入口咀嚼，不久他感到身体轻松些了。待姓柴的长工回来，姓胡的长工便以实告。姓柴的认为此草肯定有治病效能，于是再拔一些让姓胡的长工食之，结果姓胡的长工居然好了。他们二人便用此草为人治病，并以此草起名"柴胡"。

中医认为，柴胡性凉味苦，微寒入肝、胆二经，具有和解退热、疏肝解郁、升举阳气的作用，常用以治疗肝经郁火、内伤胁痛、疟疾、寒热往来、口苦目眩、月经不调、子宫脱垂、脱肛等症。《本草纲目》记载其"治阳气下陷，平肝胆三焦包络相火"，《神农本草经》则说其"去肠胃结气，饮食积聚，寒热邪气，推陈致新"。

柴胡可以组成许多复方，如小柴胡汤为和解少阳之要药。小柴胡汤是张仲景的《伤寒论》的一个方子，它可以说是治疗肝阳虚的经典方。现代人不管是生活还是工作压力都比较大，结果高压下也出现了很多奇怪的病症，比如有的人可能会突然呕吐，有的会头晕到无法站立，有的整日失眠，等等。调理这些情况，小柴胡汤或许就可以起到大的作用。

原文中，小柴胡汤的分量为：柴胡 24 克，黄芩 9 克，人参 6 克，法半夏 9 克，炙甘草 5 克，生姜 9 克，大枣 4 枚。熬药方法是水一斗二升，煮取六升，去渣滓，再煎取三升，每次温服一升，一日三次。

小柴胡汤和肝经的关系很密切。我们知道，肝经是主疏泄的，所以情志方面的郁滞，都和肝的关系密切。正常情况下，应该肝升胆降，这样气机才会上下流通，但是如果心理郁闷，气机不在升降卡在了那里。这时就会因为郁滞生热，导致咽干、心烦、胸闷、心悸、目眩等症状，如果胆气上逆，则会出现口苦、恶心的感觉。脾胃的气机不升降，必然也会影响到胃口，人就会变得不想吃东西。在小柴胡汤中，柴胡能够升肝阳，半夏是降的，炙甘草是守中的，这三味药像一个车轮一样，促成了人体的气机运动。

除了小柴胡汤，柴胡还可以组成其他的复方，如逍遥散能治疗肝气郁结所致的胸胁胀痛、头晕目眩、耳鸣及月经不调；补中益气汤的主药有柴胡、升麻、党参、黄芪等，能治疗气虚下陷所致的气短、倦怠、脱肛等症；柴胡疏肝散还能治疗乳腺小叶增生症。但值得注意的是，肝阳上亢、肝风内动、阴虚火旺及气机上逆者忌用或慎用。

何首乌——养肝益肾，乌须又美发

何首乌，为蓼科植物何首乌的块根，是一种常用的补益中药。

何首乌原来是一个人的名字，据说在唐朝时有个人叫何能嗣，58 岁仍然性无能，服此药 7 日而思人道，娶妻后还连生数子，其中一个儿子名叫何延秀，持续服用此药，活到了 160 岁，也生了很多子女，其中一个取名为何首乌，何首乌也持续服用此药，竟活到 130 岁，头发都还乌黑亮丽，唐朝文人李翱为他们写了《何首乌传》。后李时珍根据史料记载，把原来的"交藤"改名为"何首乌"。

中医认为，何首乌味苦、甘、涩，性微温，归肝、肾经，具有补肝肾、益精血、乌须发、强筋骨之功效。适用于肝肾阴亏、须发早白、血虚头晕、腰膝酸软、筋骨酸痛、遗精、崩带、久痢、慢性肝炎、痈肿、瘰疬、肠风、痔疮、红斑狼疮等症。《本草备要》记载："补肝肾，涩精，养血祛风，为滋补良药。"《开宝本草》云："益气血，黑髭鬓，悦颜色，久服长筋骨，益精髓，延年不老。"

现代医学证实，何首乌中的蒽醌类物质，具有降低胆固醇、降血糖、抗病毒、强心、促进胃肠蠕动等作用，还有促进纤维蛋白溶解活性作用，对心脑血管疾病有一定的防治作用；何首乌中所含卵磷脂是脑组织、血细胞和其他细胞膜的组成物质，经常食用何首乌，对神经衰弱、白发、脱发、贫血等病症有治疗作用；何首乌还有强壮神经的作用，可健脑益智。还能够促进血细胞的生长和发育，有显著的抗衰老作用。中年人经常食用

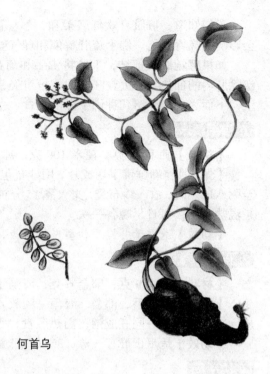

何首乌

何首乌，可防止早衰的发生和发展。何首乌茎为中药"夜交藤"，有安神养心之功，可治疗多种原因引起的失眠。

下面，为大家推荐一款何首乌粥：

【材料】何首乌 50 克，粳米 100 克，红枣 5 枚。

【做法】将何首乌洗净，放入砂锅内，加水煎取汁，去渣。将米、红枣分别洗净。将米、红枣同煎汁放入砂锅内，加入适量水，用大火煮沸，改用文火煮约 30 分钟。加入糖再煮段时间即成。每日早晚服食。

【功效】可养肝益肾，适用于肝肾亏虚、精心不足所致的头目昏花、须发早白等及慢性肝炎、冠心病、高血压、高脂血症、神经衰弱等。

如果是肝肾不足、精血亏虚、腰膝酸软、头晕耳鸣、须发早白、遗精滑精者，可与当归、枸杞子、菟丝子等配伍；若是血虚精亏、肠失滋润、大便干结者，可与当归、火麻仁、黑芝麻等配伍，以增强养血润肠通便之效；若痔血便难者，可单味煎服，或与枳壳等同用；若是血虚所致风瘙疥癣者，可与荆芥、蔓荆子等配伍内服；凡久疟不止、气血两虚者，多与人参、当归等配伍。

疏肝健脾，理气化痰说佛手

佛手，又名九爪木、五指橘、佛手柑，为芸香科植物佛手的果实。主产于闽粤、川、江浙等省，其中浙江金华佛手最为著名，被称为"果中之仙品，世上之奇卉"，雅称"金佛手"。佛手是形、色、香俱美的佳木。佛手的花有白、红、紫三色。白花素洁，红花沉稳，紫花淡雅。佛手的叶色泽苍翠，四季常青。佛手的果实色泽金黄，香气浓郁，形状奇特似手，千姿百态，让人感到妙趣横生。有诗赞曰："果实金黄花浓郁，多福多寿两相宜，观果花卉唯有它，独占鳌头人欢喜。"佛手的名也由此而来。

佛手不仅有较高的观赏价值，而且具有珍贵的药用价值、经济价值。佛手全身都是宝，其根、茎、叶、花、果均可入药。中医认为，佛手味辛、苦、甘，性温，无毒，入肝、脾、胃三经，有理气化痰、止咳消胀、疏肝健脾和胃之功效，适用于肝郁气滞所致的胁痛、胸闷、脾胃气滞所致的脘腹胀满、纳呆胃痛、嗳气呕恶、咳嗽痰多、胸闷胸痛等症。

据史料记载，佛手的根可治男人下消、四肢酸软；花、果可泡茶，有消气作用；果可治胃病、呕吐、噎嗝、高血压、气管炎、哮喘等病症。据《本草归经》记载，佛手并具治鼓胀发肿病、妇女白带病及醒酒作用，是配制佛手中成药的主要材料。

我们知道，肝脏喜欢舒展柔和，不喜被压抑。经常生气不仅会导致肝气郁滞，而且会影响到脾胃功能。佛手疏肝解郁和理气健脾的功能正好能解决这一问题。

如果感觉肝气郁结，不妨将佛手和菊花一起煮成茶饮，不仅能舒展体内肝气，还能清除肝内的郁热。肝火较旺的人，也可经常服用。

下面为大家介绍几种佛手做的美食。

1. 佛手粳米粥

【材料】佛手15克，粳米100克，冰糖适量。

【做法】将新鲜佛手切成片，用纱布包好，纱布口要扎紧；粳米洗净，加水适量煮粥，至粥八成熟时，放入纱布袋，文火煮15分钟后，放入冰糖溶化、调匀，拣去纱布袋，关火；趁温热食用，每日早晚各一次。

【功效】适用于肝胃不和型慢性胃炎，可以行气止痛，疏肝养胃。

2. 佛手郁藻粥

【材料】佛手9克，郁金6克，海藻15克，粳米100克，红糖适量。

【做法】将佛手、郁金、海藻一同放入锅中，加水适量，煎煮20分钟；去渣留汁，放入粳米、红糖一同煮成粥；温热服食，每日1次，连服10～15天。

【功效】适用于肝郁气滞，可以疏肝解郁，化痰散结。

3. 佛手汤

【材料】合欢花12克，佛手10克，姜5克，盐3克。

【做法】将合欢花、佛手片、姜片、盐置砂锅中煎煮，煮沸约20分钟后。去渣取汁，代茶温饮。

【功效】适用于上腹隐痛、胁肋不舒、脘腹饱胀、嗳气泛酸者，可以疏肝理气。

除了食用和药用，佛手的果实还能提炼佛手柑精油，是良好的美容护肤品。佛手的花与果实均可食用，可做佛手花粥、佛手笋尖、佛手炖猪肠等，有理气化痰、疏肝和胃、解酒之功效。

钩藤——平肝熄风，降血压

钩藤又名莺爪风，在叶腋处有弯钩，故名钩藤，以带钩茎枝入药，是中医临床常用的平肝解郁类中药。在《红楼梦》中，钩藤曾经被薛宝钗用于救治薛姨妈因肝气上逆引起的左肋疼痛。服用后，薛姨妈不知不觉地睡了一觉，肝气也渐渐平复了。

中医学认为，钩藤性味甘、微寒，入肝、心二经，有清热、平肝、止痉的功效。《本草纲目》中记载："钩藤，手足厥阴药也，足厥阴主风，手厥阴主火，惊痫眩晕，皆肝风相火之病。钩藤通心包于肝木，风静火息，则诸证自除。"

钩藤入药最初的文字记载见于南北朝陶弘景的《名医别录》。但古代医家认为其气轻清，故多视为小儿的专用药，正如陶弘景指出的："疗小儿，不入余方。"后世中医学家不断拓宽它的应用范围，现已成为内、儿、妇科的常用药。近代医家也多用钩藤治疗肝炎患者的心烦意乱、性情暴躁、左肋疼痛等症，同样取得良好疗效。

除此之外，现代医学研究还表明，钩藤还具有降压、镇静、抗癫痫和抑制腓肠肌痉挛的作用。钩藤煎剂或钩藤碱等给动物灌服，能抑制血管运动中枢，阻滞交感神经和神经节，扩张外周血管，使血压下降，心率减慢。由于外周阻力降低，从而使血压下降，随着血压的下降，头晕、头痛、心慌、气促、失眠等症状亦相应减轻或消失。

另外，中医认为，钩藤不宜久煎，否则影响药效，因此在煎剂时，必须"后下"，即在其他药物煎煮15～20分钟之后再下锅，复煎10分钟即可。若煎煮时间超过20分钟，那么降压的有效成分便被破坏。另外，关于用量，一天用9～15克，降压效果不是很好；增加至60～75克，疗效较好。

鲜毛茛——去黄疸，缓解急性病毒性肝炎

很多病从望诊中就能判断出个大概，比如当人的肤色和眼睛发黄时，就要考虑病毒性肝炎的可能性了。为什么肝炎有时会导致人的肤色变得发黄呢？这跟胆汁有关系，胆汁是肝之精气所化生，汇集于胆，以助食物的消化。如果肝脏功能出现了问题，胆汁不走正常的道路，而是走皮肤，那就会发为黄疸。

对于急性肝炎引起的皮肤发黄现象，可以用鲜毛茛外敷治疗。

将 10 克鲜毛茛茎根洗净，捣成糊状，敷于列缺穴或内关穴，外用纱布包扎，6～8 小时候后，出现皮肤发红，局部灼痛时，将敷药去掉，再用消毒纱布包扎，24 小时后揭开，若局部起水疱，则用针刺破水疱，并消毒包扎，7～10 日用药 1 次。这个办法的退黄效果明显。

毛茛又称为毛芹菜、起泡草，产于全国各地。从药性上看，它性辛温，有毒，外用发泡攻毒止痛，一般不做内用。中医认为，毛茛性味辛温、微苦，有毒，具有祛风止痛，解毒杀虫的功效。现代药理研究表明，毛茛具有抗菌、抗组胺的作用，可用于肝炎、黄疸、风湿性关节炎、结膜炎等病。

大家在用的时候要采集新鲜的毛茛，夏秋季节可在公园、植物园或者爬山时注意观察，田野、路边、沟边、山坡杂草丛中都是毛茛喜欢的地方。毛茛的样子比较好认，它的叶片很像动物的脚，所以还有人称它为"三角虎""老虎脚迹"等，有 3 个深裂，叶子边缘有疏生锯齿，在其 20～60 厘米的茎上还有伸展的白色柔毛。如果开花，花为黄色，大多数有 5 片花瓣，也有 6～8 朵的。

除了上面说的外敷，患者平时更重要的是日常预防调理。比如，在饮食上宜清淡，不宜喝酒，吃些不干净的食物，更不能放纵自己吃辛热肥甘之物。黄疸病人还要注意好好休息，晚上早点儿上床睡觉，心情要保持舒畅。做不到这些，就算病情好转或痊愈，也有可能因为不良的生活习惯重新患病。

乌梅汤——保护肝脏，防宿醉

由于梅子入口酸涩，很多人不喜欢食用，但是，对于养肝来说，梅是一种良好的护肝食物。可能很多人都知道，乌梅能醒酒、防醉。一旦喝酒喝多了，肝脏一时无法处理、分解酒精，人就会醉酒。所以，防醉酒也是保肝护肝的一种方式，而乌梅就有护肝、解酒、增强肝脏解毒功能的功效。

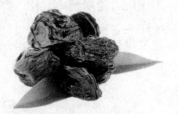

乌梅

乌梅最常见的吃法是做乌梅汤。取 8 枚乌梅用刀切碎，不要去核；将碎乌梅连核一起放入容器中，然后加入 2 碗清水浸泡 30 分钟；泡好后上灶大火烧沸，再小火烧 20 分钟；将乌梅汤盛出，加适量冰糖调味即可。需注意的是，要先过滤掉乌梅渣后再饮用。这种乌梅汤酸酸甜甜，味道很好，小孩子也会很喜欢。常喝不但吃饭香，消化功能好，而且有护肝、防醉酒的作用。

中医认为，乌梅性味酸、涩，平，归肝、脾、肺、大肠经，具有酸涩收敛的功效，能敛肺止咳，用于肺虚久咳少痰或干咳无痰之症。乌梅中含有多种有机酸，能改善肝脏的机能，所以很适合肝病患者食用。而且它含钾多而含钠较少，对于需要长期服用排钾性利尿药者特别适宜；乌梅中含有的儿茶酸能促进肠蠕动，也是便秘之人的上佳饮食。另外，梅子中的梅酸可软化血管，推迟血管硬化，具有防老抗衰作用。

乌梅味酸性温，除了能开胃消食外，还具有收敛生津的作用，对吃坏了肚子腹泻的宝宝有很好的收敛止泻作用。但也因为它的收敛作用，正在发高热的朋友不宜食用，否则容易造成高热不退。此外，感冒发热，咳嗽多痰，胸膈痞闷之人忌食；菌痢、肠炎的初期忌食。妇女正常月经期以及怀孕妇人产前产后忌食之。

越鞠丸——疏解你的郁闷之气

抑郁症患者以情绪低落为主要特征，轻者看起来与常人无异，但其内心都会感到情绪消沉、焦躁；重者从外表就可以看出，整天愁眉苦脸、唉声叹气，甚至还会自责自罪、悲观厌世。但由于一般抑郁症病人不愿意主动提起自己的病情，甚至意识不到自己已经患病，所以，多数人对抑郁症并不是很了解。如果抑郁症患者去看西医，一般会被告知是焦虑综合征、神经衰弱等。其实中医早在700多年前，就对郁证给出了精细入微的"理法方药"。

郁病之说，源于《黄帝内经》，元代朱丹溪承《黄帝内经》之说创立了六郁学说，经过后世不断完善，使其对治疗内科杂病，尤其是郁症具有重要指导意义。他明确提出了郁病有六，即气郁、血郁、痰郁、火郁、湿郁、食郁。而六郁之中以气郁为首。气郁即肝气不舒，肝病及脾，脾胃气滞，运化失司，升降失常，则聚湿生痰，或食滞不化而见恶心呕吐。气郁会使肝失条达，则见胸膈痞闷；气郁又使血行不畅而成血郁，故见胸胁胀痛；长时间的气郁既容易聚湿食滞而形成湿郁甚至食郁，又容易化火而形成火热之郁；反之，气郁又可因血、痰、火、湿、食诸郁导致或加重，故宜行气解郁为主，使气行则血行，气行则痰、火、湿、食诸郁自解。

中医认为，郁闷以气郁为主，但是，由六郁的关系可以知道，它们之间就像"多米诺骨牌"效应一样，一种病症的发生会导致一系列的疾病出现，气郁会导致其他五郁发生。而"越鞠丸"就是治疗气郁、血郁、热郁、湿郁、食郁等诸郁的良方，以调理精气神中的"气"（气郁）为主，兼调"精"（津湿）"神"（血瘀），最终全面重振人体的"精气神"。

越鞠丸的主要功效是行气解郁，主治胸膈痞闷，脘腹胀痛，吞酸呕吐，饮食不化；六郁牙齿痛，口疮，或胸满吐酸，饮食少思等病症。此方由香附、川芎、苍术、栀子、神曲五味药各等分组成，其中，香附可以行气解郁，川芎负责活血行气，苍术可以燥湿运脾，栀子有清热泻火之功，神曲有消食导滞之效，简单的五味药组合在一起，就能够解决几大类不同的郁证，真可谓是小才有大用。

人都有七情六欲、喜怒哀乐，谁都会遇到不开心的事情，又因为现在的生活节奏快，工作压力越来越大，让人郁闷的事也会随之越来越多，这也是现代人容易患上抑郁症的原因之一，虽然越鞠丸可以帮助我们消除郁闷之气，但痛苦毕竟是自己的，最好的方法就是保持心胸开朗，积极乐观，及时发泄心中的郁闷，可以选择向好朋友诉说或通过其他事情转移等方式，不让气郁伤害自己，更不让其有机会诱发其他病症。

自制茵陈酒，抗衰延老防肝病

中国人对酒的研究与运用，可谓炉火纯青。从酿酒、饮酒到赏酒、论酒，酒已渗透到我们生活的各个方面。从古至今，酒与医素有不解缘，繁体"医"中有个"酉"，酉者酒也。医家之所以喜好用酒，是取其善行药势而达于脏腑、四肢百骸之性，故有"酒为百药之长"的说法。

其实，酒也是一种最好的溶媒，许多用其他加工方法难以将有效成分析出的药物，大多可借助酒的这一特性提取出来。在此为大家推荐一款利用新鲜茵陈制成的药酒，具有抗衰延年的作用，对于中老年人常出现的失眠多梦、脱发等问题也有一定的效用。

茵陈是一种用途很广的药材，同时它也是理想的保健食品。我国的各类肝病发病率一直很高，并时常有规模不等的流行，而茵陈在防治部分肝病上有不错疗效，因此它一直是近年来药材市场的热销品。按照传统用法，茵陈的主要功效在于清热利湿，以用于湿热黄疸、小便不利、风痒疮疥等病的治疗。作为

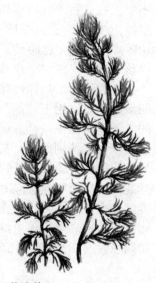

茵陈蒿

保健品食用时，茵陈可增强人体免疫力，轻身益气，保肝利胆，抗衰防癌，实在是一款难得的绿色保健食品。现代研究也发现，茵陈富含维生素 C 和 B 族维生素，并含有人体所需的多种微量元素和 20 种氨基酸，具有很好的益身保健功能。

茵陈酒的做法很简单，将采来的嫩茵陈洗净，阴干 2 天，以茵陈 1.5 千克，纯白酒 10 千克的比例配料，置于瓶内浸泡，2 天后可饮。能清热解毒，健脑益智。是治中老年脱发，少寐多梦的延寿上品。

茵陈的幼苗可以当作野菜食用，可蒸食，可凉拌。将茵陈洗净后在沸水中焯 2 ~ 3 分钟后，捞出凉凉，拌上蒜泥，加入香油、食盐等调料；或者将新鲜茵陈洗净切碎，加入葱、姜、蒜，拌上面粉，蒸熟食之，味道也很鲜美。平时在煮粥时也可将茵陈直接放入锅中同煮，不过这种茵陈粥时，应以稀薄为宜，脾胃虚寒者不宜选用。

需要注意的是，中医讲究道地药材，中药材有它严格采集期，茵陈也是如此。谚语有："三月茵陈，四月蒿，六、七月过当柴烧。"也就是说如果茵陈过了采集期，它的有效成分会大大减少。因此，大家在自制茵陈酒时，一定要注意选择三四月份采集茵陈，这样制成的药酒才具有清热解毒、健脑益智的功效。

桃红四物汤——妇科养血第一方

关于桃红四物汤，曾有这样一个有趣的故事：

元代，名医朱丹溪出游路过桃花坞，见当地女子个个面若桃花、白里透红，经过一番调查之后，发现当地的女子都爱喝一种汤，即自制的桃红汤。他研究桃红汤的成分，发现里面有桃仁，还有红花，桃仁能健身心、养容颜，红花更能祛暗黄、美白肌肤。朱丹溪由此创立了一个经典美容养颜妙方，叫作"桃红四物汤"。

这里的"桃红四物汤"，是朱丹溪根据晚唐蔺道人在《仙授理伤续断秘方》中提到的"四物汤"改进而来。所谓"四物汤"，是由川芎、白芍、熟地、当归四味药组成，此汤被中医界称为"妇科养血第一方"。

而"桃红四物汤"，则是在四物汤的基础上加上桃仁和红花研制而成，桃仁和红花都是活血化瘀的药物。桃仁就是桃核里面的仁，它善于化解有形的瘀血，红花则善于化解细微的瘀血，也就是我们肉眼看不到的络脉瘀血。很多女性朋友在生产后会出现血瘀的情况，比如有的人产后不断地出汗，医生若是开一些补药，出汗的症状反倒会更厉害。此时我们就可以通过服用桃红四物汤来活血化瘀了。此外，这一古方对美容养颜有特别的功效。这也是为何在没有名牌化妆品的古代，很多美女能够拥有白里透红、水嫩细滑肌肤的原因。

不过，关于桃红四物汤中各成分的具体剂量，要先咨询一下专业中医，因为每个人的体质和情况不一样，所需的剂量亦有所区别。

来自于宫廷的秘方：平肝清热茶

我们常听老人对年轻人说"你最近肝火旺啊，喝点儿菊花茶降降火"。人们常说的肝火旺是一种肝气亢盛的热象，多因七情过极，肝阳化火或肝经蕴热所致。现代人由于工作压力大、生活节奏快，导致精神紧张、情绪烦躁，很容易出现肝火旺的症状。

一些人情绪容易激动，大家就说这种人"肝火大"。其实，肝火旺盛的表现还有很多，如：口干舌燥、口苦、口臭、睡眠不稳定、身体闷热、舌苔增厚等。"肝火眩晕"则表现为头晕头痛、面红、口苦目赤、舌质红、脉弦数等肝火症状，肝火眩晕的患者，常因烦劳而头晕，头痛加剧。另外，中医有"肝主目"的说法，因此肝火旺盛常表现为一些眼部症状，如：视物模糊、眼部分泌物多、眼红、眼干等。

肝火偏旺的时候如果为自己泡一杯"平肝清热茶"，那么这些症状就会在袅袅茶香中得到缓解。"平肝清热茶"的"秘方"来自《慈禧光绪医方选议》，能够清除肝火，解热除烦。这个方子据说颇受慈禧太后的偏爱，据说肝火很大的她每天都要喝上一杯。

准备龙胆草、醋柴胡、川芎各 1.8 克，甘菊、细生地各 3 克。将上药捣成粗末，用开水冲泡，每日 1 剂，代茶温饮。适用于肝炎，胆囊炎，急性眼结膜炎，慢性胃炎，早期高血压病患者。

"平肝清热茶"不但能够平肝火、清肝热，还能让人的精气神保持一个平衡的状态。既然这个茶饮秘方成了大家都知道的秘密，所以觉得自己肝火大的朋友们快快备齐材料，泡起来吧！

解郁圣方逍遥散——疏肝解郁，养血健脾

逍遥散出自宋代《太平惠民和剂局方》，是中医疏肝解郁，治疗肝气郁结的名方，在中医治疗情志内伤疾病中具有重要的地位，是千古流传的中医名方。它的名字也解释了它的功效，意思是吃了此药，肝气活泼畅通，心情也随之开朗起来，烦恼抛诸脑后，好似神仙一般逍遥快活。

张大妈今年 43 岁，前两年患上了头痛病，期间反复发作，最近一个月有加重的趋势。每次头痛发作都会出现头痛头晕，且疼痛呈跳痛状，一旦遇到她心情不好或者疲劳过度的情况时症状就会加重，并伴随着口干舌燥，精神抑郁，乏力食少，面色暗淡无光，舌质淡红，舌苔薄且发黄，脉弦细等症状。她服用了 3 剂逍遥散后，各种症状都减轻了。

张大妈的情况被中医诊断为由肝郁脾虚引起的头痛症，且有气郁化火之象，治疗上应该疏肝解郁，健脾养血，而逍遥散正是具有这些功效的药方。

逍遥散由白术、白芍、茯苓、甘草、柴胡、当归、薄荷、煨姜共八味药组成，一般服用方法为水煎服，也可以将前六味药共制成散，每次取 6 克，然后用少许水将生姜和薄荷煎成汤，用此汤冲服药散，每日 3 次。

虽然逍遥散只有简单的八味药，却互相配合，充分体现了中医配伍的特色。君药柴胡疏肝解郁，使肝气条达；当归甘苦温养血和血、白芍养血柔肝，共为臣药；木郁不达致脾虚不运，故以白术、甘草、茯苓健脾益气，既能实土以御木侮，又能使营血生化有源；薄荷疏散郁遏之气，透达肝经郁热；煨姜温胃和中，且能辛香达郁，共为佐药。诸药合用，可收肝脾并治，气血兼顾的效果。凡属肝郁血虚，脾胃不和者，皆可化裁应用。临床上，逍遥散最常用于肝气郁滞、情绪不畅引起的两胁胀痛、郁郁寡欢、心烦易怒等症状，亦可用于四肢倦怠，神疲食少等症，应用广泛。

第六章

调理养肝穴位，让你一生康健

大敦穴——肝经上的"止血药"

有的女人有月经过多的症状，还有的在经间期出血，这一症状可能由功能性子宫出血，或是生殖器炎症、肿瘤等妇科疾病引起。严重的患者甚至可持续十数天出血不止，以致最后出现面色苍白、心慌气短、全身无力等一系列严重贫血的症状。

治疗月经过多的方法虽有很多，但如果应用不当会带来一定的副作用。在这里为大家推荐一种简便易行且副作用小的方法——艾灸大敦穴。

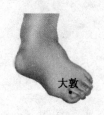

大敦穴

大敦穴是肝经上的第一个穴位，大墩。大敦穴，性情敦厚，担负着调和周围穴位的重担。它也是肝经上的井穴，就是经气会聚的地方。大敦穴的主治疾病为：目眩、腹痛、肌肋痛、冷感症。除此之外，自古以来此穴亦被视为镇静及恢复神智的要穴。《黄帝内经》讲，肝藏血，所以肝经上的大敦穴对出血症有一定的疗效，尤其是下焦出血，像月经过多、崩漏等。

一般情况下，在大敦穴上施针或施灸都可以起到"止血"的效果，对我们普通人而言，艾灸操作起来更为方便。先在左右两个足大趾外侧指甲根角旁开 0.1 寸处，找到足厥阴肝经的井穴大敦。艾灸时，若选用艾柱灸，需灸 3 ~ 5 壮，灸出水疱；选用艾条灸，需灸 5~10 分钟。艾灸的方法常能收到立竿见影的效果，不过贵在坚持，需要坚持一段时间的治疗方可确保今后不出血。另外，在经期结束后，仍旧需要对原发病进行治疗。

大敦穴旁边有个隐白穴，属于脾经，也是止血的要穴，它们俩通常配合使用，止血的效果最好。灸的时候，哪个穴特别敏感就先灸哪个，如果两个都比较敏感就一块灸。

太冲穴——生气就找它，帮你泻肝火

生活中，我们若是脾气大，自己控制不了，就需要疏肝泻火。这里为大家推荐一个泻肝火的穴位，即太冲穴。

太冲穴是肝经的原穴，原穴的含义有发源、原动力的意思。它是肝经上最重要的穴位，防治各类与肝有关的病有特效，如失眠、食欲不振、面色晦暗、腰痛、血压高等，这也叫上病下治。

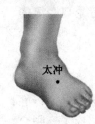

太冲

太冲穴又称"消气穴"，脾气暴躁的朋友，应常按此血，利于护肝；心情不好、郁闷的朋友，按揉此穴，利于心情好转。《黄帝内经》认为，肝主怒。人在发怒，或郁而不发，或干生闷气时，往往走的是"肝经"。太冲是肝经的原穴，从理论上讲，原穴往往调控着该经的总体气血。人生气之时，肝也会受到影响，太冲这个肝经的原穴便会显现出一些信号，表现为有压痛感，温度或色泽发生变化，对外界更为敏感，其至于软组织的张力发生异常。太冲穴的位置在脚背上大拇指和第二趾结合的地方向后，在足背最高点前的凹陷处。那些平时容易发火着急，脾气比较暴躁的人要重视这个穴位，每天坚持用手指按摩太冲穴 2 分钟，要产生那种明显的酸胀感，用不了一个月就能感觉到体质有明显的好转。

万病从气来，肝火散了，气消了，人就不易得病。从实践上讲，生气、发怒症状的病人往往太冲穴出现异常。通过对太冲穴的针灸、按摩等，确实可以疏解病人的情绪。太冲穴在足部的反射区为胸部，按压同样可疏解心胸的不适感。从个人保健角度来说，按的方法也是有讲究的。若按压太冲穴时有压痛感，那说明肯定有问题。如果没有也不妨多按揉，因为有时麻木、气血不通等也可能导致没有压痛感。用力应以适度微痛为宜，循序而进。切忌用力过大，否则会导致皮下瘀血。一般按四五分钟即可。要提醒朋友们的是，按压后可以喝少量的水，以助代谢。

行间穴——帮你春天泻肝火

春天，万物复苏，人体火力从冬天的潜藏变成了春天的升发，肝火在春季更容易萌动，也是由肝阳上亢引发病变的高发期。春季肝火旺，人的脾气也急，经常为点小事就面红耳赤，头脑发胀，眼睛会充血，很容易急眼。这里给大家推荐一个好方法，那就是通过按揉行间穴来泻肝火。

行间穴也是肝经上一个穴位。行，行走、流动、离开也。间，二者当中也。行间意指肝经的水湿风气由此顺传而上。本穴物质为大敦穴传来的湿重水气，至本穴后吸热并循肝经向上传输，气血物质遵循其应有的道路而行，因此而得名。此穴具有泄肝火，疏气滞的作用。

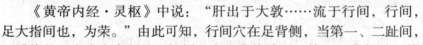
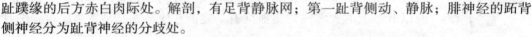

行间

《黄帝内经·灵枢》中说："肝出于大敦……流于行间，行间，足大指间也，为荣。"由此可知，行间穴在足背侧，当第一、二趾间，趾蹼缘的后方赤白肉际处。解剖，有足背静脉网；第一趾背侧动、静脉；腓神经的跖背侧神经分为趾背神经的分歧处。

行间穴是一个火穴，肝属木，木生火，如果有人肝火太旺，就泻其心火，这叫"实则泻其子"。行间穴是一个泻心火的穴位。如果你经常两胁胀痛、嘴苦，那是肝火旺的表现；而像牙痛、腮帮子肿、口腔溃疡、鼻出血，尤其是舌尖长疱，就是心火成盛的表现，这时火已经不在肝上，多揉行间穴就可以消火，掐此穴对眼睛胀痛尤有显效。

《类经·图翼》上说："泻行间火而热自清，木气自下。"另外，此穴还治心里烦热、燥咳失眠。因肝经环绕阴器，所以行间还善治生殖器的热证，如阴囊湿疹、小便热痛、阴部瘙痒等。对痛风引起的膝踝肿痛，点掐行间也有很好的止痛效果。

除此之外，行间穴还可以配睛明穴治青光眼、降眼压；配太冲穴、合谷穴、风池穴、百会穴治肝火上炎、头痛、眩晕；配中脘穴、肝腧穴、胃腧穴治肝气犯胃之胃痛；配中府穴、孔最穴治肝火犯肺干咳或咯血。

刺激行间穴，可以采用大拇指指尖掐的方式，还可以艾炷灸 3～5 壮；或艾条灸 5～10 分钟。按压行间穴，会强痛，在这些穴道上每天两次指压，每次 30 下的强烈刺激即可。而有肝硬化和酒精肝、脂肪肝者则用艾炷每天灸 20 次，坚持下去，同时注意饮食起居，效果十分显著。

经常喝酒应酬或是患有肝病的人可以用艾灸的方法刺激行间穴，将艾条点燃后，悬于行间穴上方，也可以采用隔姜灸的方式，每天 1 次，每次 10 分钟左右。春季口腔溃疡、腮腺炎，多按揉这个穴位也很有帮助。

三阴交——治疗慢性肝病、月经不调

在中医理论中，我们知道人体足部有 3 条阳经和 3 条阴经，原本这些经脉都是平行的，其各自巡行着一部分区域，而三条阴经在脚踝处偏偏有了一个交叉点，就形成了三阴交。

其三条阴经指的就是足太阴脾经、足少阴肾经和足厥阴肝经。

三阴交本是脾经的穴位，但是因为肝经也从此经过，所以对慢性肝病、肝功能弱等肝病也有一定的保健作用。另外，有月经不调困扰的女性，也可经常按揉三阴交。

有一位叫琳达的女孩儿，她长得漂亮，身材也很苗条，签约了一家模特公司，每天都打扮得光鲜亮丽，让人羡慕。可是最近琳达也有了不小的麻烦。半年来她的月经都不规律，因为经常在不同的城市奔波，她也没顾上。起初好长时间不来月经还觉得少了很多麻烦，后来皮肤开始变得粗糙暗黄，容易过敏，自己的脾气也越来越大才觉得应该去医院检查一下。

朋友带琳达去中医院检查，医生详细问了琳达的作息和饮食情况。因为工作原因，琳达三餐不定时，而且为了保持身材常常节食。琳达喜欢和朋友一起开派对，经常玩到半夜，抽烟喝酒一个也不落下。医生为她诊脉后，发现琳达脾虚且肝血不足，肝火亢盛。长期饮食不规律，就会气血不足，肝脏得不到滋养，肝的排毒功能就会下降。身体里的湿气、浊气就不易排出去，皮肤当然越来越差。熬夜干扰了肝脏的正常工作，饮酒更不用说了。身体中的毒排不出去，肝失疏泄，就会月经不调。

医生在开出中药调理的同时，还建议她配合按摩三阴交。所谓"妇科三阴交"，顾名思义此穴对于妇科诸症有一定疗效，不管是经期不顺，白带、月经过多或过少，经前综合征等，皆可治疗。

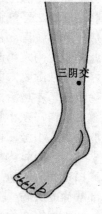

三阴交在小腿内侧，足内踝尖上3寸，胫骨内侧缘后方。取穴的时候正坐，把除大拇指外的其余四指并拢，小指下缘紧靠内踝尖上，示指上缘所在水平线与胫骨后缘的交点即是。用于保健时，可采用下面三种方法。

1. 按揉法

拇指或中指指端按压对侧的三阴交上，压住、放开为一次，持续5~10分钟。或者也可先顺时针方向，再逆时针揉三阴交穴。

2. 叩击法

一手握拳后有节奏地叩击对侧的三阴交穴，两侧交替进行，共40次左右。

3. 摩擦法

手掌摩擦对侧的三阴交穴，20次左右，交替进行。

需要格外提醒的是，孕妇不宜按摩或是针灸三阴交，或者在医生指导下按摩。

阳陵泉——泻肝火最好的穴位

现在人们生活节奏快，生活压力大，所以肝火大也是在所难免的，而胆经上的阳陵泉穴就有泻肝火的效果。或许你觉得奇怪，胆经上的穴位怎么可以泻肝火呢？因为肝胆互为表里，肝气是通过胆经来排泄的，所以刺激胆经上的阳陵泉穴，便可以起到疏肝利

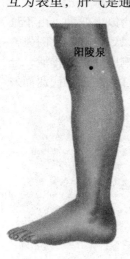

胆的效果。且阳陵泉穴为胆经的合穴，因此对整个胆经都有很好的调节效果。胆经作为排泄通道的功能正常，肝火便可顺利排出，脾胃也就安全了。

春天的早上醒来总感觉精神疲惫，胃口似乎也没有以前那么好了。这是肝火太旺，以致影响脾胃的正常功能所致。对此我们除了要加强饮食上的调理，少酸多甘外，还可以通过穴位按摩来调理。其中阳陵泉穴泻肝火的效果就相当不错。

寻找阳陵泉穴可能要稍微费些力气，屈膝90°，在膝盖外侧有两个突起，前上方为胫骨小头，后方偏下的为腓骨小头，将两点连线做一个直角三角形，第三点便为阳陵泉穴的位置。用拇指用力按住它，其余四指并拢托住腿肚，用力按揉3分钟。也可用艾条灸10分钟，以皮肤微热发红为止。

当然，如果可以配合中医的敲胆经方法，敲完胆经后再加上阳陵泉泻肝火，效果会更好。

每遇到春雨连绵或晨雾浓重，或碰到挫折，常会感到心情郁闷而恼怒、生火。春季易上火，尤其要注意"肝火"的上扬，所以这时除了按揉阳陵泉，还要饮食调理、调养精神，修身养性，陶冶情操，精神乐观豁达，排除忧郁，制怒养肝。

蠡沟穴——专门调和肝胆疾病

蠡沟穴，归属足厥阴肝经，为肝经上的络穴。《灵枢·经脉》记载："足厥阴之别，名曰蠡沟，去内踝五寸，别走少阳。"穴位的名称一般同其部位或者功能有着联系，从名称上来分析，"蠡"的本意是指小虫子在咬木头，所以我们能看到这个字其实是"椽"的右半个加上两只小虫子组成的；"沟"是指细长的水道。本穴在胫骨边缘的凹处，又主治阴道瘙痒，故名蠡沟。

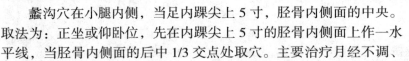

蠡沟穴是专门调和肝胆疾病的穴位，蠡沟处流经的是三阴交穴分配而来的温湿水汽，这种水汽能够分别行走于肝胆二经，所以有联络肝胆二经气血的作用，具有疏肝理气、调经止痛、清利肝胆湿热、清热解毒、祛湿止痒之功。阴道瘙痒的内因源于肝胆湿热，因此刺激蠡沟穴可起到缓解、治疗的作用。当然，具体治疗的时候最好加上祛湿要穴曲泉和阴陵泉，再配合喝些绿豆薏米粥，解肝毒、除湿热，才是治本之道。

蠡沟穴在小腿内侧，当足内踝尖上 5 寸，胫骨内侧面的中央。取法为：正坐或仰卧位，先在内踝尖上 5 寸的胫骨内侧面上作一水平线，当胫骨内侧面的后中 1/3 交点处取穴。主要治疗月经不调、赤白带下、阴挺、阴痒、疝气、小便不利、睾丸肿痛、小腹痛、腰背拘急不可俯仰、胫部酸痛等疾病。

不用担心你找的穴位不够准确，只要在蠡沟穴周围的那个范围内按揉到痛点，基本上就是蠡沟穴的位置了。每天在此处进行按压或艾灸，按摩的时间为 3 分钟左右，艾灸时间稍长些，5 ~ 10 分钟，这样坚持上半个月到一个月的时间，等将其按揉到不痛了，病症基本上也就被调理好了。

章门穴——消除黄疸，强化肝功能

章门穴，是五脏的气血会聚点，揉章门能调节五脏。它的位置在第 11 肋端，肝下缘处。古人将穿脱章服的起始处称为章门，章，也通"障"，门是守护、出入的地方。刺激章门穴，就好像打开四围的屏障。章门穴是肝经上的大穴，对治疗肝脏疾病有特殊的功效。它最大的作用就是祛除黄疸，强化肝脏功能。

黄疸病是一种常见的疾病，引发黄疸的原因有很多，大致可分为以下四种：由于红细胞破坏增加，胆红素生成过多而引起的溶血性黄疸；肝细胞病变以致胆红素代谢失常而引起的肝细胞性黄疸；肝内或肝外胆管系统发生机械性梗阻，影响胆红素的排泄，导致梗阻性（阻塞性）黄疸；肝细胞有某些先天性缺陷，不能完成胆红素的正常代谢而发生的先天性非溶血性黄疸。虽然黄疸的发病原因多样，但是表现症状很相似，如目黄、脸黄、尿黄、身黄等全身性的泛黄现象。

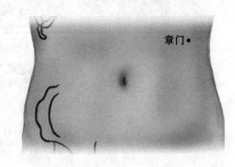

在治疗上，不同病机引发的黄疸要用不同的方法来治疗，作为人体的穴位来讲，却不存在这个问题。只要发现自己的肝功能不太好，或者出现类似于黄疸的症状，或者作为平时保肝护肝的一种措施，如情绪经常感到压抑、经常需要喝酒

等，都可以经常刺激章门穴。有条件的可以每天用艾炷缓慢地灸十多分钟，没有条件的也可以用手指进行按摩，效果非常好。刺激章门穴不仅治疗疾病，还可以起到保护肝脏的作用。

另外，章门穴也是五脏的"会穴"，会是指五脏的"精气"都在此穴会聚，它是连接五脏的门户，可以通达五脏、调节五脏，是人身体八大要穴之一。刺激这一个穴，等于把五脏功能都调节了，经常按摩章门穴可以防治乳腺增生等妇科疾病。人们敲"带脉"减肥的时候，可以顺手把这个大穴也敲一敲，敲打章门穴可以增加胆汁分泌，胆汁分泌多了，人体消化能力就强了，就能把多余的脂肪消化掉。此穴还是脾经的募穴，募是聚集的意思，这个穴位可以清肝火补脾。此穴位还可以用灸法：艾炷灸 5 ~ 9 壮，艾条灸10 ~ 20 分钟。

准妈妈们都听说过新生儿黄疸这个病名，有的新生儿在出生后一周内会出现皮肤黄疸，这主要是由新生儿胆红素代谢的特点决定的。如果是生理性黄疸，程度较轻，可自行消退，家长不必过分紧张。足月儿的黄疸一般在出生后两周内就会消退，早产儿三周内也就消退了。在此期间，除黄疸以外，婴儿一般情况良好，食欲也很好，不会有其他异常情况，不必过分焦急。

期门穴——健脾疏肝，消除胸肋胀痛

期门穴常被用来调理肝脏，防治与肝脏有关的病症。作为肝经募穴，它所募集的气血物质是什么呢？期的本意是期盼、期望，同时也有周期的意思；门，是出入的门户。中医讲，气血运行是有周期的，它从肺经的云门穴出来，历经肺经、大肠经……肝经，到期门穴为一个周期。

期门穴在胸部，当乳头直下，第 6 肋间隙，前正中线旁开 4 寸。取穴时，可采取仰卧的姿势，先定第四肋间隙的乳中穴，并于其下二肋（第 6 肋间）处取穴。对于女性患者则应以锁骨中线的第六肋间隙处定取。如果担心找不准期门穴，可双手擦热后，用手掌横擦肋部，也能刺激到期门穴。

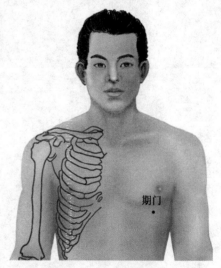

期门

期门穴一个最大的作用就是消除疼痛，揉开了期门穴，就是疏通了肝经，治胸肋胀痛。日常生活中，尤其是女性，心思细密，火气大，总是爱生闷气。这一类人可以每天按摩一下肝经在胸腹部这一块的经络，将手放在腋窝下面，然后从腋窝一直往下推，每次推 30 ~ 50 次，对于缓解两肋疼痛有很好的效果。而且，对于肝气的瘀滞导致的其他病症也有很好的疗效。爱生气的人可以多经常按揉，对修身养性有很好的帮助。本穴还能用灸法：艾炷灸 5 ~ 9 壮，艾条灸 10 ~ 20 分钟。

现代医学研究证明，对期门穴进行适当刺激，对慢性肝炎和早期肝硬化也有一定的疗效。另外，因为肝脏是人体的解毒器官，因此刺激期门穴还可以增强肝脏的解毒能力，对于消除宿醉后的恶性、头痛等症状有一定的帮助。

肝腧穴——女性养肝的要穴

《黄帝内经》认为，肝藏血，在志为怒，开窍于目，主一身之筋，所以怒伤肝，而且与眼睛、筋有关的疾病，以及妇女月经不调等妇科问题往往与肝有关。尤其是女子以血为本，肝是女子的先天，所以女性养生更要注意养肝。而穴位按摩是养肝不可不提的方法，通过穴位按摩，可起到滋阴补血的功效，进而达到养肝补肝的目的。肝腧穴则是养肝穴位中最重要的穴位之一，它是肝的背腧穴，是肝的元气在身体背部汇聚而成的

"水潭"。

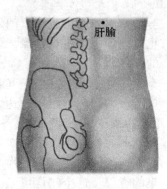

肝腧名意指肝脏的水湿风气由此向外输到膀胱经。肝腧穴位于人体的背部脊椎旁，第9胸椎棘突下，左右二指宽处。取法为俯卧位，在第9胸椎棘突下，筋缩（督脉）旁开1.5寸处取穴。肝腧穴有疏肝利胆、降火、止痉、退热、益肝明目、通络利咽、疏肝理气、行气止痛等功效，可以散发肝脏之热。主治胃肠病、胸痛腹痛、肝病、老人斑、皮肤粗糙、失眠等疾病。肝腧与太冲搭配，在中医里属于"腧原配穴"法，能够补肝阴，养肝柔肝。

另外，肝腧穴也是女性养肝的要穴，按摩肝腧穴可以治疗妊娠腹痛，中医认为妊娠腹痛的原因是由于气血运行不畅，胞脉阻滞所致。按摩肝腧穴治疗妊娠腹痛，方法简单，疗效确切，而且无任何毒副作用。按摩方法为：选准肝腧穴，双手拇指分别按压在双侧肝腧穴上，做旋转运动，由轻到重至能承受为止，每次持续10～30分钟。如果女性朋友有以下症状：月经来潮前两胁下腹痛、经前期紧张综合征、乳房胀痛不适、腰背痛、烦躁易怒、厌食油腻等。也可以通过按摩肝腧穴缓解，方法为：被按摩者俯卧，按摩者用双手拇指先顺时针方向按揉肝腧穴约2分钟，再逆时针方向按揉约2分钟，以局部有酸胀感为宜。

《黄帝内经》对症养五脏 全书

第七章

常见肝系统疾病的居家预防与治疗

肝阳上亢型高血压，穴位疗法安全降压

作为一种世界性的常见疾病，高血压严重地危害着现代人类的健康。现在我国高血压患者大约有1亿多，基本上都是靠服用降压药缓解其症状。但是，俗话说"是药三分毒"，尤其是西医的降压药多少都会有一些副作用，所以，从日常生活入手控制血压才是最健康的治疗方法。在此我们推荐大家用穴位疗法降压，既安全可靠又能收到很好的疗效，是一种绿色降压法。

高血压病与肝的关系非常密切，因此调肝是治疗高血压病的重要一环。肝五行属木，主藏血，性升发，肾属水，水生木，肝木如果没有肾水的滋润，它就生发太过，血管的压力会加大，血压就会升高；如果肾水充足的话，就可以以柔克刚，把肝的那份"刚性"给中和一下，血管也会变得相对柔韧，血管弹性变好了，就能大大降低心脑血管发病的概率。

肝阳上亢的人经常脸色发红，脾气也相对比较暴躁，特别容易着急，这种人血压的波动比较大。在应用穴位疗法时，太冲、太溪和曲池是我们要好好利用的快速降压穴位。

太冲穴位于大脚趾和第二个脚趾之间，向脚踝方向三指宽处。此穴是肝经的原穴，即肝经的发源、原动力，因此，肝脏所表现的个性和功能都能从太冲穴找到形质。它可以疏肝理气，平肝降逆，不让肝气生发太过；肾经上的太溪穴补肾阴就相当于给"肝木"浇水；大肠经上的曲池穴可以"扑灭"火气，降压效果最好。如果坚持每天按揉这3个穴位3～5分钟，每次不低于200下，两个月就会收到不错的降压效果。

除了按摩穴位之外，用中药泡脚也是比较有效的降压方法：取钩藤30克剪碎，放到盆里煮，不要用大火，10分钟以后关火，稍微凉一点儿的时候向里面加一点儿冰片，然后把双脚放进去，泡20分钟。长期坚持，就会有明显的降血压作用。

最后在饮食上，如果肝阳上亢型的高血压尚不严重，喝苦丁茶或者枸菊清肝茶都可以代替药物达到降压效果，这两种茶是春天的专属饮料，可以清泻春天里特殊旺盛的肝火。高血压患者一定要戒掉所有寒凉的食物，多吃补肝的食品。平时保持心情舒畅、豁达，也能让心经、心包经畅通，有助于血压的控制。总之，高血压是需要从日常生活入手精心调养的病，患者本人一定要注意防治结合。

高血压有时是一种自我保护

医学上在诊断高血压时，通常是收缩压不超过140毫米汞柱，舒张压低于80毫米汞柱是正常的。如果舒张压超过80毫米汞柱就称为高血压，超过90毫米汞柱，就可以直接确诊为高血压。虽然高血压的诊断有这样的标准，但是如果把上面的这些数据当成硬性标准是很不科学的。高血压作为人的一种状态，如果没有考虑到当事人的年龄和身

体状态，只是根据检测数据来降血压，只能是百害而无一利。

而且，血压的升高有时候是人的一种自我保护形成。打个比方，我们的血管就像水管一样，水管直径的大小、水的流速、水的黏滞性不同，在单位时间内液体在水管中的流量和速度也会受到影响。如果血管狭窄，血液经过时受到了瘀阻，导致血管失去了弹性。再加上有些人贪吃油腻食物，增加了血液的黏稠度，身体为了给各脏腑供应足够的气血，只能加大血液的流速，血压也就因此而升高了。

从这个角度来看高血压，你会发现高血压实际上是人的一种自我保护。如果你也患有这种疾病，只要将它看成一种身体的状态，平时生活中稍加注意就行，不要给自己太大的包袱，自己吓自己。

生活中，很多患有高血压的朋友在降血压的时候，常常刻意地用药物或者其他方式让血压低下来，却忽视了从疏通血管入手。这种强加的降低血压反倒不利于身体健康。因为长年累月无限期地依靠药物降低血压，通常只是起到缓解作用，或者暂时性的稳定，一旦减药或者停药，血压仍旧会出现波动或反跳，甚至可能加剧高血压的恶性循环引起心脑血管病变的严重后果。因此，单纯服用降压药是一种不理想的疗法。

高血压患者有两个需要注意的事项。一是从"通"字入手，疏通血管；二是省着点儿用，这就好比家中用了几十年的暖气管子，因为水碱使管道变窄，那最好今后就省着点儿用，毕竟细水才能长流。在日常生活中，高血压患者不要劳累，而应"我尽我心，量力而行"，对自己的身体也要追求可持续发展路线。怀有一个宽容的心态，从错误中学习，"省着点儿"用生命，让生活慢下来，反倒会提高生命的使用效率。

慢性肝炎，运动按摩拯救健康

慢性病毒型肝炎多由于急性病毒型肝炎久治不愈，或未坚持治疗，湿热病邪未彻底清降，正气虚弱，迁延复发而致。慢性肝炎反复难愈，而且很容易引起肝硬化，其症状表现为：胁痛、胁部不适、头晕失眠、倦怠乏力、食欲不振、肢体困重、恶心呕吐、腹胀便溏等。

《黄帝内经》说"肝者，罢极之本"，具有藏血的功能，如果劳累过度，极易耗伤肝血，不利于疾病的恢复，所以慢性肝炎患者必须注意适当休息，同时也要注意调节情志和调理饮食，并进行适量的锻炼，如散步，做广播体操，打太极拳、太极剑，练五禽戏、八段锦等，以增强体力，总的原则以运动不疲劳为度。

除此之外，按摩也是帮助慢性肝炎患者恢复健康的不错选择，下面就为大家介绍几种针对慢性肝炎的按摩方法。

1. 肝区按摩

患者脱去外衣，可以穿衬衫或贴身内衣，取仰卧位，用右手掌在右胸沿腋前线上下来回摩擦，刚开始按摩时手法要轻柔，随后逐渐加重，每天早起或临睡前各做100～200次。

2. 腹部按摩

与肝区按摩相同，患者需脱去外衣并仰卧，用揉按法，从右下腹起，围绕肚脐周围，经右上腹至左上腹再至左下腹，做环形揉按。用手掌轻柔。可促进胃肠消化吸收功能，使大便通畅。

3. 耳穴压按

取肝、胆、脾等穴，腹胀者加大肠、三焦、皮质下，乏力者加神门，胁痛者加交感、胃。用王不留行子贴压。两耳交替。每周2～3次，5次为一个疗程。

另外，慢性肝炎患者也可以用自己的拇指或中指按压自身穴位，或者请家人帮助按压。穴位取足三里、中脘、内关、三阴交。轻轻压对这些穴位进行弱刺激。长期坚持，每日按压2～3次，可以收到促进食欲和睡眠的效果。

慢性肝炎的形成都与过食膏粱肥甘之物有一定的关系。因此，慢性肝炎患者的饮食也应当区别对待，属于正虚邪实而邪实为主（如慢活肝）者，应当不用或少用高蛋白饮食；如果属于虚实并重，可酌情加蛋白饮食，但不可过量；如果以脾气虚为主，蛋白饮食当从小量开始，逐渐增加，若急于滋补，极易导致复发。

最后，慢性肝炎病人在康复的过程中，除了积极配合治疗外，也要注重对心理的调养。无论是什么病，好的心情都有利于身体的早日康复，而不良的情绪波动，持续过久则会加重病情。所以日常生活中要注意调节情志，努力使自己保持稳定良好的情绪，做到不急不躁，遇事从容乐观，待人宽容，淡泊名利，性格开朗，心胸宽阔。这样可调节自身免疫功能，有利于康复。

脂肪肝——三管齐下祛病救美

中国传统的治病概念是"三分治、七分养"，这对脂肪肝的治疗也是非常有用的。良好的生活习惯和适当的保健措施是治疗脂肪肝的基本治疗手段。对于无症状单纯性脂肪肝、仅有三酰甘油轻度升高的患者，不一定需要用药，加强自我保健就能消除病患；对于脂肪性肝炎和脂肪性肝硬化患者，自我保健措施也是治疗方案中的重要部分，其中对三酰甘油实行"减少收入、扩大支出"的政策非常关键。具体做法为：

第一"管"，远离病因。

如果脂肪肝的病因明确，自我保健的第一步就是要远离这些病因，不让其再加重肝脏病变。不论酒精是否是致病因素，都必须严格禁酒；因肥胖引起者，需大力减肥；合并糖尿病者，要控制好血糖；由药物引起的，应避免再用该药。

第二"管"，调控饮食。

调控饮食包括调整饮食结构和控制摄入量。相当一部分单纯性脂肪肝是由于营养过剩所致，患者如能管住嘴巴，即调整饮食的"质"和"量"，病情往往可以控制"一半"。由于体内的三酰甘油多由摄入的糖分转化而来，因此应当减少淀粉类食物的摄入，如米、面、土豆、糖和甜饮料等，每天摄入总量（相当于米饭）女性为200～250克（4～5两），男性为350～400克（7～8两）。进食淀粉类食物太少也不好，会造成机体对胰岛素的敏感性降低，容易诱发低血糖。正常人每日脂肪的摄入量如不超过35克，这样可促使肝内脂肪沉积的消退。蛋白质食物应保持在每人100克（2两）左右，足够的氨基酸有利于载脂蛋白的合成，有助于体内脂肪的转运。各种畜禽的瘦肉、禽蛋的蛋白、河鱼海鱼都可以吃。总之，理想的饮食应该是高蛋白、低脂、少糖的食谱和保持一日三餐的规律。

第三"管"，加强锻炼。

除药物、妊娠等所致的脂肪肝外，多数脂肪肝患者都被医生劝告加强体育锻炼，此与病毒性肝炎患者需要多休息截然不同。加强体育锻炼的目的是为了消耗体内过多的脂肪。适合的锻炼形式是长跑、快走、上下楼梯、骑自行车、体操、游泳、打乒乓球等强度小、节奏慢的有氧运动，运动量因人而异，以微微气喘、心跳达每分钟120次左右为度。靠爆发力的大强度、快节奏的剧烈运动，如短跑、跳远、投掷、单双打、踢足球等，主要是从体内无氧酵解途径获得能量，消耗脂肪不多，因而对脂肪肝并无多大益处。

慢性乙肝，试试中药"犀泽汤"

乙肝病毒检测为阳性，病程超过半年或发病日期不明确而临床有慢性肝炎表现者均可诊断为慢性乙肝。其临床表现为：低热绵绵，面色晦黄，巩膜混浊，神疲管力，心烦易怒，口苦而黏，齿龈出血，鱼际红斑隐隐，脘腹胀满，不思饮食，胁肋胀痛或刺痛，溲黄赤，舌紫绛苔黄白腻。

慢性乙肝患者应该根据医生的建议，选择适当药物进行治疗。下面为大家介绍一种慢性乙肝的对症药物——犀泽汤。其方如下：

【材料】广犀角（锉末吞服）3克，泽兰15克，苍术9克，四川金钱草30克，土茯苓30克，平地木30克，败酱草15克。

【做法】水煎服。

【功效】清营泻热，祛湿解毒，开郁通络。

需要注意的是，血络瘀滞较甚而出现右胁刺痛，牙龈出血，舌质紫气者，宜加丹参、桃仁、郁金、红花、赤芍、延胡索、三棱、莪术等通络之药；湿甚于热，以神疲肢重，不思饮食，溲混浊，大便溏而不畅为主者，配以藿香、佩兰、猪苓、茯苓、生薏苡仁、泽泻、木通等化湿利水之类；热甚于湿，以发热不退，心烦易怒，目赤口苦，齿龈出血鲜红，大便干结为主者，加入银花、黑山栀、夏枯草、蒲公英、连翘等辛凉泻热之类，热毒甚者则选用白花蛇舌草、龙葵、蜀羊泉、蛇石打穿、半枝莲、七叶一枝花（重楼）等清热解毒之类。

在慢性乙肝的治疗过程中，还要注意以下问题：

1.调整心态，勇敢面对现实

心情好的人，体内免疫抗病能力增强，乙肝可以自然痊愈或仅限于病毒携带；心情抑郁焦虑的人，则病情进展恶化。慢性乙肝病人应适当调节心情，主动培养兴趣爱好，参加公益活动，增加朋友间的交往等。

2.饮食调节，趋利避害

乙肝病人在饮食选择上，一般以高蛋白，富含维生素饮食为主，有利于肝细胞修复和再生；适量摄取葡萄糖和脂肪以减轻肝脏的负担。不宜吃炸、煎、熏、烤等食物。肝病患者多数胃肠功能不好，更应戒烟戒酒，忌生冷硬辣等食物。

3.劳逸适度，增强体力

休息可以减轻肝脏负担，增加肝脏血液灌流，因而有利于肝功能恢复。在慢性乙肝中，除了病情较重或处于急性发作期外，一般无须卧床休息；适当参加轻体力劳动及娱乐活动有利于体力恢复，同时调整心态，陶冶情操，使患者增强战胜疾病的信心。

4.慎用药物，以免伤肝

目前已经发现很多抗菌素，抗癫痫药，解热镇痛药，镇静药及部分中药都有肝脏毒性。慢性乙肝病人患了其他疾病时，一定要咨询专科医生。

肝主疏泄，产后乳少可从调肝入手

随着近年来不断有婴儿奶粉被查出有质量问题，母乳喂养成了越来越多新妈妈的育儿选择。但是，很多产妇在喂养孩子时会出现乳汁不足的情况，即使用了各种各样的催乳方法，效果也不见好，这很有可能是由于肝功能失调引起的，要想解决产后乳少的问题，首先要调理好肝脏。

女人以血为本，乳汁就是气血所化，借气运行，而有些产妇在生产时失血过多，从而导致气血不足，乳汁自然就会少，因此只要补足气血，就能够顺利通乳。这也是很多产妇吃了很多催乳的补品仍然出现乳汁不足的原因，没有对症而补等于白补。还有一些新妈妈会出现胸肋胀痛、乳房胀痛却没有乳汁的情况，这是因为情志不调、肝气不顺，这种情况要想让乳汁顺利流出，就要疏肝解郁。

现在的社会压力同样对女性造成了影响，很多女性朋友因为精神压力过大而出现一系列不适，产后乳少就是其中之一。每当有新妈妈发现自己乳汁不足时就会精神紧张，担心自己的孩子因为吃不饱而不能健康成长，其实，这种紧张情绪只会让情况更糟。因为情绪紧张会加重肝经不畅，更加不利于乳汁的顺利流出。所以对于这些人来说，从情绪上放松自己就显得尤为重要。乳汁不足的产妇，可以适当食用一些催乳的食物。在此我们向各位新妈妈推荐一道催乳的美食——鲫鱼通草汤。

【材料】鲫鱼2条，通草6克。

【做法】首先将鲫鱼去鱼鳞去内脏，洗净，然后和通草一同放入锅中，再加入适量清水煮汤，煮至汤色发白、鱼肉熟烂时即可。每天吃鱼喝汤，连续喝3～5天。

【功效】补虚养血、清热祛湿、利水和肝、通乳下气，适用于肝气郁结造成的产后乳少之症。

产妇们只要坚持服用这道汤水，就能收到很好的催乳效果。这道汤中的鲫鱼是很好的滋补食物，特别适宜身体虚弱的产妇食用。其性平味甘，有和中补虚、除湿利水、补虚羸、温胃进食、补中生气的功效。而且鲫鱼做汤味道极佳，虽然是补品，但吃多了也不会上火，所以可以经常食用，重要的是它的通乳效果很好。而通草性微寒、味甘，有清热利水、通气下乳的功效，常用于产妇乳汁不足之症。两味同煮，可以说是催乳的绝配，其效果就像是给乳汁的流出打开了水龙头。

除了服用一些催乳的食物之外，产妇们也可以通过其他方式加速乳汁流出。前面说了，产妇乳汁不通可能是肝经不畅通造成的，如果采用适当的疏通经络按摩法，就能够促进肝经气的血畅通，帮助乳汁顺利流出。需要注意的是不少产妇有乳房胀痛的经历，只要稍微碰触一下乳房就会疼痛不止，所以正确的按摩手法就显得很重要。具体的做法是，先在盆中倒入适量温水，然后把一块干净的毛巾浸入水中，待毛巾完全浸湿后，用其覆盖住两个乳房，同时用两手的手掌轻轻覆盖住乳头和乳晕部位，按照顺时针方向轻轻按揉10分钟左右。按摩之后，产妇会感觉乳房胀痛的感觉有所减轻，只要依此坚持进行按摩，就能够促进乳汁分泌。另外，让宝宝经常吮吸对于促进乳汁流出也有一定的帮助。

肝郁引起的乳腺增生，可用按摩法消除

乳腺增生是妇女常见病和多发病之一，多见于25～45岁女性。尤其是那些比较多愁善感的女性，在工作压力大或遇到不顺心的事时常会心情郁闷、生闷气，肝气郁结以至于气滞血凝，而肝经循行经过乳房部位，容易发生乳腺增生。

乳腺增生如果长时间不治疗，可能发展成乳腺癌，因此当年轻女性出现乳腺增生后，要及时进行相应调理。自我按摩是很好的辅助治疗乳腺增生的方法，具体如下：

1. 推抚法

取坐位或侧卧位，充分暴露胸部。先在乳房上撒些滑石粉或涂上少许石蜡油，然后双手全掌由乳房四周沿乳腺管轻轻向乳头方向推抚50～100次。

2. 揉压法

以手掌上的小鱼际或大鱼际着力于患部，在红肿胀痛处施以轻揉手法，有硬块的地方反复揉压数次，直至肿块柔软为止。

3. 揉、捏、拿法

以右手五指着力，抓起患侧乳房部，施以揉捏手法，一抓一松，反复施术10～15次。左手轻轻将乳头揪动数次，以扩张乳头部的输乳管。

4. 振荡法

以右手小鱼际部着力，从乳房肿结处，沿乳根向乳头方向做高速振荡推擀，反复3～5遍。局部出现有微热感时，效果更佳。

乳腺增生与人的情绪因素密切相关，有的人在治疗乳腺增生的时候，十分注重药物治疗，却忽视了情绪的作用。过度紧张焦虑会加重肝气郁结，不利于疾病的康复。所以，乳腺增生患者在治病期间要注意情绪上的调节，保持心情上的愉快。除此之外，还要注意改变生活中的一些环境行为因素，从根本上防止乳腺增生病的进一步发展。如调整生活节奏，减轻各种压力，改善心理状态；注意建立低脂饮食、不吸烟、不喝酒、多活动等良好的生活习惯；注意防止乳房部的外伤，等等。

月经不调徒增烦恼，滋阴养肝是灵丹妙药

女人们亲切地将月经称为"好朋友"，月经是反映一个女人健康状况的标志之一。现代女性，因为紧张忙碌的工作和不良的生活习惯，很容易出现肝功能失常的情况，月经不调的情况也变得很多见。

《黄帝内经》里说："二七天癸至，任脉通，太冲脉盛。月事以时下，故有子。"中医认为，月经和肝功能的正常有密切关系。古人认为，肝为血海，女子以肝脏为先天。肝脏的疏泄功能正常，则盈亏有序，月经正气正常，经行有序；如果肝的疏泄功能太过或不及，月经的周期就会出现不一，表现为月前先期、月经错后、经行不畅等病症；如果因为日久气郁而未解，还会影响到血的运行，出现经行腹痛，甚至经闭不行。

秦可卿是《红楼梦》中最具神秘色彩的一位女子，她也有月经不调的困扰。书中记述，秦可卿虽未怀孕，却已两月未来月经，同时伴有肋下疼痛、头晕目眩、不思饮食、四肢倦怠等症。书中借着婆婆尤氏之口道出了她的病因是"虽则见了人有说有笑，会行事儿，她可心细，心又重，不拘听见个什么话儿，都要度量个三日五夜才罢。这病就是打这个秉性上头思虑出来的。"中医认为，过思则伤脾，脾伤则吃饭不香，睡眠不佳，日久则肝气瘀滞，气结不畅。在详细分析病情之后，张太医给秦可卿开了益气养荣补脾和肝汤。方中既有补血益气的当归、黄芪、人参等药，又有疏肝理气的柴胡和调理脾胃的山药。由此可见，从滋阴养肝入手可调理月经不调的问题。

对于肝郁引起的月经不调，"醋煮香附丸"是个不错的选择。中医认为，肝藏血，主疏泄，肝郁气滞，气血不调才会月经紊乱，而"醋煮香附丸"有疏肝郁，养肝血的作用。此方由250克的香附子和适量的醋组成。制作时，将去皮的香附子浸在米醋中，半日后用小火将香醋煮沸，散发出醋的酸气，然后捞出香附子，切片后制成梧桐子大小的丸。香附子有理气解郁，调经止痛的功效，对于肝气郁结引起的月经不调有很好的作用；醋味酸，入肝经，《本草衍义》中记载它"益血也"，温热的米醋能起到活血化瘀的作用。

平时适当吃些养血益气的食物，对于改善女性月经不调也有一定的作用，比如红糖、黑木耳、红枣等都是补血养血的常用食物。另外，在经期要避免喝茶，因为茶叶中的单宁酸会和铁形成复合物，影响铁的吸收。

不孕症与肝气郁结关系密切

《素问·上古天真论》曰："女子二七而天癸至，任脉通，太冲脉盛，月事以时下。"可以说，女人生育是顺应自然的事情，可为什么有些人就无法生育呢？女子不孕和肝有什么关联？

前文我们讲过肝主疏泄，具有维持全身气机疏通畅达，通而不滞，散而不郁的作用。对于女性朋友来说，肝主疏泄是通过调理冲任二脉实现的。为什么这样说呢？女性经、带、胎、产等特殊的生理活动与很多脏腑有关，其中与肝脏的关系最为密切，故有"女子以肝为先天"之说。冲脉为血海，任脉主胞胎，冲任二脉与女性生理功能联系紧密。冲任二脉与足厥阴肝经相通，而隶属于肝，所以肝主疏泄，调节气机，又可调理冲任二脉的生理活动。

如果肝的疏泄功能正常，肝经之气调畅，则任脉通利，太冲脉盛，月经就会准时到来，带下也会分泌正常，妊娠孕育和分娩也会顺利。如果肝失疏泄，则可致冲任二脉失调，气血不和，从而引发月经、带下、胎产之类的疾病，严重者还会影响性功能和导致不孕症。

此外，肝藏血可以调节血量，对女子月经和胎产也起重要作用。女性以血为本，其行血耗血，妊娠血聚养胎，分娩下血，无不涉及血。冲任二肝阴虚者的调养阴虚是血虚＋热象，肝阴虚可以理解为肝血虚兼见虚热现象。主要临床表现为：眩晕耳鸣，目涩干痛，胁肋疼痛，面部烘热，五心烦热，潮热盗汗，口干舌燥，或手足蠕动，舌红少苔，脉细数而弦。肝阴虚是以头晕耳鸣、胁肋隐痛、烦热目涩等为主要表现的症候。

妇女产后也应注意精神调摄，如果情志不畅，精神抑郁可引起很多疾病，如情志抑郁，

肝失疏泄，乳络失畅，可致乳汁不通并影响乳汁的成分；再如情绪忧郁，可影响子宫的收缩，出现产后恶露不绝或产后大出血等病症。

现在人们的生活条件比起过去来说优越了很多，吃的穿的用的，没有一样不精细。尤其是在办公室工作的白领女性，出入以车代步，冬暖夏凉，妆容精致、衣着华丽，可以说，身体得到了最妥帖的照顾。但是伴随而来的隐形杀手却不得不防：久坐不动使身体的血液循环减慢，长时间生活在温度恒定的室内导致身体抵抗力下降。最大的问题就是压力，竞争压力过大导致的焦虑、抑郁得不到及时疏解，积压在心头，很容易造成气滞血瘀，影响女性的生育功能。

想要早日当妈妈，女性朋友就要懂得调试自己的心情，既不要生闷气导致肝气郁结，也不要动不动就雷霆大怒、火冒三丈。我们前文讲过很多增强肝脏疏解功能的食疗或是按摩方法，只要大家坚持，使得肝经气血通畅，脾气一定会越来越好的。

肝开窍于目——白内障的自我保健法

《黄帝内经》说"肝开窍于目"，随着人的衰老，肝气的阴血虚衰，逐渐会出现视力减退、眼目昏花、目眩眼雾等老化现象。许许多多的人，在上了年纪之后，非常容易患上白内障。先是一只眼睛看东西模模糊糊，再过一段时间，另一只眼睛可能也会变成这样。白内障几乎已经成为威胁每一个老年人的疾病，有的人不得不去动手术。实际上，在疾病初期我们完全可以多做一些保健操，预防它的发生。

方法很简单，就是闭着眼睛，转动眼球，开始先顺时针转 36 次，然后逆时针转 36 次。转完眼睛之后，再用示指按住承泣穴（目视正前方，黑眼球正下方，眼眶骨上的这个点，就是承泣穴），反复地揉搓。这种方法不仅能治疗白内障，对老花眼、近视眼都有调理和预防的作用。

为什么转睛和按承泣穴就能有如此神奇的护眼效果呢？中医讲"目受血而能视"，这个"血"不仅指血液，还包括由血液化生的各种营养物质，比如眼泪等，眼睛要不断接收这些物质的濡养，才能保持和提高视力。而转睛可以疏通络脉，祛除瘀滞，使眼睛更顺利地得到"血"的滋养。与此同时，承泣穴是胃经最靠近眼睛的穴位，而中医讲"脾胃是后天之本，气血生化之源"，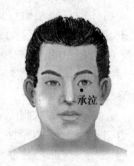也就是说由脾胃化生的气血最多，所以按揉这个穴位能够使脾胃生化的气血更多地注入眼睛，保持视力。眼睛得到更多气血濡养，不仅晶状体没有瘀滞，也不容易变形，对预防白内障和老花眼、近视眼都是有帮助的。

平时，大家也要懂一些眼睛保护的办法，才能更好地延缓眼部衰老。

首先，很多人在步入老年后，比以前更有时间看书、学习。这时一定要保证光线的充足，在傍晚和清晨要早点儿开灯。光线最好从自己面前的左上方照射到自己的书桌上，这样一则能保证光线的充足，二则当自己在书写时能够避免手遮挡住光线。

其次，虽然我们强调保护眼睛时要光线充足，但光线也不能太强，尤其是在室外活动时，如果光线太强不妨戴上太阳镜，给眼睛加一层保护。

再次，注意眼睛的远近调节，比如在看书、读报、看电视时每隔 45 分钟左右，要向远处眺望一会儿，以缓解眼睛疲劳。

最后，大家要注意眼部卫生，避免脏手揉眼，尤其是在做眼保健操时一定要注意手的卫生。

第八章
远离最伤"肝"的生活习惯

酒伤肝，饮酒要适度

我们中国的宴饮习俗是"无酒不成席"，宴饮中的饮指的就是酒。这宴饮却让经常需要在外应酬的人叫苦不迭。

大家都知道，吸烟喝酒会损害肝脏健康。早在《黄帝内经》中就有饮酒过多伤肝的记载，如《素问·腹中论》云："病名血枯，此得年少时，有所大脱血；若醉入房中，气竭肝伤，故月事衰少不来也。"指出"血枯"之症可能由于成年后酒醉行房，导致气血亏乏，肝肾匮竭而致。

肝脏是我们人体内最大的化工厂，摄入体内的酒精有90%以上要通过肝脏代谢。在平时，少量饮酒对健康是有好处的，因为少量饮酒可以起到活血、化瘀、通经、生发阳气的作用，酒精也可以被肝脏分解、解毒和排泄。但是，如果大量饮酒（每天饮用量大于80克），就超过了肝脏的解毒能力，人就容易酒精中毒，甚至引发酒精性肝病。

酒精中的乙醇对肝脏的伤害是最直接，也是最大的。它能使肝细胞发生变性和坏死，一次大量饮酒，会杀伤大量的肝细胞，引起转氨酶急剧升高；如果长期过量饮酒，就会导致酒精性脂肪肝、酒精性肝炎，甚至导致酒精性肝硬化。

因为过量饮酒而引起的肝病，是一个逐步发展的过程，在多数情况下，人们并不知道自己患上了酒精性肝病，等到出现如肝区疼痛、全身无力、消化不良、食欲不振、恶心呕吐、腹胀等症状时，再到医院检查，才会发现肝功能已经出现异常，如转氨酶、转肽酶升高，这已是酒精性肝炎。如果不及时治疗则很容易发展成为酒精性肝纤维化和酒精性肝硬化，甚至危及生命。所以，我们在平时饮酒一定要适量，如果出现酒精性肝病的症状，最好是马上戒酒并及时进行治疗。

酒是水谷精微所酿之物，寒冬腊月，万物收敛，海水都会结冰，只有酒不结冰，可见酒的升发之性很强。适量饮酒，则能调动肝脏的升发之机，缓解抑郁之气。可是毫无节制的饮酒，体内的肝气就会升发过度，导致"肝胆横浮"，鼓动着人们做一些胆大妄为的事情。酒醒后，也不再逞英雄了，恣意妄为还得亲自埋单善后。并且，在酒醉时由于肝气调用太多，内心的失落和身体的痛苦比没喝酒之前会更严重，所以说"借酒消愁愁更愁"，醉酒还会产生很多身体上的不适，比如头痛、胃痛、呕吐等，所以喝酒一定要有节制。

如何做到适度饮酒，这个度又在哪里呢？

孔子说"唯酒无量，不及乱"。喝酒没有特别规定，底线是绝对不要喝醉。不喝醉这条标准看似简单，做起来却很难。这里推荐一个比较安全的饮酒标准，健康成人每日喝下去的纯酒精不宜超过15克，纯酒精量的计算方法是用酒瓶标注的酒精浓度×0.8×饮酒量。中国白酒度数高，容易过量，一般的低度酒不能超过100毫升，中度酒不能超过50毫升，而烈性酒最好不要超过25毫升。把握好度就可以有效地促进肝气的升发，而不至于饮酒过度伤肝又伤胃。

乱吃保健药让肝不堪重负

现在，很多保健药虽然打着"有病治病，无病防身"的广告，但实际上许多药效都有夸大的成分。保健药虽然有一定的保健功效，但也存在副作用，如果乱吃保健药往往会增加肝脏的解毒负担，让肝脏不堪重负。

比如，一些女性在更年期时服用雌性激素补品，虽然可在一定程度上缓解心悸、潮热等症状，但同时它对肝脏也是有毒性的，如果不听从医生的意见而盲目服用，就会损伤肝脏。

老年人由于生理功能的衰退，特别是肝细胞数量减少，所含药物代谢酶的活性降低，致使解毒能力减弱，药物不良反应增大；再则肾动脉的硬化，血流量减少，肾小球滤过率降低，使药物随尿液排出量减少，而产生蓄积毒性反应。因此，老年人更要注意不要盲目服用保健品。

另外，现在有些肝病患者为了养肝而服用保肝药，但是对于保肝药的确切疗效医学界始终没有定论，因此对于这类药物需要谨慎选择。临床上治疗病毒性肝炎多以抗病毒药为主，以保肝药为辅，大多数的病患使用抗病毒药物就行，不需要另外加用保肝药。有些人觉得抗病毒药加上保肝药，双管齐下等于给肝脏上了双保险，这却是无稽之谈——没有医学证明这样的"组合"会比单用抗病毒药更有效。正相反，大多数药物分解、转化、解毒都由肝脏完成，过多用保肝药无疑会增加肝脏负担，有时甚至诱发药物性肝炎。更何况，肝病用药要严格按照临床指征，也就是听从医生的安排，别人吃了管用的药对你不见得起作用。与医生密切配合，听医生的话才是正途，肝病不同于感冒发热，不遵医嘱就用药是极其危险的。

总之，不管是保肝药还是其他保健品，患者最好不要擅自选用。很多人病急乱投医，觉得多吃药和保健品就能好得快。其实再好的药，若不对症，和毒药没有两样。为了避免加重肝脏负担，保障人体正常的免疫机能，还是不要乱吃保健品为好。

经常吃快餐，肝病容易找上门

大都市里快节奏式生活，人们最追求的就是一个快字，快餐就成了当下很多都市白领的餐饮首选。快餐的最大特点就是快捷供应能量，简洁易食。但是，经常吃快餐会对肝脏造成负担，从而引发肝病。那么，快餐是怎样影响肝脏的呢？

瑞典林克平大学的科学家做过这样一个实验，他们让志愿者每天吃掉大量快餐食品。不到两周的时间，他们的体重都有所上升，最多的增加了12千克。不仅如此，志愿者在一周内就开始出现肝酶水平提高的迹象。

这是因为很多快餐店制作食物时，为了刺激食客食欲，加入大量的人工添加剂、调味料，这样的快餐提供的热量人体根本无法消耗，并且快餐的搭配有限，营养供应也不均衡。在很短的时间内，进食了极其不健康的食物，我们的肝脏化验结果就会出现反常，肝脏就会积聚多余的脂肪。食用大量快餐导致脂肪堆积，堆积过多的脂肪进而会给肝脏带来潜在的损害。

这只是快餐带来不良影响的一个方面，最重要的是，很多快餐的制作并不卫生，很容易感染各种疾病和传染病。

小勇是个阳光乐天的男孩子，今年读高一。爸爸妈妈原本在一条商业街做小本生意，后来家里的生意越来越好了，妈妈每天工作很辛苦，也没时间做饭，经常给小勇一些钱，让他自己在外面解决午餐。小勇也觉得这样很自在，妈妈每次给他的钱都不少，他经常跟同学一起去下馆子，吃快餐，出手也很大方。后来学业加重了，妈妈依然没时间在家做饭，小勇一日三餐几乎都在家或是学校附近的快餐店解决。

夏天到了，天气慢慢变热，小勇开始经常腹胀、恶心欲呕，什么东西都吃不下，觉得浑身乏力，时不时会发低热，起初以为是热伤风，也没当回事儿。直到妈妈发现小勇的脸色越来越不好看，这下着急了，带着儿子到医院一检查，儿子竟然得了甲肝，需住院治疗。妈妈后悔莫及，决定放下手头的生意，好好照顾儿子。

总之，对待三餐一定要谨慎、重视，不要随便凑合，除了把好卫生健康的大关，还要丰富食品种类。三餐要尽可能多地变换花样，不要为了图省事老是吃一种食物。除了三餐的选择，还要多喝水，可选择一些清热的饮料如绿茶、菊花茶等，预防上火。

冰激凌吃着凉爽，却会使肝受伤

炎热的夏天，吃个冰激凌或者来根冰棍是很多人夏日消暑的方法。不过，这冰爽美味的冰激凌却是我们健康路上的一个陷阱。想必，每个女孩都曾经被妈妈或者朋友叮嘱过，别吃太凉的东西，尤其是在经期前后要避免吃冰激凌、冰棍，以免引起痛经。可还是有人忍受不了冰激凌的诱惑，即便在寒冷的冬天也会买上一只，其实，这种行为对养肝是不利的。

冰激凌属于冰冷的食物，过食寒凉食物会损伤脾胃，而且冰激凌中的糖分及热量较高，过食后容易体内生湿、生热。脾运化水谷，生成气血，从而濡养肝脏，而肝脏藏血，反过来为脾的运化提供所需的气血。如果脾失健运，就会令水湿内停，日久化热，人就会经常感觉到燥热，这时虽然吃一个冰激凌会感觉舒服很多，从另一方面讲却更进一步减弱了脾胃的消化能力，加重了湿热。久而久之，脾胃运化无力，气血生化不足，就会在肝部淤积，导致肝血不足，女孩儿就会出现月经不调等情况。

一些肝脏不好的人，冰啤酒、冷饮、冰西瓜也尽量别碰。不少人觉得即使有肝病，夏天喝一点儿冰啤酒没有关系，其实这是非常错误的想法，冰啤酒一方面容易对胃产生刺激，另一方面因为含有酒精，会加重肝脏的负担。肝脏不好的人在夏季不妨多吃些酸的东西，比如做荤菜的时候滴点儿醋，泡些柠檬茶。另外，乌梅汤也是非常好的夏季饮品。自制乌梅汤，自然放凉，既解暑又护肝，一举两得。

平时大家还可以做些运动，有利于温暖身体，防止脾胃虚寒，尤其是在秋冬的早上，大步走路半小时左右，会畅通气血，温暖身体。对于肝脏不好，容易手脚冰凉的女性，还可以吃一些姜母鸭、人参茶、甜汤圆等食物，以补血养肝。

体重过胖更容易患上脂肪肝

最近这些年，随着我们生活水平的提高，饮食结构的变化，很多人除了摄食过度外，还偏爱荤食、油腻、甜食和零食，再加上现代人普遍缺乏运动，白天坐在电脑前工作，晚上看电视、玩电脑，这些生活方式令肥胖的发生率持续上升。如今很多男人在步入中年后有了"将军肚"。中年人发福是一个必须引起人们重视的问题，因为越来越多的人发现，肥胖是现在很多高发疾病的重点培育"土壤"。

肥胖的程度和脂肪肝有着密切的关系，因为当人们摄入的能量增多时，不注意饮食结构与体育锻炼，就会令能量摄入大于消耗，致使大量的糖和脂肪进入肝脏，并沉积下来，从而促使肝脏合成大量的三酰甘油，产生内源性高血脂和脂肪肝。

就中医的观点而言，脂肪肝是"痰"与"瘀"积聚于肝脏的结果，中医书籍中也曾指出"肥人多痰湿"，其中所谓的痰、瘀并不是狭义的咳痰或瘀血，而是指"湿浊"等病理性代谢产物。这些代谢物长期停滞于组织器官，导致其秽浊蕴结，气血停滞，影响了正常的生理功能的运行。所以说肥胖者因为其体质的基本特质，更容易患有脂肪肝。

要降低肥胖者患脂肪肝的概率，就要将肥胖扼杀在摇篮阶段，预防肥胖至关重要。每个人都应该以各自的理想体重为底线，一旦开始超越，就要小心控制。

有一个简易的计算公式可供我们监控自己的体重是否超标：体质指数（BMI）= 体重（kg）÷ 身高（m）^{2}。举个例子，如果一个身高 1.75 米，体重 70 千克的男士，他的体质指数算法就是 70kg ÷（1.75 × 1.75）=22.86。中国成年人身体指数有固定的标准，最理想的体重指数是 22。18.5 ≤ BMI<24 为健康体重，BMI<18.5 则体重过轻，24 ≤ BMI<28 有些超重，BMI ≥ 28 就属于肥胖了。监控自己的 BMI 就是监控自己健康的一个重要标准。

对于身体已经发福的人来说，应该从三方面进行调整。第一，饮食方面保证规律的一日三餐，饮食宜清淡，少吃煎炸等高脂肪食物，食量要遵守"七分饱"的原则；第二，保持合适的生活节奏，当生活和工作太悠闲的时候，就会减少能量的消耗，而保持一定的生活节奏，有利于脂肪肝的康复；第三，加强运动，上班时可在前一站下车然后步行到公司，多锻炼身体，有利于脂肪的消退。

久坐不动不利养肝，常动才能常美

缺乏运动已经成了现代人的通病，尤其是长期坐办公室的上班族，每天除了上下班的路上以及在床上睡觉的时间，其他时间几乎都坐在电脑前，这给自己的身体健康留下了阴影。而在这些人中，女性多于男性，因为和男性相比，女性更不爱运动，如果再长期坐在电脑前，身体就容易出现一系列健康问题，自然也会影响女性的美丽。身体健康的女人才是有魅力的，才是美丽的。

俗话说"人怕不动，脑怕不用"，久坐不动对于健康十分不利。《黄帝内经》中也有"久坐伤肉"的说法，人如果长时间坐着，又缺乏运动就会使肌肉松弛，筋骨僵硬，气血不畅，甚至导致下肢水肿。

久坐会伤肝，而肝主筋，所以才会使人感到筋骨僵硬，腰酸背痛。而且对于女人来说，久坐不动对身体健康造成的伤害远不止如此。如果长期保持久坐不动的习惯，会使身体的气血循环不畅，特别是下腹和下肢的气血很容易出现凝滞，导致女性的生殖系统供血不足，而气滞血瘀也会使经血无法顺畅的流出，致使女性在月经期感到剧烈疼痛，甚至会导致输卵管堵塞，影响生育。由此看来，现在很多女人的痛经、月经不调，甚至是不孕症都与久坐不动有关，所以，适当的运动才能养护肝脏，收获健康。即使在月经期间也应该适量的活动而不是卧床不动，这样还可以减轻痛经症状。

既然知道了久坐不动会伤肝，那么，如何避免这种"坐"出来的健康问题呢？首先坐姿要正确，然后在工作的间隙起来稍微活动一下，比如站起来伸伸懒腰、去泡杯茶、站在窗前眺望一会儿，或者随意走动几分钟，用以舒展身体，缓解疲劳。

当然，办公室毕竟不是最佳运动场所，可能有各种原因阻止我们的活动，在此向广大上班族介绍几个小动作，可以让大家坐着就完成锻炼。第一个动作是，以正确的坐姿坐好，让背部完全靠在椅背上，双手十指交叉相握，枕在头后，腿向前伸，同时身体向后仰，用双手的力量支撑头部。这个动作可以释放疲劳感，放松身体。第二个动作是双手十指半握，用指尖在头部轻轻叩击，头顶和后脑都可以敲击，力度要轻，动作要有节奏。这个动作能够醒脑提神，有效地缓解头部紧张。

防治肝病，重视干洗剂的毒性

冬季天气寒冷，很多人平时不愿意自己洗衣服，而是选择把衣物送到干洗店去洗。但是你知道选择干洗店的讲究吗？在选择干洗店时，一定要选择正规的店，衣服拿回来后还要闻一闻，是不是有什么特殊的气味，因为环保的干洗剂是没有气味的。慢性肝炎患者尤其要注意，为了更好地保护肝脏，尽量不要把衣服送到干洗店去洗。

"干洗"是用化学溶剂对衣物进行洗涤，包括洗涤、脱干、烘干和溶剂蒸馏再生的整个过程。多年来四氯乙烯一直是去污力最强、最安全的干洗溶剂。直到10多年前一项研究报告中提出"长期与大量四氯乙烯接触的家鼠和公野鼠分别患了肝癌和肾癌"。这个报告在干洗业界引起强烈反应。有些干洗店出于利润的考虑，在选择干洗剂的时候，没有使用清洁环保的石油干洗设备和溶剂，而是采用已被淘汰的四氯乙烯干洗剂。而四氯乙烯溶剂虽然便宜，但是人体的肝脏有一定的危害。而且服装干洗剂、除渍剂含有过氧乙烯，对人的肝脏和骨髓的造血功能均有损害。

干洗剂四氯乙烯伤肝属于化学性肝损伤的一种。此外，还有一些容易造成化学性肝损伤的原因，希望大家在生活中尽量避免。

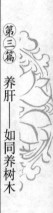

1. 空气污染

环境恶化是每个人都要面对的问题。特别是大城市，空气流通速度缓慢，各种工业废弃、汽车尾气等令空气中充满了各种各样的化学毒物，时时刻刻威胁肝脏和身体健康。

2. 化学毒物

一般分为生活性和生产性两类。如从事有毒物质的生产及使用、工业废气、废水、废渣、农药；车辆废气、生活煤烟以及某些日用化学品等。这些毒物在人群中普遍易感，防不胜防。

3. 墨粉

常用的打印机、复印机当中所需要的墨粉，大部分是采用炭黑为原料的，而这些炭黑中多含有多环芳烃系列及二甲基硝胺等物质，它们都是致癌榜上有名的狠角色。因此在复印的时候要尽量和机器保持距离，办公室的工位也要远离打印机或复印机。

除此之外，常用的涂改剂、墨水清除剂、修改液等化学制剂中一般含有苯和汞等毒性化学物质，用起来很方便，可是这些化学制剂会刺激肾上腺素过多地分泌，并提高心脏对肾上腺素的敏感性，致使心跳加快、无规律，希望大家不要过多使用才好。

纵欲也会伤肝，得了肝病要节欲

在人体十二经络中，与生殖系统最为密切的是肝经。其实不论男人、女人都一样，一般治生殖系统的病通常从肝治疗。得了肝病也一定要控制性欲，否则可能会加重病情。

《黄帝内经》讲，肝主筋，人体的生殖器都属于筋，如果纵欲过度，让筋出了问题，必然会影响到肝。另外，过于劳累也会伤害到人体的手脚、腰背等各关节的筋骨，让筋的功能受到损伤，从而伤害肝功能。

对肝硬化病人来说，睡前节欲是十分重要的。肝硬化早期，应减少性交的次数，减弱房事的力度；晚期则要绝对禁止同房。纵欲可以伤肾，肾伤则会影响人体内水液的正常代谢与排泄，导致水液的停留。因此，会加重肝硬化病人的腹水程度，甚至出现水毒内闭而见昏迷。肝硬化病人晚期由于肝脏合成凝血物质的障碍，加之门脉高压引发的食管、目底静脉曲张，很容易并发上消化道出血，而后者又是导致肝硬化病人死亡的重要原因。肝硬化病人如纵欲不节，则在性交过程中会令静脉压明显升高，很容易引发上消化道静脉的破裂而导致大出血。因此，性生活不节有时会成为上消化道出血的重要引发原因。对女性病人来说，由于晚期常伴有病态的性欲亢进，更要从思想上战胜自己，力戒过性生活。

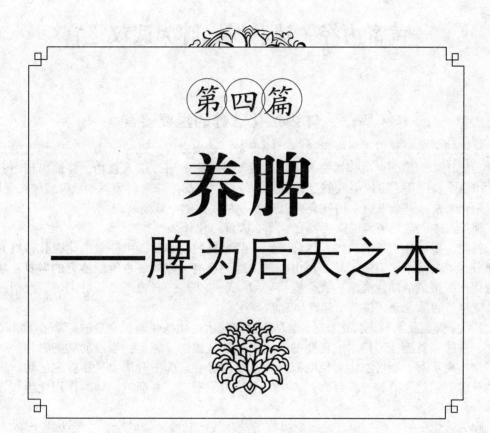

第四篇

养脾

——脾为后天之本

第一章

《黄帝内经》谈脾脏：脾为谏议之官

脾是人体内运化营养的重要器官

《素问·灵兰秘典论》中讲道："脾胃者，仓廪之官，五味出焉。"将脾胃的受纳运化功能比作仓廪，可见脾胃在人体中的重要地位。脾可以摄入食物，并输出精微营养物质以供全身之用，可以说我们身体所需的一切物质都归脾来调拨。一旦脾胃气机受阻，脾胃运化失常，那么五脏六腑就会无以充养，精气神就会日渐衰弱。

脾是人体内运化营养的重要器官。那么脾都运化什么呢？

首先，要运化水谷的精微，饮食入胃，经过胃的腐熟后，由脾来消化吸收，将其精微部分，通过经络，上输于肺，再由心肺输送到全身，以供各个组织器官的需要。如果脾运化水谷精微的功能失常，就会直接导致一个结果——气血不足，易出现肌肉消瘦、四肢倦怠、腹胀便溏，甚至引起气血衰弱等症。

其次，脾运化水液，水液入胃，也是通过脾的运化功能而输布全身的。脾配合肺、肾、三焦、膀胱等脏腑，维持水液代谢的平衡。如脾气虚弱，脾运化水液的功能失常，就不能正常运化水湿，则可发生大便溏泄，身重水肿等症。脾主升清也是指脾主运化，将水谷精微向上输送至心肺、头目，营养机体上部组织器官，并通过心肺的作用化生气血，以营养全身。

脾的运化水谷精微功能旺盛，则机体的消化吸收功能才能健全，才能为化生精、气、血、津液提供足够原料，才能使脏腑、经络、四肢百骸，以及筋肉皮毛等组织得到充分的营养，进行正常的生理活动。反之，若脾胃的运化水谷精微的功能减退，则机体的消化吸收机能亦因此而失常，故说脾为气血生化之源。

人没有出生之前，是由先天之肾精为胎儿生长发育供应营养物质的，出生后，所有的生命活动都有赖于后天的脾胃摄入营养物质供给能量。先天不足的，可以通过后天调养补足，同样可以延年益寿；但就算是先天非常好，如果不重视后天脾胃的调养，也会多病减寿。所以说脾为后天之本，是当之无愧的生命之源。

脾开窍于口——观察嘴唇知脾脏

中医认为，脾开窍于口，"其华在唇"。五官之中，口唇是反映脾气状态的窗口，通过观察五官中口唇的变化，就可间接知道脾脏的情况。人体气血充足，口唇就会红润有光泽。反过来，如果血气虚少，口唇刚淡白失去光泽，甚至出现萎黄。由于脾胃为气血生化之源，所以口唇的色泽是否红润，不但能反映全身的气血状况，而且也是脾胃运化水谷精微功能状态的反应。故《素问·五藏生成篇》说："脾之合肉也，其荣唇也。"

从形态学的角度来分析脾与口的关系，脾的形状同口的形状是一致的。上嘴唇的中间突出，整个唇形类似心形；下嘴唇的中间凹陷，唇形又与肾形相似。上下嘴唇的一张一合所形成的"水火既济"成就了"口"（脾土）的"运化水谷"功能，这样一来脾作为"气血生化之源"也有物可凭了。

从功能上来分析，现代医学认为脾脏是重要的淋巴器官，参与机体的免疫反应，产生血细胞，这同中医所认为脾为"气血生化之源"有一定的相似性。脾"运化水谷"的功能同口"消磨水谷"的功能相似。

口腔是消化道的最上端，人的饮食及口味与脾的运化功能直接相关。《灵枢·脉度》说："脾气通于口，脾和则口能知五谷矣。"意思就是只有脾气强健，饮食、口味才能正常，如果脾失健运，则不仅可见食欲不振，还可见口味异常，如口淡无味、口腻、口甜等。脾主运化，脾气健旺，则津液上注口腔，唇红而润泽，舌下金津、玉液二穴得以泌津液助消化，则食欲旺盛，口味正常。口唇与脾在生理功能上互相配合，才能完成腐熟水谷、输布精微的功能。

口与五脏六腑相联系，不仅为脾之窍，而且还与心、胃、肾、肝等有密切关系。《罗氏会约医镜》中记载，"口者，五脏六腑之所贯通也。脏腑有偏胜之疾，则口有偏胜之症"。同时，口腔是经脉循行的要冲，手阳明大肠经、足阳明胃经、足太阴脾经、手少阴心经、足少阴肾经、手少阳三焦经、足少阳胆经、足厥阴肝经，以及督脉、任脉、冲脉均循行于此。口齿唇舌，通过经络的运行，与脏腑密切地联系起来，所以，口腔的生理病理与心、肾、胃、肝等脏腑也有密切关系。

脾为血库，统摄血液

脾统血，即脾有统摄血液的作用。血液在经脉中运行除有心气推动外，还需要有脾气的维护才能不溢出脉外。明代御医薛立斋指出："心主血，肝藏血，亦能统摄与脾，补脾与胃，血自生矣。"《难经·四十二难》认为脾有"主裹血、温五脏"的作用。

张景岳在《景岳全书》中提到："血者水谷之精也，源源而来，生化于脾。"这表明血液的生成，须由脾摄取食物中的精微营养物质而化生，脾气充足，生的物质才不致缺乏，血液中的各种机能才能维持正常，血量才会充足。血是饮食经过脾胃的运化，其精微物质上输于肺，经过肺与心的气化作用而形成的有形液体。血的功能是循环不息以营养全身、维持人体的正常生理功能。所谓"目受血而能视、足受血而能步、掌受血而能握……"，说明全身的脏腑、筋骨、皮毛等一切组织器官，没有血液的滋养，就不能维持正常的生理功能。如果因某种原因、血液运行发生障碍，肌肤得不到足够的血液，便会麻木不仁；四肢得不到足够的血液，就会出现手足不温等。

血和气的关系十分密切，通常气血并提。气与血，一阳一阴，互相依存。血液的运行要靠气来推动，"气行则血行，气滞则血瘀"；反之，一切组织器官的功能活动，又要靠血液来滋养，故血又为气之母。脾有升清功能，脾气健运，升清正常，则营养物质充足，各种机能活动旺盛，气便可统血。因此，从这个角度来看，脾统血是通过"气摄血"来实现的。

中医有一个说法叫作脾不统血，其实是一种慢性出血性虚证症候，是由脾气虚、气失固摄导致血液不循常道而溢出脉外引发的。脾不统血证主要表现为出血，如便血、月经过多、崩漏等。女子月经也是由脾气统摄的，陈修园《女科要旨》中说："虽曰，心生血，肝藏血，冲任都三脉俱为血海，为月信之源，而其统主则惟脾胃。"其中的意义就不言而喻了。我们反复说生成血液的基本物质是水谷精微所化生的营气，津液以及肾精。这营气与津液都是脾胃运化、传输水谷精微所产生的。

脾既生血又统血，这二者之间是怎样联系的呢？

我们都知道血液在脉中正常运行，除了脉道通利、心气充沛外，必须要有充盈的血液。如果脾的生血功能异常，不能够提供充足的血液，就达不到血液在脉中正常运行的条件，正如《黄帝内经·灵枢·天年》中所述："血气虚，脉不能。"张景岳也说："盖脾统血，脾气虚则不能收摄，脾化血，脾气虚，则不能运化，是皆血无所主，因而脱陷妄行。"
只有脾的生血功能正常，才能保证有足够充盈的血液在脉道中运行，这种生血功能还可
以防止血液外溢和血液瘀滞。脾的生血功能不断提供新鲜的血液，使血液不至于在脉道
中瘀滞形成瘀血，或者流出脉外成为离经之血，辅助脾统血功能的发挥。

脾统血是靠脾气固摄作用，脾的运化作用，脾的生血作用共同实现的。只有脾气健旺，
脾胃运化水谷精微功能强健，气正常运行，脾的统血功能才能得到发挥，才会避免疾病
发生。

上一篇我们讲过"肝藏血"，肝藏血与脾统血也是相互关联的。医书中记载："血
液之成，源于脾胃；既成之血，藏之于肝，依机体所需而运行诸经。"血液的运行，需
要依靠心肺之气为动力，以肝脾之气为约束。脾气健运，血液化生充足，肝才有血所藏；
肝血充足，在经脉中运行，脾的统血作用才能发挥，二者是息息相关，相辅相成的。

脾胃协同造就后天之本

从中医的观点来看，胃和脾互为表里。它们尽管有着不同的分工却是一对非常不错
的合作伙伴。胃主受纳并消化饮食，脾主运化饮食精微，所以脾胃相合才能消化顺畅。

中医理论认为，胃主受纳，脾主运化，这两个过程就是靠脾升胃降来完成的。脾气
上升，帮助胃进行消化，同时吸收、转输水分，运化水谷精微及水湿，维持水液代谢；
胃气下降，促进食物下行，接受吸纳水谷及水液。并将经过消化的物质传送至小肠而供
给脾以进一步吸收转化。因此，胃气宜降，脾气宜升，升降相宜才能使脏腑达到相对的
平衡与协调，从而使得人体气机正常运行。清代的名医唐笠山说："治脾胃之法，莫精
乎升降。"这就是说，治疗脾胃病的关键就是对脾胃升降气机的调治。气机升降正常，
疾病才能得以治愈。反之，气机若不正常，则会患病。例如脾气不升反降，人就会出现
不愿说话、面色苍白、头晕等症状；而如果胃气不降反升，人就会出现恶心、呕吐、打
嗝等症状。

脾宜升则健，胃宜降则和，只有二者的功能协调才能保证我们所吃的东西能够正常
消化、吸收和排泄，在脾升胃降的过程中，无论哪个环节出了问题，都会影响到消化吸收，
甚至引发全身的病变。因此，调理脾胃气机的正常升降，在维持脏腑平衡以及全身各系
统正常运作中具有非常重要的意义。

那么，如果脾出现问题对胃有什么影响呢？《脾胃论·脾胃胜衰论》说："形体劳
役则脾病，脾病则怠惰嗜卧，四肢不收，大便泄泻；脾既病，其胃不能独行津液，故亦
从而病焉。"也就是说过度劳累会伤脾气，脾气亏虚，脾的运化无力，就不能很好地为
全身各处运送水谷精微。现代人普遍以工作为主，不注意休息。从中医角度来看，脾出
现问题就会出现犯困、身上没劲儿，四肢无力，大便泄泻的情况。脾一旦生病了，胃就
不能自己正常运化津液，也就跟着出问题了。而且，与古人相比，现代人的饮食变得越
来越不节制了，或饥一顿饱一顿，或凉一口热一口，这样很容易出现胃病。

《脾胃论·脾胃胜衰论》中说："夫饮食不节则胃病，胃病则气短精神少而生大热，
有时而显火上行，独燎其面。"这句话是什么意思呢？大家看看胃经经脉循行图就会发
现，胃经有一部分循行在面部。所以面部情况也会体现胃部的问题。《黄帝内经·灵枢·邪
气藏府病形》中也指出："面热者足阳明病。"因此我们说，面红发热多是胃经上的问题。
胃一旦生病了，受纳的食物就会大大减少，脾就不能把更多的水谷精微运送到全身各处，
全身得不到充足的营养，人自然就会生病。

由于胃在食物消化过程中起着极其重要的作用，与脾一起被称为"后天之本"，故
有"五脏六腑皆禀气于胃"，胃气强则五脏功能旺盛。因此，历代医家都把固护胃气当
作重要的养生和治疗原则。胃以降为顺，就是胃在人体中具有肃降的功能。"送"是胃
的一个重要功能，即主通降。胃将经过初步消化的饮食送到小肠；故胃气以下降为顺，
如果胃气不降，就会严重影响胃的功能，产生种种病症。如果胃气不往下降，就会影响

睡眠，导致失眠。

从中医角度来看，脾与胃是互为表里的，一旦一方出现了问题，另一方就会受到很大的影响。脾胃是人体五脏六腑气机升降的枢纽，是人体气血生化之源和赖以生存的水谷之海。所以，对于脾胃养生，我们要兼顾脾胃，不要单独照顾脾，或单独照顾胃。只有脾胃相合，胃肠相安，这样人体才能正常运行，否则就会引起各种疾病。

脾胃好才是真的好

中医理论中有这样一句话，叫作"内伤脾胃，百病由生"。脾胃是我们后天之本，气血生化之源，而且脾胃不单与消化功能相关，疼痛、哮喘、失眠、抑郁、肥胖等常见疾病都与脾胃有关。可以这么说，人体的后天营养充足与否，主要取决于脾和胃的共同作用。

古代养生家非常重视胃的作用，认为"有胃气则生，无胃气则死"。胃承担着维持人们生命活动的重任，它的功能并不像看上去那么简单。胃上承食道，下接十二指肠，是一个中空的由肌肉组成的容器。胃是人体的加油站，人体所需要的能量都来源于胃的摄取。胃将人体吸纳的精华在脾的运化作用下，精微物质被吸收，化生气血，营养全身。《素问·五脏别论》说，"胃者，水谷之海也。"在这个过程中，人们大多关注脾，却不知道胃在这之前做了很多的"筹备"工作。比如，胃接受水谷后，依靠胃的腐熟作用进行初步消化，将水谷变触糜，成为更易于转运吸收的状态。也只有胃受纳腐熟之后，小肠的受盛化物与脾主运化的功能才能顺利进行。

《临证指南医案·脾胃》说："太阴湿土，得阳始运；阳明阳（燥）土，得阴自安。以脾喜刚燥，胃喜柔润也。"指出"胃喜润恶燥"的特性。胃，相当于人体的火炉，是人体的万火之源，不可燥热。正因为胃喜柔润，所以对胃病的治疗，《临证指南医案·脾胃》指出了以下观点："所谓胃宜降则和者，非用辛开苦降，亦非苦寒下夺，以损胃气，不过甘平或甘凉濡润以养阴，则津液来复，使之通降而已矣。"

我们在生活中养护脾胃应该从以下角度出发：

第一，适度吃点儿健脾和胃的食物，以促进脾气的健运，如茯苓饼、芡实、山药、豇豆、小米等。粥是最好的饮食选择，能和胃、补脾、润燥，所以不妨将芡实、山药、小米煮粥食用。

第二，平时喜欢辛辣、油腻食物的朋友，一定要注意清胃中之火。可以选择苦瓜、黄瓜、冬瓜、苦菜、苦丁茶等搭配在日常饮食之中，清退胃火再适当进补。

第三，对于消化能力较弱的老年人及儿童，由于胃中常有积滞宿食，会感觉食欲不振、腹胀等。因此，在日常生活中要注重消食和胃，山楂、白萝卜都是消食健脾的食物。

调理脾胃的气机，看似玄妙，实际上只要养成良好的饮食习惯，气机自然就能正常运行了。比如吃饭不宜过饱，过饱则导致脾胃负担过大，不能及时完成精微物质的运化，使气血运行不畅，最终导致消化不良甚至慢性胃炎。又比如吃饭应依据生物钟规律进行，脾经和胃经气血最旺的时候正是吃早饭的时间，此时若不进食，则会影响气血的正常运行。可见脾胃健康主要不在治疗，而在于用良好的生活习惯去保养。

治脾可安五脏

中医将人体看作是一个有机的整体，《脾胃论》说"百病皆由脾胃衰而生""治脾胃即可以安五脏"。脾胃有病，可影响到其他脏腑，其他脏腑有病，也可影响到脾胃。在中医看来，作为五脏之一，脾不同于现代医学解剖学所说的脾脏，而是一种功能："脾"主运化，是人体化生精、气、津、血，提供营养物质的"推动器"。

脾胃为后天之本，气血生化之源，关系到人体的健康以及生命的存亡。元气虚弱是内伤疾病的主要成因，且脾胃气虚，元气不足，则阳气不能固护体表，故易感受外邪，不任风寒。说明不论外感内伤，皆以脾胃元气的充盛与否有关，"脾胃乃伤，百病由生"

由此而来。原因何在？这还要从五脏五行的对应关系说起。在五行中，脾属土，而土位居中央，四方兼顾，土能生长以滋养万物。胃与脾，一阳一阴，互为表里，脾与胃共同参与饮食的消化吸收。脾胃的受纳运化功能就好比一个巨大的粮食库，可以摄入食物，并输出精微营养物质以供全身之用。人以水谷为本，而脾胃又是受纳水谷，运化精微营养物质的重要器官，可见脾胃在人体中占有极为重要的位置，是人体自出生以后整个生命活动的"加油站"。

正如《慎斋遗书》所说："脾胃一伤，四脏皆无生气。"脾胃居中土，是脏腑的中心，与其他脏腑关系很密切，脾胃有病很容易影响其他脏腑，而且根据五行关系，很容易出现相生相克的疾病传变现象。例如脾生血心主血，脾气足则生化气血功能旺盛，心血充盈；脾气虚则化源不足，心血亏虚。脾为后天之本，肾为先天之本，先天与后天相互滋生相互促进，肾阳可以温煦脾气，以发挥其运化功能；脾所运化的水谷精微，又可资助肾的藏精。故在治疗上，应该考虑到疾病的传变规律，做到兼顾。

譬如脾胃和心的关系，心主神明，中医一直强调养心安神，失眠与心脏关系密切，可是中医里有句话叫"胃不和则卧不安"，意思就是说脾胃不和，睡眠也不好。很多年轻女孩为了减肥晚上不吃东西，到了半夜就会饿得睡不着觉，就是这个道理。不过，晚上吃得太多太饱，不运动就直接上床睡觉，脾胃主运化的功能也会受到影响，同样会扰动人的神明，让人睡得不踏实。其次，心还主血，而血的来源也与脾胃有关，如果脾胃的运化失常，就不能益气生血，心失血养，也会影响心脏的健康和身体的其他机能。

再说说脾和肝的关系，《素问·经脉别论》中也说："食气入胃，散精于肝，淫气于筋。"意思是说肝脏中所藏的血和它所主的筋的营养，都来源于脾胃水谷的精微。肝是大将军，性格刚强暴躁，脾气也大，动不动就发火。肝主疏泄，喜条达，调畅全身气机。依赖于脾供给的血液濡养，才不会刚强太过，失去条达的本性。

中医认为肺主气，全身的气都是由肺来主持和管理的。而肺所需要的津气，也要依赖于脾胃水谷精微所转化。因此，肺的津气盛衰取决于脾胃的强弱。脾胃虚弱容易导致肾虚，肾是先天之本，脾是后天之本，两者是相互滋生、相互促进的。肾藏精，肾所藏的"后天之精"全赖脾胃运化的水谷精气所化。因此脾胃健旺，水谷精微充足，不断滋养于肾，使肾中精气盈满。如果脾胃虚弱，肾中精气不足，就会导致肾虚。

中医讲究"四季脾旺不受邪"，在一年四季中，如果脾胃的功能旺盛，则不容易受到病邪的侵袭，强调的就是调理脾胃在疾病治疗和养生的重要性。无数临床实例证明，西医、中医治疗方面都十分棘手的疑难危重病人，调理脾胃虽不能挽救生命，但可缓解症状，提高生命质量，延长患者寿命。认识到脾胃的重要性，做到"不治已病治未病"，那么"尽终其天年，度百岁乃去"就离我们不远了。

第二章

人体的春夏秋冬：脾主长夏，重养"化"

长夏应脾，谨防湿邪困脾

长夏的说法是由五行学说为了配合自然界之五行——木、火、土、金、水，推演派生出来的。《素问·六节藏象论》注云："四时之中，加之长夏，故谓得五行（五）时之胜也。"所以，"五时（长夏）"之称也是出于理论需要，为了与天之五行、人之五脏等相配。《素问·金匮真言论》中说："所谓得四时之胜者，春胜长夏，长夏胜冬，冬胜夏，夏胜秋，秋胜春，所谓四时之胜也。"春、夏、秋、冬分别与肝、心、肺、肾相对应。《素问·藏气法时论》云："脾主长夏。"所以，与脾相对应的就是长夏。

长夏是指农历六月份，按阳历说就是 7 月 7 日至 8 月 6 日这段时间，主要包括大暑、立秋、处暑、白露四个节气。长夏正是伏天时节，天气炎热，酷暑蒸腾，人们挥汗如雨，仍然觉得天热难熬得很，同时人体消耗特别大，各器官衰老比其他节气明显。长夏时节最大的气候特点就是天气闷热，阴雨连绵，空气潮湿。这个时令，衣物和食品都容易返潮，甚至发霉、长毛，人也会感到不适。

五行理论认为长夏属土，脾也属土，长夏的气候特点是暑湿，暑湿与脾土关系最为密切。土是生养万物的，离不开湿，没有湿，养生无从谈起，但又不能过湿，过湿就会涝。《素问·五运行大论》载："中央生湿，湿生土，土生甘，甘生脾，脾生肉。"意思是，中央应长夏而生湿，湿能生土，土气能产生甘味，甘味能够滋养脾脏，脾脏能使肌肉生长发达。所以，长夏是健脾、养脾、治脾的重要时节。

脾的习性是喜燥恶湿，长夏阴雨连绵、空气潮湿，最容易出现脾虚湿困的现象。为什么说脾喜燥恶湿呢？这与其运化水液的生理功能是分不开的。脾主运化水湿，以调节体内水液代谢的平衡，脾虚不运则最易生湿，而湿邪太过就会困脾。长夏时节，雨量较多，阴雨连绵，空气中的湿度很大，湿为长夏的主气。而湿为阴邪，易伤人体阳气，尤其易伤脾胃之阳气，使脾胃的消化、吸收功能低下，造成脾的远化功力不足，从而影响人体的生长发育和生命活动，所以在长夏要特别做好养护脾的工作。

长夏最容易产生肠胃道疾病。脾脏喜燥而恶湿，一旦受损，则导致脾气不能正常运化，而使气机不畅、脾阳不足，导致消化吸收功能低下，出现脘腹胀满、食欲不振、口淡无味、胸闷想吐、大便稀溏等症状，甚至水肿。湿气困脾，脾生清降浊的功能就会削弱，吃油腻或者过甜的东西就容易产生呕吐，所以饮食尤其要控制；喝酒也要控制，因为酒亦主湿，所以凉啤酒也要少喝。

总之，长夏饮食宜清淡，少吃多餐，并以温食为主，忌食油腻食物。多吃些具有芳香开胃、健脾化湿作用的食品，在日常生活中，除食用冬瓜、绿豆芽、小白菜、苦瓜之类的清热食物外，还要吃些薏苡仁、芡实、赤小豆。

养脾三法，让"苦夏"成为轻松之旅

在长夏，我国大部分地区均见持续炎热，雨水偏多，暑湿偏盛，故极易造成脾胃功能下降而厌食困倦。中医认为，这时人体的消耗较大，需要加强脾的"工作"，才能不断地从食物中吸收营养。同时，人们在长夏过量食用冷饮和瓜果，易损伤脾胃，表现为不思饮食、乏力。而通过健脾益气则往往能达到开胃增食、振作精神的效果。因此，不仅在酷暑的夏季，在日常生活中调理好脾胃功能，对养生防病都很有必要。

针对长夏气候的特点，饮食原则宜清淡，少油腻，以温食为主，可适当食用辣椒，以缓解燥湿，增加食欲；同时，要注意空腹少食生冷，切忌直接食用冰箱内食物；另外，在闷热的环境里增添凉爽舒适感，对于脾保健也有很大好处，但是切忌长时间待在密不透风的空调房里，这样反而有害健康。

下面，我们给大家推荐非常有效的"养脾三法"，对于夏季健脾益气极有帮助。

1. 醒脾法

取生蒜泥 10 克，以糖醋少许拌食，不仅有醒脾健胃之功，而且还可以预防肠道疾病。也可取山楂条 20 克、生姜丝 50 克，以糖、醋少许拌食，有开胃健脾之功用。

2. 健脾法

选用各种药粥健脾祛湿，如莲子、白扁豆、薏仁米煮粥食，或银耳、百合、糯米煮粥食，或山药、土茯苓、炒焦粳米煮粥食。

3. 暖脾法

因食生冷过多，容易寒积脾胃，影响日后的消化功能。此时可用较厚的纱布袋，内装炒热的食盐 100 克，置于脐上三横指处，有温中散寒止痛之功。

《素问·脏气法时论》："脾色黄，宜食咸。大豆、猪肉、栗、藿皆咸。"因为"苦"味有燥"湿"坚阴的功效，而"咸"味可以泻"水"，水湿同源。所以夏天可以多吃豆制品、苦瓜、木瓜、红小豆等去湿的东西，也可以吃一些瓜子、薯片等平时比较想吃的零食。而且夏天代谢率高，也不怕胖，正好满足一下"食欲"。

中医认为，因湿性重浊黏滞，易阻遏气机，故其引起的疾病多缠绵难愈，这是湿邪的病理特征，也是夏季常见病的特点。闷热的天气里，门诊常常有患者自述感到乏力困倦，四肢沉重，昏昏欲睡；或肠胃不适，食欲不振，腹痛腹泻；或皮肤不净，癣、痱发作，搔痒难愈；若连续多日阴雨不断，老年人则更易出现全身或部分关节酸痛麻木，行动不利，此时有风湿、类风湿疾病的人症状亦会加重。

为了平安健康地度过夏天，古人在丰富的养生保健经验积累中，提出了"长夏防湿"的养生原则。也就是说，夏季治疗由暑湿引起的疾病的关键，在于健脾燥湿。若人体自身阳气充足，湿邪自然难以侵犯。因此，首先应重视保护脾胃功能，补益脾阳。糯米、莲子肉、山药、太子参、茯苓等，都是适合长夏的清补健脾之品。

按摩阴陵泉穴可除长夏暑湿

长夏对于人体来说最主要的外邪就是暑湿，在《黄帝内经》中最早论暑邪为病，《素问·刺志论》说："气虚身热，得之伤暑。"而李东垣在《脾胃论》中更加详细地论述了暑与湿合阻伤中焦脾胃之气的表现："时当长夏，湿热大胜，蒸蒸而炽，人感之多四肢困倦，精神短少，懒于动作，胸满气促，肢节沉疼，或气高而喘，身热而烦，心下膨痞，小便黄而数，大便溏而频……"并制清暑益气汤治疗。从众多医书中我们也得知，长夏的暑湿最容易带给人们脾胃的不适。

中医认为，湿为长夏的主气，属于阴邪，最容易伤害人体的阳气，尤其是脾的阳气。很多人在长夏季节为了消暑降温会通过吃冰激凌、雪糕、冷饮等寒凉食物，而这些寒凉食物吃多了，就会导致脾失健运。脾本身是运化水湿的，如果脾的运化受阻，体内的多余水分就不能全部运出去。脾本身的特点就是喜燥而恶湿，一旦脾受湿邪而受损，就会导致脾气不能正常运化，而使气机不畅。这时就会出现脘腹胀满、不爱吃东西、吃什么也没有滋味、胸闷想吐、大便稀溏，甚至水肿等症状。还有一些人在长夏时总会感到莫名的烦躁，浑身没劲儿，吃不下东西，甚至出现头晕、胸闷、恶心等症状。这在中医里是"暑伤气"，也就是我们老百姓说的"苦夏"。那么在长夏的暑湿季节我们该如何预防或治疗呢？

除了在长夏时尽量多吃一些健脾食物，如山药、莲藕等，我们还可以从按摩阴陵泉穴入手。

中医认为，阴陵泉穴是脾经上的合穴，具有清利湿热、健脾理气、通利三焦、益肾调经、通经活络的功效。阴陵泉穴位于我们的小腿内侧，胫骨内侧髁后下方的凹陷处。取穴时，正坐屈膝，用拇指沿着小腿内侧骨的内缘由下往上推按，拇指推按到膝关节下的胫骨向上弯曲凹陷处，即为此穴。每天用手指按揉此穴，空闲的时候或在办公座椅上跷起二郎腿也可以进行按摩阴陵泉，但每次要保证按揉5分钟以上。如果你体内有脾湿，按此处还会有疼痛感，但是坚持按揉一段时间后，你会发现疼痛在逐渐减轻，这说明你的脾湿正在一点地被排出体外。

夏季脾胃亏虚、中气不足、气化失司会使前列腺增生发炎从而排尿量减少，经常按摩阴陵泉穴100～150次，可以起到补益中气的作用，对治疗排尿不尽有一定的作用。按摩此穴时手法宜轻柔、均匀、和缓，力度以感觉舒适为佳，每天早晚各1遍，两腿都需要按摩，一般半个月左右就会见效果。

藿香正气——长夏防治暑湿的必备良药

对于很多人来说，藿香正气水是夏季的常备药物。人们在长夏出门之时，尤其是从事高温作业的人经常会随身携带一点儿藿香正气水以备不时之需。有的人喜欢在夏季出游，如果外出时遇到水土不服，出现消化不良、呕吐、腹泻等胃肠道不适，带上一盒"藿香正气"有备无患。对于旅游时的晕车晕船，可用医用棉签蘸取藿香正气水，直接外涂肚脐，或将药液敷于肚脐内，有一定的预防作用。

藿香正气水主要成分为藿香、茯苓、大腹皮、紫苏、白芷、陈皮、桔梗、白术、厚朴（姜炙）、法半夏及甘草。藿香是排名第一的芳香化湿药。芳香的气味可化湿浊之气，醒脾健胃，发散风寒，可治疗湿浊中阻引起的呕吐；紫苏叶与白芷也是芳香的药，帮助藿香祛除外面的湿气；半夏、白术、厚朴和陈皮，帮助藿香清除里面的湿气；大腹皮和茯

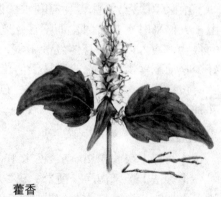

藿香

苓帮助清除里面的湿气，给湿气以出路，大腹皮下气行水，让湿气从大便出；茯苓健脾利湿，护脾胃的同时，让湿气从小便出；桔梗宣肺，调整人体气机，使上焦畅通，保证水气从下焦下去。

藿香正气有水、丸剂和软胶囊，可以解暑祛湿，多用于外感暑湿引起的发热、胸闷、腹胀、吐泻；亦可和胃止呕，多用于湿浊过盛引起的恶心呕吐；同时可芳香化浊，常用于脾湿胃浊引起的食欲不振、舌苔厚腻、腹泻等症。在临床上，由于藿香正气水具有解表化湿、理气和中的作用，所以，一般多用它治疗因外感风寒、内伤湿滞所导致的霍乱吐泻、发热恶寒、头痛身重、胸膈满闷及脘腹疼痛等症。

服用藿香正气类感冒药时，最好不要吃甜食，包括水果、饮料等。因为甜食有生湿作用，而藿香正气类感冒药是解湿的，两者作用相互抵消，药效会降低。大家服用藿香正气类药物时，可吃一些消暑利湿的食物，比如绿豆、红小豆、薏米、冬瓜、绿豆芽、

小白菜、苦瓜等，加快体内湿热排出。

不少夏季开车的朋友有这样的经历，出门时喝了一支藿香正气水，明明没喝酒，在做酒精检测时却查出乙醇超标，被认为是酒后驾驶。原来，藿香正气水在制造工艺中采用酒精作为溶媒，其酒精含量常高达40%到50%，所以服用藿香正气水后，至少半小时后再驾车，并多张口呼吸，尽快使乙醇挥发。有些对酒精比较敏感的病人，服用藿香正气水后还有可能出现醉酒的表现。对于乙醇过敏的人，服用时还是要听从医生的安排，或是喝点儿藿香正气片、胶囊来代替。

俗话说"是药三分毒"，藿香正气水也不是"万金油"，有临床实践表明，一些患者服用藿香正气水后出现过敏性皮疹、过敏性休克以及心动过速等不良反应。虽然大家可以在药店自行购买藿香正气水，但也要注意安全用药的问题，特别是有过敏体质者，最好在医生的指导下服用。除此之外，酒精过敏者、糖尿病、高血压、孕妇最好也要在医生或药师的指导下用药。

长夏防湿要淡补

长夏多雨潮湿，水汽上升，空气中湿度最大，加之或因外伤雾露，或因汗出粘衣，或因涉水淋雨，或因居处潮湿，以致感受湿邪而发病者最多。当热环境中空气相对湿度较大时，机体的蒸发散热就会受到妨碍，而高温条件下蒸发汗液是人体的主要散热形式。空气中大量水分使机体难以通过水分蒸发来散热从保持体温恒定，而出现体温调节障碍，常常表现出胸闷、心悸、精神萎靡、全身乏力。

中医有"长夏防湿要淡补"的说法，饮食应以清热祛湿、健脾和中为主。元代养生家认为："温暖，不令大饱，时时进之……其于肥腻当戒。"中医认为，湿为阴邪，易伤阳气。因为脾喜燥而恶湿，所以，长夏季节湿邪最易伤脾，一旦脾阳为湿邪所遏，则可导致脾气不能正常运化而气机不畅，可见脘腹胀满、食欲不振、大便稀溏、四肢不温、口甜苔腻、脉濡等症。

中医学认为，淡味食物有利水渗湿的作用，所以夏季饮食应多吃些清淡的食物。同时，由于人们平时喜欢吃甜食而不喜欢吃苦味，往往导致营养过剩，若能在夏天吃些带苦味的食物，便可以帮助身体发散阳气，使体内的湿气蒸发，裨益健康。因此，长夏季节最好少吃油腻食物，多吃清淡易于消化的食物。

长夏淡补，宜食用虫草鸭子、苡仁肘子、茯苓包子、三蛇酒等，下面就为大家介绍几种长夏养生美食。

1. 茯苓粥

【材料】茯苓粉20克，粳米100克，盐、生姜粒少许。

【做法】粳米淘净；粳米、茯苓粉放入锅，加水适量，用武火烧沸，转用文火熬至糜烂，再加盐、生姜粒，搅匀即成。

【用法】每日2次，早晚餐用。

【功效】有健脾补中、利水渗湿、安神养心的功效。

2. 冬瓜粥

【材料】冬瓜100克，粳米100克。

【做法】冬瓜洗净，带皮切成小块，和粳米一起放入砂锅加水，文火熬煮至瓜烂米熟成粥即成。

【功效】有清热解毒、利水渗湿的功效。

3. 砂仁粥

【材料】砂仁3～5克，粳米100克。

【做法】先将粳米淘净煮粥，待粥煮熟后，调入砂仁细末，再煮沸三五分钟即可。

【用法】早、晚餐温热食，或少量多次服用。

【**功效**】有行气化湿、温中止泄、升阳化湿的功效。

长夏除了要防湿淡补之外，还要及时补充水分。夏季气温高，人体丢失的水分多，须及时补充。蔬菜中的水分，是经过多层生物膜过滤的天然、洁净、营养且具有生物活性的水。瓜类蔬菜含水量都在 90% 以上，所有瓜类蔬菜都具有降低血压、保护血管的作用。总之，根据祖国医学"春夏养阳"的原则，长夏防湿的关键在于要保养人体阳气。只有阳气充足，湿邪才不易侵犯。

长夏吃扁豆，健脾祛湿助消化

"长夏"时期正是扁豆上市的时节。扁豆属于药食同源的蔬菜，具有健脾、化湿的功效，适合在暑热未消雨水增多的"长夏"食用。

长夏时期雨水较多，暑热夹湿，脾胃最易受困，人常常觉得精神委顿、食欲不振、胸闷腹胀、困倦乏力等。而扁豆味甘、性平，归脾、胃经，有健脾、和中、益气、化湿、消暑之功效，它的气味清香而不串，性味温和最合脾性。体内湿气重的人群，在长夏可以通过健脾、祛湿功效的汤、粥来调节身体，除了中医药效比较强的土茯苓、赤小豆这类食物外，扁豆无疑也是很好的选择。

下面就为大家介绍几种扁豆的饮食疗法：

1. 扁豆茯苓饮

【**材料**】扁豆 20 克，茯苓 20 克，炒薏苡仁 20 克。

【**做法**】扁豆、茯苓、炒薏苡仁一同放入砂锅中，加入适量的水煎煮。

【**用法**】早晚各服 1 次。

【**功效**】适用于气虚体弱、脾胃不足、食欲不振、大便稀薄者，有益气健脾、利湿止泻的功效。

2. 扁豆栗子粥

【**材料**】扁豆 12 克，栗子 10 克，粳米 24 克。

【**做法**】将扁豆、栗子、粳米共同放入锅中煮粥，待粥熟时加入适量红糖。

【**用法**】待红糖化后服用，每天 1 次。

【**功效**】适用于脾虚泄泻、形瘦乏力，有健脾止泻、化湿止带的功效。

3. 白扁豆粥

【**材料**】白扁豆 30 克，粳米 60 克。

【**做法**】白扁豆和粳米一同用水淘洗净，一同下锅熬粥，煮粥至烂熟食用。

【**用法**】每日两次。

【**功效**】适用于脾胃虚弱、慢性久泻、夏暑开胃、滋补健身，有补益脾胃、和中止泻的功效。

4. 扁豆香砂饮

【**材料**】白扁豆 10 克，香薷 10 克，砂仁 1.5 克。

【**做法**】三者一同放入砂锅中，加水煎服，滤渣取汁。

【**用法**】每日 1 剂，

【**功效**】可化湿消暑，适用于暑湿吐泻、嗳气胃胀等。

5. 白扁豆茶

【**材料**】茶叶 9 克、白扁豆 9 克、白糖 30 克。

【**做法**】白扁豆放入锅中加水 500 毫升煮沸，水沸后加入茶叶和白糖，待温后饮用。

【**用法**】每日 1 剂，连服 2 ~ 3 日。

【**功效**】适用于小儿湿热型腹泻。

6. 扁豆莲子粥

【材料】扁豆 20 克，莲子、粳米各 30 克。

【做法】扁豆、莲子、粳米一同煮粥。

【用法】每天 1 剂，分 1～2 次服。

【功效】清热祛暑，滋补健脾，适用于产后或病后体弱。

7. 扁豆白术汤

【材料】扁豆 10 克，白术 10 克。

【做法】扁豆和白术一起用水煎煮，滤渣取汁，温饮。

【用法】每天 1 次。

【功效】有健脾理气、固胎止带的功效。适用于妇女带下、胎动不安、呃逆等。

8. 二豆山药粥

【材料】扁豆 10 克，赤小豆 10 克，山药、粳米各 20 克。

【做法】上述材料加水同煮，煮至豆烂、米软即可食用。

【用法】每天 1 次。

【功效】清暑祛湿，适用于暑热恶寒、泄泻呕吐、食欲不振等。

这里需要提醒大家的是，每年都会有因为食用扁豆中毒的事件，因为扁豆含有皂苷和血球凝集素，如果不熟透吃，很容易中毒。中毒较轻的人会出现恶心，呕吐等胃肠症状，重者可有呕血、四肢麻木等症状。很多人炒扁豆的时候喜欢用开水焯一下，但是焯也不能让食物全部熟透。所以，食用扁豆一定要炒熟、煮熟。

长夏多喝养生汤，汤汤水水养脾胃

长夏一到，不是炎炎烈日就是暴风骤雨，很多人都感觉病恹恹的，胃口也不好，消化功能降低，且易出现乏力倦怠、胃脘不舒等症状，有的发生胃肠道疾患。这多是脾胃功能出现了问题。因此，炎热季节必须讲究饮食调节，采取相应的对策。长夏不妨多喝一些养生汤，依靠汤汤水水来养脾胃。下面就给大家介绍几种养生汤。

1. 莲藕排骨汤

【材料】莲藕 500 克，排骨 400 克，章鱼干 2 片，老姜 3 片，水 3500 毫升，盐适量。

【做法】将章鱼干先用温水泡 20 分钟。将莲藕去皮，以刀背拍过后切片备用。将排骨氽烫后备用。将所有食材一起放入水中，以中火煮一个半小时后熄火，再加盐调味即可。

需要注意的是，以刀背拍打莲藕的目的是为了增加其烹煮后松酥的口感。最好不要中途加水，若是煮到水量过少必须加水时，要添加热水，以节省烹调时间。

【功效】有强健胃黏膜、改善肠胃、预防贫血、促进新陈代谢的功效。

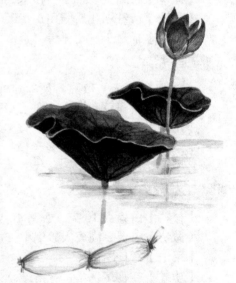

莲藕味甘性平，止怒止泄，消食解酒毒。

2. 胡萝卜牛肉汤

【材料】胡萝卜 200 克，牛腱 200 克，红枣 8 颗，姜 2 片，水 1500 毫升，酒少许，盐适量。

【做法】将牛腱洗净，切成条块状备用；将胡萝卜洗净后切块备用；将牛腱氽烫后捞起备用。把水煮开后，放入牛腱、胡萝卜、红枣及姜片，以中火炖煮一个半小时，然

《黄帝内经》对症养五脏 全书

后再加入调味料调味即可。

需要注意的是，牛腱一定要选择新鲜的，煮出来的汤味道才会鲜美。牛肉含丰富的脂肪、蛋白质、铁质。铁质对女性补血很有助益，而蛋白质则能增强人体的抵抗力。

【功效】可以健脾胃、安五脏，有活血明目、抗氧防皱的功效。

3. 椰子银耳煲老鸡

【材料】土鸡半只（约500克），椰子1个，干银耳20克，红枣12颗，姜3片，盐适量。

【做法】将椰子去皮，取椰子水与新鲜椰子肉。将鸡氽烫后备用。将银耳先泡水15分钟，洗净去蒂备用。将鸡放入锅中，加热水淹过鸡肉，以大火煮沸，转中火继续煮45分钟。再放入银耳、红枣、姜片，一起煮45分钟，然后加盐调味即可。

【功效】有健脾胃、降火消暑的功效。同时也是女性瘦身纤体的不二选择。

4. 绿豆银耳汤

【材料】绿豆60克，银耳15克，冰糖1大匙。

【做法】绿豆洗净泡水2～3小时，银耳用水泡发，去掉黄蒂。锅中置600毫升水，放入所有材料，用中火煮开后，改用小火继续煮30～40分钟加入冰糖即可。

【功效】消暑解毒、益气补血。

这几款夏季清凉滋补汤，一来可以养生保健、调理身体、强健脾胃，二来养颜美容还能纤体，一举两得。

脾胃不分家，长夏让胃更健康

中医讲究整体观念，讲脾不离胃，讲胃不离脾，脾胃不分家。长夏除了防湿养脾外还要注意养胃。夏季由于天气炎热，出于体内热量散发的需要，人的皮肤血管处于扩张状态，体表组织的血流量较冬季相对要多，而胃里血流量相对要少，胃黏膜抵抗力相对较差。因而，夏季胃病并不少见。

夏天一到，就有相当一部分人会觉得自己口里淡淡的，没有任何胃口。于是很多人只吃自己喜欢吃的，或者干脆什么都不吃。其实，这两种做法并不科学。无论采用哪种方法，我们的身体健康都会受到影响，尤其是我们的胃。为此，我们需要从自身实际出发制定夏季保胃战略。

第一，三餐按时吃，没胃口也要吃一点儿。

夏季人们的食欲会减退，经常饥一顿饱一顿，特别是早餐。如果不吃早餐，胃酸没有食物中和，就会刺激胃黏膜，导致胃部不适，久而久之则会引起胃炎。因此，即便天气再热，胃口再不好，早餐一定要保证，当然中餐和晚餐也不能马虎，只要到了餐点，不管如何也要稍微吃一点儿，以保证胃的健康运行。

第二，东西不能乱吃，挑选食物有原则。

夏季天气炎热，很多人对吃饭都没有兴趣，相反却对街边的烧烤和各种各样的冷饮情有独钟。这些卫生不是很合格或是没有烤熟的食物，会严重地影响脾胃的消化吸收功能，很可能会导致胃肠道疾病的发生，特别是老人和孩子，他们消化系统的抵御能力比较弱。另外，夏季各种瓜果梨桃上市，大量摄入水果，不但增加胃的负担，还很容易导致胃肠病的发生。

第三，饮食宜清淡，三餐要定量。

夏季饮食应以温、软、淡、素、鲜为宜，不仅要做到定时，还要做到定量，少食多餐，细嚼慢咽。不吃过冷、过烫、过硬、过辣、过黏的食物，以及大量的水果和长时间在冰箱里储存的食物。更忌暴饮暴食，还要戒烟禁酒。

第四，保持心情愉快，注意劳逸结合。

夏日天气易使人焦虑不安、烦躁恼怒，容易出现食欲减退、腹胀疼痛、腹泻或便秘交替等症状；还会导致消化性溃疡、慢性胃炎的加重或复发。因此，夏季要调控好自己的心态，清晨和傍晚要到户外进行适度运动。

除了上文提到的几点，我们还需要特别注意，饭前最好不要吃冷饮。冷饮有收缩胃内血管，减少消化液分泌的作用，对消化不利。患有胃病的人最好不要吃冷饮。饭前可适当喝几口汤或开水，但不可过多，以促进消化液的分泌。平时可适当喝一些温淡盐开水，以补充丢失的钠离子。因为糖分解后产生的气体会加重腹胀，所以腹胀的病人不要喝糖水。

因为夏季炎热，人们会采用一些方法消暑，但一些不当的消暑方式则是引发夏季胃病的主要因素。人们在享受清凉的同时一定要注意，免得夏季胃病找上身。夏日里饭后应休息片刻，中午应午睡，以避免胃肠道血流量的进一步减少。

总之，为自己建立一个健康的生活模式将会帮助我们的胃远离各种致病因素，为我们打开一道走向健康的门。

情志上要心静，饮食上要清热——长夏之小暑养脾

每年的 7 月 7 日左右是小暑，这时候天气已经很热，但尚未达到极点，所以称作"小暑"。小暑是绿树浓荫，炎热之感渐渐袭上来，很多地区的平均气温已接近 30℃，最高气温可达 40℃ 以上。小暑是长夏里降水最多的一个节气，并会出现大暴雨、雷击和冰雹，农谚"大暑小暑，灌死老鼠"，就是说这段时间雨量很大。

小暑以后，天气更加炎热，人常会感到心烦气躁，倦怠无力。暑湿之气容易伤及脾、肠、胃，引起脾虚、肠炎、腹泻、胃痛等疾病。所以，长夏养脾要重视小暑时节。这段时间养脾的重点在于"心静"，以舒缓紧张情绪，保持心情舒畅。南宋诗人杨万里的《暑热游荷花池上》："细草摇头忽报侬，披襟拦得一西瓜。荷花入暮犹愁热，低面深藏碧伞中。"诗中充满生活气息，写的是热，透露出的却是清凉之情，我们要学的就是诗人这份"心静自然凉"的气度。

在饮食方面，夏季尤其要提醒大家注意的是：夏季是消化道疾病多发季节，在饮食上一定要讲究卫生，注意饮食有节，不过饱过饥，还要注意饮食丰富，以保证人体对各种营养成分的需求。

天气炎热，吃冷饮的人也越来越多，这里要提醒大家，从冰箱拿出来的冷饮和水果等，要在室温下放一会儿再吃，以免太凉刺激肠胃。其实，最好的消暑食物就是一碗清凉的绿豆汤，既健康又排毒。

下面，为大家推荐几款小暑进补食疗方：

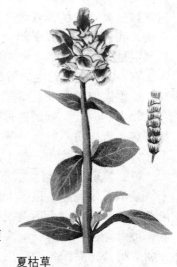

夏枯草

1. 夏枯草炖猪肉

【材料】夏枯草 20 克，瘦猪肉 100 克。

【做法】将上 2 味加水炖熟，吃肉喝汤。

【功效】有清肝泻火、消暑利湿的功效。

2. 茯苓薏苡赤豆粥

【材料】茯苓 20 克，薏苡仁 100 克，赤小豆 50 克，粳米 100 克。

【做法】将赤小豆、茯苓、薏苡仁洗净。粳米淘洗干净。赤小豆浸泡半天。将赤小豆、薏苡仁与茯苓一起入锅，加适量水，用大火煮沸，再用小火煮至赤小豆酥烂，加白糖少许稍煮即成。

【功效】有化浊利湿、清热消暑的功效。

3. 薏苡仁橘皮粥

【材料】薏苡仁 50 克，玉竹 10 克，橘皮 5 克，大枣 10 枚，粳米 200 克。

【做法】将薏苡仁、玉竹、橘皮与淘洗干净的粳米同置于锅内，加适量水，先用大火煮沸，再用小火煨熬，待米烂粥稠即成。

【功效】有清热祛湿、健脾益气生津的功效。

4. 赤小豆鸡内金荷叶粥

【材料】赤小豆 30 克，鸡内金 10 克，鲜荷叶 1 张，春砂仁 5 克，粳米 150 克。

【做法】将鲜荷叶洗净，切碎，连同鸡内金一同放入砂锅，加入清水 1000 毫升，大火浇沸，小火熬煮 20 分钟，放入春砂仁后再煮 10 分钟，去渣取汁。将淘洗干净的粳米、赤小豆放入药汁中，添加适量清水，大火煮沸后以小火熬煮成粥即可。

【功效】有健脾利湿、清热消暑的功效。

关于夏季养生，中国还有句俗话，叫"冬不坐石，夏不坐木"。就是说冬天不在石头上久坐，夏天不在木头上久坐，为什么这么说呢？因为这个季节中，温高湿重，在露天久放的木头，露打雨淋含水分较多，表面看上去是干的，其实经太阳一晒，温度升高，便会向外散发潮气，在上面坐久了有害健康。所以，夏季在室外乘凉散步的时候，最好不要在木椅子和树桩上久坐，以免寒湿侵入体内。

香薷饮——《红楼梦》中的防暑妙方

香薷饮是中医有名的方剂，是长夏解暑的良方，由香薷散演变而来，药味相同，制成散剂叫香薷散，熬成煎剂就是香薷饮。《红楼梦》的第二十九回中，黛玉在清虚观中暑之后，回家休养时就吃了"香薷饮"。

香薷饮源自宋代的《太平惠民和剂局方》，由香薷、厚朴、扁豆三味药组成。制作及服用方法为：香薷 10 克，白扁豆、厚朴各 5 克。将三药择净，放入药罐中，加清水适量，浸泡 10 分钟后，水煎取汁，分次饮服，每日 1 剂。可解表散寒，化湿中和，适用于外感于寒、内伤于湿所致的恶寒发热、头重头痛、无汗胸闷或四肢倦怠、腹痛吐泻等。

香薷素有"夏月麻黄"之称，具有疏表散寒，祛暑化湿之效；扁豆清热涤暑，化湿健脾；厚朴燥湿和中，理气开痞，三物合用，共奏外解表寒，内化暑湿之效。按《红楼梦》所述，林黛玉的"中暑"，是因为她到了清虚观之后，天气炎热，在阴凉所在多待了一会儿，可她身子骨虚弱，便受了寒，这才得了病。所以她的中暑属于阴暑，但并不严重，故服用"香薷饮"，显然是对症之方。还有的人因为在夏日频快饮冷，伤了脾胃，气机逆乱以致胸闷恶心、腹痛吐泻，也可用香薷饮治疗。

此方的主药香薷，又名香茹、西香薷，是唇形科植物海洲香薷的带花全草。全身披有白色茸毛，有浓烈香气。中医认为，香薷性味辛、微温，入肺、胃经，有发汗解表，祛暑化湿，利水消肿之功，外能发散风寒而解表，内能祛暑化湿而和中，性温而为燥烈，发汗而不峻猛，故暑天感邪而致恶寒发热，头重头痛，无汗，胸闷腹痛，吐泻者尤适用。故《本草纲目》上说："世医治暑病，以香薷为首药。"《本草正义》记载："香薷气味清冽，质又轻扬，上之能开泄腠理，宣肺气，达皮毛，以解在表之寒；下之能通达三焦，疏膀胱，利小便，以导在里之水。"

药理研究表明，香薷发散风寒，有发汗解热作用，并可刺激消化腺分泌及胃肠蠕动，对肾血管能产生刺激作用而使肾小管充血，滤过压增高，呈现利尿作用。因此，夏日常用香薷煮粥服食或泡茶饮用，既可预防中暑，又可增进食欲。但香薷有耗气伤阴之弊，气虚、阴虚、表虚多汗者不宜选用。

除此之外，香薷还能祛暑化湿，故适合暑天因乘凉所引起的怕冷发热无汗及呕吐腹泻等症，是一味常用的药品。但其性温辛散，多适用于阴暑病症，正如前人所说："夏月之用香薷，犹冬月之用麻黄。"故在临床用于祛暑解表时必须具备怕冷及无汗的症候。如属暑湿兼有热象的，可配黄连同用。至于暑热引起的大汗、大热、烦渴等症，就不是香薷的适应范围。

大暑最热，冬病夏治正当时

有的人可能会发现，本来春天和夏天自己身体不错，可一到秋冬季节身体就好像换了个样似的，尤其是中老年朋友。比如，有的人出现喷嚏不断，患上了过敏性鼻炎，有的则患上过敏性哮喘、支气管炎等呼吸道慢性疾病。除此之外，类风湿性关节炎、结肠炎、冻疮、慢性腹泻以及阳气虚弱引起的关节痛、肾虚引起的腰痛、老年畏寒等症都经常在冬季变得严重起来。这类疾病都有个共同的特点：阳气虚损，遇寒发病。不过，这些病到了阳气最旺盛的长夏，都会有所缓解。

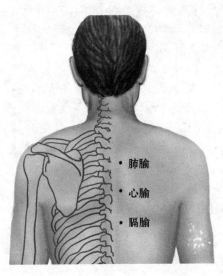

- 肺腧
- 心腧
- 膈腧

这是为什么呢？原来大暑作为一年中最热的时节，将以它至盛的阳热之气来温通我们身体的每一条经络，驱除长久以来困扰我们的寒湿邪气。因此，这个时候正好是"冬病夏治"的最好时机。"冬病夏治"的原理基于《素问·四气调神论》中"春夏养阳"的原则，利用夏季气温高，机体阳气充沛的有利时机，调整人体的阴阳平衡，以扶持正气，增强抗病能力，从而达到直接或间接治病、养病的目的。在治疗方法上，冬病夏治包括针灸、擦浴、拔火罐、按摩、理疗、食疗、穴位贴敷、中药内服等多种疗法，其中穴位贴敷最为常用。各位男士如果因为阳虚在冬日出现了病症加剧的情况，可以试着用一下"冬病夏治"之法。下面就为大家推荐几种贴敷验方：

1. 治哮喘贴敷验方

【材料】白芥子、苏子、元胡各20克；甘遂、细辛各10克。

【用法】上药研成细末，每次用1/3的药粉，加生姜汁调成膏状，分别摊在6块直径5厘米的塑料布上，贴在背部的肺腧、心腧、膈腧（即第3、5、7块胸椎棘突下旁外开1.5寸），用胶布固定，3～6小时去掉。在头伏、二伏、三伏，共贴3次。

2. 治老寒腿贴敷验方

【材料】川乌50克，吴茱萸30克，艾叶、透骨草各9克，细辛6克。

【用法】将上药研为细末。把药末用纸包好后，外用纱布重包，用线缝好，垫在脚心上。从初伏开始使用，二伏换一料药，三伏再换一料。

3. 治风湿性关节炎贴敷验方

【材料】肉桂、干姜各50克，白胡椒、细辛各50克，公丁香20克，乳香30克，黑老虎50克。

【用法】将上药共研为细末，再将200克蜜熬成膏，将药末纳入蜜膏内拌匀，摊在白布上，在初伏第10日开始贴患处，每天贴6～8小时，到三伏末日为止。

4. 治肩周炎贴敷验方

【材料】桂枝10克，透骨草20克，清风藤、豆豉姜各30克，伸筋草、片姜黄、川芎、威灵仙各15克，羌活12克煮成药汁，麦麸皮300～400克。

【用法】将上药放入锅中炒黄，趁热加入药汁和一匙陈醋，拌后盛入纱袋内热敷肩关节痛处，每袋可用1周。从初伏起，每日1次，每次6～8小时，一直敷到三伏末。

第三章

一日之中养脾的最好时光：上午 9 点到 11 点

巳时是养脾胃的最佳时期

脾胃在中医五行中同属于土，土居中央，其所生精微分布周围四脏，同时与四脏间有相生、相克、相侮的关系。而脾经在十二时辰走向里属于巳时，也就是现在的上午 9 点至 11 点。十二时辰在汉代命名为夜半、鸡鸣、平旦、日出、食时、隅中、日中、日昳、哺时、日入、黄昏、人定。巳时在那时相当于隅中，又名日禺，是十二个时辰的第六个时辰。

在巳时（上午 9：00 ~ 11：00）之前，正好是我们早餐的时间，吃进去的早餐经过胃的腐熟后，就要在这时依靠脾的运化转化为人体的五谷精微。我们看"脾"字的右边是一个卑鄙的"卑"，就像古代的一个烧火的丫头，在旁边加点儿柴，扇点儿风，胃里的东西就会补充到人的身体里。

"巳"在月份对应四月，阳气已出，阴气已藏，山川万物一片葱翠，这是一个利于吸收营养和生血的时刻。为了保持脾能够运化足够的五谷精微，我们必须在辰时吃好早饭，以保证身体有足够的营养吸收。

脾经当令时，适合理家或读书，如果不需要上班，那么到户外去晒晒太阳也是不错的选择。疲倦时即闭目静坐养神，或叩齿咽津数十口。不宜高声与人长谈，因为说话耗气，所以须"寡言语以养气"。

要想养好脾胃，还要注意把握好生活节奏。周末的时候，巳时吃完饭，应多走出户外活动，进行一些适量的健身锻炼项目，可有效地改善生理机能，使身体呼吸代谢功能增大，加速体内循环，提高大脑的供氧量，嗜睡就会缓解。比如清晨信步慢行、做操、跑步、打太极拳对于振奋精神都十分有益。

老年人外出锻炼，巳时效果最好

晨练活动是具有一定运动量的体育活动，对人的生理机能、心理和体态等各方面都有一定的积极作用，有助于老年人保持良好的健康和体质。需要大家注意的是，早上的 9 ~ 11 点是老年人最好的活动时间，并不是越早越好。

巳时脾经气血正旺，脾的运化水谷，输布精液的功能正旺，脾正在把早餐消化成营养物质，再输布全身以供各脏腑器官的活动需要。这个时候出去，打打球，踢踢毽子，跑跑步，升展了气机，使脾气的升降功能正常，早餐可以完全消化吸收，营养物质能够正常地输送到人体各个部分。

之所以不提倡 7 点前锻炼，是因为这段时间是一天中生物节奏的低潮时间，因而并不是健身锻炼效果最好的时间。清晨的时间并不都是一天中空气最清新的时间。植物的代谢过程——光合作用仅在白天有太阳辐射时才能进行，如果早上起床过早，天不亮就开始锻炼，那时植物在没有阳光的情况下，反而要吸收氧气，放出二氧化碳，这就对人的健康不利了。

因此，必须在太阳出来并经过一定时间的植物光合作用以后，公园的空气才是最好的。据研究大约要到9点钟，空气中悬浮的含污染物的颗粒才开始逐步减少、升空、扩散。综合这些原因，巳时锻炼，更有利于养生。

在生活中，经常会看到一些老年人弯腰驼背，个子越来越矮；有的人经常感觉骨头里面疼痛难忍；还有些人轻轻滑倒，就可能导致骨折，甚至用力咳嗽，也可能咳断几根肋骨……这都是骨质疏松引起的。老人要多参加体育活动，以散步、快走为主。适当的锻炼，则会肌肉发达骨骼粗壮。因此，在青壮年期，应尽量参加多种体育活动，到了老年，最好的锻炼是每天走路。走到身上微微有汗，气血开始运动起来就行了，这时内在的废弃物已经排出了，这就达到目的了，完全不需要大汗淋漓。

脚趾抓地——巳时晨练的最简养脾功

《素问·痿论篇》说："脾主身之肌肉。"在脾经当令的巳时锻炼就可借天时养脾，因此健身效果也是最好的。晨练的方式有很多，若说哪种方法最简单，又有利于脾的健康，"脚趾抓地"无疑是个不错的选择。脾胃健壮的人站立时，脚趾抓地也很牢固。反过来，我们也可通过对脚趾的锻炼，起到健脾养胃的效果。有的人可能该问了，锻炼脚趾跟养脾看起来是风马牛不相及的。其实脚趾是许多经络的必经之地。大趾就是脾经经过的地方，第二趾和第三趾是胃经经过的地方。胃与脾相表里，它们就像一对"铁哥们"，一损俱损，一荣俱荣。人们常说牵一发而动全身，平时我们动动脚趾头，也会有利于身体健康。

"脚趾抓地"顾名思义，这个动作需要脚趾紧紧地抓住地面。练习的时候，可先脱掉鞋子，踩在屋子里的地板上练习。先小腿用力，之后将力量慢慢传到10个脚趾，脚趾向下用力向脚心靠拢，就好像要抠住地面一样。这样坚持5秒钟后，放松，继续重复此动作60～90次。这样的动作能够对脚上的经络形成松紧交替的刺激，从而令气血通畅。当然，如果你在室外的话，也可穿着鞋子锻炼。在室内锻炼时，最好在地板上铺一层棉垫，以免脚部受寒。

这个动作做完后，可再用双掌由上至下拍打小腿。因为脾经和胃经的走向是顺着脚趾向上经过小腿的，此外三阴交、足三里等有强壮功效的穴位也都位于腿部，在拍打小腿的时候也刺激到了这些穴位，故而可以起到强健脾胃的效果。

"脚趾抓地"还有一种床上的改良版，那就是躺在床上用脚趾抓一些小物件，如硬币、圆珠笔等，之后再反复按摩脚趾，将脚趾向上扳或向下扳。

平时，我们在站立的时候，两脚趾可同时向上跷或交替跷脚趾。坐着跷脚趾的方法也是如此。尤其是使用电脑或其他电磁场强度较大的工作环境中，不仅手动，脚趾也应用力跷动，可别小看这些"小动作"，它们可以使我们脚部的经络得到充分锻炼，强健脾胃的效果相当显著。

总之，生命在于运动，运动在于得法。生活中处处都有一些健脾"妙法"，就看大家是否懂得采撷了！

巳时练练干浴功，床上就能轻松锻炼

冬天天气寒冷，一到周末很多人就算在巳时起床了，也不愿出去锻炼身体。更有甚者，起床吃完饭后，又躺回床上继续睡个回笼觉。其实，锻炼不一定非得到户外，巳时锻炼还可选择室内的一些项目。

在这里为大家推荐干浴功，简单地说，干浴就是用两手洗浴全身，也就是进行全身按摩，通常从开始按摩到最后结束，从整体中分出若干节来进行。既可分用，也可合用。操作顺序由下而上，即从足趾到头部，老年人则可从上到下。练习干浴功有促进血液循环、畅通经络脉络的功效，经常练习可以灵活四肢关节，助长脾胃消化能力。

1. 浴手

两手合掌搓热，左手紧握住右手背用力摩擦一下，接着右手紧握住左手背摩擦一下，一左一右为一次，相互共摩擦十几次。

2. 浴臂

右手掌紧按左手腕里面，然后用力沿臂内侧向上擦到肩膀，由臂外侧向下擦到左手背。一往一复是一次，如此往复共擦十几次，然后用左手用同样的方法擦右臂十几次。

3. 浴头

两手掌心按住前额，稍用力向下擦到下颌，再翻向头后两耳上，轻轻擦过头顶，到前额，这是一次，共擦十几次。接着，用十指指腹或指甲均匀地轻揉整个头部的发根 10 ~ 20 次。然后用两拇指由太阳穴附近向头上部捋，捋至头顶后，即五指靠拢向下捋，捋到颈部，算做一次。这样捋十几次，有助于降低血压。如血压过高，可加捋 30 ~ 70 次。

4. 浴眼

两手轻握拳，两拇指弯曲，用拇指背分擦两上眼皮各十几次，然后用两手拇指分按两侧太阳穴旋转揉动 10 次，再向相反方向揉动 10 次；最后，用右手拇指和示指捏住两眉头中间部位，揪十几次，与此同时，用左手从后头发际向下捋到颈部十几次，换手同上动作十几次。

5. 浴鼻

两手拇指微屈，其他四指轻握拳，用拇指背沿鼻梁骨商侧上下往返用力各擦 10 次（上擦到眼下部，下擦到鼻孔侧）；冬天或天气骤冷时可增到 30 次。擦鼻时，两手可以一同向上或向下擦，也可以一手向下，另一手向上交叉起来擦。

6. 浴胸

先用右手掌按在右乳部上方，手指向下，用力推到左大腿根处；然后再用左手从左乳部上方同样用力推到右大腿根处，如此左右手交叉进行，各推十几次。

7. 浴腿

两手先紧抱一侧大腿根。用力向下擦到足踝，然后擦回大腿根。如此上下来回擦十几次，两腿擦法相同。对这种擦法如感觉不便，也可大腿小腿分开来擦。

8. 浴膝

膝关节在人体活动时承受重量最大，而且多横纹肌和软骨韧带组织，血管的分布较少，故最恶湿怕寒，也容易发生劳损。两手掌心紧按两膝，先齐向外旋转十几次，后齐向内旋转十几次。膝盖不舒适的，可用两手一齐揉左膝几十次，再一起揉右膝几十次。

"4" 字形坐姿——上班族巳时养脾的简便法

在众多坐姿中，有一种坐姿外表看反应的是一种敌对或不屑的情绪，很难使用在商务洽谈中，但对放松和保健确有很大的意义，那就是 "4" 字形坐姿。此种坐姿不是自然地将一条腿搭在另一条腿上，而是将一条腿尽力向内收缩，使腿的踝部搭在另一条腿的膝盖处，形成 "4" 字形姿势。这种坐姿一般出现在面对面的谈话中，暗示一种竞争的情绪和态度，使对方感到心里受到威胁。

那么 "4" 字形坐姿对健脾有何益处呢？《黄帝内经》讲，"久坐伤肉"，对于办公族而言，整天不运动对脾的伤害是很大的。因此，上班族在上班时可利用工作间隙，将腿盘成 "4" 字形，这时搭在上面那条腿的内侧脾经充分暴露出来，因为脾经起于足大趾内侧端的隐白穴，然后沿小腿内侧正中线上行，再进入大腿内侧前缘，进入腹部。

如果想对脾经所对应的脏腑进行针对性的治疗，可以针对脾经上的单个穴位进行刺激。比如刺激隐白穴有很好的止血功效，想要治胃痛可按太白穴，而公孙穴则对于减轻体重有效。当然，如果你不想浪费脑细胞记这么多的穴位，或只想达到保健的效果，那就顺着脾经的循行路线一路拍打下来。拍打时要握空拳，用掌指关节端由上至下一路拍打下来，用力适中，对于大腿部位的脾经拍打时可稍用力。两只腿都要敲，每侧以敲打10分钟为好，敲打的时间自然是上午9～11点，气血流注脾经之时。敲打的次数视自己的时间多少而定。这样，就算早上没有时间进行锻炼，也可以达到养脾的目的。如果在拍打的过程中发现痛点，表明脾经上有堵塞的地方，这时可以用点按的方法对其进行按揉，这时不要急于一时就消除痛点，要日积月累地将瘀堵的穴位打通，从而使整条脾经的气血通畅。

此法尽管对于"久坐族"而言有很好的健脾效果，但如果你因此便放任自己久坐桌前那就错了。这毕竟是一种万不得已的办法，是对缺少运动的一种补偿。就像不能将补品当成一日三餐是同样的道理。坐椅以硬木的为最好，坐姿应采取"正襟危坐"，只坐在坐椅前1/3处就好了，坐满椅子时很可能会因此而压迫到肌肉。对于身材较瘦的人士而言，可在座位上加薄海绵垫，以减少对血管的压迫，对保护肌肉也有很好的效果。健身不是一种口号，更是一种意识。只要你真正关注起自己的身体，健康便无处不在了。

巳时赖床，小心降低免疫力

现在的年轻人，大多都喜欢睡懒觉，尤其是在周末的时候，往往一睡就是一上午，一睁眼已经中午12点了。然而，事实上睡懒觉是一种极不健康的习惯，尤其是过了9点以后还没起床，这可能会使你的免疫力下降了。

因为巳时脾经最旺，这时本来应该吃饭的，脾吸收了从胃里传来的食物，并将精微物质输送到全身各处。肌肉在得到营养后，变得壮实有力，这时我们可以活动下筋骨。运动的过程消耗了肌肉的能量，这会迫使脾输送到更多的营养。脾为中土，灌溉四方，生养万物，巳时的一系列活动相当于打开了人体能量的阀门，五脏六腑都会因此而强壮，疾病自然也就无立足之地了。可是，如果巳时赖床，就会扰乱人体的这些活动，时间久了，脾的运化无力，无法为身体活动提供充分能量，免疫力自会降低。

特别是处于发育期的青少年，如果经常赖床就会造成一系列的"并发症"。

（1）现在社会上"小胖子"的数量越来越多，而肥胖就是睡懒觉的"并发症"之一。这是因为贪睡又摄入多量的肉食和甜食，加上不爱运动，从而导致能量的储备大于消耗，以脂肪的形式堆积于皮下，增加了心脏负担和患病的机会。

（2）破坏生物钟效应是睡懒觉惹的祸。如果平时生活较有规律，逢节假日却睡懒觉，就会扰乱体内生物钟的时序使激素水平出现异常波动，导致节假日后夜间睡不着，白天心绪不宁，疲倦，打呵欠等。

（3）有些人年纪轻轻的就肠胃不好，这就要反省一下你平时是否爱睡懒觉。一般来说，早晨7时左右胃肠按照机体的"饥饿"信息开始活动起来，准备接纳和消化新的食物，可是赖床者因为舒适睡意湮没了食欲，不愿起床进餐。长此以往，胃肠经常发生饥饿性蠕动，容易发生胃炎等病症。

（4）有些青少年还有手淫的习惯，这跟贪睡也有一定关系。青少年的手淫往往发生在早晨似醒非醒的朦胧状态，醒后赖床不起，最容易产生手淫欲望，影响正常学习和生活。

（5）经常赖床会造成肌张力低下。早晨时肌肉和骨关节通常变得较为松缓。如果醒后立即起床活动，一方面可使肌组织张力增高，以适应日间的活动。另一方面，通过活动，肌肉的血液供应增加，将夜间堆积在肌肉中的代谢物排出。这样有利于肌肉纤维增粗、变韧。只顾赖床的人，因肌组织错过了活动良机，动与静不平衡，起床后时常会感到腿软、腰骶不适、肢体无力，动作反应迟缓。

（6）睡懒觉还会对呼吸道造成"毒害"。卧室的空气在早晨最污浊，含有大量细菌、霉变和发酵颗粒、二氧化碳、水汽和灰尘等物。因此，那些闭窗贪睡的人经常会有感冒、咳嗽、咽喉痒及头昏脑涨等症，记忆力和听力可能会有下降。

有人说："睡懒觉可以长肉。"其实多睡觉长的不是"肉"，而是"脂肪"，也就是说体重的增加主要不是由于肌肉的结实粗壮，而是由于体内多余脂肪的堆积。体内脂肪堆积得多绝不是个健壮的标志，而恰是影响健康导致疾病的一个因素。科学研究表明，体内增加1千克脂肪，就要增多3千米长的毛细血管，而加重心脏的负担；体内脂肪过多，也增加了日后患冠心病、血管硬化的机会，而影响健康和长寿。

办公室"小动作"，巳时要常做

脾脏同人的分析思考、逻辑思维和归纳判断能力有关。《素问·刺法论》记载："脾为谏议之官，智周出焉。"巳时气血流注于脾经，此时也是大脑最具活力的时候，我们的工作和学习效率最高，是一天当中的第一个黄金时间。当然，即使在这个黄金时间也要注意劳逸结合，紧张的工作之余一定要放松一下身体，否则，容易引起头昏、失眠、记忆力减退、高血压、冠心病、便秘等，因此加强健身十分必要。而在工作之余，做一些"小动作"就可达到强身健体的作用。

1. 揉揉肩、搓搓脸等

将嘴巴最大限度地一张一合，带动脸上全部肌肉以至头皮，进行有节奏的运动。每次张合约50次，持续约1分钟。脸部运动可以加速血液循环，延缓局部各组织器官的"老化"，使头脑清醒。而用右手按顺时针方向绕脐揉腹36周，再向逆时针方向绕脐揉腹36周，对防止便秘、消化不良等症状有较好效果。

2. 躯干运动

左右侧身弯腰，扭动肩、背部，并用拳轻捶后腰各20次左右，可缓解腰背佝偻、腰肌劳损等病症。

3. 撮谷道

即提肛运动，像忍大便一样，将肛门向上提，然后放松，反复进行。站、坐、行时均可进行。每次做提肛运动50次左右，持续5～10分钟即可。提肛运动可以促进局部血液循环，预防痔疮等肛周疾。

4. 双手捂住耳朵

手指弹脑袋10～20次，可促进大脑血液循环。而双手相互搓热后，搓脸，使脸部发热，可起到活血的效果。

5. 臂举过头，扶住墙壁向下压

可拉伸、牵引劳累的肌肉。压、抓、揉、按肩周的最疼点，可缓解疼痛。脖子左左、右右、前前、后后，先顺时针转动，再逆时针转动，可放松颈部神经。

6. 双眼远眺窗外，眼睛用力向下眨

可舒缓眼睛晶状体的疲劳。扯耳朵，右手绕过后脑勺，往下扯动左耳垂；随后，左手经过后脑勺，往下扯动右耳垂，每次做10～20次。可起到改善睡眠、增进食欲、通畅大便、平稳血压的效果，长此下去，自然会神清气爽、精力充沛、面色红润、耳聪明目，从根本上延缓了自身衰老。

同时，可以采用腹式深呼吸。因为腹式呼吸可以扩大肺活量，改善心肺功能；减少肺部感染及患肺炎的概率，还可以改善腹部脏器的功能。如，能改善脾胃功能，有利于疏肝利胆，促进胆汁分泌。腹式呼吸还可以通过降腹压而降血压，对高血压病人很有好处。而且对安神益智也很有好处。

巳时头昏脑涨，刺激丘墟可缓解

巳时正是上班的时间，有的人工作时间一久会出现头昏脑涨，仿佛气血都瘀阻在头脑当中，思维也变得不是很清晰敏捷了。那到底身体出现了什么变化，会使得头脑无法清晰，全身的感觉都让人不舒服呢？这是因为长时间的劳累，工作强度大，会使身体血液循环变慢，逐渐的，一些身体末端产生的垃圾和有害的物质就堆积在一起。那么其他的系统也慢慢地失去原有的活性。也有人说长时间的身体压力大，会形成微微的瘀血，这些瘀血会阻碍血液的循环，导致神经以及其他地方缺少养分，自然全身都会感觉非常不舒服。而产生瘀血的位置就在丘墟穴。

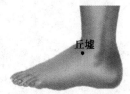

丘墟

中医指出，丘墟穴属于人体少阳胆经上的一个重要穴位，可以使人头脑清晰，情绪稳定。丘墟穴位于人体双脚外踝突出位置的前下方，解剖学的定位是趾长伸肌腱的外侧凹陷处。一般选穴时候都采用仰卧的姿势。巳时如果出现了头昏脑涨的情况，不妨临时刺激丘墟穴缓解不适症状。

为什么刺激丘墟穴可以使人的头脑变清晰呢？大部分上班族之所以出现瘀血，是因为长时间地开会加班，导致下肢没有很好地活动。这种瘀血没有出现在腿部，也没有出现在脚掌，而是出现在了脚和腿之间的踝关节。虽然人体的脚和大脑距离最远，但是足部对大脑的血液循环起着至关重要的作用。如果脚上的代谢通畅，那么从头部一直延续到脚上的血液就会循环通畅，一旦出现瘀阻，那么由于重力的原因必然会出现在下方。

对于神经和血液的循环推动，中医的经络一直非常关注脚踝部位的几个大穴，其中丘墟就是非常典型的代表。通过刺激丘墟穴，脚部的瘀血就会循环代谢出去，当然存在于身体末端的垃圾和有害的物质也会被全身的循环运输到体外。最关键的循环被疏通了，大脑的血液自然也就非常通畅，人的思路也会逐渐清晰，头脑变得更加清醒。

所以千万不要小看在脚踝位置的丘墟，它可是能够远程遥控大脑的开关。如果想让自己在上班时保持头脑清晰，那么选取丘墟穴，另外可以加上脚踝后方的昆仑穴，缓慢地按摩、点按。开始的时候要先放松整个腿部和脚步的肌肉，然后边按摩边深呼吸，这样操作几次就能感到明显的效果。

第四章

保养脾胃，从饮食开始

甘入脾——脾喜欢甘甜的食物

很多胃病患者都听过医生这样的嘱咐："少吃甜食啊！"胃不好不能吃甜食，因为甜食容易刺激胃分泌胃酸，引起胃痛。但中医一会儿说脾胃不分家，一会儿又说甘入脾，这不是自相矛盾吗？

首先要再次明确一点，中医说的脾，不是脾胃，而是指脾胃以及脾胃的功能。"甘"指中药的性质，不是特指甜食。脾主甘味，故而当脾气虚、脾经弱时，我们可以适当多吃点儿甘味食物来补益脾胃。而且中医的阴阳五行是辩证的，"甘入脾"说的是脾在一般正常的情况下，如果脾胃已经发生病变，那很可能对脾胃起不到补的作用。

还有一点要澄清的是，在生活中，人们普遍认为，"甘味"食物就是甜食。殊不知，这里面还包含许多门道。中医里的"甘味"还可分为"甘温"和"甘凉"。属于"甘温"的药物或食物有：面粉、糯米、南瓜、莲子、芋头等，适用于阳气不足的人；对阴气不足的人来说，最好选择那些"甘凉"的药物或食物，比如绿豆、丝瓜、冬瓜、茄子、白菜、黄瓜等。

对于脾胃来说，也各有适合它们的滋补之法。我们知道，"脾为阴土"，"喜燥而恶润"，因此要治脾病，可多选择"甘温"以助其升；而"胃为阳土"，"喜润而恶燥"，因此在治胃病时，最好多选择"甘凉"以助其降。当然，不论是甘味食物，还是甘味药物，都要根据自己的实际情况选择，每个人的体质不同，选择也不同。

甘味食物有很多，像蜂蜜、糯米等，都有很好的养脾胃的作用。下面为大家推荐几种具有代表性的甘味食物。

1. 大枣

中医认为，大枣性味甘平，可补中益气、安中养脾、养血安神。《本草备要》记载大枣可"补中益气，滋脾土，润心肺，调营卫，缓阴血，生津液，悦颜色，通九窍，助十二经，和百药"。《食物本草会纂》记载大枣"久服轻身延年，补中益气坚志、强力，除烦闷，润心肺，补五脏治虚损"。民间也有"一日仨枣，长生不老"之说。

大枣不仅对脾有益处，还能补气养血，尤其适合女性朋友，可以煮粥食用或者切碎晾干泡水、代茶饮。大枣还可以在铁锅里炒黑后泡水饮用，对缓解胃寒、胃痛等症有很好的疗效。

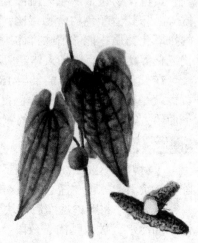

2. 山药

山药味甘，性平，归脾、肺、肾经。生山药有补脾养胃、生津益肺、补肾涩精的功效，常用于脾虚食少、久泻不止、　山药肺虚咳喘、肾虚遗精、带下、尿频等症；熟山药能补脾健胃，常用于脾虚食少、泄泻便溏等症。总的来说，补阴宜用生山药，健脾止泻宜用熟山药。

3. 葡萄

葡萄性平，味甘酸，具有补气血、强筋骨、益肝阴、利尿、舒筋活血、暖胃健脾、除烦解渴等作用。现代医学则认为，其主要成分是葡萄糖，容易被人体直接吸收，所以非常适合于脾胃虚弱、咳喘、胃痛、贫血、肝炎病人和孕妇食用。据说，每天饮用红葡萄酒 15 毫升，2 ~ 3 次，可暖胃解痉，祛寒止痛，促进消化，有益心脏。但是，容易腹泻的人要少吃葡萄，否则容易拉肚子。

4. 甘蔗

甘蔗性味甘平，具有止渴生津、消痰止咳、解酒除烦、清虚热、止呕吐之功，适于病后体虚、胃肠虚弱者。用新鲜的甘蔗汁 1 杯，生姜汁少许，和匀后一次性喝下，可改善胃病所致的呕吐或脾胃虚弱。尤其是神经性胃炎或慢性胃病所致的反胃，效果更好。

5. 香蕉

香蕉性味甘寒，有清热、生津止渴、润肺滑肠的功效，可以润便、润肠、降血压。中医认为，"甘易肉肿"，因此像香蕉等太过甜的食物，对正有扭伤的人不适合，应等痊愈后再吃，否则会更严重。另外，香蕉也要少吃，吃多了容易胀气，尤其是糖尿病人、肥胖的人更要少吃。

适当吃甘味食物可养脾，但是过食则会伤脾。甘味食物吃得太多，最容易出现的问题就是"脾瘅"。什么是"脾瘅"？"瘅"在这里有"热"之意，脾瘅即脾热，也就是说吃多了甘美的食物，容易壅滞脾气，使脾气日久郁而化热。这种脾热，最早是灼伤胃阴出现"三多一少（多食、多饮、多尿、体重减轻）"的症状，再往前发展就是糖尿病了。

很多养生家都会在春天适当多吃一些甘味食物。因为肝的生理活动与春季的阴阳变化是相互通应的。春天肝气当令，肝气易于偏亢。根据中医五行理论，肝属木，脾属土，肝木太旺容易克制脾土，影响脾胃的消化吸收功能，导致食滞，或者不爱吃东西。而"甘入脾"，所以春天养生多吃一些甘味食物，能够补脾，进而补益人体的脾胃之气。

黄色食物益脾健胃

黄色食物对应五行为土，入脾，能增强脾脏之气，促进和调节新陈代谢，所以地瓜、黄豆等黄色食物，都可以保护脾胃健康，维持脾主运化、主升清、脾统血的功能；同时，脾的这些功又能将吃进的食物转化为营养，再将这些营养物质传送至全身，并代谢身体的废弃物。

黄色食物包括一系列由橙到黄的食物，代表性的有玉米、黄豆，以及水果中的橘、橙等。与其他颜色的食物相比，黄色食物的特色之处在于含有胡萝卜素，它是一种强力的抗氧化物质，能够清除人体内的氧自由基和有毒物质，具有增强免疫力、防辐射和防止老化等功能，是维护人体健康不可缺少的营养素。

在长夏和每个季节的最后 18 天，应适当多吃黄色食品，可以补益安中、理气通窍。黄豆就是比较有代表性的黄色食物，每天喝一些豆浆对保护脾有很好的疗效。除此外，下面给大家推荐两款养护脾的黄色食谱：

1. 山药炖鸭

【材料】鸭肉 250 克，山药 100 克，红枣、枸杞各少许，葱、姜、八角、花椒、香叶、陈皮、黄酒、冰糖、盐、胡椒粉各适量。

【做法】将鸭肉洗净后切块，入冷水中煮开，关火捞出鸭肉，用冷水冲洗 2 ~ 3 次；锅中加冷水，放入鸭肉、葱段、姜片、八角、花椒、香叶、陈皮、黄酒。大火烧开后转中小火炖 50 分钟；加盐调味，放入冰糖、山药块、红枣和枸杞，再炖 10 分钟。出锅加

《黄帝内经》对症养五脏 全书

胡椒粉和葱花即可。

【功效】山药含有多种营养素，有强健脾胃、滋肾益精的功效。

2. 黄豆炖猪蹄

【材料】猪蹄300克，黄豆100克，生姜、葱各10克，盐、味精、白糖、胡椒粉和枸杞各少许。

【做法】鲜猪蹄刮毛洗净，切成块，黄豆用水泡透，生姜切片，葱切花；砂锅内放入清水，加入姜片、猪蹄块、黄豆、枸杞，用大火煲开，再改用小火煲30分钟，然后加入盐、味精、白糖调味；最后撒入胡椒粉、葱花即可盛出。

【功效】此菜补气血，健脾胃，富含胶原蛋白，对美肤养颜具有一定的功效。

这两道菜，以黄色食物为主，搭配不同的动物性蛋白，除了对脾胃有滋补作用，而且美味可口，营养价值也非常高，有兴趣的朋友不妨一试。

黄色食物多为五谷根茎，如香蕉、柳橙、地瓜、番瓜、木瓜、胚芽米等。它们主要含淀粉和糖，是人体能量的主要来源，东方人多半以五谷类食物为主食，相比西方人而言，会摄取更多的黄色食物。黄色食物普遍都含有高营养成分，摄取一般的量即可获得足够的营养，充分滋养五脏六腑，以利内脏器官的正常活动。

脾胃喜欢细碎的食物

脾胃有三怕：一怕生，二怕冷，三怕撑。生冷的食物，如各种冷饮、生的蔬菜水果等，会带着寒气进入身体，最容易伤及脾胃。此外，脾胃最怕撑，饥一顿，饱一顿对它伤害最大。那么，脾胃喜欢什么呢？脾胃就像一位上了年纪的老奶奶，喜欢细碎的食物。

其实，我国历代医学家和养生家都非常看重吃饭时的细嚼慢咽。唐代名医孙思邈在《每日自咏歌》云："美食须熟嚼，生食不粗吞。"明朝郑瑄的《昨非庵日纂》云："吃饭须细嚼慢咽，以津液送之，然后精味散于脾，华色充于肌。粗快则只为糟粕填塞肠胃耳。"清代医学家沈子复在其书《养病庸言》中说："不论粥、点心、肴品，皆嚼得极细咽下，饭汤勿作牛饮，亦徐呷徐咽。"这些说的都是进食时应细嚼慢咽，不可狼吞虎咽。

国外有研究证明，如果每口食物都能做到反复咀嚼，坚持几十年，健康状况会明显好于同龄人。那些吃饭时细嚼慢咽的人在饭后一般不会有肚子胀、不消化的感觉，而那些吃饭狼吞虎咽的人，则会容易吃多，经常会感觉肚子胀胀的不舒服。很显然，细嚼慢咽是一个好习惯，而且有关专家也提出，吃饭时最好每口饭咀嚼20次再下咽，这样不仅利于人体对食物中营养成分的吸收，也对脾的健康有好处。

食物进入口腔后，进行的第一道消化程序就是咀嚼，食物经过牙齿的咀嚼和舌头的搅拌后变碎，然后通过咽部，进入食管再被送到胃里。食管把嚼碎的食物推入胃的过程是十分艰辛的，其动作就像蠕动的虫子，这样才把食物一点儿一点儿慢慢地推到胃中，如果食物没有经过细嚼而下咽，食管壁黏膜和胃黏膜很可能因为食物过于粗糙而受到损伤，进而引起胃病，而慢咽可以防止被噎到，能够对食道和胃起到保护作用。

细嚼慢咽对人体有很多好处，其中一个重要作用就是能够预防胃病。在细嚼慢咽的过程中，身体通过条件反射，使胃、肠、胰、胆这些消化器官逐渐转入活跃状态，使消化过程能够顺利进行，不会因胃中有大量积食而造成肠胃负担加重，食物能够更好地被消化和吸收，防止消化不良引起胃病。人在感到饥饿的时候才会选择进食，这时候食欲十分旺盛，很容易因吃得过多而造成肠胃负担，通过细嚼慢咽能够有效减少食物的摄入量，不会造成胃的"压力"过大，还能控制体重，有益于减肥。

吃好一日三餐，奠定脾胃健康的基石

一日三餐的重要性人人都知道，可是有些上班族为了工作，一日三餐总在凑活。有的人为了赶时间，早晨不吃饭；有的人中午在公司，午餐只是随便凑合着吃一些；有的人晚上回到家，本应少吃的晚餐却总是吃到撑才算。《千金要方》中说："饮食以时。"其意是说饮食一定要定时有规律，这样才能调养好脾胃，气血充沛。如果连一天的三顿饭都没吃对，何谈调养脾胃呢？

饮食的定时原则，就是要做到"早餐宜好，午餐宜饱，晚餐宜少"，把人体一日内需要的热能和营养素合理地分配到一日三餐中去。吃好一日三餐，才能有好身体、好心情，才能保证令人满意的学习和工作效率。

早晨刚睡醒时，夜间的阴气未除，大地温度尚未回升，身体各个系统器官都还未"睡醒"，体内的肌肉、神经及血管主要还呈现收缩的状态，准备早餐时，尤其在秋末冬初，最好是挑一些热稀饭、热燕麦片、热豆花、热豆浆、芝麻糊等来护胃养胃。

现在生活节奏越来越快，大家的早餐也变得越来越简单。有的人常常随便热热昨天的菜和馒头，有的人干脆吃快餐，甚至还有人就以几片饼干或一个苹果取而代之；而看看上班人群，就会发现更多的人不管在吃什么，都是边走边吃，行色匆匆。匆忙的早餐既不能保证早餐食物的品质、营养，还会直接影响胃肠消化功能和吸收功能。匆匆忙忙的进食习惯常常让人食不知味，使得嗅觉、味觉以及胃肠的反应处于呆滞状态，时间一久，还会让人形成一种无序进食的状态，甚至都不习惯于坐下来认真就餐，从长远来看，无论是对胃肠还是整个身体的健康都没有任何好处。

午餐应适当多吃一些，而且质量要高。主食如米饭、馒头、玉米面发糕、豆包等，副食要增加些富含蛋白质和脂肪的食物，如鱼类、肉类、蛋类、豆制品等，以及新鲜蔬菜，使体内血糖继续维持在高水平，以保证下午的工作和学习。

晚餐要吃得少，以清淡、容易消化为原则，至少要在就寝前两个小时进餐。如果晚餐吃得过多，并且吃进大量含蛋白质和脂肪的食物，既不容易消化也影响睡眠。另外，人在夜间不活动，吃多了易营养过剩，导致肥胖，还会使脂肪沉积到动脉血管壁上，导致心血管疾病。

一日三餐除了数量的分配，还要注意膳食营养，必须做到膳食组成多样化，淀粉、蛋白质、维生素等营养的摄入都要考虑到。提倡吃杂食，以利用食物的合理搭配和扬长避短，提高膳食的营养价值，满足机体对各种营养素的需要。有一些人贪图方便，泡一碗方便面就解决了一顿饭。方便面除了含有大量糖类外，对于其他人体所需的营养素如蛋白质、维生素和矿物质等都是缺乏或者含量及其微小的。常常以方便面当三餐的话，很容易导致胃肠消化吸收功能紊乱，甚至诱发胃病。

吃饭时，最好在轻松、愉快的环境中进行。中国人讲究"食不言，寝不语"，饭桌上尤其不要批评孩子，更不要涉及什么纠纷，以免影响食欲和消化。吃饭本身是一种享受，不要边吃饭边看电视或做其他事情，以免影响食欲和消化。一日三餐吃好了，有了足够的力量源泉，我们才会健康、有精神。

夏季呵护脾胃，试试十款防暑降温粥

炎热的夏季，人的胃肠功能因受暑热刺激，其功能会相对减弱，容易发生头重倦怠、胸脘郁闷、食欲不振等不适，甚至引起中暑，伤害身体健康。为保证胃肠正常工作，就要在饮食上对脾胃起到滋养补益的作用，以增强人体抵抗力，有效地抗御暑热的侵袭。

夏季养生重在健脾利湿，开胃消食，喝粥可补充气候炎热丢失的水分，又可护养脾胃。下面给大家介绍几种防暑降温粥，帮大家强健脾胃，清凉过夏天。

1. 荷叶粥

【材料】新鲜荷叶一片，粳米 100 克，冰糖。

【做法】将新鲜荷叶洗净切碎，放入纱布袋中水煎，取浓汁 150 毫升，加入粳米和适量冰糖，加水 500 毫升，煮成稀粥。每天早、晚食一次。

【功效】荷叶气香微涩，有清热解暑、消烦止渴、降低血压和减肥等功效，与粳米、冰糖煮粥香甜爽口，是极好的清热解暑良药。

2. 鲜藕粥

【材料】鲜老藕 250 克，粳米 100 克，红糖适量。

【做法】将鲜老藕洗净，切成小丁；粳米淘洗净待用。将粳米、藕同放锅内，加水适量，煮成粥，加入适量红糖。

【功效】具有健脾、开胃、止泻的功效。适用于中老年人体虚、食欲不振、口干舌燥等。

3. 莲米粥

【材料】莲米 20 克，粳米 100 克。

【做法】将莲米发胀后，在水中用刷子将表皮擦去，抽出莲心放清水煮烂，再加入粳米一同煮成粥，可以经常食用。

【功效】具有健脾止泻、益肾固涩、养心安神的功效。脾虚食少、心烦健忘、失眠多梦的人应多喝莲米粥。

4. 银花粥

【材料】银花 30 克，粳米 50 克。

【做法】银花放入锅中加水煎煮，取 150 毫升浓汁，加入 300 毫升清水，和粳米一起煮成稀粥，分早、晚两次温服。

【功效】银花性味甘寒、气味清香，可预防治疗中暑。适合头痛目赤、咽喉肿痛、高血压、冠心病患者食用。

5. 薄荷粥

【材料】薄荷 30 克或干薄荷 15 克，粳米 100 克。

【做法】将新鲜薄荷或干薄荷，煎汤取汁备用。再将粳米煮成粥，待粥将熟时加入薄荷汤及适量冰糖，煮沸一会儿即可。

【功效】薄荷叶性味辛凉，气味清香，很是可口。这款粥具有清热解暑、疏风散热、清利咽喉的功效。

6. 苦瓜粥

【材料】苦瓜 100 克，粳米 50 克，冰糖 100 克，食盐适量，清水 750 克。

【做法】将苦瓜去瓤，切成小丁块。粳米淘洗干净后，放入锅内，加清水上火烧开，放入苦瓜丁、冰糖、食盐熬煮成粥即可。

【功效】这款粥具有消暑降热、清心明目、去烦解毒的功效。

7. 藿香粥

【材料】藿香 15 克，粳米 50 克。

【做法】将藿香放入锅中，加入 180 毫升清水，煎煮 2 ~ 3 分钟，过滤去渣；粳米淘净熬粥，将熟时加入藿香汁再煮 2 ~ 3 分钟即可，每日温食 3 次。

【功效】藿香味辛性温，是夏令常用药，对中暑高热、消化不良、感冒胸闷、吐泻等有理想的防治作用。

8. 十香菜粥

【材料】十香菜（石香菜）100 克，粳米 50 克。

【做法】粳米粥煮成时加入十香菜熟后食用。

【功效】十香菜是河南特色菜，性温味辛，入肺经、肝经，可以健脾消食，利尿通便。有强身健体、醒脑开智的功效。这款粥具有祛湿开胃健脾的功效，还能祛除口臭、嘴淡。

9. 西瓜绿豆粥

【材料】大米 120 克，绿豆 100 克，西瓜瓤 150 克。

【做法】把绿豆用清水泡 4 小时。西瓜瓤切成丁。大米淘净，与绿豆同入锅，加水，旺火烧沸后用小火熬成粥，拌入西瓜瓤，煮沸即可。每天早、晚分食。

【功效】有清热去暑、除烦止渴、解酒毒、降血压的功效。

10. 菊花粥

【材料】菊花 15 克，粳米 100 克。

【做法】菊花去蒂，研成细末备用。菊花加粳米同煮，熟后食用。

【功效】具有降血压、治头痛、利尿防暑的功效。

不过要提醒大家一点，药粥、药膳对人体大有裨益，但由于不同的人体质各异，大家要根据自身的特点有针对性地选择食用。绿豆粥、西瓜粥偏凉性，慢性腹泻及胃寒的人不太适合食用，即使食用也一定要注意尽量减少摄入量。如果给孩子做粥，应注意尽量不加盐或少加盐，鱼泥、肉末中需加也应以能尝到一点点咸味为度。不要用成人的口味去给孩子选择食物，更不要在孩子的食物中添加调味剂。此外，月经期间的妇女也不宜食用偏凉性的药粥，否则容易造成月经量减少。

科学"贴秋膘"：先调脾胃，再进补

虽然现在"一年四季都要减肥"成了追求时尚摩登人的口号，但是"贴秋膘"还是大家十分喜闻乐见的事。进入秋季后，人们的胃口随着气温的下降逐渐好转起来，一到秋天，许多人就开始张罗着吃各种各样的食物进补了。其实，进补没必要操之过急。经过一个夏天，人体机能的耗损非常大，在进补时一定要讲究科学，以免适得其反。

有的人认为，补就是吃补药、补品，所以这类人不管自己的身体是什么情况，就把许多补药补品，如人参、鹿茸等集中起来突击食用，称之为"大补"；有的人则认为，夏天天气热，人们不思饮食，所以现在应该好好地吃几顿，把夏天的损失补回来。其实，这些补法都是不科学的，不但浪费财力物力，还对健康无益，甚至可能有损脾胃。

有的人一吃补品就拉肚子，家里红参、白参、西洋参成堆放着，就是不敢吃。因此，秋季进补之前要给脾胃一个调整适应时期，可先补食一些富有营养，又易消化的食物，以调理脾胃功能。

夏天气温高，湿度大，人们胃肠功能普遍不好，大多数人都会不思饮食，因此，日常中吃的大多是瓜果、粥类、汤类等清淡和易消化的食品，脾胃活动功能亦减弱。秋凉后如果马上吃进大量猪、牛、羊、鸡等炖品，或其他一些难以消化的补品，就会加重脾胃的负担，甚至损害其正常消化功能。这就好像跑步一样，我们必须要先经过慢跑后才能逐渐加快，如果一下吃进大量难以消化的补品，胃肠势必马上加紧工作，很可能会造成胃肠功能紊乱，无法消化，营养物质不但不能被人体所吸收利用，甚至还会引起疾病。

进补的目的就是要让人体摄取营养，从而达到调补气血、补益健康之效，而脾胃是人体之本，进补前当然要调养好脾胃，尤其是那些脾胃虚弱的朋友。

《黄帝内经》给了我们很好的启示，能够喝些适当的粥浆，可以使胃气慢慢地恢复。秋日进补，猪肚汤可以说是难得的佳品。这道汤既能健肠胃，又能祛秋燥；既能滋阴，又具有补益之功效。猪肚汤有许多种，常见的有莲子猪肚汤、芡实猪肚汤、清炖猪肚汤、甘菊猪肚汤、白胡椒煲猪肚汤、霸王花猪肚汤、腐竹白果猪肚汤等，下面介绍普通猪肚汤的做法，其他猪肚汤的做法可触类旁通。

【材料】准备猪肚 1 只，生姜 250 克。

【做法】将猪肚洗净，塞入生姜（切碎），扎好后放入瓦锅，加水适量，用文火煮至熟烂为度，使姜汁渗透进猪肚内即成。

【功效】此汤最适于秋季服用，具有温胃散寒，营养补虚之功效，对老年脾胃虚寒及十二指肠溃疡疗效显著。

需要注意，服时吃猪肚（淡吃或拌少许酱油），不吃姜，必须把汤喝掉（如汤味太辣，可加入适量开水），每只猪肚可吃 3 ~ 4 天，连续吃 8 ~ 12 只。热证及感染性疾病患者不宜服用。

最后需要提醒大家的是，脾胃虚弱比较严重的患者，进入秋季，需要在医生的指导下服用一些健脾、益气、和胃的药物，以促进脾胃功能的恢复。老年人和患有慢性胃炎、肠炎的人，由于脾胃功能减弱，立秋后更是不能贸然进补，否则因为"虚不受补"反而会加重食欲不振、消化不良等症状。

脾胃不好，再多补品也无用

俗话说"三九补一冬，来年无病痛"。进入冬天，正是进补的大好时机，很多人都抓住这一点，羊肉、狗肉、人参、阿胶等不断吃，却越补充身体越不舒服，要么口腔溃疡，要么喉咙痛，还有些总感觉累、没精神。这是为何？原来，都是因为脾胃功能差，进补之前没有好好调理脾胃。

虽然冬天脾胃消化能力相对较强，吸收较好，但很多人，尤其是身体虚弱的人，会出现"不受补"的情形。所以，身体较虚弱的人冬天加紧进补时，也不要忽略了保养脾胃。

"受补"或是"不受补"，关键在脾胃。脾为后天之本，只有脾胃功能正常，消化吸收能力才好，进补才能有效。而素来脾胃不好、脾虚消化不良的人，进补后承受不了，就会发生腹胀、不能消化甚至拉肚子等现象。胃寒的人也不能补，进补后消化不了，会发生腹痛。

此外，肝郁、心情不好的人也不受补，进补后会腹胀。还有，胃中有火的人进补后会感觉胃中吞酸嘈杂，恶心欲呕。上述这几种情况是冬不受补的最常见情况，冬不受补的人，应在进补前先调理脾胃。

一般来说，冬不受补的人脾气虚的情况最多见。脾虚的人经常食少腹胀、少气懒言、大便稀溏、肢体倦怠、面色萎黄、舌淡苔白，脉缓弱。这样的人应在进补前先吃一些健脾的药，比如参苓白术散、人参健脾丸之类；也可多用山药、扁豆、薏苡仁、白术等炖肉吃，等脾功能有所恢复、脾不虚时再进补，才能正常消化吸收。

还有一些人，平素好食辛辣肥甘，日久化热生火，积热于肠胃，表现为胃部灼热、嘈杂、喜呃善饥，进补后呃逆腹胀，不能消化，这属于脾胃有火的表现，进补前就应先清火，可用竹叶、麦冬泡水喝，或喝苦丁茶，或吃一点儿黄连片，或吃菜时多吃苦瓜、黄瓜、青菜，待胃火退后再进补。

老年人消化力比较弱，胃常有积滞宿食，而出现不思食或厌食，进食后胃部饱胀，口臭便臭，苔腻脉滑实，宜先消食和胃后再进补。方法是饭前先服陈皮、山楂、神曲等开胃药，饭后可服香砂养胃丸。身体较好的可适当服用平胃散或保和丸。平常可用炒谷、麦芽泡水喝。

特别需要提醒的是。有感冒的人要先治感冒。冬天感冒的人很多，而且常常犯胃。外邪犯胃多表现为发热怕冷、恶心欲吐、不思食，可吃一点儿藿香正气散或生姜。

清淡饮食养脾胃，遵循"五低"原则

饮食清淡能够养脾胃，不过饮食清淡不等于素食，完全素食会导致蛋白质和脂肪欠缺，容易影响身体健康，引发各种疾病。所谓饮食清淡，系指低盐、低脂、低糖、低胆固醇和低刺激等"五低"饮食而言。低盐即少食钠盐，因为钠盐过多会诱发高血压病；低脂即少食油脂，因为科学研究发现，过量的脂肪是导致肥胖、高血脂、冠心病和某些癌病的元凶；低糖即少食游离糖，因为它不含基本营养素，食糖过量也会影响人体健康；低胆固醇即少食含胆固醇高的动物食品，因为胆固醇过高会导致动脉硬化和心脑血管病等多种疾病；低刺激即少食辛辣食品。

在这"五低"中，尤其要注意低盐，因为生活中很多人"口重"，嗜食咸味。中医认为，咸能走血，助长火邪，消散肾水真阴。《脾胃论·脾胃将理法》中提到，脾胃"忌大咸，助火邪而泻肾水真阴"。我们在冬天里适当吃一些咸味食物，可调节肾脏功能，使之阴阳平衡，不虚不实。但如果吃得多了，就会出现肾阳不足、阴阳失调的情况。众所周知，脾阳是依靠肾阳的温养作用才能主运化的，如果肾阳不足，就会使脾阳虚弱，运化失常。

这也是五更泄、食谷不化等病症出现的原因。这里所说的"咸"不单单指食盐，还包括现在讲的"矿物质"。

养脾胃不仅要避免太咸的食物，太甜、太辣、太酸、太苦的食物都不受脾胃的喜欢。在遵循这些原则的基础上，大家也要遵循荤素结合、酸碱平衡的原则，做到多蔬菜、多水果、少油腻、少厚重，达到营养的最佳状态。

炒焦的米可暖胃健脾

我们都知道有些炒焦的东西是可以致癌的，但现在有一种说法，认为炒"焦"的食品有非常大的药用价值，而且效果十分显著。比如民间常用炒焦的大米或小米治疗儿童腹泻。为什么炒焦的米会有药用价值呢？小米和大米本身就有益胃气、呵护脾脏的作用，而炒焦的米可以暖胃健脾。不过炒焦并不是炒"糊"，其做法也是有讲究的。炒米不是用油炒而是锅里不能放油，直接把大米和小米放进去，不停翻炒，直到炒成金黄色，并散发香味即可。

对于脾胃虚寒的人，我们可以让其服用党参焦米汤，因大米本身有益胃气，健脾脏的作用；而党参有补气兼养血的功效，所以这两者搭配可以增强脾胃功能，适合消化不良，腹满纳呆者。

具体做法是：锅里加水，先放入炒焦的大米，再放入党参，开大火一起煮。待煮开后，转小火，熬大约30分钟即可。煮焦米汤的时候，水要煮到只剩下原来的一半才可以。以四碗水为例，要把水煮到剩两碗水的量，才算是煮好了。因炒焦的食品黏度减少，因此熬成的粥比较稀；如果感觉不习惯，可以往粥中放一些燕麦，这样既可以增加营养，还可以增加粥的黏度。

还有一个出自民间，用于民间的"炒焦茶"，因其组方简单，便于操作，固在60年代时民间常用此法治疗孩子腹泻，均收到了很好的治疗效果。方法是：准备绿茶、大米、生姜、食盐，将这些材料一起放入锅中炒成微黄色，备用。当小儿受风寒或食积伤脾引起腹泻时，即以"炒焦茶"煎水给小儿服用，健脾止泻、祛寒暖胃的功效。

"炒焦茶"组方虽简单但确有科学内涵。其中绿茶富含鞣酸，有收敛止泻及消食作用，并有抗菌活性，所含的咖啡因、茶碱、可可碱、黄嘌呤等生物碱，是一种优良的碱性饮料，可以防止因腹泻而导致的脱水和酸中毒。大米有健脾止泻作用，《令鉴本草》说，大米能"补脾、益五脏、壮气力、止泻痢"；生姜能驱散风寒，并有健脾止泻作用，且有抗菌活性。食盐可以维持体内水分的正常分布，并能补充因腹泻而丢失的电解质。所以用"炒焦茶"治疗孩子腹泻每每收到良效。

对症养脾胃，鱼类是个好帮手

很多人都喜欢吃鱼，红烧、清蒸、油炸都是烹调鱼的好方法。鱼不仅口感好而且是很好的保健食品，经常吃鱼既能够促进智力发育、降低胆固醇和血液黏稠度，还能预防心脑血管疾病。除此之外，吃鱼还有一个鲜为人知的优点——常吃鱼可以养脾胃。

鱼含有丰富的叶酸、维生素、铁、镁等营养元素，因此是一种低脂肪、高蛋白的食物。另外，鱼在中医古籍中被称为养脾胃的佳品，在冬天吃尤为合适，而且常吃鱼能够减轻胃部炎症，延缓癌症细胞的扩散。不过，鱼的种类很多，每种鱼的保健功效并不完全相同，其烹饪做法也有差别。下面要介绍的是几种我们常吃的鱼，在了解这些小知识之后，你就能根据自己的实际情况合理选择适合自己的鱼类了。

1. 带鱼

带鱼由于肉嫩体肥、味道鲜美，且只有中间一条大骨，没有其他细刺，食用起来十分方便，所以受到很多人的喜欢。带鱼也被称为刀鱼，是一种海洋鱼类，具有很好的暖胃功能，还有补虚以及保护皮肤等功效，所以脾胃虚弱、消化不良的人特别适合吃带鱼。

新鲜的带鱼是银灰色的，且有光泽，在购买时尽量不要买黄色的带鱼，因为这种带鱼很容易腐败变质。

2. 草鱼

草鱼是一种典型的草食性鱼类，饲料来源广而且生长迅速，是四大家鱼之一。草鱼肉味甘、性温，而且肥而不腻，有开胃、暖胃、滋补身体等功效，是一种很好的温中补虚的养生食品，特别适合身体瘦弱、食欲不振、脾胃虚寒、胃痛的人吃。暖胃是治疗胃痛过程中非常重要的一环。为此，我们可以用草鱼一条，加豆蔻、砂仁各3克同煮，会有很好的效果。

3. 鲢鱼

鲢鱼也称为白鲢，是一种大型的养殖鱼类，也属于四大家鱼之一。鲢鱼肉质鲜美，营养丰富，具有暖胃、祛除胃脾寒气的作用，常常用来缓解胃痛和用于脾胃虚弱的治疗，尤其适用于因胃寒疼痛或消化不良而引起的慢性胃炎。在烹饪鲢鱼时，最好选择清蒸或是油浸，这样最能体现出鲢鱼清淡，鲜香的特点，而且营养流失少。

4. 鳟鱼

鳟鱼是鲑鱼的一种，通常栖息在淡水中，养殖比较广泛。鳟鱼肉是一种温型药，也具有暖胃作用，一般会用于治疗冻疮、胃痛等疾病。常常因胃寒而疼痛的人可以用鳟鱼加葱、花椒同煮后食用，暖胃效果很明显；如果外出旅游，最好也吃点儿鳟鱼，因为旅途中人们常吃生冷的食物，饮食也不规律，肠胃功效会因此减弱，容易受寒，而吃鳟鱼就可以起到暖胃保健的作用。

既然吃鱼好处多多，那么怎么做才能买到新鲜的鱼呢？一般来说，新鲜健康的鱼游在水的下层，在呼吸时鳃盖起伏非常均匀，而浮在水面上的鱼，不是氧气不足，就是快死掉了，这种最好不要购买；新鲜活鱼的眼睛是略微凸出的，眼球黑白分明，眼面发亮；而鱼鳃是鲜红带血、没有黏液、鳃盖紧闭的；它的鱼鳞，也应该紧贴着鱼的身体。

小米健胃消食，最补我们的后天之本

在中国古代，小米被称作"稷"，国家的代称叫作社稷，社是我们对祖先表示的一种祭祀。"社稷"的意思就是我们祖先用最好的粮食来供奉祖先。可见小米在古代是十分受推崇的。小米有着顽强的生命力，一碗小米种在地上是一大片，在任何贫瘠的土地上几乎都能生长，你只要撒下去它就能长起来，而别的粮食作物就不一定能像它那样坚强地活下来。因此，小米所具有的生命力和别的粮食作物是不一样的。我们的祖先把小米作为五谷之首，是有一定道理的。

李时珍在《本草纲目》中说小米"治反胃热痢，补虚损，开肠胃"。实际上，无论是反胃、热痢、虚损都与脾胃功能欠佳有关，所以小米最主要的功效就是补脾胃。我们通常说甘味入脾，黄色入脾，从五色上来讲，小米是黄色的，从味觉上来讲，小米味甘而咸，因此中医说小米能"和胃温中"。北方妇女生小孩，坐月子，是不吃荤的，主要是吃小米粥，由此也可见小米的养生功效。

小米具有健脾和胃的作用，特别适合脾胃虚弱的人食用。煮小米粥时，待到粥熟后稍稍冷却沉淀，可以看到粥上层浮有一层细腻的黏稠物，这就是粥油，具有保护胃黏膜、补益脾胃的功效，最适合慢性胃炎胃溃疡患者食用。小米粥是健康食品，可单独煮熬，亦可添加大枣、红豆、红薯、莲子、百合等，熬成风味各异的营养品。

小米磨成粉，可制糕点，美味可口。将小米、紫米、玉米馇、红豆、绿豆、花生豆、红枣一起煮至黏稠状，这种粥营养较全面，富含碳水化合物、蛋白质、脂肪、微量元素和维生素，尤适宜食欲欠佳、肠胃不好以及贫血的人食用。特别说明的是，新米的补益效果优于陈米。

小米补虚损，入脾、胃、肾经，不仅仅可以补脾胃，还可以补肾。所谓"人食五谷而化精"，就是说，五谷都具有养精气，补肾气的作用，但五谷当中，数小米的补肾功效最强。李时珍曾经说过：粟（小米）之味咸淡，气寒下渗，肾之谷也。就是说，小米性质偏寒，五味上是略带点儿咸味的，大家都知道，咸味入肾，所以小米还具有益肾气、补元气的功效，因此李时珍称它为肾之谷。

除此之外，《本草纲目》还说，喝小米汤"可增强小肠功能，有养心安神之效"。因此小米还可以作为镇静安眠的食疗保健品来食用。很多中医就常让患者用小米粥来代替安眠药。所以有的老人说了，早上一碗玉米粥——精神焕发，晚上一碗小米粥——呼呼大睡。

美中不足的是，小米的蛋白质营养价值没有大米高，因此不论是产妇，还是老弱人群，都不能完全以小米为主食，应合理搭配，避免缺乏其他营养。

槟榔——在咀嚼中消积化食

槟榔，又名大腹子、海南子，为棕榈科槟榔属植物槟榔的种子。说起吃槟榔，在我国可谓历史悠久，六朝时就为人们所推崇，《南史》有"刘穆之以金盘盛槟榔，宴妻兄弟"之记述。到了清朝，吃槟榔就如同现代人吸烟一样普遍了。之所以嗜嚼，是槟榔的功效使然。罗大经《鹤林玉露》记载："岭南人以槟榔代茶御瘴，其功有四：一曰醒能使之醉，盖食之久则熏然颊赤若饮酒然；二曰醉能使之醒，盖酒后嚼之，则宽气下痰，余醒顿解；三曰饥能使之饱；四曰饱能使之饥。盖空腹食之，则充然气盛如饱；饱后食之则快然易消。又且赋性疏通而不泄气，禀味严正而更有余甘，有是德故有是功也。"

槟榔除作为一种咀嚼食品外，也是海南岛黎族、苗族自治州民间喜庆之礼物。每逢喜庆节日，相互赠送，尤以婚期吉庆，不给喜糖尚可以，不送槟榔就是失礼。作为药材，槟榔同样历史悠久，且经验丰富。上品药材以果大体重、坚实、不破裂者为佳。适当地吃些槟榔可以帮助消食除胀，《用药心法》中说："槟榔，苦以破滞，辛以散邪，专破滞气下行。"从中医临床实践来看，槟榔的主要功效是杀虫、消积、下气，治疗虫积腹痛、食积停滞、脘腹胀满、泻痢后重等。

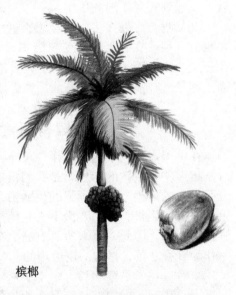

槟榔

尽管槟榔疗效确实，但仍属于耗伤正气，故临床应用时宜配以大米同用煮粥服食。准备槟榔10克，大米100克。将槟榔择净，放入锅中，加清水适量，浸泡5～10分钟后，水煎取汁，加大米煮为稀粥即成，每日1剂，连续2～3天。可下气、消积、杀虫。适用于食积气滞、脘腹胀满、大便不爽、泻痢后重，以及多种肠道寄生虫病等。

最近有资料介绍，常吃槟榔可促使口腔癌增加。据化验，槟榔中含有的石灰和老藤中含的黄樟素具有高致癌作用，故槟榔不可常吃。

薏米红豆汤——祛除脾湿，消水肿

我们都知道脾与湿关系密切，在《素问·五运行大论篇》中记载："中央生湿、湿生土，土生甘，甘生脾，脾生肉，肉生肺。其在天为湿，在地为土，在体为肉，在气为充，在脏为脾。"这里说的湿，并非指天之湿气，地之润泽，而是水湿，是邪气。水湿停于肠，则为泻；停于胃，则为痰饮；停于肌肤，轻则为湿，重则为水肿。其病因多为机体阳气不足，阴盛阳衰之故。也就是说，水肿不仅仅是肾的问题，也与脾的水湿运化功能异常有关。

脾运化功能失常，则身体湿气就会过重，因而要祛除体内的湿气。祛除湿气只需两个"药"。这两个药能当茶喝，能当饭吃，而且能解决大问题，它们就是薏米和红豆。

试看今人，十个里面起码有五六个身体发福，在中医看来，肥胖也好，水肿也好，都意味着体内有湿。水液不能随气血流动，滞留在人体细胞之间，使人体迅速膨胀起来。水肿如此，肥胖也是如此，只不过是程度有深有浅而已。祛湿性极强的药物或食物能祛除这些滞留在人体的水液，也就能消肿。治疗水肿可用红豆，而实践证明，薏米红豆粥具有良好的减肥功效，既能减肥，又不伤身体，尤其是对于中老年肥胖者，效果尤其好。

薏米在我国栽培历史悠久，是我国古老的药食皆佳的粮种之一。李时珍在《本草纲目》中记载，薏米能"健脾益胃，补肺清热，去风渗湿。炊饭食，治冷气。煎饮，利小便热淋"。近年来，大量的科学研究和临床实践证明，薏米还是一种抗癌药物，初步鉴定，它对癌症的抑制率可达35%以上。难怪桂林地区有首民谣这样唱道："薏米胜过灵芝草，药用营养价值高，常吃可以延年益寿，返老还童立功劳。"由于薏米的营养价值很高，被誉为"世界禾本科植物之王"和"生命健康之禾"，最近在日本薏米又被列为防癌食品而身价倍增。

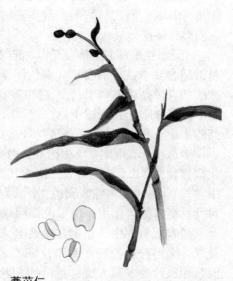

薏苡仁

红豆，在中药里称作为"赤小豆"，在《本草纲目》的正式名称为"赤小豆"，红豆在传统医学上，主要应用于行水，祛除水肿；利气，祛除脚气、健脾；其也有明显的利水，消肿，健脾胃之功效，因为它是红色的，红色入心，因此它还能补心。现代人精神压力大，心气虚，饮食不节，运动量少，容易脾虚湿盛。那么要改善症状既要祛湿，又要补心，还要健脾胃，那就非薏米和红豆莫属。

在用红豆和薏米煮粥时，不需按什么比例，每次一样抓一把，洗干净后放在锅里加水熬，熬好后就是祛湿健脾的佳品薏米红豆粥了。其做法也很简单，操作如下：薏米和红豆洗净，放入砂锅中，加足够水；开火至锅中水开后，再煮3分钟，关火闷30分钟；再开火，煮至锅中水再次沸腾后，再煮3分钟，关火闷30分钟即可；服用时将汤滤出当水喝，红豆和薏米当饭吃，也可以一起当成粥吃。

这个薏米红豆粥有个好处，就是怎么熬都不会发黏发稠，底下总是熬烂了的红豆和薏米，上面是淡红色的汤，而薏米和红豆的有效成分大半都在汤里。熬粥的时候，水放得多一些，这些汤就够我们喝半天了，正好可以当茶喝。但在煮这款粥的时候还需要注意以下几点：

（1）红豆薏米等需要浸泡，如果不浸泡直接煮两遍，营养会流失。

（2）此款汤不是粥，所以汤是汤，米是米，豆是豆。注意千万不要加大米。

（3）尽量使用砂锅，保温性好，焖的效果更棒。也可以使用高压锅，这样的话豆子会更加酥烂。

（4）量和比例，各抓一小把就行了，别放多了，否则煮出来一大锅，尽量多放水少放米和豆。

（5）此汤属凉性，女性朋友如果在经期需在汤里放红糖，这样就不会引起小肚子疼了。

二米南瓜粥——脾胃最需要的"黄金粥"

生活中，有一款让人身心愉悦的"黄金粥"。这款粥是用小米、玉米、南瓜、大枣煮制而成，又叫二米南瓜粥，这款粥不仅色佳、味美，也是健脾和胃的最佳食疗粥品。

【材料】小米50克，玉米50克，南瓜200克，大枣5～10颗。

【做法】将小米、玉米淘洗干净，南瓜去皮和子后切成小块备用；水烧开后，放入小米和大米大火煮沸，再改为小火煮10分钟；放入切好的南瓜、红枣，待南瓜煮烂粥成即可。

【用法】每次早晚服用一碗。

【功效】有温胃养脾，除湿补气功效。

小米入脾、胃、肾经，具有健脾和胃的作用，尤其适合脾胃虚弱的人食用。中医认为，小米味甘咸，有清热解渴、健胃除湿、和胃安眠等功效。用小米煮粥，睡前服用，易使人安然入睡。

玉米，性平味甘，具有开胃、健脾、除湿、利尿等作用，主治腹泻、消化不良、水肿等，是最适合夏季祛湿的食物。现代医学研究，玉米中含有丰富的不饱和脂肪酸，尤其是亚油酸的含量高达60%以上，它和玉米胚芽中的维生素E协同作用，还可以可降低血液胆固醇浓度并防止其沉积于血管壁。因此，玉米不仅可以养脾胃还对冠心病、动脉粥样硬化、高脂血症及高血压等有一定的预防和治疗作用。

南瓜在《滇南本草》中记载：南瓜性温、味甘，入脾、胃二经，能温润脾胃，益肺气、化痰排脓、驱虫、治咳等，并认为其能"横行经络，利小便"。《本草纲目》称南瓜能"补中益气"。清代名医陈修园说"南瓜为补血之妙品"，常吃南瓜，可使大便畅通，肌肤丰美，对女性更有美容作用。南瓜也是糖尿病人最佳的降糖食品。

二米南瓜粥中的小米是适合老人、病人、产妇的滋补品。玉米调和脾胃，南瓜补中益气，大枣补血养气、调和五脏。这几样除了大枣，其余都是黄色，各有补益的特点，而且中医认为，黄入脾，黄色的东西可以养脾。这几种食材都不是药，但配合到一起就是最好的脾胃滋补品。

山药薏米芡实粥——调养脾胃，补气血

有些人吃一点儿东西就饱胀不适，难以消化；还有人吃下东西，或腹泻，或便秘，或不生精微而生痰涎，或不长气血而长赘肉。这些问题，都是因为脾不健运造成的。中医认为，脾胃为后天之本，气血生化之源。脾胃不好，吃下东西不能很好地吸收，即所谓虚不受补，吃下的东西根本无法改善虚弱的身体，只能是增加了脾胃的负担，更不用说补气血了。那应该怎么做呢？山药薏米芡实粥会给你最贴心的帮助。因为，山药、薏米、芡实是不需要支出额外的气血就能直接提供给我们气血的良药美食。

此粥的做法十分简单，若用于平日保健，山药、薏米、芡实三种材料以1：1：1的比例搭配，打粉熬粥即可。粥里还可以放芝麻、核桃、松子、红枣来调味。对于平日有水肿、尿又少的人，可以用山药薏米粥；平日肾虚，尿频，口舌干燥，喜饮水的人，可偏用山药、芡实。对于老人，偏重补脾肺的，山药可以2份，薏米或芡实1份；偏重补肾阴的，芡实可为2份，山药1份；偏重去湿热的，还可以单用薏米，里面可加绿豆。

山药性甘平，气阴两补，补气而不壅滞上火，补阴而不助湿滋腻，为培补中气最平和之品。山药品种较多，河南怀庆府的品质最好。药用通常干燥切片。药店有炒山药和生山药两种。建议用干燥后的生山药较好。

薏米主要功效在于健脾去湿，健脾可以补肺，祛湿可以化痰。因此薏米可解决与体内浊水有关的问题，但薏米性微凉，脾胃过于虚寒，四肢怕冷较重的人不宜用。孕妇忌用。

芡实止腰膝疼痛，令耳目聪明，长期食用可延龄益寿，芡实不但止精，还能生精，去脾胃中的湿痰，生肾中的真水。

山药、薏米、芡实是同气相求的兄弟，都有健脾益胃之神效。但用时也各有侧重，山药可补五脏，脾、肺、肾兼顾，益气养阴。又兼具涩敛之功。薏米，健脾而清肺，利水而益胃，补中有清，以去湿浊见长。芡实，健脾补肾，止泻止遗，最具收敛固脱之能。将三药打粉熬粥再加入大枣，对治疗贫血疗效显著。

山药薏米芡实粥虽好，但服用此粥还须注意几点：服用之前，要清查身体，体内浊气太多的人，喝完此粥必饱胀难消；肝火太旺的人，必胸闷不适；瘀血阻滞的人，必疼痛加剧；还有津枯血燥，风寒实喘，小便短赤，热结便秘者都不适宜。

鸡内金——最能消积化瘀的食物

每当孩子胃积食时，老人们首先想到的就是鸡内金。其应用历史久远，在《滇南本草》中记载，鸡内金可"宽中健脾，消食磨胃。治小儿乳食结滞，肚大筋青，痞积疳积"。

在生活中也常听老人们说"吃啥补啥"，比如说"胃痛了吃蒸猪肚""心脏病人宜吃猪心""贫血了多吃肝……"这些有没有道理呢？

早在唐朝时期，名医孙思邈就创立了"以脏补脏"和"以脏治脏"的理论。比如说，肾主骨，就用羊骨粥来治疗腰膝酸软之肾虚证；肝开窍于目，以羊肝来治疗夜盲；男子阳痿，命门火衰，肾阳不足，可用鹿肾医治。很多古代的医学著作里也都记载了行之有效的以脏补脏法。如《圣济总录》中用羊脊羹来治疗下元虚冷（多为肾阳不足、肾虚寒）；《太平圣惠方》用羊肺藻治疗消渴（糖尿病）；《饮膳正要》用牛肉脯治疗脾胃久冷、食少纳呆。从现代医学上看，其也不是一概而论的，比如你本身患有脂肪肝，你再多吃肝类等高胆固醇的食物，无异于火上浇油！

那么鸡内金是鸡的什么脏器呢？鸡内金又名内金、化石胆、鸡肫皮、鸡胗皮、鸡筋，为鸡胃之内膜。中医认为，鸡内金味甘，性平，归脾、胃、小肠、膀胱经。具有健胃消食，涩精止遗的作用。因本品消食化积作用强，并能健运脾胃，可用于多种食积证。如食积不化引起反胃吐食，病情较轻者，单味研末服用即可；食积较重者，常配伍山楂、麦芽等，如开胃山楂丸。治小儿脾虚疳积，常配伍白术、茯苓等，如肥儿丸。

现代研究发现，其含有胃激素、角蛋白、多种氨基酸如精氨酸、色胺酸等以及胃蛋白酶和淀粉酶、维生素 B_1、维生素 B_6、烟酸、维生素 C 成分。

鸡内金所含的胃蛋白酶和淀粉酶，服用后能使胃液分泌量增加，胃的运动增强；鸡内金消化吸收后，通过神经体液调节兴奋胃壁的神经肌肉装置，促进胃排空；胃激素促进胃分泌机能，增强消食能力。研究表明，正常人口服鸡内金粉末 5 克，经 45 ~ 60 分钟，胃液分泌量增加 30% ~ 37%，2 小时内恢复正常，胃液酸度也明显增加。所以中医和西医都已经证实鸡内金对促进消化有好处。

临床常见家长带着孩子看病。说自己的孩子体质比较弱，从小一直面黄肌瘦，精神也不好，头发还是黄黄的，平时也不爱吃东西，稍微吃多一点儿还不消化。望闻问切后发现这是小儿疳积，因平时吃东西不注意，伤了脾胃，导致脾胃运化失职，后天生化乏源，而引发的营养不足。

像这种情况，就可用鸡内金粉（一般中药店都有零售）调理就行。《要药分剂》指出："小儿疳积病，乃肝脾二经受伤，以致积热为患。鸡肫皮能入肝而除肝热，入脾而消脾积，故后世以此治疳病也。"鸡内金比较腥，如果直接给孩子吃，肯定不愿意吃，这时可将鸡内金研成粉末（每次 3 ~ 5 克就行了）放在粥里煮食，也可以将其和面粉混合做成小饼吃。

对于患有疳积的小孩子来说，吃鸡内金可健脾胃，同样对于大人来说，平时吃饭没有节制，过食生冷的食物、酒肉等，也会伤食。这时不妨吃上两回鸡内金，既能消食积，又能补益脾胃。

我们自己在家也可以制作鸡内金，我们把鸡杀了后取下鸡内金，洗净，晒干。在炒制鸡内金时，最好用土炒。脾是属土的，《本草求真》指出："壁土拌炒，借土气助脾。"因此，鸡内金经土炒后既可矫正气味利于服用，更可增强健脾消食的功效。

醋泡生姜——为脾胃虚寒老人准备的良药

老年人消化功能下降，因为容易消化不良引起胃寒，胃里寒气太重，热量不足，因此特别怕吃生冷或者油腻的食物。有这种情况的老人不妨采用醋泡生姜的食疗法。

生姜既是美味佳肴，又是保健良药，民间就有"上床萝卜，下床姜，不用医生开药方"的说法。早晨起床后嚼食少量生姜对老人养护脾胃、提高食欲很有益处。从历史上来看，食生姜的习俗古已有之。早在春秋时期，孔子就有吃生姜的习惯，在《论语》中有"不撤姜食，不多食"之说，意思是说孔老夫子一年四季的饮食都离不开生姜，而且食用时并不贪多；北宋大文学家苏东坡在杭州做官时，曾听闻一位80有余仍鹤发童颜的方丈，经躬身请教后他才知道，原来那位方丈有食姜的习惯。

醋泡生姜做法简单，先准备好适量的姜，切成片后放入醋坛中浸泡一周即可。每天早晨吃上两三片，不要多吃。中医认为，生姜味辛性微温，有温胃和中的作用。《药性类名》记载："生姜去湿，只是温中益脾胃，脾胃之气温和健运，则湿气自去矣。"现代药理研究表明，生姜中含有一种"姜辣素"，能促进胃液分泌和肠管蠕动，起到健胃、助消化的作用。醋是活血的，还可以防止生姜过辣，令口感较好。

胃酸过多的老人，可用生姜沫代替醋泡生姜。吃姜的时候需要注意姜的食用量和食用时间。每天吃上一片或者两三片就行，因为姜性温，适量食姜能够刺激消化功能，吃得太多则会引起胃热。吃姜的时间应该遵循"一年之内，秋不食姜；一日之内，夜不食姜"的原则，最宜在早晨和夏天吃，既能开胃助脾，还能帮助体内的阳气生发。

脾胃虚寒的老人平时在生活上要注意起居有节，避免受凉，饮食有度，不宜饥一餐饱一餐，更不能贪凉饮冷。在坚持吃醋泡生姜的同时，还可以用生姜做成其他的食疗方，现介绍两种：

（1）干姜粳米粥：粳米300～400克，加入干姜、良姜各30克，煮熟食用。

（2）姜汁牛肉饭：鲜牛肉150～200克，切碎剁成肉糜，置于碗内，加姜汁适量，拌匀后加入酱油，麻油适量搅匀。待锅饭水分将干时，将姜汁牛肉倒入饭中蒸15分钟，即可食用。

不过，姜既然有药理作用，就应该注意它的一些用法和禁忌，有两方面问题是应该注意的。

第一，姜不要去皮。有些人吃姜喜欢削皮，这样做不能发挥姜的整体功效。鲜姜洗干净后即可切丝分片。

第二，不要吃腐烂的生姜。腐烂的生姜会产生一种毒性很强的物质，可使肝细胞变性坏死，诱发肝癌、食道癌等。所以，那种"烂姜不烂味"的说法是不科学的。

人们常说："冬吃萝卜夏吃姜，不劳大夫开药方。"在生活中必须注意，很多人因为体质原因和健康原因是不宜吃姜的。凡属阴虚火旺、目赤内热者，或患有肺炎、肺脓肿、肺结核、胃溃疡、胆囊炎、肾盂肾炎、糖尿病、痔疮的人，都不宜长期食用生姜。而且姜和酒都是大热之物，不能同食，否则就等于吃慢性毒药，这些大家都要细细区别。

"四宝粥"——培补后天之本

一个人如果想要维持生命的存在和延续，首先就需要不断地摄入食物，以保证这些自然界中的能量和营养，能够为机体新陈代谢的全面运转提供营养物质。不过，光吃是没用的，它还必须转化成人体所能吸收和需要的气、血、津液才行。如果脾胃不好，无法将食物转化为身体所需的气血，像漏斗一样，吃多少漏多少，食物的真正功效自然发挥不出来。所以，大家要想身体保持健康，一定要先把自己的脾胃调养好。

脾胃虚弱的人不喜欢喝中药。有的人会问："补脾胃有没有其他的方子。"其实，喝粥就可以了，这次为大家介绍的这款粥由四种食材组成——莲子肉、山药、薏米、芡实，因此这款粥具有益脾养胃的作用。

1. 莲子肉

莲子为睡莲科植物莲的种子，中医认为，它味甘、涩，性平，归脾、肾、心经，多年来被视为滋补性食品。《神农本草经》把它列为"上品"，还被称为"水芝丹"，说它能"补中养神益气力，除百疾，久服轻身耐老，不饥延年"。这里的"中气"指的就是脾胃之气。

在大自然的诸多植物中，莲很独特，一般的植物都生长在陆地上，吸收土中的精气，而莲既吸收了土气，又吸收了水气。因此莲子一身都是宝，莲子心可以去心火，荷叶能够降血脂，而莲子肉则具有补脾胃的作用。一个人的脾胃好了，吃进去的食物能够化为气血滋养身体，人自然也就会身强力壮。

莲子皮薄如纸，剥除时很费力，在这里教给大家一个简便的方法。将莲子清洗后放入开水中，再加入适量老碱并搅拌均匀，稍等片刻后将莲子倒出，这时候用力揉搓可以很快去除莲子皮。

2. 薏米

薏米像米更像仁，所以也有很多地方叫它薏仁。现在很多人喜欢吃薏米，因为薏米独特的生活环境让它公害更少，它喜欢生长在阴湿的地带，很多地方薏米都种在山里或者小河边。

中医上说，薏米能强筋骨、健脾胃、消水肿、去风湿、清肺热等。尤其是薏米利湿的效果很好，运化水湿是脾的主要功能之一，体内湿气太重就会加重脾的负担。所以薏米的这种祛湿作用，能够为脾脏减轻负担。

薏米性微寒，所以并不适合单独煮粥或者单吃。薏米不容易消化，所以尽量不要多吃，尤其是老人儿童以及胃寒的人，吃薏米的时候一定要适量，不要多吃。

3. 芡实

芡实，也叫鸡头米、水鸡头等，味甘，性平，入脾、肾、胃经。芡实在补中益气方面的功效和莲子肉有些相似，不过芡实的收敛作用比莲子强。如果脾胃虚弱，出现了慢性泄泻，芡实就像一双有力的大手一样，不让气血白白流失。现代研究也证明，芡实含有大量对人体有益的营养物质和微量元素如蛋白质、铁、钙、B族维生素、维生素C、粗纤维、胡萝卜素等，且易消化吸收，是补虚的佳品。

4. 山药

山药，性甘平，它是培补中气最平和之品。清末名医家张锡纯在其医学专著《医学衷中参西录》中曾屡用大剂量生山药一味，治疗了许多危急重症。山药也叫怀山药，药店通常有炒山药和生山药两种，平时食用建议用干燥后的生山药较好。

山药的味道不错，又能补脾胃，对于脾胃虚弱的老人尤其适宜。针对那些因脾胃虚弱、体质较差的老人，建议可以用山药做粥，经常食用可逐渐强健老人的脾胃。

做粥前，先在药房将这四样东西按照等量配合，再打磨成粉。每次熬粥的时候，放上几勺。因为芡实的味道有点儿涩，所以有的人在开始喝这种粥的时候，觉得味道怪怪的。不过，喝过几次后，就会慢慢习惯这种味道，人也会变得精神抖擞。

第五章

中药是恩物，健脾助胃有良方

脾虚中气不足，党参来补气

中气指的是中焦脾胃之气，我们常说脾胃是后天之本，中气不足，人体就如同失去了源头活水，则坐吃山空。怎样检验自己是否中气不足呢？告诉大家一个简单的办法：脾、胃气不足，多是感觉四肢无力，没有胃口不爱吃东西，大便糖稀，舌头上也多有齿痕。

中气不足的人很适合食用党参。党参是我们比较常用的传统补益药物，对于脾胃虚弱、食欲不振、大便稀溏等有较好疗效。在古时人参和党参是不分的，所以《本草纲目》中有人参而无党参的介绍，后来在清代《本草从新》开始正式将他们分为两种药。一些急症、重症的人适合用人参补气，而轻症、慢性疾病的人则可以用党参代替人参。正因党参的药力比人参薄弱，所以更适合大家的日常保健使用。在作为药用煎汤的时候，党参的使用量每天宜在 6 ~ 15 克，想要代替人参的功效时，可用人参量的四倍。

人年纪大了之后，脾胃气血不足，常感觉四肢无力，这时候就可以用党参煮粥或者煲汤。煮粥的时候，需要先把党参切成大段，然后洗净泡上 10 ~ 20 分钟，泡过的水不要扔掉，放入锅中煮沸。然后再将党参也放入锅中，20 分钟左右后将洗净的小米也放入锅中，等水再次煮开后，转成小火直到粥成。

煲汤的办法也比较简单，可以用党参搭配当归、生地一起炖骨头汤喝，每周喝一次，对身体的补益作用不错。也可以在煲鸡汤、猪肚汤等各种肉汤的时候放上些党参，让汤的味道更鲜美，滋补的功效也是更上一层楼。

在我国很多地方都产党参，除了山西五台上的野台党之外，大多数人仍以山西潞安、长治所产潞党参为优。据说，以前人们为了鉴别潞党参的真伪，让两个人比赛走路，走前一人嘴里含着潞党参，另一人则不含，急走三、四里地，如果不含的人气喘吁吁，而含着的人却气息自如，那么这就是真正的潞党参了。因为其他地方的党参都达不到这么好的效果。由此，也能看出，党参的补气作用，党参最宜脾虚肺虚的人食用。大家在食用党参时还可以用其泡水、泡酒喝，也可用党参水来洗脚。总之，党参在使用的时候，方法多样，总有一种是适合你的，大家可以根据自己的需要选择。

山药——补脾益肾的"上品"之药

中医把山药视为治疗虚劳的灵丹妙药。李时珍说山药"益肾气，健脾胃"，很推崇它的补肾和健脾的功能。因为山药的作用温和，不寒不热，所以对于补养脾胃非常有好处，适合胃功能不强，脾虚食少、消化不良、腹泻的人食用。患有糖尿病、高血脂的老年人也可以适当多吃山药。

山药中以淮（怀）山药为最，它是一种具有高营养价值的健康食品，外国人称其为"中国人参"。山药口味甘甜，性质滋润平和，归脾、肺、肾经。中医认为它能补益脾胃、生津益肺、补肾固精，非常适宜防治平素脾胃虚弱、肺脾不足或脾肾两虚的体质虚弱，以及病后脾虚泄泻、虚劳咳嗽、遗精、带下、小便频数等症。

山药不仅是非常好的中药材，更是餐桌上的一道美食，深受人们的喜爱。下面我们便为大家推荐几道益气补脾的山药美食。

1. 香菇山药羹

【材料】山药半根，鲜香菇4朵，油菜1棵，植物油、盐、香油各适量。

【做法】山药洗净，去皮，切丁，放入盐水中浸泡。香菇切成丁后，焯水后过凉，备用。油菜洗净焯水后过凉，备用。锅中倒油烧热，放入山药丁翻炒约1分钟。加入适量清水，煮沸后放入香菇和油菜，再次煮沸后，加盐调味，淋香油即可出锅。

【功效】这道香菇山药羹色泽清新，清淡可口，营养丰富。其中香菇能养血补气、软化血管、防止癌症；油菜可以润肤补钙、散血消肿；山药则具有健脾益胃、促进消化、强健机体、益肺止咳、降低血糖、延年益寿等多种营养功效。

2. 开胃山药

【材料】淮山药200克，山楂糕100克，蜂蜜10～15克，干桂花5克。

【做法】先在一只干净的碗中放入蜂蜜与干桂花，将二者搅拌均匀之后备用；再将备好的山药洗净去皮，切成大段之后放入锅中蒸熟，随后将蒸熟的山药切成约0.5厘米的厚片，凉凉备用；另外，将备好的山楂糕切成与山药同样厚度的山楂糕片。最后在另一只干净的碗中将切好的山药片与山楂糕片交替码好，并将拌好的桂花蜂蜜浇于其上即可。

【功效】此方具有益气健脾、开胃化瘀的功效，适合出现消化不良的宝宝食用。

3. 山药红枣粥

【材料】山药100克，粳米100克，红枣适量。

【做法】洗净山药，去皮切片，将其捣成糊。洗净红枣浸泡在温水中，捞出后去核。淘净粳米，然后将红枣与粳米一起放入锅中煮成粥。粥稠将成时，把山药糊调入搅匀即可。

【功效】健脾补血、降压益气，对贫血、高血压、慢性肠炎、腹泻等有益。

需要提示的是，山药去皮食用口感较好，但在削皮时应尽量避免接触山药皮，因为山药皮中所含的皂角素，有的人接触后会引起过敏症状。烹调山药的方法很多，可蒸、炒、煮，但是不宜生吃，因为生山药含有一定毒素，经过烹调之后食用才比较安全。食用山药时不宜同时服用碱性药物。此外，山药具有收敛作用，所以患感冒、大便燥结者及肠胃积滞者不宜食用。就益气补脾这方面来说，山药的做法也还有很多。不过，我们在食用山药益气补脾时一定要注意从自身情况出发，遵从食用时的禁忌，以免造成食物中毒，影响自身健康的恢复。

芡实——保养我们脾胃的忠臣

芡实，又名鸡头米、鸡头实，是芡的种子。芡是一种水草，茎叶有刺，属于睡莲科水生草本植物，所以芡实被誉为"水中人参"，有健脾养胃，益肾固精的作用。芡实有南芡、北芡之分：南芡主要产于湖南、广东、皖南以及苏南一带地区；北芡又称池芡，主产于山东、皖北及苏北一带，质地略次于南芡。

《本草纲目》中将芡实称为"婴儿食之不老，老人食之延年"的粮菜佳品，它具有"补而不峻""防燥不腻"的特点，是冬季补虚的上选。其性能与莲子相似，但收涩性较莲子强，常与莲子同用，为健脾益肾佳品，自古即作为永葆青春活力、防止未老先衰之良物。宋代大文豪苏东坡到老年仍然身健体壮，面色红润，才思敏捷。原来据他在书中自述，主要得益于数十年如一日地坚持天天食用煮熟的芡实，所以才腰腿壮健，行走有力。

中医认为，芡实"性平，味甘、涩。有补脾止泻、益肾固精、祛湿止带的功能"。脾健则水湿自去，肾气旺则固摄有权，长期服食，诸症自消。芡实含碳水化合物极为丰富，含脂肪很少，因而极容易被人体吸收。并且人体经过服用芡实调整之后，再服用其他补品消化系统就能适应了。

为了减轻胃部负担，冬季进补既要营养滋补，又要容易消化吸收。芡实就具有这一特点。食用芡实最简单的方法就是制作芡实粥。将 50 克炒熟的芡实倒入锅内，加水煮开片刻，再加 100 克淘洗干净的大米，粥成即可食用。常吃可健身体，强筋骨，耳聪目明。

还有一种更为简单的食用方法，非常适合来去匆匆的上班族。将炒熟的芡实研磨成粉，取 50 ~ 100 克粉末冲开水调服，还可以根据自己的喜好加入芝麻、花生仁、核桃肉等。这种芡实粉购买也很方便，大一些的超市都能买到。

需要注意的是，芡实虽然营养丰富，但一次不能吃得过多，因为它性质较固涩收敛，不但大便硬化者不宜食用，一般人也不适合把它当主粮吃。"生食过多，动风冷气，熟食过多，不益脾胃，兼难消化，小儿多食，令不长。"平时有腹胀症状的人更应忌食。便秘、尿赤者及妇女产后皆不宜食。

甘草百搭，调和诸药养脾胃

甘草，味如其名，甘甜可口。中医认为，甘草性平；归脾、胃、心、肺经。甘草与一般中草药不同，它药性和缓，能调和诸药，因此是中药中应用最广泛的药物之一。

关于甘草的发现还有一段趣闻。在古代的一个小村子里，有一位医术精湛的老医生。一次，他外出替人看病，临走前给徒弟留了一些事先开好的药，以应付一般病人。谁知道老医生这一去，多日未归，而留的那些药却不够用了。徒弟病急乱投医，就把院里烧水用的那些嚼起来甜丝丝的干柴切碎了包起来，骗病人说这是老医生走时留下的。谁知那些患了脾胃虚弱、咳嗽痰多、咽痛、痈疽肿痛的病人吃了这些甜丝丝的干柴，病居然都好了。其实，徒弟用的那些干柴，就是甘草。从此，甘草入药，沿用至今。

生活中很多人会在家中常备甘草片，嗓子不舒服时吃上几片。甘草确实有这种功效，医生在处方中写的甘草，生草指的是生甘草，偏于清热解毒、润肺和中，像我们平时的咽喉肿痛、胃肠道溃疡以及食物中毒等，都可通过它来调治。而如果是补养脾胃，就要用到炙甘草，炙甘草就是生甘草片用蜂蜜拌匀并炒至成的。炙甘草能补三焦之元气，脾胃功能减退、大便溏薄等都可以用它来调治。

甘草的应用广泛，在多种药方中均有出现。明代李时珍说："甘草协和群药，有元老之功，普治百邪，得王道之化，可谓药中之良相也。"仅仅《伤寒论》《金匮要略》两书中用甘草者的药方就有 120 余方，占总数的一大半。在古代历史中，能被称为国老的人通常都是帝师，是辅助皇帝的人。甘草在诸多中药中便有这个作用，看似不起眼，但是却能让主药完全发挥它的作用。

我们常用的调理脾胃的四君子汤、理中丸等就是甘草与党参、白术等同用制成的，可以治疗脾胃气虚、倦怠乏力等证；另外，很多人在夏天里受暑湿影响，会出现一些轻微的腹泻症状，这时可到中药店买"六一散"服用。所谓的"六一散"就是由滑石 6 份与甘草 1 份组成。我们可以将其用水煮开后喝下，有利湿止泻之功。当然，服用前最好找医生为你辨别体质再对症下药，若是严重腹泻应及时就医。

甘草虽好，但也要讲究用量，不能根据自己的意愿胡乱服用。如果经常使用此药，有可能会引起血压升高、水肿、食纳呆滞等症状。只有灵活地根据自己的身体状况选择，才是最适合自己的养生之道。

益脾安神用茯苓，美味又养生

茯苓是古代医家常用的益寿药。《神农本草经》将茯苓列为上品，说它"久服，安魂养神，不饥延年"，主治"湿痹，腰背膝痛，补中，除暴疾，益精气，强志，令人耳目聪明，久服轻身不饥，耐老"。现代研究证明，茯苓主含茯苓聚糖、茯苓酸、卵磷脂、组胺酸、麦角甾醇等，茯苓聚糖能增强人体的免疫功能，提高机体的抗病能力，并有较强的抗癌作用。

北京名小吃茯苓饼就是以茯苓为原料制成
的。相传慈禧太后一日患病，不思饮食。厨师们
绞尽脑汁，以松仁、桃仁、桂花、蜜糖等为原料，
加以茯苓霜，再用淀粉摊烙外皮，精心制成夹心
薄饼。慈禧吃后十分满意，让这种饼身价倍增。
后来此法传入民间，茯苓饼就成了京华名小吃，
名扬四方。

茯苓淡而能渗，甘而能补，能泻能补，称得
上是两全其美。茯苓利水湿，可以治小便不利，
又可以化痰止咳，同时又健脾胃，有宁心安神之
功。而且它药性平和，不伤正气，所以既能扶正，
又能祛邪。用茯苓做成的食物都很美味，以下介绍几款。

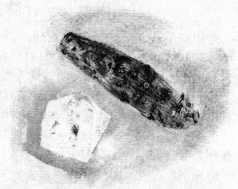

茯苓

1. 清宫茯苓糕

【材料】茯苓、莲子、芡实、山药、粳米、糯米各适量。

【做法】茯苓等药各等分共为细粉，粳米、糯米另磨粉。取药粉 3 份，粳米粉 5 份，
糯米粉 2 粉，用水和成糕，放入笼内蒸熟，做成小饼。每日早、晚各食 1 ~ 2 个。

【功效】健脾益肾，宁心安神，延年益寿。

2. 茯苓麦冬粥

【材料】茯苓、麦冬各 15 克，粟米 100 克。

【做法】粟米加水煮粥；二药水煎取浓汁，待米半熟时加入，一同煮熟食。

【功效】茯苓能补脾利湿，而栗子补脾止泻，大枣益脾胃。这三者同煮，就可以用
于脾胃虚弱，饮食减少，便溏腹泻。

3. 茯苓栗子粥

【材料】茯苓 15 克，栗子 25 克，大枣 10 个，粳米 100 克。

【做法】加水先煮栗子、大枣、粳米；茯苓研末，待米半熟时徐徐加入，搅匀，煮
至栗子熟透，可加糖调味食用。

【功效】茯苓可以宁心安神，麦冬养阴清心，粟米除烦热。这三者同煮就可以用于
心阴不足，心胸烦热，惊悸失眠，口干舌燥等症。

4. 茯苓鸡肉馄饨

【材料】茯苓 50 克，鸡肉适量，面粉 200 克。

【做法】茯苓研为细末，与面粉加水揉成面团，鸡肉剁细，加生姜、胡椒、盐做馅，
包成馄饨，煮食。

【功效】茯苓补脾利湿，鸡肉补脾益气，姜、椒开胃下气，用于脾胃虚弱，呕逆少食，
消化不良。

5. 当归茯苓炖鸡汤

【材料】当归 50 克，茯苓 20 克，乌鸡一只，生姜一块，水适量。

【做法】生姜切片，当归、茯苓洗净；乌鸡处理干净后放入锅中，加入生姜、当归、
茯苓文火共炖，炖至肉烂汤浓时，调味装盘即可食用。

【功效】具有益气健脾，宁心安神的作用。

在食用茯苓时要注意，白茯苓是不可以与米醋同食的；另外，白茯苓表面的红色筋
应除掉之后再食用，因为它对眼睛有一定害处。

田七——补脾益肝，药中"金不换"

田七又名三七，是一种名贵药材，因其每株有三条叶柄，每条叶柄上往往有七张叶子，故通称"三七"，而据清代《归顺州志》说："三七……以田州产者为最良"，故三七又称田七。田七是具有独特功能的人参属中的优异品种。关于三七，还有这样一个传说：

古时候，一位姓田的郎中用一种草药治好了一个口鼻出血不止的青年。青年发现这种草药的止血功能如此神奇后向郎中要了一些这种草药的种子。

一年后，青年家的草药长得非常茂盛。这时，知府大人的千金因为患了出血症，正在到处寻找治疗方法。青年听说后带上自家的草药来到知府家，他把草药研成末给知府千金服下。可一个时辰后，小姐竟死了。知府大怒，命人将青年捆起严刑拷打，他被逼讲出实情。知府大人即令捉拿了田郎中，田郎中万般无奈，只好向知府大人解释说："此草药对各种血证都有疗效，但须长到三至七年才有效。先前给小姐所用之药，仅长满一年，本无药性，当然救不了小姐。"说罢，他从差役手中要过利刀，在自己大腿上划了一刀，鲜血直流，然后从自己的药袋中取出药粉，内服外敷，即刻便血止痂结。人们为了记住这一惨痛教训，就把这种草命名为"三七"，表示必须生长到 3～7 年才有用。又因为此药是田郎中所传，故在我国的一些地方，三七也被称作"田七"。

据《本草纲目》记述，田七"味微甘而苦，颇似人参之味"，有"金不换"之称。田七在中医里功效颇多，《本草纲目拾遗》中称："人参补气第一，三七补血第一，味同而功亦等，故人称人参三七，为中药之最珍贵者。"田七的补血功效可见一斑。《本草纲目》中还说它"主治止血、散血、定痛、金刃箭伤，跌扑杖疮血出不止者，嚼烂涂伤处，或为末掺之，其血即止。"

中医自古就有"见肝治病，知肝传脾，必先实脾"的理论，历代医家也将田七作为实脾的良药。那么，哪些疾病与脾和肝同时有关呢？最常见的就是脂肪肝、肝硬化等病，这类疾病往往伴有脾大。我们也可以这样说，田七是治疗肝病导致的脾肿大的良药。

在生活中很容易买到田七，比如说中药店或者是药材市场。需要提醒你的是，购买田七的时候必须要留意产地。一般来说，药材的产地直接关乎疗效，所以用药时不要太过随意。一种药材，往往只在某个特定地区生长的才具有特殊疗效。而其他地区生长的，虽然外表看起来没什么差别，可疗效却会有很大的差别。

田七主产于云南，可以说，只有西南地区所产的田七，补脾益肝的疗效才更好，而其他地区所产的田七则要差很多。市场上的田七，颜色有好几种，就补脾、实脾的效果而言，颜色乌黑的田七效果要好于颜色偏赤或偏淡黄的那些品种，大家买的时候可以稍微留心下。

调理脾胃的名方：补中益气汤

中医认为，气是维持人体生命活动的基本物质。古时判断一个人的生死，常常摸一摸这个人还有没有气，有气则生，无气则死。而气的来源主要有两个，一个是肺从自然界吸入的清气，另一个则是脾胃所化生的水谷精微之气。明代医学家李时珍认为，人体的元气有赖于脾胃的滋养，脾胃生理功能正常，人体元气就能得到滋养而充实，身体才会健康。因此，古人有"内伤脾胃，百病由生"的说法，即一个人如果脾胃不好，阳气就会不足，各种疾病也就随之而来。

在讲补中益气汤之前，我们有必要讲一下什么是补中益气。补气又称益气，是中医治疗气虚证的方法。饮食失调，年老体弱，久病都有可能导致气虚证，临床表现出脏腑功能衰退的症候。不同脏腑的气虚证要采用不同的补气法，如补肺气、补脾气、补心气、补肾气等。常用人参、党参、黄芪、白术、山药等药物组成方剂，代表方剂有补肺汤、四君子汤、补中益气汤、肾气丸等。

补中益气汤是宋金时期著名医学家李东垣创制出来的。他以"人以脾胃中元气为本"的原则，结合当时人们由于饮食不节、起居不时、寒温失所导致的胃气亏乏的现状，创

《黄帝内经》对症养五脏 全书

制了这一方剂。方药组成如下：

【材料】黄芪 1.5 克（病甚劳役，热甚者 3 克），甘草 1.5 克（炙），人参 0.9 克（去芦），当归身 0.3 克（酒焙干或晒干），橘皮 0.6 ～ 0.9 克，升麻 0.6 ～ 0.9 克（不去白），柴胡 0.6 ～ 0.9 克，白术 0.9 克。

【用法】上药切碎，用水 300 毫升，煎至 150 毫升，去滓，空腹时稍热服。

【功效】补中益气，升阳举陷。适应于脾胃气虚，少气懒言，四肢无力，困倦少食，饮食乏味，不耐劳累，动则气短；或气虚发热，气高而喘，身热而烦，渴喜热饮，其脉洪大，按之无力，皮肤不任风寒，而生寒热头痛；或气虚下陷，久泻脱肛。

方中黄芪补中益气、升阳固表为君；人参、白术、甘草甘温益气，补益脾胃为臣；陈皮调理气机，当归补血和营为佐；升麻、柴胡协同参、芪升举清阳为使。综合全方，一则补气健脾，使后天生化有源，脾胃气虚诸症自可痊愈；一则升提中气，恢复中焦升降之功能，使下脱、下垂之症自复其位。

补中益气汤的适应指征为脾胃气虚，凡因脾胃气虚而导致的各类疾患，均能适用，一般作汤剂加减。使用药物的分量，也可相应提高。

补中益气汤是中医十大名方之一，而这十大名方之中，还有一方，也对脾有很好的补益功效，那就是原载于宋代严用和《济生方》中的归脾汤。它以四君子汤（包括人参、白术、茯苓、炙甘草）、当归补血汤（包括当归、黄芪），再加上远志、龙眼、木香三味药组合而成。与补中益气汤重在补脾胃之气相比，归脾汤气血双补、心脾同治，具有多重功效。在此方基础上改制而成的中成药归脾丸，对心脾两虚、气血两虚导致的症状亦有良好的疗效。

葛花饮——专为应酬之人设计的解酒护脾方

酒，现在几乎已经成为工作应酬的必需品。很多人对喝酒深有感触，有的人喝的胃出血了还要坚持在酒桌上推杯换盏，以表示自己的心诚。太多人因为过度饮酒而患上了肝硬化，胃下垂，胃溃疡……甚至还有人因为饮酒付出了生命的代价。

当然，酒并不是一无是处。古人认为"酒为诸药之长"，它性温，味甘苦辛，有散寒气、通血脉的功效。有高血压的人曾经尝试过在血压高时喝一点儿酒，再测试血压值会下降。《素问·血气形志》中指出："经络不通，病生于不仁，治之以按摩醪药。"这里的"醪药"就是指药酒。古人认为，酒适当地用、适当地饮对身体是有好处的。因此，饮酒的原则应该是宜偶小酌，莫久贪杯。过量喝酒不仅仅伤肝，而且更加伤害脾胃。

酗酒为什么会伤脾胃呢？《素问·厥论》中指出："酒入于胃，则络脉满而经脉虚。脾主为胃行其津液者也，阴气虚则阳气入，阳气入则胃不和，胃不和则精气竭，精气竭则不营其四肢也。"大意是说，饮酒进入胃以后，络脉先满，而经脉气虚，待卫气平稳后，营气才能充盈于经脉。由于酒性辛热有毒，不仅在酒后可能引发胃病，有的甚至积毒内留，祸害诸多脏腑。

葛花饮载于李东垣《脾胃论》中的"葛花解酲汤"。不过，这种办法也有个条件：饮酒引起的胃部胀痛不适者，病程在两个月之内。

也有人将"葛花解酲汤"成为"葛花解酲汤"，"酲"不是清醒的意思，在这里它读 chéng，类似于"呈"的读音。古人说："酒病曰酲"，"酲"就是男人酒醒后困惫如病的状态，从方名中就能看出这个药方是专为酒病而设。现代研究认为，无论是一时饮酒过量，还是因长期嗜酒太过损伤脾胃，只要表现为眩晕呕吐、心神烦乱、胸膈痞闷、食少体倦、小

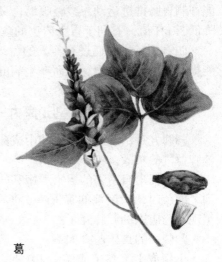

葛

便不利等症状的，都可以用"葛花解醒汤"。

莲花青皮（去瓤）0.9克，木香1.5克，橘皮（去白）、人参（去芦）、猪苓（去黑皮）、白茯苓各4.5克，神曲（炒黄）、泽泻、干生姜、白术各6克，白豆蔻仁、葛花、砂仁各15克。在药店购得后，可让药店将这些药研成细末混合，每次用温热水调服9克。当然，也可以将上面的药一起作汤剂，水煎服。喝下后，稍微出点儿汗，则"酒病去矣"。

"葛花解醒汤"中的葛花是解醒专用药物，砂仁、蔻仁、陈皮、干姜、神曲等则有理气宽胸、和胃的作用，茯苓和泽泻能够利水渗湿，使酒毒从小便中排出去，对于醉酒后胸脘痞胀，不思饮食，小便不利都有不错的疗效。虽然这款解醒汤最好在饮酒后的两个月内服用，但是如果确实因饮酒所伤，即使已距酒醉有一定时间，有的人仍可以根据症状参用解醒之品。需要注意的，千万不要认为手中有了"秘方"，便日日饮酒，不知道珍惜自己的身体，否则再好的药也都是无用之物。

健脾四君子汤——脾胃虚弱者的"补品"

现代人的生活和工作压力都很大，经常在外奔波劳碌，饮食无量，很容易脾胃虚弱，导致精力不足、体力不佳。这时候，四君子汤能够帮助你强健脾胃，抵抗疲劳，充沛精力。四君子汤算是最负盛名的古方剂之一，出自《太平惠民和剂局方》，主要由人参、白术、茯苓、甘草四味基本中草药构成。

四君子汤的制法是将等份的人参（去芦）、炙甘草、茯苓、白术制为细末。每服6克，用水150毫升，煎至100毫升，口服即可，亦可取饮片直接用水煎服。用法用量请谨遵专业医师的建议。

本方以人参为主，补气健脾养胃；配以健脾燥湿的白术以加强人参补气健脾之力；再加茯苓健脾渗湿，使其补脾之功更加明显；最后配以炙甘草，炙甘草也有增强补气健脾的作用，并能协调诸药而使它们共同发挥补气健脾的功效。因此，四君子汤治脾胃气虚的功效十分明显，而且还是治疗脾胃气虚证的基础方，后世众多补脾益气方剂多从此方衍化而来。

很多人都不明白其名字中的"君子"有何渊源。我们知道，古时泛称才德出众之人为君子，而此方中的人参、白术、茯苓、甘草四味草药皆为平和之品，温补而不燥热，补益却不峻猛，正从了"君子致中和"的古意，所以得名"四君子汤"。

四君子汤为补气名方，这个药方是专门治疗人体因内外因素而导致脾胃虚弱以及由此而引起的一类疾病。如果你常感到自己喘不过来气，跑几步就气喘吁吁；如果你的面色萎白，平时总觉得浑身无力；如果你吃得少，消化不好，而且大便不成形；如果你先天体质虚弱或者大病之后，脾胃不和；这些都可以服用四君子汤。随着时代发展，四君子汤的很多功效不断被发掘出来。现代研究表明，此方还具有调节胃肠运动的作用，既能抑制胃肠推进运动，减轻腹泻；又能使运动降低的小肠恢复正常；还能减少胃液分泌，降低其pH值，有利于胃肠溃疡的愈合。

四君子汤主要通过补养人的后天之本达到养先天之本的作用，或者我们可以理解它能提高人体的免疫力，从而在生病的时候，身体能够更快地恢复健康。

归脾丸——补脾血最好的药

归脾丸是由归脾汤制成的中成药，几乎在中国的每个药店里都有卖，具有补血养心、健脾益气的功效。

归脾汤出自南宋的医家严用和的《济生方》。当时，严用和的归脾丸的方子还不完整，到了明代时，太医院的院长薛立斋在这个方子里加上了当归和远志，至此归脾汤就变成了现在药店里的归脾丸了。

归脾汤的具体药方如下：

【组成】人参（或党参）9克，黄芪9克，白术9克，茯苓9克，酸枣仁9克，桂圆肉9克，木香6克，炙甘草5克，当归9克，远志6克，生姜3片，红枣5枚。

【用法】水煎服，每日1剂，分2次服。

药店中售有成药，名归脾丸，每日服2次，每次6～9克。

方子叫"归脾汤"，意思很明确，是针对补脾的，那为什么包含了那么多补气的中药如黄芪、党参呢？大家一定会觉得整个的归脾丸是补气的方子，但是，在方剂学里面，归脾汤确实是补血的，这又是为什么呢？

首先从气和血的关系看，中医认为，气属阳，血属阴，气和血的关系，就像是白天和黑夜一样，谁都离不开谁，他们是互生的，气生血，血生气，大家看到我们八卦图中的阴阳鱼了吧，这个气和血也是这么抱在一起的。当补血的时候，往往会考虑这个人的气是否不足，如果不足，单单补血是不够的，因为血之化源不足，而这里的补气，主要还是补脾气。所以方中有诸多补气中药。

为何归脾汤里还加入了龙眼肉、酸枣仁、当归等养血的药，以及宁心安神的远志？这里就要讲心脾同治的方法了，方子里面养血的药物，其实都是用于心经的，为什么呢？因为血液的耗伤，一个主要的方向，就是思虑过度，还有女性的月经量过多都会耗伤心血。生活中就常会感觉心血不足，出现一些健忘、失眠、心悸等心脏方面的问题，这就是明显的耗伤心血的症状。所以方子里面加入了远志，加入了酸枣仁、龙眼肉，这样，心血补足了，那么我们的血液就会更好地生发和保存了。所以《沈氏女科辑要笺正》指出："归脾汤方确为补益血液专剂"。

当因为焦虑、疲劳、食欲不振的时候，也可以用归脾汤调理一下。有的人因为食欲不振所出现的心悸、心慌之症也可用此方。气血不足，养心的能力就会减弱，而气血从脾胃运化的水谷精微中来，所以吃得少就没有足够的气血养心，人就会出现心悸、心慌的症状。另外，失眠健忘、夜有盗汗以及神经衰弱等属于心脾两虚者等，都可应用本方。

不过，这个方子毕竟是药物，真正用的时候还是需要在医生的指导下使用。

十全大补汤——调补脾胃，缓解你的慢性疲劳

在城市中很多人的工作虽不像体力劳动者那么辛苦，但心理上总觉得压力更大，身心长期处于疲惫状态，加上平时又不注意合理休息，以至于持续出现疲劳、失眠、思维不能集中等全身衰弱的疲劳现象。这种状态就是亚健康状态的一种表现，即慢性疲劳综合征。

根据本病的临床症状，属于中医虚劳、内伤发热范畴。中医学认为，"脾胃后天之本"，主肌肉；"肝为罢极之本"，主筋；"肾为先天之本"，主骨。如果脾胃健运则气血生化充足，肝肾得以重阳，气机调畅，阴阳调和，精力充沛。十全大补汤是中医补益气血的良方，可调补脾胃，对于因为过度劳累而导致的身体问题，都有很好的疗效。

【组成】人参10克，白术15克，茯苓12克，当归10克，熟地12克，川芎10克，炒白芍10克，炙甘草5克，黄芪15克，肉桂9克，生姜3片，大枣5枚。

【用法】水煎服。

【功效】可温补气血，主治诸虚不足，五劳七伤，久病虚损等症。

所谓"十全"，是强调该方共由十味中药制成，而"大补"，则是在突出其可以气血双补。"十全大补汤"是由补气基础方"四君子汤"与补血基本方"四物汤"合并而成的"八珍汤"，再加补气之黄芪、补阳之肉桂二药而成。这款汤适用于气血两虚，而偏有阳虚寒象的患者食用。

中医学认为，气和血是人赖以生存的两种基本元素，先天体质虚弱，或劳累过度，或病后调养不当，或失血过多等，均可导致气血两虚，引发各类疾病。可出现面色苍白或萎黄，头晕眼花，食欲差，精神不振，多汗且活动后加重，甚至心慌气短等表现。十全大补汤能温补气血，从根本上改善上述症状。临床上还可用于治疗低蛋白血症，贫血、

白细胞或血小板减少症，及慢性萎缩性胃炎、胃下垂、虚性疮疡久不收口等疾病。

现代医学研究表明，此方还具有增强免疫力的效果，能明显促进特异性免疫功能和非特异性免疫功能。能快速增加红细胞，保护骨髓的造血功能，还能纠正和减轻术后低蛋白血症和贫血等，能在一定程度上延缓衰老和抗肿瘤。

如果你嫌煎药麻烦，还可以到药店购买此药的成品"十全大补丸"，疗效也是不错的。十全大补汤也有慎用的情况。首先是属阴虚火旺的人。该方补益气血而性偏温热，若此类人误用了此方，就好比"火上浇油"，越烧越旺。所以，若有明显的阴虚症状，如手脚心发热、夜间汗出过多、口干舌燥、舌质偏红而舌苔少，甚至无苔等，就应慎用。另外，中医认为，感冒时通常不宜同服补药，以防影响对外邪的疏散，若病人身体气血亏虚，可待感冒好转后再适当施补。总之，十全大补汤作为温补气血的良方，对证施补，方可获益，如果出现上述症状，可在医生的指导下应用。

暑湿感冒，就找三仁汤

暑湿感冒是夏季常见的外感性疾病之一，也是老百姓俗称的热伤风。其特点就是因为夏季闷热，湿度比较大，在这个时候大家都比较贪凉，比如吹空调等，感受了风寒之邪。症状多表现为鼻塞、流涕、发烧等。其发病时间相对较长，体质虚弱的患者还会反复发作。而暑湿感冒与风寒感冒和风热感冒的区别就是后者发热轻、恶寒重。此病也是儿童在夏季的常见病，因为孩子体热加上夏季暑热炎炎，感受了暑热之邪后，容易损伤人体正气而影响脾胃，产生内湿，出现脾胃运化功能失调的症状，而出现饮食减退、恶心呕吐或腹泻等症。

中医认为，暑湿感冒患者湿热相合，湿重于热，常表现为首重如裹（头晕、头重），午后发热，胸闷不饥，脘腹胀满，舌白不渴，脉濡数。因此治疗上宜用清热利湿、宣通化浊、化湿运脾的三仁汤治之。

三仁汤

【组成】杏仁 15 克（捣，后下），薏苡仁 15 克，白蔻仁 6 克（捣，后下），半夏 15 克，厚朴 6 克，竹叶 6 克，白通草 6 克，飞滑石 18 克。

【用法】水煎服。

【功效】方中杏仁能开达肺气以利上焦；蔻仁性善芳香化浊，以宣通中焦；薏苡仁淡渗利湿，可疏泄下焦，三药合用可共凑宣通化浊之功，以其急则治标而作为方中主药。竹叶、通草、滑石具有清利湿热的作用，虽能够治本，此病实际上属于本缓标急故将其作为辅药。湿性重着，易阻气机，方中厚朴、半夏能理气宽中，可以兼治之。

暑湿感冒的预防与护理工作比治疗更为重要，具体措施如下：

（1）炎热的夏季，出要注意防晒，避免阳光直射皮肤。要尽可能避免在烈日下学习和游戏，以防中暑，要在阴凉处或树下遮阳避暑。

（2）晚上睡觉时尽量不开空调，避免对流风直吹。

（3）加强身体锻炼，提高集体抗病的能力。

（4）患病期间应多喝水，给予易消化的食物，并要注意开窗换气，加强清洁卫生护理，注意病情变化。

（5）在感冒流行期间，可每日坚持饮用绿豆汤或吃一些西瓜等清热解暑之品。

半夏枳术丸——缓解冷物内伤所致的脾胃病

夏天酷暑难耐，人们为了消暑常常吃大量冷饮，如冰激凌、冰冻啤酒、冰镇的水果等，这些凉的东西吃下去后，虽然会感到一时的凉意，但往往会引起肠胃不舒服，出现腹胀和腹泻等症状。这就是典型的生冷食物伤了脾胃，《脾胃论》中有一个方子能够治疗这种病症——半夏枳术丸。

【**组成**】半夏（汤洗七次，焙干）、枳实、白术各二两。

【**用法**】上药为极细末，荷叶裹烧饭为丸，如梧桐子大，每服50丸，添服不妨，无定法。

需要注意的是，古时的1斤等于16两，所以古时的1两相当于现代的30克左右。这个方子服用起来很方便，没有固定的服用方法，并且稍加用量也没有大碍。

半夏，具有利水化湿、理气降逆的功效，善治脾胃湿痰；枳实，辛行苦降，善破气除痞、消积导滞；白术，有健脾益气、燥湿利水的功效，善治脾虚食少、腹胀泄泻等证。这三味中药加在一起即能够治疗因冷物内伤所致的脾胃病了。

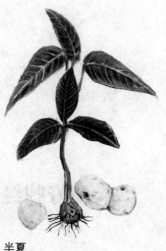

半夏

常言道："医生治得了病但治不了命。"如果偶尔一两次因贪食生冷之物而伤了脾胃，半夏枳术丸可以来帮我们调理脾胃。但是如果你经常贪食生冷食物，那么这个方子也会失效了。在日常饮食中，影响肠胃功能的生冷寒凉之物主要包括以下种类：生冷瓜果蔬菜。如西瓜、甜瓜、苦瓜、生西红柿、苹果、丝瓜等；各种凉拌菜。如小葱拌豆腐、拌凉粉、凉拌海蜇等；各种冷饮冰棒。如冰淇淋、凉水、凉牛奶、雪糕等。

体质虚寒或是脾胃虚寒的老人，一定要注意少吃寒凉食物，可以多吃些温养脾胃的食物，如生姜、荆芥、小茴香、藿香、大蒜等。

第六章

用好脾经、胃经穴位，让生命之树常青

中脘穴——解决各种消化问题的"万能胃药"

俗话说"十人九胃病"，尤其是现在，暴饮暴食、不运动等不良生活习惯更容易导致各种胃病的发生。在治疗胃病时，大把大把的吃药也是很痛苦的事情，很多人都知道"是药三分毒"也许治好了胃病，又会引起其他的病。而中医有"用穴如用药"的说法，也就是对穴位进行不同的刺激会激发出穴位的不同作用，但变化是因病而异、自我调节的，我们把它称为双向良性调节作用。

古人说："胃为太仓，三皇五帝之厨府也。"为了保护太仓的正常运作，人体给胃部配备了护卫"三剑客"，即上、中、下三脘穴。如果平时让这"三剑客"站好岗，就可形成对胃的层层保护，让各种胃病无法侵入。而中脘被称为解决各种消化问题的"万能胃药"。

中脘，中，指本穴相对于上脘穴、下脘穴二穴而为中也。脘，空腔也，《说文·肉部》说："脘，胃府也。"也就是说，脘，是胃腔。同时呢，中医所说的脘，也可代指胃。该穴名意指任脉的地部经水由此向下而行。本穴物质为任脉上部经脉的下行经水，至本穴后，经水继续向下而行，如流入任脉下部的巨大空腔，故名。

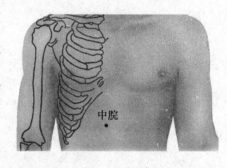

中脘

从现代解剖学中我们知道，胃位于横膈下，上接食道，下通小肠，上口为"贲门"，下口为"幽门"。而贲门的位置约对应着任脉的上脘穴，幽门的位置约对应着任脉的下脘穴，上脘、下脘之间就是中脘。这三个部位，统称为"胃脘"。中脘正处在胃的贲门和幽门之间。中脘穴的定位也很简单，其位于腹部正中线上，胸剑联合与肚脐中央之间的中点处，所谓"胸剑联合"，就是自胸部正中向下循按，由硬变软处，即胸骨下端尽处。

由于中脘在中医治疗胃病方面效果突出，古今临床案例众多，如明朝名医徐春甫的《古今医统大全》就讲了一位官太太得了胃病，通过中脘穴位治疗的故事：

古代当官为宦的，多是三妻四妾，这些女人在一起整天争风吃醋，想方设法获取老爷的宠爱，多存私房钱。大老婆整天调理纠纷，还得防着别人谋权篡位。老爷都宠小老婆，所以她经常被老爷的偏心眼气得吃不下饭去，食无定时，食无定量，时间一长胃病就找上门来了。

她的症状主要是胸腹部胀满不舒服，时常感觉两胁的部位刺痛，脉象表现为弦而细。由此得出这是肝脾失和的表现，中医讲五行与五脏相应，肝属木，脾属土，肝木克脾土，如果肝气郁滞或过旺，造成对脾的管理作用太强，日子久了，脾的运化能力就会下降，也就是被肝克制住了。

分析起来，这位夫人有两个问题：一是脾胃功能下降，运化失常；二是肝气郁滞，经脉不畅。怎么治疗呢？医生给这位夫人先用艾条灸中脘穴，激发脾胃的阳气，使运化功能能够正常发挥。然后再辅以汤药——木香顺气汤，使淤积的肝气得到消散，很快病就好了。

临床除了使用中脘穴治疗胃脘胀痛外，也常以中脘为主穴配以其他穴位来治疗如胃积食、胃下垂、胃溃疡、肥胖等。如中脘穴配足三里可以用于调理脾胃虚弱。中脘穴配梁丘穴可用于治疗气滞胃病。而单独按摩中脘穴也能起到胃部的保健、治疗作用。其按摩方法为：

（1）将手掌掌心（劳宫穴）附着在中脘穴上，以腕关节为中心连同前臂做节律性的旋转运动。操作时肘关节自然屈曲，腕部放松。

（2）着力面应向顺时针方向，沿圆形轨迹旋转运行，周而复始，同时要适当扩大按摩的范围，争取能够覆盖胃的全部范围，顺时针按摩为补益之法。

（3）动作要缓和而协调，正常频率一般每分钟 100 次左右，按摩中脘时动作可再缓和一些，保持频率 80 ～ 90 次 / 分钟为宜。力量轻、频率慢称为缓摩，也有补益的作用。

（4）每次操作时间应不少于 5 分钟，以中脘穴局部有温热感，并持续向腹内渗透为度，经常按摩能够起到补益后天之气的作用。

天枢穴——健脾和胃，止泻通便

古人在认识人体时，遵循着天地人的概念，比如，在人脸中，眉毛的上面叫"天"，鼻子下面叫"地"，所以我们在夸奖一个人长相俊伟时常会说"天庭饱满，地阁方圆"。"天枢"也就是天的枢纽，《黄帝内经·素问》说："天枢之上，天气主之；天枢之下，地气主之；气交之分，人气从之，万物由之。"可见，天枢就是区分天与地的临界点。古人认为人体阴阳是以肚脐为界划分的，天枢穴位于肚脐两旁，处于人体的中间地带。上半身为阳，下半身为阴，阴阳之气在此处转化，是为"天枢"。

天枢穴是胃经上的要穴，同时也是大肠经的募穴，是阳明脉气所发之处，具有健脾和胃、通调肠腑的功效。取穴时从肚脐，向旁边侧开两寸，也就是两个拇指的宽度，即为天枢穴。因为与脏腑是"近邻"，所以内外的病邪侵犯，天枢都会出现异常反应，起着脏腑疾病"信号灯"的作用。从位置上看，天枢正好对应着肠道，因此对此穴的按揉，能促进肠道的良性蠕动，增强胃动力。所以，便秘、腹泻之类的疾病都可以找天枢穴来解决。

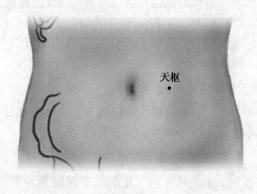
天枢

我们平时可能会因为各种原因伤害到脾胃，比如经常食用过冷食物、压力过大等都会令胃肠功能失常。这个时候，按揉天枢穴，能够起到调整胃肠的作用。即便是健康人群，常按摩天枢穴，也能够帮助保持肠道的健康。吸毒的人在戒毒期间会出现很多症状，其中较为常见的就是胃肠功能紊乱，有的人可能表现为便秘，有的则表现出腹泻的症状，此时若能刺激天枢穴，这些症状都可以得到很好的缓解。另外，因为天枢穴能通肠道、排宿便，肠道通，脂肪便不会堆积，所以它还有减肥的功能。

点按此穴时，可以仰卧或取坐位，解开腰带，露出肚脐部，全身尽量放松。如果是腹泻者，应该先排便再做上述动作。分别用拇指指腹压在天枢穴上，力度由轻渐重，缓缓下压（指力以患者能耐受为度），持续 4 ～ 6 分钟，将手指慢慢抬起（但不要离开皮肤），再在原处按揉片刻。经过治疗，患者很快就会感觉舒适，大大缓解腹痛、腹泻的症状。便秘患者则需要大概 1 ～ 2 天见效。

当然，如果想提高疗效，可在每天的早上 7 ～ 9 点胃经当令时坚持按摩此穴 200 下，肚脐两边的穴位都要按摩到，会有很好的疗效。

足三里穴——调理脾胃，补中益气

足三里穴是足阳明胃经的要穴，它具有调理脾胃、补中益气、扶正祛邪的功能。我们知道，胃是人体的一个"给养仓库"，胃里的食物只有及时地消化、分解、吸收，人体的其他脏器才可以得到充足的养分，人才能身体健康，精力充沛。所以，胃部消化情况的好坏，对我们来说极为重要。

现代医学证实，刺激足三里，可以让肠胃有力而有规律地蠕动，并可提高多种消化酶的活性，增进食欲，促使饮食尽快消化吸收。此外，足三里穴对于治疗胃病、腰痛、腹泻、便秘、下肢瘫痪、半身不遂、膝胫酸痛、消化系统疾病都有很好的效果。故而，足三里穴又常被称为"人体长寿第一穴"。

医务人员为了证实足三里的功效，曾经做过一个实验：每天刺激病人的足三里20分钟，连续刺激1周后，他的血液蛋白含量出现增高，白细胞吞噬能力增强，免疫力也提高了。这就是"常打足三里，胜吃老母鸡"的理论依据。

足三里穴在外膝眼下3寸，距胫骨前嵴1横指，取穴时，屈膝由外膝眼向下量4横指，在腓骨与胫骨之间，由胫骨旁量1横指，该处即是。刺激足三里穴时可以采用下面的三种方法。

1. 拇指按揉足三里

平时保健时，可以直接将拇指的指面着力于足三里穴上，垂直用力，向下按压并揉之，剩下的四指可握拳或张开，起到支撑的作用。刺激时可产生酸、麻、胀、痛和走窜等感觉，持续几秒后，再渐渐放松，之后反复这样操作即可。

当然，如果是身体不舒服了，用足三里调理时手法就不一样了。足三里也可以称作"足三里"，也就是理上、理中、理下。胃处于肚腹的上面，因此胃胀、胃脘痛时，需要向足三里的上方用力；腹部正中出现不适时，就需要向内按；小腹上的病痛，自然也就要按住足三里向下方使劲儿。有痛经史的女人可以用"理下"的方法缓解疼痛。

2. 捶打足三里

手握空拳，拳眼向下，垂直捶打足三里穴位。捶打之时，也会产生一定酸、麻、胀、痛和走窜等感觉，反复操作数次即可。

3. 艾灸足三里

艾灸足三里，是足三里保健最经典的保健方法，其中化脓灸又是最好的方法。顾名思义，化脓灸会让被灸的地方烫伤，并化脓，产生疤痕。因此，这种灸法不适合在头、颈、面部等地方进行。

足三里化脓灸法，可先在穴位上涂抹少量的蒜汁，以增强黏附力。将大小适宜的艾炷放在穴位上，用香烟头或者香火头点燃艾炷开始灸，当艾炷燃尽后，继续放下一个灸，直到规定壮数灸完为止。施灸时，直接作用于皮肤，所以人会产生剧痛，此时可以轻轻拍打足三里周围的皮肤，以缓解疼痛。施灸后，局部会化脓，所以在烫伤愈合之前，要对施灸部位进行常规的消毒护理，以免感染。

当然，大家也可以用艾条灸，每次灸15～20分钟，艾灸时让艾条离皮肤2厘米，灸到局部的皮肤发红，缓慢地沿足三里穴上下移动，注意不要烧伤皮肤。

总之，不管使用哪种方法，一定要每天都坚持，并按要求去做。每天花上几分钟就能换来身体健康。

足三里

血海穴——调理女人的月经问题

中医认为，女性的月经受到了心脾的影响。《素问·阴阳别论》中指出："二阳之病发于心脾，有不得隐曲，女子不月。"当脾不能运化水谷之精微于脏腑，不能上奉心肺而化生为血，津血亏虚，则女性朋友就会出现月经不调等问题。因此，女性朋友在调理月经问题上，可以从调理脾胃、补益冲任上入手。

如何能不吃药就解决月经问题呢？刺激血海穴是一个不错的辅助方法。从名字上就可以看出来，血海穴和血有着密切的关系，血海就是血液会聚的海洋。该穴位的作用主要在于补血养血、活血化瘀、引血归经，从而达到补养、调配和疏散人体血液的作用，因此，血海穴自古就被看作是强身健体的治本大穴。

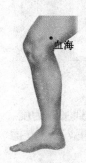

血海穴在大腿内侧，髌底内侧端上2寸，股四头肌内侧头的隆起处。取穴时，可坐在椅子上，屈膝，掌心向下覆盖住膝盖骨（右手按左膝，左手按右膝），拇指与示指呈45°，大拇指下面的即时血海穴。

每天9～11点刺激血海穴最好，因为这个时间段是脾经经气旺盛的时候，人体阳气处于上升趋势，所以直接按揉就可以了；每侧3分钟，用力稍微地强一些，因为此处的皮下组织和肌肉韧带都比较丰富，如果力量太小无法达到理想功效。检测自己的力度是否合适，可以看看按揉完后，此处有没有红的地方，如果皮肤发红，却又没有任何掐痕的话，说明手法正确。

大家都知道，在一生中女性会不断地重复生血和失血的过程，中医讲"女子以血为用"，可见，血对于女性来讲非常重要。因此，血海可以用来治疗女子和血有关的疾病，比如说月经量少、月经量多、痛经、崩漏、贫血，等等。

血海还可以治疗皮肤病，这又是为什么呢？这是因为荨麻疹、湿疹等很多皮肤病多是由于血热或者血燥等原因，导致生风，从而出现瘙痒等症状。中医有句话叫"治风先治血，血行风自灭"。因此对于荨麻疹等皮肤方面的问题，可以用血海来治疗，如果配合曲池、合谷等穴位的话，效果会更好。

大都穴——强壮你的消化能力

现代人由于饮食过于精致，长期的久坐，又缺少足够的运动，使得胃动力不足，常有人说早餐不爱吃，中午也吃得不多。晚餐总算有点儿胃口了，但是吃完以后感觉肚子不舒服，老觉着自己吃撑了，有时还会吐。其实这些都是因为胃的消化能力变得弱了。而且随着年龄的增大，消化功能就会慢慢减退，随之会出现消化不良、不爱吃东西、腹胀、排便困难等症状。而在改善胃肠功能上有很多方法，除了多注意饮食，选择性服用中药，按摩或针刺常用穴如中脘、脾腧等外，还可以用大都穴来强壮你的消化能力。

大都穴是脾经上的荥穴，荥主身热，此穴有泄热止痛、健脾和中的作用，对于胃炎、胃痉挛、腹胀腹痛、急慢性肠炎都有很好的缓解功效。大都穴的物质为隐白穴传来的生发之气，至本穴后为聚集之状。其为脾经的荥穴，而"荥"有极小水流的意思。大都作为脾经的荥穴意为隐白穴传来的脾土生发之气，富含水湿，至本穴后部分水湿之气散热冷降归地，所降之水也小，故为脾经荥穴。

像不思饮食这样的情况，不仅仅单纯是缺乏运动引起，还会由其他病因引发，如心口疼痛导致的胃口不好。从脾经路线图上可以看到，脾经有一条分支是入心的，由此可以看出，脾和心是有密切关系的。所以因心脏问题而引起的一些毛病，可以通过敲打脾经来调治，也可以单独对大都穴进行按摩或艾灸，疗效也很显著。

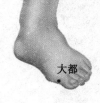

大都穴的定位是在足内侧的边缘，当足大趾本节（第1跖趾关节）前下方赤白肉际凹陷处。取穴时，正坐垂足或取仰卧位，在足大趾内侧，第1跖趾关节前下方，赤白肉际处取穴。

按摩大都穴时，需要每天坚持对两脚的穴位进行按摩，按摩时间在10分钟左右，以自己能耐受的时间和力度为准。

大都穴的保健也可选用艾灸的方法。把艾条点着，悬在大都穴上方 2 ~ 3 厘米处，用点着的一端对着大都穴灸，每次灸 5 分钟，每周 3 次，效果也比较明显。艾灸大都穴，还特别适合那些情绪抑郁的人，同样适合那些工作压力特别大的人。

太白穴——人体健脾要穴

太白穴位于足内侧缘，足大趾本节（第 1 跖趾关节）后下方赤白肉际凹陷处。取法：正坐垂足或仰卧位，在第一跖趾关节后缘，赤白肉际处取穴。

太白穴中的"太"，有大的意思。"白"，肺之色也，气也。太白穴名意指脾经的水湿云气在此吸热蒸升，化为肺金之气。本穴物质为大都穴传来的天部水湿云气，至本穴后受长夏热燥气化蒸升，在更高的天部层次化为金性之气，故名太白穴。

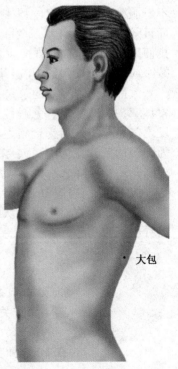

太白

太白穴是脾经的原穴也是人体健脾要穴，健脾补脾效果比其他穴位都强，能治各种原因引起的脾虚如先天脾虚、肝旺脾虚、心脾两虚、脾肺气虚、病后脾虚等，并有双向调节作用。比如按摩太白穴有腹泻可止，便秘可通的神奇效果。按摩时要注意力道，以穴位处微微感到胀痛为度，不必用太大力气，每天坚持按揉 3 ~ 5 分钟，不用吃任何药也能达到补脾的效果。点揉太白穴还可调控血糖指数，高者可降，低者可升。

夜里睡觉流口水，舌头两边有齿痕，吃完东西腹胀，消化不良等均为脾虚症状，女性月经量异常等都可以通过刺激太白穴进行改善。此外，太白穴还是缓解肌肉酸痛的大穴，如运功之后肌肉容易酸痛，歇上好几天才能不痛，按摩此穴能够使肌肉提前缓解。

这里介绍一种十分有效的穴位外敷方法，即把人参切成片，医用纱布折叠成一厘米见方的一小块，然后置一小片人参于纱布之上，贴于太白穴处，再用医用胶布固定。切记，两侧太白穴上都要贴。每次贴上后，要持续 12 小时才取下。隔天贴一次就可以。

大包穴——振奋脾气，帮你远离亚健康

现在很多上班族大多都是单位、家庭两点一线的生活，不锻炼身体，工作又不废体力，但是伤脑筋，心理压力大。慢慢地，气血流动就慢了，加上年龄的增加，新陈代谢减慢，就形成了一种不健康的状态，也就是我们常说的亚健康。

亚健康中最常见的就是疲乏的症状，而脾出问题的时候常常会引发疲劳。脾的作用是运化水谷和运化水湿，它不断地运输食物和水经过消化生成的津液。如果脾的运化功能下降了，就像是传送带瘫痪了，各个脏器得不到营养，也就没有能量正常"工作"，从而使人觉得疲劳困倦。另一方面，能量不能够被运送出去，就会堆积在仓库里，形成囤积，时间长了就会变质、发霉，变成垃圾和毒物，成为严重疾病的诱因。而且，因为人体内有阳气，阳气会蒸腾身体里的水分，水分凝聚以后会变成痰，这里所说的痰不是可以咳出来的有形的痰，而是无形的痰，也可以理解为脂肪，脂肪太多的人也容易困倦，乏力。所以，中医认为，引发疲劳的关键是脾出了问题。

大包

而大包穴可以通过促进脾的功能来缓解疲劳。大包穴是足太阴脾经最终末的穴位，是脾经上的络穴。人体的十二条经脉都有各自的络穴，络穴是连接相表里的两条经脉之间的联络通道，足太阴脾经除了本身的络穴，还多了一个络穴，就是大包穴。它被称作脾之大络，能够沟通人体全身的各部，把经气散布到身体的五脏六腑里面去。如

果给这个位置一个正确的刺激的话，就可以振奋脾气，提高脾的运化作用。脾的运化作用一旦旺盛，人体营养的摄取、代谢和水的合理分布都会得到调节和提高。

如何更快捷的找的大包穴呢？因为大包穴是一个点，这个位置比较局限，常见的说法是"腋窝下6寸"，但是很多人还是会觉得这个位置不容易找。我们可以用另外一个简便的方法找到大包穴。首先把两拳相握，两拳相握的时候，每拳之间会有缝隙，在我们两侧肋骨的地方也有缝隙。然后将拳头拳面的位置放到肋骨的缝隙，把手嵌进去，就像是阴和阳、凹和凸一样。基本上拳头的拇指或示指的位置正好跟乳头相平。所以我们就把手握拳，先找到乳头的位置，然后水平划到肋骨缝隙处，把手嵌进去就能覆盖到大包穴了。

在家里刺激大包穴可以选择按摩的方法，这个方法又叫作理大包。先对穴位进行点按，用力可以稍大些。如果是工作压力比较大的人，点按的时候会有特别酸痛的感觉。点住以后，做收肩、扩胸的动作。收肩的时候，肩部的肌肉就开始收缩。这时候坚持15 ~ 20秒，然后放松下来。一定要注意，扩胸的时候，手要一直顶住，点的力量不能减弱。15秒到了，放松，然后再做。反复进行。

反复做这个动作5次以后，也就是大概2分钟以后就不用再做收肩了，改成做耸肩和转肩。还是要一直用力。然后转肩关节，向前，以拳柄的位置作为轴，转肩部。在这个转的过程当中，会有明显的酸痛感。这个转肩部的动作也可以向后转，转的次数因人而异，10 ~ 20次就可以了。如果有时间的话可以多做几次，这样效果会比较好。

地机穴——健脾利湿，调理月经

月经对于女性来说，正常情况下会伴随她们35年，每月的月经正常与否也预示着身体是否康健。我们都知道脾具有统摄血液的功能，脾功能正常，就可以使血按照正常的周期、正常的规律来运行。女性的月经，也会定时而来、规律而健康。月经正常也代表女性的生殖能力健康，身体处于一个健康的旺盛体状态，衰老才会比较晚的到来。所以治疗月经病，首抓肝脾，调其气血，才能使大部分月经疾病的治疗有所遵循。

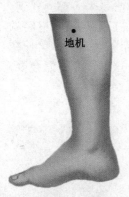

地机

在调理各种月经不调的症状上，除了药物治疗外，我们不妨试试按摩地机穴。地机穴是足太阴脾经上一个非常重要的穴位。地机穴有健脾渗湿、调理月经的功效，它可以治疗腹胀、腹痛、食欲不振等脾胃方面的病，还可以治疗女性朋友月经不调、痛经等病。因为地机穴属于脾经上的郄穴，它有和脾理血、调理胞宫的作用。郄穴又有善于治急性病之说，因此，取地机穴治疗痛经是行之有效的。可以说，地机穴是临床治疗痛经的经验穴。

地机穴位于人体的小腿内侧，当内踝尖与阴陵泉穴的连线上，阴陵泉穴下3寸。经常按摩可治疗腹痛，泄泻，小便不利，水肿，月经不调，痛经等症。

具体操作时，可先用食指指腹点按地机穴周围，寻找最敏感点，用拇指的指腹由轻及重地按压敏感点，以能忍受为度。坚持按压1分钟，每天进行1 ~ 2次。

公孙穴——摆脱脾胃疾患的大穴

公孙穴最早见于《灵枢·经脉篇》，它是足太阴脾经的络穴，别走阳明，有健脾益胃、通调冲脉、消除痞疾之功。

脾主土，在人体的正中央，主运化水谷精微，并将其输布全身，是人的后天之本，谙合统御之道。公孙是脾经上的一个重要穴位，从这里脾经会通向胃经，而且这个位置又是奇经八脉中的冲脉与脾经相通的地方。所以公孙穴有兼治脾胃和胸腹部各种疾患的作用。比如，有的人因为不注意保暖，让小腹受凉或贪吃冷饮等导致了脾胃虚寒，不能运化水湿，就可用公孙穴调理。

脾胃的运化不良还会产生痛经，伴有呕吐、恶心、头痛等症状，这时也不妨刺激公孙穴。原因在于，公孙穴通冲脉，而督、任、冲三脉皆起于胞宫，其中，冲任二脉同女子月经、生育有着至关重要的联系。《黄帝内经·灵枢》说，冲脉乃"十二经之海"，是人体的"血海"，所以，调理公孙穴，就等于是在全面疏导身上的十二经气血，故而具有行瘀止痛的功效。有痛经困扰的女性朋友，可以在平时多按摩公孙穴。

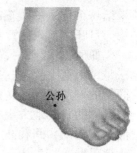

公孙

取穴的时候，公孙穴在足内侧缘，第一跖骨基底前下缘，赤白肉际处取穴，距太白 1 寸。如果只是为了保健而按摩公孙穴，不必非得按照治疗所用位置去找，可将公孙穴看作一个区域，以自己的压痛为准。先找到脚掌骨，它在我们双脚的拇趾根后，然后把手放在脚内侧，沿着这个骨头开始按压，找到感觉最酸胀或酸痛的那一点，就是属于自己的公孙穴了。

按摩这个穴位要适当用力，用力按压效果会更显著。一般来说，每次按摩时间控制在 3 ~ 5 分钟为宜，一天 2 ~ 3 次即可。刺激公孙穴时，也可选用灸法，每次用艾条熏灸 15 分钟左右即可，有温补脾阳的功效。此外，刮痧的方法对于刺激公孙穴也是适用的，可以在晚上泡完脚后，在足弓处抹一点儿橄榄油，然后用刮痧板，顺着足弓刮拭，如果感觉酸痛一定要多按摩几次。

总之，公孙穴可以说是我们脚下的第一大穴，平时只要我们多多关注公孙穴，就可养护自己的后天之本。

梁丘穴——气滞胃痛的紧急止痛穴

冬天，当我们从暖和的房间里出来，吸入几口冷空气，胃里有时就会难受起来；或者夏天的时候天气太热，很多人都喜欢吃凉的，过于贪凉饮冷，也很容易出现胃部疼痛；吃饭的时候，跟人吵了一架，气得胃里也会胀满不适……这些情况，想必每个人都会遇到。

像上述因为气滞引起的胃痛，刺激梁丘穴有很好的止痛作用。梁丘是足阳明胃经的"郄穴"，"郄"就是"孔隙"的意思。阳经的郄穴一般是用来治疗急性病的，梁丘在治疗急性胃痛、胃痉挛效果非常好，更是治疗一般胃肠病的常用穴位。这里胃经气血会聚，如果配合中脘针刺，治疗气滞引起的胃脘疼痛不适，效果可谓立竿见影。

虽然我们不可能随时都把针带在身上，但通过对穴位的点、按、揉、压也可以解决这个问题。对类似于胃痉挛这种病，用手指按揉梁丘穴就有很好的效果。同时它对胃炎、腹泻、痛经以及膝关节周围的病变和关节炎也有明显的缓解作用。

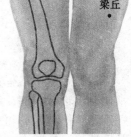

梁丘

在弯腿的时候，梁丘穴就在髌骨上缘直上约三横指的地方。当我们坐下的时候，大腿就好像是横着的大梁，而梁丘穴所在的位置肌肉隆起，就像一个小丘陵，因此这里被定为"梁丘"。

按摩梁丘穴可用拇指点按法，先拇指用力点按穴位，坚持 20 秒左右后松开，5 秒后继续点按，这样就能缓解胃痛的症状。如果每天用艾灸 10 ~ 20 分钟，对于由于受凉引起的疼痛，效果会更好。

现在很多人都不爱运动，或者没有时间运动，还有很多人冬天穿得少，年轻的时候还不觉得，但到了四五十岁毛病就都出来了，比如腰膝酸软无力、膝盖冰冷，等等。这时也可以用这个穴位来治疗，它能够促进下肢气血的运行，使经脉通畅，从而使疼痛得到缓解。

第七章

常见脾系统疾病的居家预防与治疗

气虚脾胃则虚，胃下垂需补气

胃下垂属于中医学的"胃脘痛""嘈杂"的范畴，是指胃体（包括胃大弯和胃小弯）下降至不正常的位置。西医认为，这种病多由腹壁的紧张度发生变化、腹壁脂肪缺乏和肌肉松弛、腹压减低所引起，多见于体型瘦长的人。

此外，胸部经常受压也容易患胃下垂。经常饮食不节、心理、社会压力过大也会导致发病。中医认为，此症多由于胃热、胃寒、胃虚等原因引起。中医认为，此系中气不足、气虚下陷所致。轻度胃下垂患者无明显症状，但胃下垂较严重者多形体消瘦、腹胀、恶心、嗳气、上腹部无规律性疼痛，饮食后症状加重，平卧时舒服，腹中常有漉漉作响的水声。部分病人可伴有眩晕、乏力、心悸等症。

中医学对此病的记载首见于《黄帝内经》的《灵枢·本藏篇》，内容记载："脾应肉，肉䐃坚大者胃厚，肉䐃么考胃薄。肉䐃小而么者胃不坚，肉䐃不称身者胃下，胃下者下管约不利，肉䐃不坚者胃缓。"其中，提到对"胃下"所表现出的肌肉瘦削与身形不相称、胃的位置偏下的描述和现代医学"胃下垂"颇为吻合，并明确指出其"下管约不利"的病机。胃下垂也可因七情内伤、劳倦等引发，致使胃周韧带张力减弱，胃平滑肌松弛缓收，胃腑低垂纵下，但病机总不离"气虚不升，固摄失约"。

要想治疗胃下垂，就要从补气入手，临床补气药黄芪为首选，李时珍称其为"补药之长"，尤其善于益气升阳，治疗各种脏器下垂。也可以选择陈皮，因其理气健脾，和中消滞。中成药也可选用补中益气丸或参苓白术散，但要依照医师辨证后，再选择用药。

1. 猪肚黄芪汤

【材料】猪肚 1 只，黄芪 200 克，陈皮 30 克。

【做法】将猪肚去脂膜，洗净，黄芪、陈皮用纱布包好放入猪肚中，麻线扎紧，加水文火炖至猪肚熟，再加适量调味品。

【用法】趁热食肚饮汤，分 4 次 2 天食完。5 只猪肚为一疗程。

【功效】《随息居饮食谱》说猪肚能"补胃、益气"，可补中气、健脾胃、行气滞、止疼痛，对于中气不足、脾胃虚弱之胃下垂，颇有效验。

2. 莲子山药粥

【材料】猪肚 1 只，莲子、山药各 50 克，糯米 100 克。

【做法】将猪肚去除脂膜，洗净切碎，莲子、山药捣碎，和糯米同放锅内，加水文火煮粥。

【用法】早晚 2 次食完，隔日 1 剂。10 天为一疗程。

【功效】猪肚为"补脾胃之要品"，山药、莲子、糯米补中益气而养胃阴。脾胃得补，则中气健旺，下垂的脏器即可恢复。

3. 猪脾枣米粥

【材料】猪脾2个，大枣10枚，粳米100克。

【做法】将猪脾洗净切片，在锅中微炒，加入大枣、粳米添水煮粥，可酌加白糖调味。

【用法】空腹服食，每日1次。10天为一疗程。

【功效】猪脾可健脾胃，助消化；大枣和胃养脾，益气安中；粳米补胃气，充胃津。共煮为粥对胃下垂引起的形体消瘦、脘腹胀满、食欲不振、倦怠乏力，确有康复保健之效。

4. 桂圆肉蒸鸡

【材料】桂圆肉5～7克，鸡蛋1个。

【做法】新鲜鸡蛋去壳，放入小碗中，可加白糖少许，约蒸3分钟，蛋半熟（蛋黄凝成糊状的半流质时），将桂圆肉塞入蛋黄内，再蒸10分钟（或烧饭时放入饭锅内蒸熟）。

【用法】每日1次。

【功效】补益心脾。桂圆可壮阳益气、补益心脾、养血安神，可用于胃下垂的食疗。

由于胃下垂严重影响食物的储存和腐熟，使人容易产生饱腹和胀痛的感觉，所以在饮食调理时，建议不要暴饮暴食，胃下垂患者适宜少食多餐，再配合适当运动。

胃、十二指肠溃疡，可用蜂蜜来调治

慢性胃炎、胃溃疡、胃癌均属慢性胃部疾病，部分患者有"慢性胃炎—胃溃疡—胃癌"或"慢性浅表性胃炎—慢性萎缩性胃炎—胃癌"的演变过程。中医认为本病患者可由气化失常向形质损伤演变。气化失常指三脘（三焦）气化功能失常，胃受纳、腐熟、通降功能不利，包括邪犯上脘，受纳不利；邪入中脘，水谷不熟；邪踞下脘，通降不行。临床多见嗳腐反酸、痞满纳呆、舌红、苔白腻或黄腻。

在溃疡病的治疗上不仅要注意饮食和生活的规律，还要注意心理压力的调节。种种治疗都是为了避免胃黏膜的损伤和及时的修复。在众多方法中，蜂蜜调治溃疡病自古有之，而且效果尚佳。

《本草纲目》中有"蜂蜜能清热也，补中也，解毒也，止痛也"的记载。现代医学研究发现，蜂蜜味甘，有缓急症、止痛的作用。另外，蜂蜜性平、味甘，有补益脾胃之气的功效，能帮助溃疡愈合，减少溃疡复发。蜂蜜还有促进食物的消化和同化作用，从而减轻胃肠负担。

在吃蜂蜜时，还可以试着加上一些药物治疗溃疡病。如用丹参15克、木香6克、炙甘草6克，或生甘草9克、陈皮6克，煎汁冲蜂蜜服，可治疗胃、十二指肠溃疡以及各种胃痛症。如果你有口腔溃疡，也可以服用蜂蜜。用勺子舀一点儿纯净蜂蜜，直接涂抹在患处，几分钟后用白开水漱口咽下，一天两三次，效果会很好。蜂蜜与茶叶冲泡含漱效果也佳。一般3日内疼痛消失，溃疡面缩小，3～5天愈合。治疗期间应戒烟、酒，少吃辛辣食物。

此外，针对胃、十二指肠溃疡等症，《本草纲目》还特别介绍了一款食疗方——马铃薯蜂蜜膏。准备鲜马铃薯1000克，蜂蜜适量。将鲜马铃薯洗净，用搅肉机捣烂，用洁净纱布包好挤汁；放入锅内先以大火煮沸，再以文火煎熬；当浓缩至黏稠状时，加入一倍量的蜂蜜一同搅拌，再以文火煎成膏状，冷却后待用。空腹时服用，每日2次，每次1汤匙，20天为一疗程。

《素问·四气调神大论》云："是故圣人不治已病治未病，不治已乱治未乱，此之谓也。夫病已成而后药之，乱已成而后治之，譬犹渴而穿井，斗而铸锥，不亦晚乎"。其中"治未病"包含两个方面，一是未病先防，二是已病防变。

中医认为，本病平素以胃动力紊乱为主时，多见肝胃气滞征象；急性期黏膜充血、水肿、渗出，临床多表现为肝胃湿热。形质损伤包括：

（1）胃阴不足或气阴两虚：症见胃脘隐隐灼痛、饥不欲食、舌红少苔脉细数，多见于萎缩性胃炎。

（2）瘀血阻滞：症见胃脘疼痛定时发作或反复发作，得食尤甚，舌暗脉涩，多见于胃溃疡。

（3）久病蕴毒：症见胃脘部肿块，推之不移，胃痛持续，不易缓解，面色暗黑，甚则大肉已脱，形气衰败，多见于胃癌。

（4）血热妄行：多见呕血，出血量大时亦可便下鲜血，出血量小时多为黑便。

（5）反胃：朝食暮吐、暮食朝吐，多见于胃溃疡所致幽门疤痕狭窄梗阻。A型胃炎亦可合并恶性贫血而见唇甲苍白，短气懒言，便溏腹胀。形质损伤亦可兼有气化失常而伴见嗳腐反酸、痞满纳呆。总之，胀属气，痛属形，故痞满反酸嗳腐，乃属气化失常；胃痛呕血，反胃形削，乃属形质损伤。苔腻纳呆，病在气；无苔纳呆，病在形（胃阴亏虚）。

脾虚五更泻，温肾健脾轻松补虚

"五更泻"，又叫鸡鸣泻、晨泻、肾泻。顾名思义，"五更"即是拂晓之前，意即五更时分，肚脐周围就会发生疼痛，肠鸣即泻，泻后则安，大便不成形，呈糊状，夹有不消化之物，无黏液，无脓血，大便常规化验并无异常，冷天加重。"五更泻"多见于中老年人，常给患者带来很大烦恼。

中医认为，"五更泻"主要是由于脾肾阳虚所致。人到老年，体质衰弱，阳气日愈，渐渐致肾阳不足，命门之火不能温煦脾土，助其消化吸收，以致脾胃的运化失常。而五更时分正是阴气最盛的时候，虚者会更虚，所以会形成五更泻。知道五更泻出现的原因，调理的时候就要以温肾健脾为原则了。

首先为大家介绍艾灸的方法,艾灸时一般选择后腰的部位。可在肾腧和大肠腧穴上进行温和灸，每个穴位灸10分钟，有腹痛的还可加上天枢穴（肚脐旁开2寸）。肾腧和大肠腧都是足太阳膀胱经上的穴位，又都是人体的背部，按照中医的阴阳理论，背部是属阳的，所以二者对于调节肾脏阳气，功效非常显著。用中医的术语讲，肾腧在第二腰椎棘突下旁开1.5寸，大肠腧在第四腰椎棘突下旁开1.5寸。

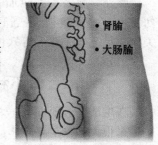

• 肾腧
• 大肠腧

具体来说，我们普通人怎么找到这两个穴位呢？腰部挺直，吸气时顺着身侧的肋骨摸下去，沿着肋骨下缘的水平方向向背后摸去，在后腰部的肌肉凸起处就是肾腧穴了。肾腧穴向下数两节腰椎，就是大肠腧的位置。

服用中成药也是中医治疗五更泻的一个方法，"四神丸"是选择最多的一种。"四神丸"由四种不同的药物构成：吴茱萸、五味子、补骨脂、肉豆蔻。当然，在具体的治疗过程中，医生会根据患者的具体情况，调整这四味药的比例。

此外，平时被五更泻困扰的人群，也可以做一些食疗粥，或者泡一点儿药酒喝。其中白术姜附粥对缓解五更泻效果明显。

【材料】白术15克，干姜10克，熟附片10克，补骨脂10克，粳米100克。

【做法】先将药材加适量水后煎汤取其清汁，再加入粳米后煮粥，快熟的时候加入适量的红糖。

【用法】每天喝一碗，一般连喝10天就有不错的功效。

【功效】温阳益肾、健脾止泻，适合偏肾阳虚的五更泻患者。

还可以用补骨脂泡酒。

【材料】补骨脂60克，黄酒500升。

【用法】补骨脂浸泡在黄酒中，大约一周后就可以饮用，每晚饮上一小盅。家中若没有黄酒，也可以用白酒代替，但一定要是粮食酒，度数以60～70度为宜。

【功效】具有温肾助阳，止泻的功能。适于治疗五更泻。

下面一些食疗方对五更泻也有较好疗效，可供选用：

1. 荔枝莲子粥

【材料】荔枝干 10 ~ 15 枚（去壳除核），干莲子 10 粒，粳米 100 克。

【做法】将上药加水适量共煮成粥。

【用法】每日晚餐时 1 次服食，连食半月，见效后再服数日，以巩固疗效。

【功效】用于治疗五更泻。

2. 补骨猪腰汤

【材料】补骨脂 10 克，猪腰子 1 对。

【做法】将补骨脂淘洗干净，猪腰子洗净切成小块，加水适量，共煎煮 1 小时，调味即可食用。

【用法】分 2 ~ 3 次食用，连用数次。

【功效】适用于治疗五更泻。

3. 姜糖醋饮

【材料】生姜、红糖、米醋各适量。

【做法】生姜洗净切成薄片，用米醋浸腌 24 小时。

【用法】每次用 3 片生姜加适量红糖，以沸水冲泡代茶饮，常饮有效。

【功效】适用于五更泻。

另外，生食或炒食核桃仁也可以用于治疗五更泻，每日 2 ~ 3 次，每次 3 ~ 5 枚，连服 20 日左右大多能痊愈。此法尤适用于体质虚弱、营养不良的老年人。适用于治疗五更泻，症见晨间腹鸣、腹痛及泄泻。

此外，患者平常应加锻炼，如打太极拳，以强腰壮肾，增强体质。注意腹部保暖，勿食生、冷、硬食物，晚餐宜少吃如芹菜、韭菜等难以消化的食物。还可选命门、天枢（双）、关元、足三里（双）等穴位进行艾灸。

胃不和则卧不安——失眠可从脾胃论治

在生活中，有时候一个小小的生活习惯，一个不起眼的生活细节，就会给我们的健康带来很大的麻烦。很多心脏不好、肠胃不好的朋友，他们普遍都有一个习惯：吃夜宵。

老百姓有句俗语"宁肯在锅里存放，不要把肚皮吃胀"，百姓的俗语很多都是生活经验的总结。有一些人，晚餐暴饮暴食，又吃又喝结果也使睡眠质量不高，总是做梦，或易醒。中医上认为"胃不和则卧不安"，如果肠胃气血不足，消化无力，就会令浊气淤积，加重肝脏的负担，进而影响到心脏的供养，出现失眠问题。

现代研究，人在吃饭后，消化功能增强，副交感神经兴奋性增高，相应交感神经活动水平降低，人就会入睡。但如过饱或过饥时，从胃肠道发出的冲动兴奋了脑干网状结构，进而兴奋大脑皮层，人就难以入睡。

正所谓"胃安则眠宁"，只要我们将脾胃调理好了，令脾胃的运化如常，那么想要获得优质的睡眠就不再是难题。对于这种因肠胃引起的失眠问题，可以通过拔罐的方法来解决。临睡前，准备 6 个真空罐，其中两个拔在中脘和气海穴上，剩下的 4 个任意拔在一侧大腿的胃经上（大腿正面），10 分钟后再睡觉会觉得心里平和，很容易就睡着了。

总之，晚上临睡前吃东西的坏处很多，不及时改正这个习惯，势必会影响健康。所以，要想拥有一个好睡眠、一个好身体，最好不要吃夜宵。如果晚上确实感觉饿了，就选择一些清淡的食物，如一片面包，一杯牛奶或一碗粥。

糖尿病必备的降糖处方

《黄帝内经》认为，脾向全身各脏器输送消化过的营养成分，脾气虚弱，脾主运化水谷精微的功能不正常，脾气的升降功能失常，脾向肺输送的津液不够，就会感到口渴，向胃输送的津液不够，胃燥阳亢就会消谷善饥，脾主四肢，脾气无法将营养物质送到人体四肢，所以病人会多食消瘦，乏力，少气懒言，脾主升清的功能失常，水谷精微物质向上输送不会正常，可见病人小便清长，尿糖增高，等等。当然糖尿病的病机不可能都是脾气虚弱，这只不过是占了大多数，还有脾肾两虚、肝脾两虚等证型。

造成糖尿病的主要原因是饮食不当、运动不足，特别是饮食不当。经常买菜的朋友都知道，现在的菜样丰富，很多菜不管什么季节都有，乍一看市场丰富了，却不知无意中违反了植物生长的自然规律，反季节的蔬菜与水果与自然的五行之气相悖，对人体的健康影响是潜移默化的，久而久之便有可能生成疾病。

在糖尿病的治疗上，不能仅仅依赖于药物，在我们平时的饮食、饮水、运动等方面都要区别于正常人，在治疗上药物配合外治法效果也不错。以下提供一下方法仅供参考。

1. 泡足方

浸泡法是将中药煎成汤汁状，冷却至 40℃ 左右时浸泡患足。因有药力与热力的协同作用，故能促使气血流畅，而达到解毒止痛、消肿生肌之目的。

温经活血方

【材料】桂枝 15 克，红花 15 克，透骨草 10 克，鸡血藤 20 克，乳香 10 克，没药 10 克，花椒 15 克。

【用法】将上药装布袋内，加水 1000 毫升煎汤，待药液温度适宜时（温度不宜过高）淋洗，浸泡患足，每日两次，每次 30 ~ 50 分钟。

【功效】本方适用于糖尿病足病变未溃者。

解毒洗药方

【材料】丹皮 15 克，蒲公英 50 克，苦参 15 克，黄檗 15 克、白芷 10 克、大黄 20 克。

【用法】将上药装布袋内，加水 1000 毫升煎汤，待药液温度适宜时，淋洗，浸泡患足。每日两次，每次 30 分钟。

【功效】本方适用于糖尿病足病变已溃者，诸药合用可使溃疡创面清洁，有加速创面愈合之功效。

2. 针灸方

取穴脾腧、足三里、三阴交、三焦腧为主穴。多饮易渴加肺腧，多食易饥加胃腧，多尿、腰酸加肾腧。每次选 3 ~ 4 穴针灸双侧，中强度刺激，留针 30 分钟，每日或隔日 1 次。此法适用于 Ⅱ 型糖尿病，有提高内分泌调节功能和降低胰岛素抵抗作用。亦可每日每穴用艾条灸 2 ~ 10 分钟，每日 2 次，有调理脏腑、益气养阴的作用。

3. 贴敷方

【材料】黄芪 60 克，山药、苍术、薏苡仁、元参、生地黄、熟地黄、生牡蛎、黄精、肉苁蓉、菟丝子、金樱子、蚕沙、石菖蒲、草薢、丹参、僵蚕、白芥子、五倍子、牡丹皮、地骨皮、仙灵脾、黄连各 30 克，肉桂、小茴各 10 克，生大黄 20 克，全虫、莱菔子、水蛭各 15 克，冰片、樟脑各 2 克，蟾酥 0.5 克，麝香 0.1 克。

【做法】先将冰片、樟脑、蟾酥、麝香分别研成细粉，再将其他药混合研碎过 100 目筛，共混匀。在药粉中加入蜂蜜、植物油、酒精适量，调至软硬适宜，压制成板，再用模具切成一平方厘米的正方形药块，用橡皮膏作基质衬布，将药膏贴于橡皮膏上即得。

【用法】取涌泉、肚脐、三阴交、肾腧，每次贴敷 2 ~ 3 个穴位，一般 2 ~ 3 天更换一次药膏，一个月为一疗程。

【功效】可益气养阴，培补脾肾，除湿消瘀，适用于老年性糖尿。

4. 食疗方

洋葱炒黄鳝

【材料】黄鳝2条，洋葱2个。

【做法】将黄鳝去肠杂切块，洋葱切片。起油锅，先放入黄鳝煎热，再放入洋葱，翻炒片刻，加盐、酱油、清水少量，焖片刻，至黄鳝熟透即可。

【功效】理气健脾，降糖降脂。适用于糖尿病并发高脂血症。洋葱有降血糖作用。黄鳝有"黄鳝鱼素"，对高血糖者具有类似胰岛素的降血糖作用，对血糖过低者又有升高血糖到正常的作用。两味相伍，能健脾、降糖，且味鲜香可口。

【注意】有肝胆湿热者，即有右胁疼痛、发热口渴、面目黄疸、胃脘微胀、饮食少、小便短黄，不宜食用本食谱。

淮山黄芪茶

【材料】淮山30克，黄芪30克。

【做法】煎水代茶。

【功效】黄芪性味甘，微温。能使白细胞的吞噬能力增强，故能增强机体的抵抗力，有补气止汗、利水消肿作用，并能抑制糖原，与淮山同用，益气生津、健脾补肾、涩精止遗、降糖，对糖尿病脾胃虚弱者较为适宜。

婴幼儿积食——炒米粉可促消化

宝宝独立进食后，一天可能就要吃4餐，但这时孩子缺乏很好的自我控制能力，对于自己喜欢吃的食物，很可能吃多。而家长总有怕宝宝吃不饱的心理，经常将宝宝的小胃胀得鼓鼓的。如果长期如此，很容易造成消化不良、食欲减退，这种现象就是"积食"。

中医上讲积食，是因为小儿时期尤其是婴幼儿时期，脾胃功能（即消化功能）虚弱，若喂养不当，乳食无度或进食不易消化的食物均能加重脾胃负担而致积食。中医认为胃主受纳，为水谷之海，属阳主气。脾主运化，为化生之源，属阴主血。如由伤食、伤乳致脾胃受损，受纳运化失职，升降失调，遂成积滞。宝宝出现的症状多见食欲不振、腹胀、腹泻、呕吐，时有腹痛，哭闹不安。

宝宝在出现"积食"时，父母要在饮食方面对其进行调节。首先要节制宝宝的进食量，通常比平时稍少一点点即可，最好选择软、稀、易于消化的食物，比如面汤、米汤，尽量让宝宝少食多餐，以达到日常的总进食量；同时，父母还要经常带宝宝到户外活动，这样对食物的消化和吸收有一定的帮助。在食物选择上，我们可以让宝宝尝试吃炒米粉来促进消化。

先将米粉或奶糕研粉，然后炒至焦黄色。炒过后吃起来有些苦味，宝宝可能不太喜欢，可加适量的糖，然后加水后煮沸成糊状即可。用量可根据婴幼儿年龄的大小而定。这种方法简单实用，没有不良反应。其治疗机理在于，米粉浸水加热后成为糊精，更容易消化，而且在炒制的过程中米的表面部分炭化，具有吸附止泻作用。其实这种方法不光是对宝宝有效，对大人也是一样的。

小儿腹泻，最简单的方法就是给肚脐"喂药"

治疗小儿腹泻，可以选择中医传统的脐疗法，不仅避免了口服、输液等体内用药给宝宝脾胃或肾带来副作用，还能快速起效。

脐疗法是将药物敷、掺、纳、熏、灸、蒸、熨于脐部特定穴位的外治法。不是我们理解的单纯脐贴方法，本法自汉《金匮要略》始用熨脐疗法，晋代《肘后备急方》中又具体阐述了"以盐纳脐中，灸二七壮"的灸脐疗法，嗣后明代《本草纲目》、清代《串雅内编》扩大应用脐疗主治病症。至清代《理瀹骈文》则明确指出"中焦之病，以药切粗末，炒香布包，敷脐上为第一捷法""对上下之病，也可用敷脐而上下相应"。可知，脐疗法自古有之，而且适用疾病很广泛。

采用脐疗法，《灵枢·五色》中描述"当肾者，脐也"。脐对于人体健康是非常重要的，那是因为脐位于大腹中央，脐中即神阙穴，是任脉要穴。任脉为阴脉之海，循行胸腹正中线，上联心肺，中经脾胃，下通肝肾，能够联通人体三焦。脐又为冲脉经行之城，冲乃经脉之海，任与督二脉互为表里，任、督、冲"一源而三歧"，联系周身经脉，与脏腑器官内通，故有"脐通百脉""脐为先天之本源，后天之气舍""神阙穴为经气汇海"之说。脐与经络脏腑的特殊关系，所以使其成为历代医家所推崇的特定外治部位。

脐疗法具有温阳通气、调摄冲任、通调水道、健脾和胃、活络止痛、强壮保健的作用。广泛治疗如虚脱、晕厥、休克疾病，以及中焦脾胃失健所引起的胃痛、痞满、呕吐、泄泻、痢疾、黄疸等，三焦水道气化失司所导致的小便不通、腹水水肿等。风寒湿入络、气血瘀滞、痹阻不通而引起的风寒湿痹、手足麻木及诸痛证。冲任失调致使妇女月经不调、痛经、崩漏、带下、不孕、堕胎等，并兼有延年益寿与强身保健等作用。具体应用本法，还是要辨证论治。

泄泻又叫腹泻，在小儿疾病中发病率极高，也是婴儿死亡的主要原因之一，泄泻的名字是中医病名，中医理解其病因是由小儿脾胃薄弱，感受外邪或内伤乳食或素体脾肾虚寒，脾胃运化失健而发生泄泻。临床证型有伤食、寒湿、湿热、脾虚和脾肾阳盛等型。在中医治疗上，主要以疏风散寒、清肠化湿、益气健脾和温补脾胃为主。外治法主要采用敷贴、浸足、膏药、兜肚及针灸等法。

贴脐养生法是将药物熬成膏药、油膏或将药物捣做成药饼，粘贴于脐部，从而达到养生保健的一种方法。

主要制作方法是将药物研为细末，储瓶备用，敷贴时取药粉适量。根据不同的养生及治疗要求选择不同基质调成糊状。通便用麻油；健胃用面粉、鸡蛋清；调经用醋；祛斑养颜用蜂蜜和鸡蛋清各半。

操作方法为：

（1）调成糊状后敷于脐中，以纱布覆盖，胶布固定。

（2）贴敷前，局部应用温开水洗净擦干，或用酒精棉球擦净。切不可用汽油或肥皂等有刺激性物品擦洗。

（3）一般是1～2天换药1次，有些药粉气味较浓，直接将药粉填脐者，3～5天换药1次。

下面我们简单介绍几种治疗小儿腹泻的脐部敷贴法疗法。

1. 车前肉桂方（选自于清朝的《理瀹骈文》）

车前子、肉桂各等分，研末，纳脐。或加白芥子末，或加胡椒末，或加姜汁调肉桂末、厚朴末，或加丁香、枯矾末，或胡椒、大蒜、艾叶、吴茱萸研末调敷纳脐。主治寒泻，功用温中散寒利湿。

2. 车前子滑石甘草方（选自于清朝的《理瀹骈文》）

车前子捣汁调甘草、滑石末敷脐。或滑石30克，丹皮汁浸煮收，加酒芍药15克，甘草6克，水调敷脐。主治热泻，功用清利湿热。

以上两方均以车前子为主药，以利尿而止泻，所谓"治泻不利小便非其治也"。药理研究表明，其有显著利尿作用，可通过增加水分排泄而达到治泻作用。其还含多糖黏液质，可吸附解毒及促进肠道正常菌群的恢复、维持肠道生理功能。并对痢疾杆菌、大肠杆菌有抑制作用。方1中肉桂有补火助阳，散寒止痛作用，其所含挥发油能刺激肠道，促进唾液和胃液分泌，增强消化吸收功能，排出消化道积气，以及缓解肠管平滑肌痉挛性疼痛。胡椒、生姜汁味辛辣，所含挥发油成分，能加速血液循环。大蒜、丁香、胡椒、厚朴、枯矾能抑制大肠杆菌及痢疾杆菌。枯矾又有收涩之性能，可制止肠黏膜的分泌而有直接止泻作用。方2中滑石清利湿热，能止泻及具有阻止毒物吸收作用。甘草能抗炎，具有类似葡萄糖醛酸的解毒作用，并能缓解胃肠平滑肌痉挛而起镇痛功效。丹皮、赤芍能解热及抑制肠道痢疾杆菌、大肠杆菌。

缺铁性贫血——简单"三红汤"就有效

很多老人都有喝茶的习惯，有时候还会嚼上几片茶叶，顿时感觉自己神清气爽。不过，老人不宜长期喝浓茶，否则茶叶中含有的大量鞣酸会与铁结合形成一种不溶性物质，影响铁的吸收，导致老人贫血、营养不良。

对于这种缺铁性贫血，也有一种简单的食疗方，那就是由红枣、红豆和花生衣构成的"三红汤"。制作时，可取红枣7枚，红豆50克，花生红衣适量，将它们一起放入锅中熬汤后食用，对一般性贫血或缺铁性贫血都有不错的辅助治疗作用。

三红汤之所以能防治贫血，与方中三种食品健脾生血的作用有莫大的关系。天然的红色食品有助于补血，而红枣、红豆和花生衣都是红色，可谓是这种食物的代表。

红枣一向都是民间推崇的补血佳品，俗话说"要想身体好，一天三个枣"，中医认为，大枣养胃健脾、补血安生，可以使气血生化充足，改善血虚萎黄症状。民间就常用大枣煮粥、炖鸡，治疗久病体虚引起的贫血症。现代研究发现，红枣中的多糖成分能促进造血机能。

花生味甘性平，有悦脾和胃、补血止血等功效。花生止血补血的双重功效同它含有的维生素K有关，尤其是花生外的一层红衣这一功效更为显著。花生衣能有效地对抗纤维蛋白的溶解，从而促进骨髓的造血功能，有效地增加血小板的含量并改善血小板的质量。所以花生衣既止血又对出血引起的贫血有效。

红豆性平，味甘酸，有利尿、消肿、健脾作用。研究发现，红豆含有多种维生素和微量元素，尤其是含铁质、维生素 B_{12}，因此有补血和促进血液循环功能。另外，在中医看来食物中的红色具有增加肾上腺素分泌和增强血液循环的作用。所以，红豆对于因贫血造成的头晕眼花、面容苍白等也有着不错的功效。

相对药物治疗而言，食疗的方法更为安全有效。如果你患有缺铁性贫血症，不妨用此方一试，可能会获得意料不到的效果。

八珍鸡汤——气血双补，缓解老年贫血

老年人患有贫血症的概率很大，这同气虚、血虚有很大关系，所以可以从气血双补入手调理身体。四物汤是众所周知的补血方剂，如果用于老年人贫血，最好能在此基础上加上补气名方四君子汤，这两个合并在一起能同补气血，效果更好。这个方剂其实就是鼎鼎大名的八珍汤，平时可以用它做成八珍鸡汤，喝汤吃鸡，既有药效还能饱腹。

【材料】母鸡1只，人参、茯苓、白术、当归、熟地、白芍、川芎、甘草各5克，调料适量。

【做法】母鸡去除杂物后洗净备用；人参、茯苓、白术、当归、熟地、白芍、川芎、甘草用纱布包起来后塞入鸡腹内。然后加调料后隔水炖煮，熟后即可服食。

老年性贫血属于中医学上的"虚劳""血虚""血证"范畴，因精液亏损、脾胃失调、禀赋不足等原因使骨髓生化乏源、髓海空虚、不能生血所致。《张氏医通》中记载："人之虚，非气即血，五脏六腑莫能外焉。而血之源头在乎肾，气之源头在乎脾。"归根结底，老年性贫血是脾肾俱虚导致的气血俱虚，所以治疗的时候益气补血是关键。

再来看八珍汤为何可以共补气血。方中的党参和熟地相配可以益气养血，共为君药。茯苓和白术可健脾渗湿，协助党参益气补脾。当归和白芍可养血和营，帮助熟地补益阴血。佐以川芎活血行气，补而不滞。炙甘草益气和中，调和诸药。另外，现代药理研究也证实，人参中的人参皂苷能使正常或贫血动物的红细胞、白细胞、血红蛋白含量增加；当归和

地黄具有促进骨髓造血的作用。

正因如此，老年人每个月喝上几次八珍鸡汤，不但能增强体质，补养气血，还能延缓衰老。冬天正好是进补的好时节，贫血的老人除了适时地配合喝八珍鸡汤外，还可以多做些室内运动，通过锻炼身体补足气血。

祛脾湿，彻底解决男人脚臭问题

"脚臭"似乎是男人的通病，很多人上了一天班回到家，一脱鞋，那脚简直是臭不可闻，故而男人往往会被冠以"臭男人"的称号。但很多人通常认为脚臭并不算什么缺点，更不是病，而是天生的"汗脚"，就算每天坚持洗脚也不会有什么改变。其实，这种想法是错误的，汗脚和臭脚多是由脾湿造成的，只要将脾湿调养好，脚臭的问题也就解决了。

中医认为，阳加于阴谓之汗，比如人们在运动的时候，运动生阳，阳气蒸腾阴液，就形成了汗。适度出汗是正常现象，对人体有好处；但"汗为心之液"，如果出汗过多就容易损伤心阳，成为许多疾病的征兆。如果胸部大汗、面色苍白、气短心慌，这是"亡心阳"的兆头，亡心阳就是西医上的水电解质紊乱症，以脱水为主；如果额头出汗，汗珠大如豆，形状如同油滴，这是虚脱或者要昏倒的先兆，体质虚弱或者有低血糖病史的人尤其要当心；如果偶尔手心脚掌出汗，尤其是在公共场合，这多半是精神紧张造成的，调整一下心态就可以了；如果手脚常年多汗，说明脾胃功能有些失调；如果脚汗特别臭的话，就说明体内湿气很重。

中医上讲"诸湿肿满，皆属于脾"，汗脚就属于"湿"的范畴，脚特别臭的人是因为脾大，而脾大是由于脾脏积湿，脾湿热，脚则会出又黄又臭的汗，就形成了"汗臭脚"。想告别汗臭脚就应该吃一些清热祛湿的药，然后每晚都用热水或者明矾水泡脚，明矾具有收敛作用，可以燥湿止痒；还可以适当多吃些健脾祛湿的扁豆。另外，民间有一些土方子治疗脚臭的效果也不错，比如，把土霉素药片压碎成末，抹在脚趾缝里，就能在一定程度上防止出汗和脚臭，因为土霉素有收敛、祛湿的作用。

此外，从饮食上调养脾脏也可以达到不错的功效，下面为你介绍两款药膳：

1. 山药茯苓粥

【材料】山药 50 克，茯苓 50 克，粳米 250 克。

【做法】先将粳米炒焦，与山药、茯苓一同加水煮粥即可。

【功效】补中益气、长肌肉、补肺固肾，适合老人、青少年、妇女脾胃虚弱者。

2. 莲子粥

【材料】莲子 50 克，白扁豆 50 克，薏仁米 50 克，糯米 100 克。

【做法】莲子去心，与白扁豆、薏仁米、糯米一同洗净，加水煮成粥即可。

【功效】健脾补肾。适用于脾虚食少、便溏、乏力、肾虚、尿频、遗精、心虚失眠、健忘、心悸等症。也可为病后体弱者之保健膳食。

另外，生蒜泥加糖醋少许饭前食，或用山楂条、生姜丝拌食。还可用香菜、海蜇丝、食盐糖醋少许拌食，均可达到健脾开胃的目的。

明白了臭脚产生的根源，知道了治疗脚臭的方法，相信你离告别"臭男人"的日子也就不远了。

第八章

远离最伤"脾"的生活习惯

暴饮暴食损伤脾胃

白领、公务员等职业人群的脾胃疾病的发病率要高于其他人群。这与他们的生活水平相对较高，而体力消耗又相对较少有很大关系。而过量饮酒、进餐不定时、吃夜宵等不良习惯严重影响脾胃健康，扰乱了脾胃正常的消化、吸收功能，从而诱发各类疾病。

这些人还存在一个很重要的饮食问题，那就是在饮食上不能很好地控制自己，好吃就猛吃，不合口味时就饿着。《素问·鄙论》说："饮食自倍，肠胃乃伤。"其中的意思很明显，脾胃很怕撑，如果你短时间内进食大量食物，超过胃肠功能的负荷，会给健康带来很大危害。

现在，在节庆、聚会时暴饮暴食似乎已经见怪不怪了。也许不少人会想，好不容易到了节庆日了，难得有时间，好好吃一顿、吃得多一点儿又有什么关系呢，回头慢慢消化不就行了吗？可是，暴饮暴食带来的危害可能超出你想象呢！古人根据长期的养生经验早就提出了"过饱伤人，饿治百病"的说法。从近期反应看，过饱会影响胃肠道的生理功能；从远期反应看，过饱会使体内的热量过剩，引起肥胖，并可加速衰老进程。从营养素吸收的角度看，一次性摄入大量优质食物，会使其中的大部分营养素（如蛋白质等）无法被充分吸收，从而造成浪费。具体来说，对于胃部的伤害还有下面三点。

1. 损伤胃黏膜

一次性过量饮食，首先会对胃壁产生直接刺激，使娇嫩的胃黏膜受损；其次，胃壁急剧扩张还会刺激胃酸大量分泌，再加上菜肴、靓汤和调味品也会促使胃酸分泌增多，而胃酸过多后很容易使得胃、十二指肠黏膜受侵蚀、充血、水肿，严重时还会出现出血、糜烂，甚至溃疡等情况。如果反映在身体外部，则主要表现为上腹部不适、疼痛、饱胀、恶心、呕吐、反酸、嗳气、食欲不振等。

2. 引发急性胃扩张

急性胃扩张，指的是短期内由于大量气体和液体积聚，使得胃和十二指肠上段高度扩张，从而导致的一种综合征。一般而言，暴饮暴食是引起急性胃扩张的主要原因之一。

我们知道，饥饿状态下，人的胃会收缩为管状，容量大概仅为 50 毫升；一般情况下的容量大致为 500 毫升，但当胃由于暴饮暴食而被撑到最大限度时可达 2000 毫升以上。如果一次性吃下过多食物，就会导致胃壁平滑肌被猛然牵拉。而瞬间牵拉过度会使得平滑肌的回缩能力降低。平滑肌回缩能力的降低或暂时丧失，会进而导致胃壁麻痹，造成食物大量堆积于胃内，而胃却无法正常蠕动，进而还会造成腹胀、消化不良、呕吐等不适，如果情况特别严重，甚至还可能出现胃壁坏死或胃穿孔。

3. 加重胃病

暴饮暴食还会导致患者原有的胃病加重。比如对于胃下垂患者来说，过食后很容易感到上腹部持续疼痛，并且进食的时间越多疼痛的时间也就越长，另外还会引起腹胀、饭后恶心、呕吐等情况，并且容易因消化不良而更加消瘦。

中医认为，脾胃不分家，伤了胃必然也会伤及脾，想要养好脾，也要注意从养胃着手。因此，我们强调，饮食要讲科学，食不可求饱，也不可过饥。有的人可能要问了，吃到什么程度对脾胃最好呢？大量的事实证明，饭吃七分饱是最舒服的。如果偶尔吃得过饱，可以在进餐半小时后，适量地进行体育运动，散步、打太极拳等，以促进食物的消化。

早饭不可多吃，不可吃喝冰冷食物

现在不少人到了上午 10 点钟左右的时候，就变得昏昏沉沉，特别想睡觉。有的人明明前一晚睡觉很早，可到了第二天上班时仍是困意绵绵。其实，这可能同早饭吃得过多有关。我们一直都在强调早餐的重要性，比如《琐碎录》中就说道："朝不可虚，暮不可实。"告诫人们早上不可饿肚子，但是如果吃得过多也是有损健康的。

因为本来在我们上班时，人体气血应该去大脑那里工作，可是如果早餐吃得过多，血液只好更多地聚集在脾胃这里努力工作，如此一来，大脑的血液就减少了，人通常会表现为无精打采，这就是很多人在吃完饭后容易犯困的原因。

有的人在夏季贪图凉爽，吃早餐喜用蔬果汁代替热乎乎的豆浆、稀粥，这样的吃法短时间内也许不觉得对身体有什么影响，但长此以往会伤害脾胃。早餐应该吃"热食"，才能保护胃气。因为早晨的时候，身体各个系统器官还未走出睡眠状态，这时候你吃喝冰冷的食物，会使体内各个系统出现挛缩、血流不畅的现象。也许刚开始吃喝冰冷食物的时候，不会觉得脾胃有什么不舒服，但日子一久或年龄渐长，你会发现皮肤越来越差，喉咙老是隐隐有痰、不清爽，或是时常感冒，小毛病不断。这就是因为早餐长期吃冷食伤了胃气，降低了身体的抵抗力。

那么，早餐究竟应该吃什么呢？老话常说"早饭要吃好，午饭要吃饱，晚饭要吃少"，其实这里的"好"，并不一定是大鱼大肉，也不意味着丰盛，而是吃得舒心、清淡。试想，如果一个人在饿了几天后第一次吃饭，肯定不能直接吃鱼吃肉，而要先喝点儿米粥，等胃口逐渐适应了，再选择其他食物。同样的道理，我们的脾胃在休息了一整晚之后，早晨起来应该吃点儿稀的，等胃适应了，到中午才能放开肚子吃。

《修真秘诀》中说："每平旦，食少许淡水粥，能益人，足津液。"《山居四要》认为："侵晨食粥，能畅胃气，生津液。"早饭应该是享用热稀饭、热燕麦片、热羊乳、热豆花、热豆浆、芝麻糊、山药粥等，然后再配着吃蔬菜、面包、三明治、点心等。

脾胃虚弱，不宜常吃糯米制品

粽子是我国的一种特色食物，其味道清香淡雅，软糯滑腻，口味多样，颇受人们的喜爱。每年的端午节前后，人们总是习惯买点儿粽子或是自己包粽子吃。粽子好看又好吃，但是不能餐餐以粽果腹，而忘记其他种类食物的摄取，粽子吃多了，脾胃可是要受罪的。

粽子不仅形状很多，品种各异，而且由于我国各地风味不同，粽子还有素粽、荤粽、甜粽、咸粽之分。甜味的粽子比如：赤豆粽、蚕豆粽、枣子粽、玫瑰粽、瓜仁粽等品种，馅料多是含糖量极高的食物；咸味的粽子则是以猪肉粽为主，还有火腿粽、香肠粽、虾仁粽、蛋黄粽等品种，馅料一般都是油腻高盐的食物；还有一头甜一头咸、一粽两味的"双拼粽"等花样。

不过无论是哪一类的粽子，其主料都离不开糯米。糯米是一种营养成分比较充足的食物，富含蛋白质、脂肪、B 族维生素等营养成分，适当进食糯米具有温胃健脾的功效。但是糯米的油性及黏性较大，过量进食容易引起消化不良，加重胃部负担，并由此产生胃酸分泌增多、腹胀、腹痛、腹泻等症状，所以不可贪食。另外，糯米在煮熟后，会释放出一种胶性物质，进食后会增加消化负担。一旦食物长时间滞留在胃中，胃部不适的感觉会进一步加重。因此，过量食用糯米非常伤胃，胃病患者尤其需要注意不要多吃粽子。

尤其不宜空腹吃粽子。如果空腹时吃粽子，糯米就会在胃里停留很长的时间，胃排空时间过长，慢性胃炎、食道炎的患者容易导致旧病复发。而且，吃粽子时不宜喝冷饮。喝冷的东西更容易让糯米凝固，这样会更加不易消化，使人产生胃胀的感觉。吃完粽子也不要马上睡觉，最好是睡前两小时就不要吃粽子了。粽子黏度高、不易消化，而且缺乏纤维质，却含过多的脂肪、盐和糖，在睡前吃粽子容易导致失眠。

和粽子一样，汤圆的黏性也很高，非常不易消化。汤圆的主要原料是精白糯米粉，汤圆馅里大量的油脂，吃得太多也会给脾胃增加负担。本来消化功能就差的人贪食汤圆，还会出现泛酸、胃灼热等情况。所以用汤圆当早餐、晚餐都不合理。吃汤圆最好在中午，这个时候人体的胃肠功能最强，也有充分的时间来消化汤圆里过多的热量。

过年的时候，我国很多地区都有吃年糕的习惯。年糕又称"年年糕"，与"年年高"谐音，意蕴人们的工作和生活一年比一年提高。但是每年都有人因为年糕吃多了导致消化不良、胃痛胃酸。春节期间，大家的饮食本来就偏油腻，再吃一些难以消化的年糕，脾胃当然容易受损伤。

并不是"营养丰富的东西就一定要多吃"，糯米虽然营养丰富，但是比较黏，不好消化，老人、小孩以及脾胃虚弱的人还是应该少吃糯米制品。如果糯米食品在体内难以消化，可以吃点儿炒麦芽或者炒谷芽等粗纤维食物，以缓解胃部胀气等症状。

要想脾胃健，辛辣食物"悠着"吃

有句俗话说，"四川人不怕辣，江西人辣不怕，湖南人怕不辣"，在大部分南方人的餐桌上永远少不了辣椒，而对于北方人来讲，大葱和大蒜几乎是每顿的必备食物。辛辣食物对我们的吸引力十分大，有些人甚至会辣到流泪流汗也不肯停止，喜欢吃辣的人很多，但是"会"吃的人可不多，吃辛辣食物也是有学问的。

首先我们要明白到底什么是辛辣食物。辛辣食物是指具有辛辣味道的刺激性食物，在我们生活中常见的辛辣食物有辣椒、胡椒、芥末、生葱、洋葱、生蒜、韭菜、花椒、姜、白酒等。少量的辛辣食物可以促使胃黏膜血液量的增加，能够有效刺激胃黏膜修复，从而减少有害物质对胃黏膜的伤害，起到保护胃的作用。同时，大蒜这种辛辣食物还能有效的杀灭幽门螺杆菌，能够保护胃黏膜。因此，专家建议说，适当食用辣椒、大蒜等辛辣刺激食物对胃有益。对于脾胃虚寒的人来说，适当吃些辣椒等辛辣食物可以暖胃驱寒，对身体有利。但是，这些食物也可能会使人"上火"。

辛辣食物会使脾胃消化功能失调，内生燥热湿邪，继而出现便秘、痔疮发作等问题。辛辣刺激还会造成胃肠道急性炎症，出现咽喉肿痛，皮肤红斑、干燥脱屑，诱发牙龈肿痛、口角糜烂、嘴唇燥裂、口腔溃疡、腹痛、腹泻等。因此，还是舍弃口感的一时痛快，不食或少食辛辣为好。特别是胃及十二指肠溃疡、痔疮、口腔炎、慢性咽炎、慢性胰腺炎、胆囊炎患者，以及平时手足心热、睡眠盗汗的阴虚内热之人，更应节制食辣。

在中医学看来，辛辣刺激的食物会刺激患者的胃黏膜，从而促进胃液分泌，引起消化功能紊乱，可能会导致药物失去疗效，还有可能会加重胃溃疡患者的病情。而在生病服药，特别是服用中药时，不少医生会嘱咐"禁食辛辣食物"；当胃溃疡患者看医生时，得到的忠告也都是不应摄入辣椒等辛辣食物。

吃辛辣食物在不同的季节也是有讲究的，在春天和夏天要尽量少吃辛辣食物。春天气候干燥，风多雨少，天气又多变，人体的水分很容易通过出汗、呼吸而大量丢失，而且这时胃肠道的功能比较弱，吃辛辣食物很容易引起上火，导致大便干燥、小便发黄等症状；而在夏季天气炎热，人们往往食欲不佳，脾胃功能常常会"压力"过大，还有可能会因中暑而伤阴，再吃辛辣食物会进一步伤阴耗气，甚至会导致头晕、头痛、四肢无力等症状，脾胃也会处于亚健康状态。

总之，辛辣的食物虽然对脾胃有一定的好处，但是要想健脾胃，对于辛辣食物应"悠着"吃。

苦寒伤脾胃——养脾胃要远离浓茶、咖啡

喝茶有益健康是众所周知的事。现代人不仅爱喝茶、品茶，还有很多人喜欢泡些养生茶来喝。现代生活中，许多人因为生活节奏快，工作繁忙，有时甚至通宵工作，所以常常靠喝浓茶来提神，以提高学习和工作效率。需要注意的是，喝茶也是有讲究的。茶性苦寒，适当饮用能够降火健身，但是如果饮茶不当，不但于身体无益，反而会伤身。中医认为，"苦寒必伤脾胃"，因此过度饮茶，对脾胃的伤害很大。尤其是饭前饭后不宜马上喝茶，否则会冲淡胃液，影响消化。

饮茶时以清淡为宜，不要过浓，因为太浓的茶中咖啡因含量较高，容易促进中枢神经系统的兴奋性，导致胃蠕动加快，胃壁细胞分泌亢进，使胃酸分泌增加，对胃黏膜刺激加强，久之，则会导致胃溃疡。同时，浓茶可以直接刺激胃黏膜，引起胃黏膜损害。此外，浓茶中的鞣酸还可能与食物中的蛋白质结合，成为鞣酸蛋白而凝固沉淀，从而影响食欲、消化和吸收。日本学者调查 1 万多人次溃疡病患者，发现有 72.3% 的病人有饮浓茶的嗜好，这说明溃疡的发生与喝浓茶有一定的关系。因此，胃溃疡患者应节制喝茶，更不要常饮浓茶。

加班熬夜的人，习惯依靠咖啡来提神，一杯接着一杯地饮用，借以让自己保持清醒的头脑。咖啡和茶一样，过量饮用会刺激到胃黏膜。因此，熬夜者常会出现消化不良、胃痛、胃胀等症状，中医称之为脾胃不和。咖啡对人体的功过利弊，很大程度决定于摄入量的多少。大量饮用咖啡对身体有许多弊端，经科学研究证实，过多饮用咖啡会诱发胃肠疾病。这是因为大量的咖啡摄入会促使体内分泌过多的胃酸和胃蛋白酶原，过多的胃酸会不断侵蚀胃黏膜上皮；同时，胃酸能激活胃蛋白酶原，使之成为有活性的胃蛋白酶。这两种因素的影响，会导致胃炎或胃溃疡的发生。

咖啡中含有大量的咖啡因。咖啡因类物质能刺激胃的腺体，使胃酸及胃蛋白酶等消化液分泌增加。当胃由于各种原因而受到损害，出现各种病变，如胃炎、胃溃疡时，浓茶、浓咖啡会引起胃酸分泌增多，可直接加重胃病，降低胃药的疗效，不利于疾病的康复。因此，经常空腹喝此类饮品，会严重损害胃黏膜，最后导致了消化性胃溃疡的发生。如果胃溃疡长期反复发作，有可能导致胃癌。

诚然，咖啡和浓茶对人体也有它们独特的功用。但是，对于脾胃虚弱的人而言，选饮咖啡和茶叶时一定要谨慎。养脾胃是个庞大的工程，为了能拥有一个健康的脾胃，你也需要放弃与改掉很多以前不经意间形成的不良习惯，只有对脾胃有充分的照顾和注意才能拥有健康的体魄。

不挑食、不偏食——给小儿一个好脾胃

提到挑食偏食，大家首先想到的就是小孩子。很多孩子吃东西挑三拣四，吃鸡蛋不吃蛋黄、吃肉不吃内脏，等等。孩子吃饭长期这样挑拣下去，不仅营养素摄入不均衡，而且有损脾胃的健康。比如只爱吃肉不爱吃蔬菜的孩子，摄入的维生素和纤维素太少，容易出现便秘。只吃素食不爱吃肉的孩子则缺乏生长发育必需的蛋白质和脂肪，往往体格发育欠佳，体质偏弱，身材矮小，消瘦，抵抗力差。

及早纠正孩子挑食、偏食的坏毛病是给孩子一个好脾胃的关键。那么如何才能纠正孩子的挑食问题呢？下面就给大家几条建议。家中有挑食小儿的父母不妨一看：

第一，从婴儿期开始，适时给孩子添加蔬菜类辅助食物。李时珍说："药补不如食补，食补不如水补"。因此，用流食来补充所需要的营养是挑食的小朋友比较能接受的，比如可以用煲汤、煮粥、糖水、果汁等进食方式，玉米汁在调理脾胃不和上，效果不错。

流食相对比较好吸收，当调理到一定程度，小儿体质增强了，就可以在食补方面下功夫了。

第二，不要一边吃饭，一边看电视，更不要让孩子在椅子上玩玩具，要让他有正经吃饭的感觉。吃饭时候要专注，确保固定的吃饭时间。

第三，孩子挑剔某种食物时，可以循序渐进，开始时较少的分量鼓励孩子多多尝试各种食物。家长可以带头品尝、故意做出津津有味的样子，看你吃得香，孩子也会想尝尝。不过家长也不要太过积极，否则，孩子会以不吃饭做"要挟"某种条件的筹码。

第四，对孩子喜欢的菜家长也要在做菜的时经常变换花样，以防孩子对某种食物产生厌烦心理。如果孩子不喜欢吃熟菜，可以让他们适当吃一些生菜。一些有辣味、苦味、怪味的蔬菜，如茴香、胡萝卜、韭菜等，可以尽量变些花样，比如做带馅食品时加入一些，让孩子慢慢适应。

第五，饺子、包子带馅食品便于儿童咀嚼吞咽和消化吸收，且味道鲜美、营养也比较全面，对于那些不爱吃蔬菜的孩子，不妨经常给他们吃些带馅食品，包成一些可爱的形状，这样也是吸引孩子的一个方法。

人体所需要的各种补给和能量都来自于食物，所以饮食不均衡的后果也会通过多方面的"恶果"体现出来。一旦出现偏食挑食，不仅仅会导致整个身体营养不良，最先受损的就是脾胃。为了小儿的健康，父母要尽快帮助孩子改掉这个坏习惯才好。

饮食莫要"汤泡饭"，方便却有损脾胃

老百姓有句话叫"汤泡饭，嚼不烂"，很多人不理解，汤泡饭与粥差不多，为什么粥都能烂，汤泡饭怎么就不烂了？而且汤泡饭有汤有水还有饭，吃饭时又香又快，怎么说不烂？这里说的不"烂"其实是说吃的食物到了胃里没有烂，也就是没有被充分咀嚼。尤其是家里有小孩的时候，家长为了让孩子方便进食，多会选择汤泡饭的方法喂食，殊不知这样会损伤孩子的脾胃，引起消化不良。

吃汤泡饭不利于脾胃是因为食物未经充分咀嚼，便进入胃里，既不利于吸收，又容易造成消化不良和胃部疾病。正常情况下人们吃进食物时，首先要在口腔中进行初步消化。坚硬的牙齿将大块食物切、磨成细小颗粒，同时唾液腺不断分泌唾液，经过舌的搅拌与食物充分混合。唾液中的淀粉酶使食物中的淀粉分解成甘甜爽口的麦芽糖，便于胃肠进一步消化吸收。当人体在消化固体粉粒状食物时，咀嚼的时间通常更长，唾液分泌量也就多，有利于滑润和吞咽食物；而汤和饭混在一起吃，食物在口腔中不等嚼烂，就同汤一起咽进胃里去了。咀嚼时需要的时间短，唾液分泌量也就少。这不但使人"食不知味"，而且势必加重胃肠的负担。

生理情况下，胃肠道的消化吸收活动，在饭后最为繁忙，需要较多的血液供应，才能分泌足够的消化液来消化食物，汤泡饭进入胃里，汤进一步冲淡胃和胰腺分泌的消化液，整粒的饭又加重胃肠消化负担，天长日久，就会引起胃病和胃肠功能紊乱。老年人又因消化器官发生退行性变化，若吃汤泡饭，更容易引起消化紊乱。

汤泡饭所引起的脾胃疾病多表现在脘腹胀闷、积食、胃胀、嗳气等，西医上常表现为胃肠蠕动减慢，胃酸分泌减少而常常伴有胃胀，胃痛，泛酸，便秘等。所以，在这里奉劝那些喜欢吃汤泡饭的朋友，为了健康，还是改掉这一伤脾胃的习惯吧。

热无灼灼——养脾胃不一定要"趁热吃"

有些人喜欢热食，吃什么都是越烫越好。殊不知生物在进化中都有自身最适合的温度，进化程度越高，要求最适宜的温度越严格。《黄帝内经》就阐述了饮食寒热对人体脏腑、气血的影响以及与疾病的关系。《灵枢·师传》说："食饮者，热无灼灼，寒无沧沧。"指的是食物不要像沸腾的开水那样灼热伤人；"寒无沧沧"指的是食物也不要像寒冰那样刺骨。食物要在合适的温度内被摄入，才能确保身体健康。

中医从不主张饮食过热，这是因为人的食道壁是由黏膜组成的，非常娇嫩，只能

耐受 50 ～ 60℃的食物，超过这个温度，食道的黏膜就会被烫伤。过烫的食物温度在 70 ～ 80℃，像刚沏好的茶水，温度可达 80 ～ 90℃，很容易烫伤食道壁。如果经常吃烫的食物，黏膜损伤尚未修复又受到烫伤，可能形成浅表溃疡。反复地烫伤、修复，就会引起黏膜质的变化，进一步发展变成肿瘤。

流行病学调查发现，一些地区的食管癌、贲门癌、口腔癌和热饮热食可能有关，就是说有可能某些黏膜上皮的肿瘤是"烫"出来的。中国新疆哈萨克族居住的地区喜欢饮用热奶茶，一日数次；东南沿海潮汕地区喝"工夫茶"，也是趁热饮用；移居到新加坡的中国福建人后裔仍有喝热饮的习惯；太行山区的大碗热粥也是趁热才吃。这些地区都是我国食管癌的高发区。当然，肿瘤的发生原因复杂，均非单一因素，但饮食过热是一个重要因素。

研究发现，人体在 37℃左右的情况下，口腔和食管的温度多在 36.5 ～ 37.2℃，最适宜的进食温度在 10 ～ 40℃，一般耐受的温度最高为 50 ～ 60℃。当感到很热时，温度多在 70℃左右。经常热食的人，在温度很高的情况下也不觉得烫，但是在接触 75℃左右的热食、热饮时，娇嫩的口腔、食管黏膜会有轻度灼伤。

热饮、热食对食物的消化吸收也不利。食物太烫，在口腔存在时间偏短，细细咀嚼、分泌唾液及与之混合过程都不充分，这不利于食物的消化吸收。因此，最合适的食物温度是"不凉也不热"。怎么衡量这个温度呢？很简单，我们经常会看到许多家长在给小宝宝喂饭时，都会吹至微温后再喂，其实，这个温度对成人来说同样是最合适的。用嘴唇感觉有一点点温的，也不烫，就是最适宜的。

同样，人们在饮水时也应该讲究温度。日常最好饮用温水，水温在 18 ～ 45℃。过烫的水不仅会损伤牙齿的珐琅质，还会强烈刺激咽喉、消化道和胃黏膜，即使在冬天也不宜喝超过 50℃的水。

养护脾胃，碳酸饮料不宜多喝

不管是在运动之后，还是在炎炎夏日，很多年轻人都喜欢喝碳酸饮料，尤其是夏天加上冰块，痛快地喝一大杯，那感觉真是爽极了。这种痛快的口感来源于在饮用碳酸饮料时，舌头感受到的一种麻刺感，这种麻刺感就是由碳酸引起的。二氧化碳本身是一种无色无味的气体，在冷却和高压的环境下，很容易就会融入水中，形成碳酸。正是由于碳酸的形成，而使其称之为"碳酸饮料"。

碳酸饮料以碳酸水为基础，但往往还需要加入糖、香料等物质进行调味。碳酸饮料的主要成分除了碳酸水、白糖、香料外，还会有柠檬酸等酸性物质的添加剂，有一些碳酸饮料还含有咖啡因、人工色素等物质。在这些成分中，除了糖类能给人体补充能量，其余物质对人体健康几乎没有作用。因此，常喝碳酸饮料并没有多大的好处。而且对于平时脾胃虚寒、肠胃功能不好、舌苔比较厚的人群，过多地饮用碳酸饮料很容易伤到脾胃，最终引起饭吃不下、消化不良、拉肚子等症状，尤其是小孩子肠胃比较脆弱，喝多了这些饮料还可能会出现营养不良。

喝碳酸饮料过量，不仅会伤害到脾胃，其中的高磷还可能会改变人体的钙、磷比例，增加发生骨折的危险。对儿童期、青春期的孩子来说，去快餐店吃份快餐，喝个可乐，就会十分欢欣雀跃。然则，儿童期、青春期是骨骼发育的重要时期，在这个时期，孩子们的活动量增大。如果食物中磷钙的摄入量不均衡，再加上喝过多的碳酸饮料，很可能会影响到孩子的身高，甚至会给将来发生骨质疏松症埋下伏笔。

我们喝水是为了解渴，为身体补充水分，但是由于碳酸饮料中有大量的色素、添加剂、防腐剂等物质。还有一些碳酸饮料中含有很多咖啡因，咖啡因的利尿的作用，反而会加速水分排出，所以喝碳酸饮料，常常会越喝越觉得渴，这样一来，非但不能解决口渴之急，还会加重口干舌燥之感。

总之，我们要尽量避免过多饮用碳酸饮料，以免碳酸饮料产生的大量的二氧化碳气体会使胃部承受过大的压力，进而使胃产生胀痛，损害脾胃健康。

脾胃不好，少吃街边米线

不管是在小吃城还是住宅小区，或是在繁华的写字楼附近，都有卖米线的小店或是摊位。米粉类的小吃很多，除了过桥米线，还有土豆粉、酸辣粉等。

对于上班族来说，来一碗热腾腾的米线，当中有菜、有肉、有主食，还有汤，既美味，又方便。但是，米线相对于馒头、面条来说，难消化一些，这是因为米线在加工过程中被加入了一些凝固剂。因此，对于脾胃功能不太好的人群来说，不宜多吃米线。

另外，虽然每家小店都标榜自家是骨汤米线，可是很多卖米线的商家为了获利，而选用猪骨粉和浓缩香粉来调制汤料。这些香粉、调料，很多都是利用化工合成的方法做出来的。而服用化工合成物质对人体危害是很大的，长期食用不仅会导致胃肠道疾病的产生，还会损害到肝脏，对人体十分有害。

分析完了这碗汤，我们再来看看米线。米线口感虽好，也存在着不容忽视的质量问题。制作米线的主要原料就是大米粉和淀粉。米线是一种南方食物，原料基本都产于南方，做出来的米线以"筋道"闻名。用筋道的大米或精米磨成粉，加水变浆再经过其他几道工序让原本软糯的米线"有劲儿"，有嚼头。现在很多米线的生产在原料和工艺上都没有那么多的讲究，要想达到同样的韧度和效果，就只有依靠"高科技"——添加剂了。添加剂的主要成分是硼酸、硼粉等，为了米线颜色更鲜亮甚至还添加"吊白块"。对很多肠胃不好的人来说，从这一碗热气腾腾的米线中不仅要看到卫生问题，最重要的是考虑自己的胃能不能接纳这碗米线。

另外，米线中的支链淀粉含量较高，要比面粉做成的馒头和面条难消化得多。有些老胃病患者一吃米线、米粉类的食物就胃痛，就是因为米线属于难消化的食品。

总之，想吃米线的时候，一定要选一家质量优良和干净卫生的店面。不管是在外面还是自己制作，脾胃虚弱的人群最好少吃米线，以免加重病情。

久居寒湿重的地方，容易让脾受湿困

中医把导致疾病的因素分四类，外因、内因、病理产物和其他病因。外因，就是中医中的外感六淫，即风、寒、暑、湿、燥、火。外因中的湿多由于所处环境及饮食所引起，据世界卫生组织的研究，人体感觉最舒适的空气相对湿度为 40% ~ 60%，高于 70% 属于潮湿。长期在高湿的环境下，人体免疫力会下降，可出现记忆力减退、思维缓慢、注意力不集中等，严重的还可引起风湿病、关节疼痛、感冒、皮肤过敏等疾病，特别是对抵抗力较弱的婴幼儿和老年人危害更大。

中医认为暑湿与脾土关系最为密切。《素问·五运行大论》记载："中央生湿，湿生土，土生甘，甘生脾，脾生肉……"土能生养万物，离不开湿。没有湿，生养无从谈起，但又不可过湿，因为过湿会引起涝。春夏季节，中国大部分地区的空气湿度经常高于 85%。而遭受洪涝地区空气最高湿度达到 90% 以上。如果长期生活在潮湿环境中，人最易出现脾虚湿困。

有句古话叫："千寒易除，一湿难去。湿性黏浊，如油入面。"体内水湿过多不能被脾脏及时运化代谢，停滞体内就会出现食少，腹胀，纳呆。寒湿向下注入大肠就会大便带水湿，变成软的不成形，或者黏着在马桶上。还表现为四肢轻微水肿，舌头肥大舌苔也会白腻，有齿痕。这都是因为有水湿夹杂。

体内湿过多，遇寒则成寒湿，遇热则成湿热，遇湿则为风湿，遇暑则为暑湿。湿邪不去，吃再多的补品、药品都如同隔靴搔痒，隔山打牛。生活中很多人患上了脂肪肝、哮喘、高血压、心脑血管等疾病，甚至恶性肿瘤，其实这些病都跟湿邪、痰湿有关。

滥用苦寒药，脾胃会变得越来越虚弱

不了解中医药的人对中医药有很多误解，觉得中药副作用小，有些头疼脑热的，就会吃些中药或是中成药。不顾及药性和自己的身体状况就盲目用药，对于很多脾胃不好的人来说，吃中药反而会诱发胃部不适。

脾胃不好的人本身体质就会弱一些，跟身体壮硕的人相比，很容易感染其他的病，如果不慎服错了药，更可能让胃更受伤。比如我们常见的一些胃病，如慢性胃炎、胃下垂、胃溃疡等，在中医上大多属于脾胃虚寒证，应服用温运脾阳、健胃和中的药物。如果服用了苦寒类的中药就会伤胃气。什么是苦寒类的中药呢？顾名思义就是味道较苦，属寒性的药物，如大黄、黄芩、冰片、黄连等，脾胃虚寒的人本来就神疲乏力，大便稀不成形，服用这些药可能会导致胃病复发。

那么，大黄、黄芩、冰片、黄连这些药都用在什么药方或是中成药里呢？其实，这些药用处非常广泛，比如治疗外感风热感冒常用的柴黄颗粒、双黄连口服液、银黄颗粒等均含有黄芩。因此，有发热口干等风热感冒的症状可短期适量服用，感冒症状消失后就要及时停用，否则就容易伤胃气。

平时生了口疮，或是感觉牙痛、咽痛的人首先想到的就是降火，常会选择一些清热的药物，比如牛黄上清片、三黄片、黄连上清片、双清片等。很多人吃了这些药会出现拉肚子的情形，还以为是泻火，但是很有可能你的脾胃已经受伤了。还有一些化痰止咳的药，如牛黄蛇胆川贝液等，多含有黄芩、贝母、瓜蒌等苦寒成分。脾胃虚寒的人要注意选择对症的中药来替换，比如橘红丸之类的来止咳。

除此之外，很多的降压药、降血脂药中也有不利脾胃的中药成分，对于需要长期服药且脾胃虚寒的人来说，一定要慎重挑选，最好不要选择含有罗布麻、黄连等缓解高血压头痛眩晕的药物。

很多中成药都会标明"脾胃虚寒者忌服"，不要小看了这则提示，一定要注意调整用量，密切观察腹痛、食欲和大便的情况，如有异常要及时停药或改服其他药物。西医和中医在诊断和用药上有很大的不同，如果患有胃病或是其他慢性病需要坚持服用某种药物，一定要事先跟医生讲明。

脾胃也有作息时间，不宜私自更改

千百年来，人们一直遵循着"日出而作，日落而息"的生活。万事万物都按照自然规律来运动着。可是，如今快节奏的生活，虽然在一方面让我们享受到了物质文化，但是另一方面也让健康问题越发凸显出来。《黄帝内经》有云："起居无常，半百而衰。"意思是说，长期不规律的生活，会让人过早衰老。

仅从饮食上来看，"废寝忘食"似乎成了不少上班族的习惯，对此，很多人甚至已经慢慢习惯并且不以为然。然而就是这种不经意的、不健康的工作方式正在一点点蚕食着人们的身体健康，尤其是脾胃的健康。因为脾胃有它自己的作息时间，我们定时吃饭，才能保证脾胃正常工作。中医上的六腑包括胃、胆、大肠、小肠、三焦、膀胱，它们是食物消化和吸收的通道，只有胃的工作完成后，其他的五腑才会按照正常的顺序"传化物而不藏"。如果吃饭的时间混乱了，那么自然六腑的工作时间也会被打乱。很多人有这样的经验，如果一晚上熬夜不睡觉，到了第二天怎么补觉也难以有醒后浑身舒服的感觉。同样，我们的脾胃在本来该休息的时候加大了工作强度，却在工作的时候休息，这样违背了作息时间，很容易损伤脾胃。

近年来，胃肠功能紊乱、胃炎、胃溃疡等肠胃疾病的发病率在工作忙碌的白领人群中正日趋升高。调查显示，经常三餐不定时者发生胃癌的危险性是正常人群的1.3倍，生气进食为1.5倍，喜食烫食为4.22倍。如果上述因素"共同作用"，那么患胃癌的相对危险性更高。这看起来好像有点儿危言耸听，事实上，身体的疾病都是由于不注意日常起居的小事和小习惯造成的。所以，为了脾胃健康，大家一定要遵守脾胃的作息时间。

此外，三餐之间的脾胃保养，大家也要注意。现在的白领都有午饭后睡午觉的习惯，需要提醒大家的是，午觉最好不要吃完饭就趴着睡。因为人体在午饭后至少需要 1 个小时才能把胃部的食物排空，吃完午饭就趴在桌上睡午觉，胃部被压迫，增加蠕动的负担，容易造成胃部的胀气，降低胃部消化食物的能力，从而影响人体营养的吸收。当然，偶尔趴着睡觉对人体健康影响不大，但长此以往，非常容易患胃病，而且还会因为营养难以吸收而影响发育。

由于工作原因不能按时吃饭的人，身边应常备点儿苏打饼干、速溶燕麦等零食，实在来不及去吃饭也要往肚子里填点儿东西，对抗胃酸，别让胃"空转"。但这个方法只能作为偶尔应对，如果长期这样做，对脾胃一样有伤害。

坐着不动，容易脾虚、肌肉松弛

我们经常会看到这样的镜头：写字楼里上班坐着，回家上网坐着，上下班乘车坐着，就连平时坐的椅子都是带轮的，短距离的移动根本不用站起来。长时间坐着不动几乎是很多上班族的写照，紧张的生活，忙碌的工作，每天坐在电脑前，眼睛近视了，肤色暗淡了，小肚腩更大了……要知道，久坐不动的小毛病是一种隐形杀手。

《黄帝内经》中早就有"久坐伤肉"的论述，一个人长时间久坐，会使得全身的血液循环减慢，久而久之，缺少运动会使肌肉松弛，弹性降低，出现下肢水肿，倦怠乏力，重则会使肌肉僵硬，感到疼痛麻木，引发肌肉萎缩。而且"久坐"伤的不仅是"肉"，其实还伤脾。中医认为，脾主肌肉，因此办公室里喜欢坐着的人，从不起来走走，能坐就不站着，能躺着就不坐着，他们的脾湿已经非常严重了。由于不爱运动，脾的运化功能非常差，才会出现这种状况，这种人吃饭也不会香。

长时间固定不动的坐姿对身体无益。因此，上班族每隔半小时就应起来活动一到两分钟。即使只是舒展一下身体或去洗手间这样的简单活动也可以。如果你的工作需要长时间坐在电脑前，那么不仅要经常像猫咪一般伸伸懒腰，或者起身走动走动，以舒展四肢，还要注意保持正确的坐姿。

端正坐姿首先要把办公座椅调整到最佳高度。依据每个人的工作性质把办公桌或者工作台调整到一个合适的高度，肘部离办公桌越近越好，用以保证上臂和脊柱平行，将手放在办公桌的表面，上下调节整个座椅的高度，以确保肘部呈现直角。扶手的高速，要确保能够使上臂恰好在肩膀处稍微提起。大腿应尽量保持于前手臂平行的姿势。矫正视线高度时要注意屏幕的最上方应比眼睛的水平低，且屏幕应该离你最少一个手臂的距离。

感觉到疲惫的时候，很多白领总是在午休时缩在椅子上，但是这样做会额外的加重后腰与椎间盘的压力，对背部造成很大伤害的。最好是准备一个 U 形颈枕，一个腰部靠垫，仰靠在椅子上，闭目养神 20 分钟左右的时间。

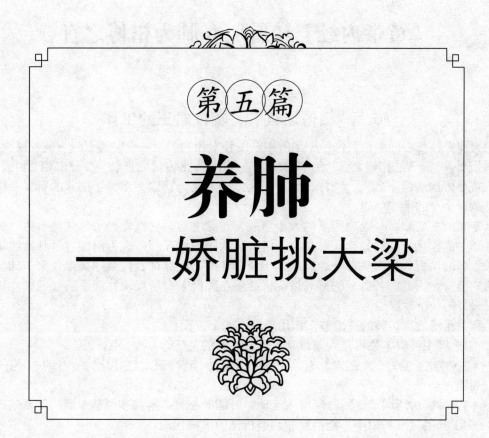

第五篇

养肺

——娇脏挑大梁

第一章
《黄帝内经》谈肺脏：肺为相傅之官

肺为"相傅之官"，辅佐君王的工作

人体中肺与心的关系就像一个国家中君王和宰相的关系一样。《素问·灵兰秘典论》中就指出："肺者，相傅之官，治节出焉。""相傅"是古代的官名，类似宰相、相国等，是辅佐皇帝治理国家的人。同样，肺对于人体的重要，就像宰相对于国家的意义一样，帮助调理全身的生理功能。

宰相的主要职责是处理国家的大小事务，在此之前，它首先得了解各类事务。肺部在人体中的作用，同样如此，它必须了解五脏六腑的情况。中医为何通过号脉就能知道五脏六腑的情况？很大一部分原因就在于全身各部的血脉都直接或间接地会聚于肺，然后敷布全身。因此，各脏腑的盛衰情况，必然在肺经上有所反映，而手腕处的"寸口"就是最好的一个观察点。

作为相傅之官，肺的"治节"作用表现在四个方面：

（1）肺主呼吸，意思是人通过肺吸入自然界的清气，并呼出浊气。

（2）肺主全身之气，随着肺有节律的呼吸运动，将呼吸之气转化为全身的一种正气、清气而输布全身。

（3）肺因为所调节气的升降出入运动，可辅助心脏，推动和调节血液的正常运行。

（4）肺的宣发和肃降，能治理和调节机体的水液代谢。

因此，肺的四大功能决定了它在身体中的地位是宰相。心脏这个君王很需要肺这样的角色，从旁协助共同谋划、治理国家。不同的是，心通过神明来主宰人的精神意识，而肺则通过对气的调控来调节人的各项功能。君主做出政令后，宰相就负责将心下达的指令布散到气能达到的地方，从而治疗、调节和约束人的整个生命活动。

肺者，气之本——人体所有的气都受肺的调控

《素问·五藏生成篇》指出："诸气者，皆属于肺。"肺主一身之气，也就是说身体中的各种气都归属于肺。许多初次接触中医的人，遇到"气"这个字都会困惑不已。什么是气呢？中医所讲的气不同于我们日常生活中所指的气。平时，大家所说的气是指没有一定的形状、体积，能自由散布的物体，比如空气等。而中医所说的气是一种具有很强活力的精微物质，它既是令人体器官正常发挥机能的原动力，也是构成人体和维持人体生命活动的最基本物质。

气的来源有三个，一是禀受父母的先天精气，二是食物中的营养物质——即水谷之精气，三是存在于自然界中的清气。这三者通过肺、脾胃和肾等脏腑的综合作用结合而生成人体之气。这种人体之气由于其主要组成部分、分布部位和功能特点的不同，产生了不同的名称，主要有元气、宗气、营气、卫气等。

1. 元气

"元气"，亦称"原气"，是由父母之精所化生，由后天水谷精气和自然清气结合而成的阴气与阳气。人先天的元气是父母给的，如果不吃不喝的话，这些先天带来的元气只够维持7天的生命。要想生命活动正常进行，就要保住先天的精气，就要吃东西、呼吸自然之气。《黄帝内经》中说："真气者，所受于天，与谷气并而充身者也。"元气是从天得来的，这里的天是指父母。

元气虽然是先天带来的父母之精气，再加上后天的水谷之气、呼吸之气、自然之气来补充，但元气毕竟有限，有一个定数。人活着的这些年就是不断耗散这些元气的过程，元气足的时候，人的免疫力就比较强，身体也比较健康，随着元气慢慢耗散，人的免疫力开始下降，疾病上身来，有一天元气耗尽了，也就是生命结束的时候。

2. 宗气

宗气是积于胸中的后天宗始之气，宗气在胸中积聚之处，称为"气海"。肺从自然界吸入的清气和脾胃从饮食物中运化而生成的水谷精气相互结合，生成宗气。因此宗气的盛衰与肺的呼吸功能、脾胃的运化功能正常与否关系密切。

那宗气又有什么功能呢？《灵枢·邪客》说："宗气积于胸中，出于喉咙，以贯心脉而行呼吸焉。"即说宗气的主要功能有两方面：一是"走息道以行呼吸"，凡语言、声音、呼吸的强弱，都与宗气的盛衰有关。二是"贯心脉以行气血"，凡气血的运行、肢体的寒温和活动能力、视听的感觉能力、心搏的强弱及其节律等，皆与宗气的盛衰有关。

3. 营气

营气由于富于营养，所以又被称为"荣气"。它与血共同运行于脉中，能循脉上下，营运于全身，故常常以"营血"并称。

营气主要由水谷精气中的精华部分所化生，有营养全身和化生血液两大作用。营气为脏腑、经络等组织器官的生理活动提供营养，所以可以"营养全身"；营气与血液共行于脉上，算是血液的组成部分，所以它可以"生化血液"。

4. 卫气

卫气是运行于脉外之气，属阳，是人体阳气的一部分，所以又被称为"卫阳"。《素问·痹论》中说："卫，……不能入于脉也，故循皮肤之中，分肉之间，熏于肓膜，散于胸腹。"即说卫气不受脉管的约束，运行于皮肤、分肉之间，熏于肓膜，散于胸腹。

卫气的生理功能主要有三个方面：一是护卫肌表，防御外邪的入侵；二是温养脏腑、肌肉、皮毛等；三是调节、控制腠理的开合、汗液的排泄，以维持体温的相对恒定等。

由此可以看出，气的生成同肺功能密不可分，尤其是宗气的生成，主要依靠肺吸入的清气与脾胃运化的水谷精气相结合。如果肺功能不健全，直接影响到宗气的生成，也影响全身之气的生成。此外，肺主气，还体现在它对全身气机的调节作用。其次，肺主气，还体现在其对全身的气机有调节作用。肺有节律地一呼一吸，全身的毛孔也随着有节律地一呼一吸，内脏也随着有节律地一呼一吸。呼即气出，吸即气入，一身之气，都随着肺的运动而运动。

气的运行协调是肺脏健康的主导

"气"常被视为人体的生长发育、脏腑运转、体内物质运输、传递和排泄的基本推动能源，因此，气对于我们而言是个非常重要的概念。当描述一个人去世了的时候，我们有时也会用"断气"来表达，由此看出，没了气就没了命，所以《庄子·知北游》里有"人之生也，气之聚也，聚则为生，散则为死"的说法。

人体生命活动是气的功能体现，对此宋朝的杨士瀛在《仁斋直指方论》中说："人以气为主，阴阳之所以升降者，气也；血脉之所以流行者，亦气也。营卫之所以转运者，气也；五脏六腑之所以升降者，气也；盛则盈，衰则虚，顺则平，逆则病。"气的重要程度由此可见一斑。

肺主一身之气，通过"一呼一吸"排出浊气，吸入清气。应该说，伴随着婴儿出生后的第一次啼哭，肺的呼吸运动就伴随着人的一生。肺的呼吸运动本身就是气的运动过程，同时也是维持和调节全身气机的重要条件。肺的呼吸正常，外界的清气得以进入，体内的浊气得以排出，气的阴阳平衡，升降出去就协调通畅。如果肺的呼吸运动失常，清气难入，浊气难出，就会引发百病。

通过呼吸这一气的运动过程，我们可以判断出肺脏的健康与否。如果呼气困难，说明病灶在肺；如果吸气困难，则是肾不纳气的原因；呼吸气粗，属于外感表证；呼吸气微，属于内伤肺虚；呼吸喘促，咳嗽有黄痰，属于痰热壅肺，若是清痰，多属痰湿阻肺。

肺主皮毛——肺气足，皮肤才好

"肺主身之皮毛"，出自《素问·痿论》。皮毛包括机体的皮肤、毛发、汗孔等组织。《黄帝内经》不厌其烦地告诉我们肺和皮毛是相应的，因此，若想皮肤好，关键是保养肺。

一方面，肺能将所主之卫气宣发的体表，固表御邪，温煦肌肤，调节肌肤腠理开合，排泄汗液；另一方面，肺可以"输精于皮毛"，即将脾所运化转化的精微物质通过肺的宣发作用，发散到全身，外达皮肤，起到滋养作用。当肺的生理功能正常，皮肤紧致，毛发光泽，机体抵御外邪的能力就强；当肺有病变时，就会出现"肺热叶焦"，皮肤相应地也会变差，机体的抗病能力降低。如果有邪气从皮毛入侵，会影响到肺的功能，这也是感冒的机理之一。

日常生活中，我们可以利用"肺主皮毛"的生理功能，通过观察自己皮肤和毛发，来判断自己的肺脏健康。未病先防一直是中医所推崇的治病方式。《黄帝内经》就强调了这一点，"善治者，治皮毛，其次治肌肤，其次治筋脉，其次治六府，其次治五脏，治五脏者，半死半生也"。疾病刚开始时，邪气侵袭人体的浅表，此时医治比较容易。拖延越久，人体内的邪气就越深，治疗也就越发困难。如果邪入五脏，病根已深，正气已衰，病情已发展到危重阶段，即使良医，恐怕也会觉得太棘手。"肺主皮毛"生理功能的具体应用主要是以下几个方面。

如果患者皮肤紧缩，毛孔关闭，汗毛直立，发热无汗，多属外感风寒，风寒之邪束表；

如果患者皮肤松弛，汗毛倒伏，发热且汗出，多属风热袭表；

如果患者皮肤粗糙、干涩，多属燥邪耗伤肺的津液；

如果患者皮肤滑利，潮湿，多属痰湿阻肺；

如果患者皮肤冷，自汗出，怕风，多属肺气虚卫气不固；

如果患者皮肤摸上去灼热，且汗出蒸蒸，多为肺热壅盛，或痰热壅肺；

如果患者自午后感觉皮肤发热，晚上睡觉出汗，醒后汗止，多属肺肾阴虚，阴虚生内热。

肺调度与管理体内的水液

肺就像是水利部部长一样，能够对我们体内的水液进行综合调度和治疗。我们在生活中都有这样的经历：在一次淋雨或受凉后多出现怕冷、发热、无汗等症状，这时候如果喝下一碗热乎乎的姜汤，再盖上被子发发汗，平时身体素质不错的人多能自愈。另外，生活中有这样一群人，平常稍微活动一下就变得心慌气短，容易出汗，体质较弱的人就算不受凉也容易感冒，若服用补肺固表类的中药，多半能见效。出汗是调节体内水液平衡的重要途径之一，如此不难看出，人体汗液的调节应该同肺有一定关系。

体内水液代谢包括出汗、排尿、食物中水分的运输、呼吸排出的水分等。我们体内的水液代谢是如何进行的呢？《素问·经脉别论》中说道："饮入于胃，游溢精气，上输于脾，脾气散精，上归于肺，通调水道，下输膀胱，水精四布，五经并行。"首先，我们饮入的水及食物中的水分，经过脾胃的消化作用后变成了具有滋养作用的津液；然后，津液会向上输送到肺，再由肺宣散到皮肤毛发和五官七窍进行滋养。最后，那些多余的水液则转化为汗液和尿液排出体外。

肺作为体内水的调度师，想要更好地履行职责，协调人体内水液的运行和输布，有两项主要的任务要完成：宣发和肃降。宣发和肃降是对"肺司呼吸""肺主皮毛""通调水道"等生理活动的概括。

1. 宣发是指肺向外宣泄和输布

《灵枢·决气》说："上焦开发，宣五谷味，熏肤、充身、泽毛，若雾露之溉，是谓气。"其中的"上焦开发"即指肺的宣发作用。肺就好像锅上的蒸笼，饮食在进入脾胃这口大锅后，经过蒸煮变成各种营养物质及水分，通过肺这个蒸笼向外宣发到全身，以温润肌肤、皮肤、耳目口鼻等。另外，肺还有宣发卫气，调理肌肤腠理的功能，可将体内代谢后的津液变成汗液排出体外。

2. 肃降是指清肃、向下通降

肺的肃降功能，可令水液下行，经过肾的气化作用后，化为尿液，由膀胱排出。如果肺失肃降，可见肺气上逆，胸满气喘，水道不利，水液停聚，形成痰饮、水肿、胀满、小便不利等症。

从位置上来看，肺位居高，又具有调节水液代谢的作用，因此有"肺为水之上源"的说法。

肺在窍为鼻：鼻子是肺呼吸的门户

"同命运，共呼吸"常被用来形容双方关系亲密，利害一致。若将这个词用在五脏与五官的关系上，最合适的莫过于肺和鼻子了。如果鼻子哪天不通了，肺的呼吸也就变得不顺畅。中医学认为，鼻为肺之窍。早在两千多年前的《黄帝内经》中就有相关记载，《素问·阴阳应象大论》中说："肺主鼻……在窍为鼻。"

鼻子是气体出入的门户，下连咽喉，直贯与肺，助肺行呼吸，因此为肺之外窍。鼻子既是肺实现功能的窗口，也是反映出肺的健康状况的窗口。《灵枢·脉度》指出："肺气通于鼻，肺和则鼻能知臭香矣。"肺的精气通于鼻，鼻在得到润养后，就能够发挥出嗅觉作用。但是，如果肺气失常，不能宣发肃降，气为之上逆，则鼻窍壅塞，气不通畅，嗅觉失常。平时如果出现了流涕、鼻塞、鼻子发干等情况，我们也会首先怀疑是肺的功能出现了问题。

《医学心语·首卷》指出："鼻头色青者，腹中痛。微黑者，有痰饮。黄色者，为湿热。白色者，为气虚。赤色者，为肺热。明亮者，为无病也。"由此可以看出，当鼻头的颜色晄白时是肺气虚的表现，因为卫气不能宣发于肌表、腠理不固、寒气侵袭肺部所致。肺的清肃失常，寒邪凝于鼻窍，出现黏膜肿胀色淡，流清涕、打喷嚏等寒证。对于临床上常见的鼻部不适，我们也可以简单地向大家介绍一下缓解方法。

1. 鼻塞、流清涕

多因着凉受风，寒邪侵肺所致，症状轻的患者可服用感冒清热冲剂缓解。

2. 鼻塞、鼻涕黄稠

多因受热后又吹风，肺受热邪所致，对付此证最经典的方子是银翘散，方勇连翘9克，银花9克，苦桔梗6克，薄荷6克，竹叶4克，生甘草5克，荆穗5克，淡豆豉5克，牛蒡子9克，芦根9克，煮水内服。有辛凉透表，清热解毒的功效，多用于急性上呼吸道感染。

3.鼻孔干燥，黑如烟熏

多因肺胃热极伤津所致，平时生活中可用百合和鸭梨煮水喝。

4.鼻涕黄浊腥臭

多为鼻炎或化脓性鼻窦炎，对于慢性反复发者，应及时做专科检查，以排除肿瘤的可能性。缓解方法可用数个瓜蒂焙干后研末，吹于患处，每日3次，有疏散风热、利鼻通窍之功。

5.鼻头红赤

常见于酒渣鼻，因肺胃热郁血瘀所致，这也在一定程度上暗示了男性性功能下降，应当重视。

肺合大肠——便秘可从肺论治

便秘是临床上最常见的一种慢性消化道症状，多数人都知道便秘是大肠的传导功能失职的表现之一，但其实便秘的出现也可能与肺脏有着密切的关系。中医认为，肺与大肠构成了脏腑阴阳表里的络属关系。肺的宣发作用，令大肠不致燥气太过，使大肠得以濡润；肺的肃降作用，为大肠的传导功能提供了动力；肺藏魄，而肛门又被称为"魄门"，是肺气下通的门户。肺与大肠的关系由此可见一斑，所以肺气的肃降有助于大便通畅、出入有常，肺气的上逆会令大肠腑气壅滞，出现腹痛腹胀、大便秘结等症。

有的便秘患者伴有干咳、气粗、舌苔偏黄的体征，这就属于肺燥热引起的便秘。外邪或者内伤传变造成热邪炽热，肺燥热会耗伤到大肠的津液，令大肠津亏，最终形成便秘。对于这种便秘，中医往往会从清肺热开始治疗，此法称为"提壶揭盖法"。对中老年人而言，肺热肠燥型便秘更为多见。平时患者在饮食上可多吃点儿杏仁、梨、核桃等，常引菊花茶、绿茶也有一定的辅助作用。同时还要注意戒烟和注意预防呼吸道的感染，保持良好的情绪。

除了肺热炽盛造成的便秘，临床上还有下面3种从肺论治的便秘。

1.肺阴不足，肠燥津枯

临床上有的人因为久咳伤到肺阴，或者因为脾虚不能运化足够的津液上输于肺，致使肺不布津，也可能因为久病伤肾精后，致使肺肾阴虚造成的。肺阴不足，肃降功能失常，令肠道气化难行；而且没有足够的阴津阴液，肠燥津枯，出现便秘。这种类型的便秘在治疗时应滋养肺阴，润肠通便。

2.肺气不足，大肠虚秘

肺气充足，肃降功能正常，可使津液下渗到大肠，也有助于大肠的传导功能。但若因为久病咳喘、年老体衰等原因致使肺气不足，津液无法下渗，肺气失于推动，肠的蠕动减慢，就会造成大便虚秘。这类便秘通常给人一种"无力排便"的感觉，如厕时间长，便后神疲不支。此类便秘应从益肺降气、助肠传导的角度进行治疗。

3.肺气上逆，大肠气滞

哮喘病人可因耗气伤阴，导致肺气上逆，或者因情志不遂，肝气失调，木旺刑金，导致肺气上逆。肺气失于宣发，津液无法濡润大肠，导致大肠枯燥，传导不利，肺气失于肃降，大肠传导受阻而致大肠气滞。这种便秘治疗时应以宣肺平喘，降气通便为原则。

肺与大肠的这种关系并不是空穴来风，近年来人们在临床中也发现，许多有严重肠道功能异常的患者常伴有急性呼吸衰竭。有研究发现，患者除了常见的肺部疾病变外，通常还会有大、小肠严重充气、小肠黏膜坏死，形成溃疡，黏膜下层出现空气泡。这同《黄帝内经》中的："腹中常鸣，气上冲胸，喘不能久立，邪在大肠"一说相呼应。这也在一定程度上论证了"肺与大肠相表里"之说。

第二章

人体的春夏秋冬：肺主秋，重养"收"

秋季养肺，养生以润燥为贵

中医认为，"秋气通于肺"，肺脏属金，旺于秋季，因此，秋天正是养肺的好时节。秋天天气干燥，空气中缺少水分，肺是娇脏，喜润恶燥，因肺喜清肃濡润，主呼吸，与大气相通，外合皮毛，与大肠相表里，因而秋燥最易犯肺，如果调养不当，人体会出现咽干、鼻燥、皮肤干燥等一系列的秋燥症状。因此秋季养肺以润燥为贵。

夏天人体出汗多，体液损耗较大，到了秋天，身体各组织都会感觉缺水，而且秋季天气干燥，就容易出现口干舌燥、便秘、皮肤干燥等病症，也就是我们常说的"秋燥"。五行中，春为生，夏为长，长夏为化，秋为收，冬为藏，因而当秋燥袭肺时，人首先要收好的、保管好的就是肺中的津液。想身体变得润一点，最简单的办法就是喝水，而多喝水也是秋季养肺最简便的一招。秋天每日至少要比其他季节多喝水 500 毫升，以保持肺脏与呼吸道的正常湿润度；也可以直接从呼吸道摄入水分，方法是将热水倒入杯中，用鼻子对准杯口吸入蒸气，每次 10 分钟，早晚各一次即可。喝水最好喝开水，中医认为"形寒饮冷则伤肺"，所以养肺要忌寒凉之饮。但光喝白开水并不能完全抵御"秋燥"的负面效应，如果在水里加些合适的"料"，会起到事半功倍的效果。"朝盐水，晚蜜汤"，是对付秋燥的饮食良方。

秋季润燥，饮食调养应以滋阴润燥（肺）为宜，坚持少辛增酸的原则，即少吃一些辛辣的食物，多吃一些酸性食品以及新鲜蔬菜等。少吃辛味，是为了防止肺气太盛。中医认为，肺气大盛可损伤肝的功能，顾在秋天要"增酸"，以增加肝脏的功能，抵御过盛肺气的侵入。

常见的酸性水果有苹果、石榴、葡萄、杧果、阳桃等，蔬菜主要有西红柿、冬瓜、荸荠、大枣、银耳、百合等。不宜吃辛辣烧烤食品。辣椒、花椒、桂皮、生姜、葱及酒等热性的调味品也不宜多吃，特别是生姜。除此之外也应多食用温肺的食物，比如芝麻、糯米、粳米、蜂蜜、乳制品等柔润食物，还应尽量吃些润肺的东西，如杏仁、桃仁等干果，对肺都有滋润作用。

早卧早起，与鸡俱兴——《黄帝内经》谈秋季养生

《黄帝内经》云："早卧早起，与鸡俱兴。"意思就是秋季，人们的起居规律要与鸡的起居时间一致。鸡早上打鸣出窝的时候就要起床，晚上鸡进窝的时候就要睡觉。那到底为什么秋天要"早卧早起，与鸡俱兴"呢？

在秋天，自然界的阳气开始收敛、沉降，人应当开始做好保阳护阴的准备。秋季气候干燥，而干燥的气候极易损伤肺阴，所以要多呼吸新鲜空气。秋天，鸡出窝的时候，正是太阳升起的时候，早起可顺应阳气的舒长，使肺气得以舒展，情绪得到畅达。而且，

秋天早晨空气清新自然，早起锻炼身体，不仅可以接受阳光的沐浴，还接受了耐寒训练，使身体能适应寒冷的刺激，以增强心肺对天气变化的适应能力，为冬天的到来做准备。

在秋季，早睡是为了顺应阴精的收藏，以养"收"。秋夜露寒宜早卧，秋季昼夜温差较大，中午烈日当头，早晚却凉风瑟瑟。很多人受"秋冻"误导，以为秋天只要少穿点儿就养生了。事实上，我们稍有不慎，又很容易被冻着，不仅起不到养生的作用，反而损伤身体。应尽量避免过多的夜生活，早睡以避晚凉，以收敛阴气。

秋天阳消阴长，早睡早起，顺应天地的气机。就是让身体顺应大自然的变化，收敛气机，藏精补精，是最好的养肺的方法。宇宙间存在着有规律的周期性变化，人生活于自然环境中，必然与之息息相关。因此，人们的作息安排只有与自然界的变化规律相适应，才能有益于健康。中医学认为，人类依天地而生，一年之中，四季的自然气候变化对人体的影响十分明显，人们应该根据季节变化和个人的具体情况制定出符合生理需要的作息制度，并养成按时作息的习惯，使生理功能保持稳定平衡的良好状态。

秋养肺要使志安宁，慎防秋风秋雨愁煞人

古人在谈到秋季时，往往要冠以一个"悲"字。"秋风秋月愁煞人"更是给秋天增加了几分悲凉色彩。

人们容易在秋季感到悲凉，原因是多方面的。从中医上来看，秋季是属于肺的季节，而肺在五种情绪的变化中主悲。所以，秋季，尤其是秋雨连绵，伴着寒冷的秋风，万物凋零的时候，种种凄凉的感觉最容易让人联想到自己的不如意，令人不禁心生秋愁。悲秋是人体对外界环境变化的一种不良情绪反应，如果处理不当，就会影响到人体的气机。《灵枢·本神》说："忧愁者，气闭塞而不行"。

因此，秋季养肺要使志安宁，"使肾之志安宁稳定，以缓和秋气的肃杀；令心之神气收敛内藏，使秋气得以平和"是秋季"养收"要义。只有内心平和宁静才能最大限度地减少秋天肃杀之气对人体的影响。

如何才能保持心境清静呢？简单地说就是，爱劳动，乐宽容，无贪念。适度的劳作可以使人心情愉悦，劳动不仅是关系着人的健康和智慧，也关系着人的幸福和美好。人类最原始的幸福其实就是来源于劳动，一个人如果整天无所事事，剩下的就只能是胡思乱想了，思生悲，思虑过度了，心情自然好不到哪里去。所以人不能太闲着，尤其是老年朋友，要时常给自己找点儿活儿干，让自己"动"起来。俗话说，宽容别人快乐自己，这世界总是有太多的不完美、不如意，懂得宽容的人总是能把不完满的事情用他们的宽容填满。多一点儿宽容，就是给我们内心多一点儿空间，好让更多的欢乐走进来。要志安宁，不仅要善于自我调节，还要注意天气变化对人情绪造成的影响。在秋风秋雨之中，如果遇上不称心的事，心情更是惆怅哀凉，从而使人们情绪低沉，多愁善感。中医认为，秋季的精神养生应做到以一颗平常心看待自然界的变化。阴雨过后，或在阳光明媚的午后出去晒太阳，转移低落的情绪；或外出秋游，登高望远，秋高气爽的天气一定会令你心旷神怡；或静练太极拳，收敛心神，还原内心的宁静。

秋燥分温凉，区别对待更养肺

"燥"为秋天的主气，它又分为温燥和凉燥。初秋气候温热干燥，温热与燥结合，称为温燥，是秋燥之偏于热者。深秋临近初冬，气候渐渐寒凉，这时秋燥易与寒凉之邪结合，称为凉燥，是秋燥偏于寒者。秋季养肺要区分温燥和凉燥，这样才能更好地养肺。

防治温燥宜吃一些去燥润肺的性凉食物，如梨、百合、萝卜、葡萄、猕猴桃、莲藕等。百合炖雪梨，具有清热润肺的功效，特别适合因温燥引起的咳嗽痰多的人吃。方法是：准备百合 20 克，雪梨 50 克，银耳 20 克，冰糖 5 克，枸杞 3 克。将百合洗净浸泡一夜，将浸泡好的百合带浸泡水一起放入锅中煮黏；雪梨削皮切块和梨块、冰糖一起倒入锅中，再煮 30 分钟。

凉燥应多吃微温或性平味甘酸的食物，如苹果、核桃、银耳等，以养肺强身抗凉燥；少吃或不吃寒性之品，以免雪上加霜。可以煮些健胃健脾、补肾强骨，而且软糯甜香，非常适口的栗子粥；润肺、清火、制燥咳、通便秘的菊花粥，也是不错的选择，不仅可以温补身体，还可以缓解秋燥。

秋季很多人因秋燥引起的咳嗽，却不知其也有有凉与温之别。如果是温燥引发的咳嗽，症状为：干咳无痰、咽喉发痒、口鼻干燥，此时服用具有化痰止咳作用的百合便可见效。但若是凉燥导致的咳嗽，症状为：咳嗽频频、痰液清稀、后背发冷，此时就不能服用百合类清凉的药物，而是应服杏仁、甘草、生姜、大枣等具有温肺润燥、祛痰止咳的中药。分清温燥凉燥，并区别对待才能更好地养肺护肺，否则不仅不能起到养生的目的，还可能对身体有负面作用。

秋藕——除秋燥，清烦热

秋季，天气干燥，根据"燥则润之"的原则，饮食上应当多选择一些养阴清热、润燥止渴、清心安神的食品。藕就是当季滋补佳品之一，尤其是立秋过后，鲜藕更是成为人们餐桌上的常见菜肴。李时珍在《本草纲目》中曾这样赞美莲藕："夫藕生于卑污，而洁白自若。质柔而穿坚，居下而有节。孔窍玲珑，丝纶内隐。生于嫩而发为茎、叶、花、实，又复生芽，以续生生之脉。四时可食，令人心欢，可谓灵根矣。"在中医的眼里，莲藕确实全身是宝，根、叶、花、果都可入药。

生莲藕具有清热润肺、凉血行瘀的功效。如果能将鲜藕压榨取汁，清热润肺的功效就更为显著。古人就常用鲜藕汁、鲜梨汁、鲜荸荠汁、甘蔗汁等混合后，用于治疗热病口渴伤阴，焦躁难解。如果是熟莲藕，则有健脾开胃，止泻固精的功效。老年人若是经常使用，可以调中开胃，益血补髓，延年益寿。藕有清肺止血的功效，也非常适合肺结核患者食用。

干燥的秋季，很多人容易因为感冒而咽喉疼痛，这时就可以用藕汁加蛋清漱口。方法是，将莲藕洗净后捣碎挤出藕汁，或用榨汁机取汁，然后同蛋清（每次用三分之一的蛋清即可）拌匀，就可用来漱口；鲜藕榨出的汁对晨起时痰中带血丝及晚上声音嘶哑者，亦有良好疗效，适合支气管炎、咳嗽不止的患者饮用；此外，发热且口渴严重的患者，可饮用鲜藕汁或加入梨汁一起饮用，既能退热，又解除口渴。

平时，大家在食用鲜藕时，既可单独做菜，也可做其他菜的配料。如凉拌藕片、藕肉丸子、煨炖藕汤、鲜藕炖排骨，等等，都是佐酒下饭、脍炙人口的家常菜肴。清炒是最简单的方法，把莲藕切成片或丝，先在锅里放油烧热，倒入切成片或丝的莲藕反复翻炒，熟后可以加适量食盐等调味。由于莲藕自身的味道清香甘甜，炒时也可以不加其他调料。莲藕还可以加一些猪肉同炒，方法与普通的蔬菜炒肉一样，营养而美味。炒熟之后的莲藕性情由凉转温，具有养胃滋阴、健脾益气的功效。

不过，莲藕虽好，但不是人人都能多吃的，比如胃口不好的老人、病人和幼小的孩子便是不宜食用莲藕的人群。可是，如果他们对于莲藕情有独钟或是必须食用莲藕才可防治某种病症时，该怎么办呢？这时可以只喝莲藕汤，而不一定要吃里面煮的莲藕，或者还可以直接吃藕粉。

西蓝花——秋季多吃，可养肺阴

《黄帝内经·素问》里有句话叫"善养生者，必奉于藏"或者说"奉阴者寿"，意思是善于养阴的人容易长寿。中医也认为"秋冬养阴"，说到秋天养肺阴，还得提到食疗，能在饮食中获得健康对老百姓来说是最划算的，但是吃什么才能达到养阴除燥的目的呢？对此，营养学家提倡，秋季要多吃西蓝花。因为这时西蓝花花茎中营养含量最高。常吃西蓝花有润喉、开音、润肺、止咳的功效，还可以减少乳腺癌、直肠癌及胃癌等癌症的发病率，堪称美味的蔬菜良药。

接下来，我们就来介绍几款西蓝花美食：

1. 香菇西蓝花

【材料】西蓝花、香菇各适量，盐、味精、胡椒粉各适量。

【做法】先将西蓝花洗净，切成小朵，再用热水把香菇泡软，洗净挤干水分。然后把西蓝花和香菇同时放入开水中焯一下，捞出沥干凉凉待用；炒锅置火上，放油烧热，依次放入香菇、西蓝花快速翻炒；待炒熟后，放盐、味精和胡椒粉调味，出锅即可。

【功效】防癌抗癌、润燥爽口。

2. 蓝花虾球

【材料】西蓝花、虾仁各适量，盐、味精、湿淀粉各适量。

【做法】将西蓝花洗净，切成小朵，用开水焯一下，捞出用凉水过一遍，沥干水待用；虾仁去背上黑线，洗净；炒锅置火上，放油烧热，倒入西蓝花和虾仁翻炒；待二者熟后，放湿淀粉勾芡，加盐、味精调味即成。

【功效】增强免疫力、健脑明目。

3. 凉拌西蓝花

【材料】西蓝花适量，黑木耳（干）、小葱、大蒜各适量，味精、盐醋、香油各适量。

【做法】将黑木耳泡发去蒂洗净，用开水焯一下，切丝备用。再把西蓝花洗净分成小块，用开水焯一下，摊开，凉凉。葱切丝、蒜切末。然后将西蓝花、黑木耳丝、葱丝、蒜末一同刚入碗中，最后加适量盐、醋、味精香油，拌匀即可食用。

【功效】润肺止咳、滋润皮肤。

需要注意的是西蓝花中常有残留的农药，还容易生菜虫，所以在吃之前，可将菜花放在盐水里浸泡十几分钟，菜虫就跑出来了，还可有助于去除残留农药。还有，西蓝花和猪肝不能同食，猪肝中含有丰富的铜、铁、锌等微量元素，西蓝花中含有大量的醛糖酸残基，同时食用能形成螯合物，影响人体对营养物质的吸收。牛奶与西蓝花相克，也不要同食，否则会影响钙的吸收。

朝盐水，晚蜜汤——对付秋燥有讲究

秋季气候处于"阳消阴长"的过渡阶段。秋分之后，雨水渐少，秋燥便成为主要气候。这时候气候的主要特点就是干燥。人在秋季感受到燥邪会有津气干燥的症状出现，如鼻咽干燥、干咳少痰、皮肤干燥等。

秋燥最容易伤人的津液，为了适应这种干燥的特点，我们必须经常给自己"补液"，以缓解干燥气候对身体的伤害。多喝水是很多人对付秋燥的一种手段，不过，只喝白开水是不够的。"朝盐水，晚蜜糖"就是古代医学家替我们提供的一条对抗秋燥的极佳饮食良方。

光喝白开水，水分在进入人体后，很快就会被蒸发或排出体外。若在白开水中加入少许食盐，就能有效减少水分流失。这同现代医学中给病号补充生理盐水是一个道理。从中医理论上讲，咸属水归肾经，如果早上喝一杯淡盐水，可补充钠离子，不仅清肠胃，还可以保养一天的精神。

蜂蜜久服可延年益寿，对神经衰弱、高血压、冠状动脉硬化、肺病等均有疗效。秋天经常服用蜂蜜，不仅有利于疾病的康复，还可以防止秋燥对于人体的伤害，起到润肺、养肺的作用。而且，蜂蜜所含的营养成分特别丰富，主要成分是葡萄糖和果糖，此外，还含有蛋白质、氨基酸、维生素等。蜂蜜具有强健体魄、提高智力、增加血红蛋白、改善心肌等作用，从而使人健康长寿。蜂蜜和百合搭配起来食用也有很好的润肺作用。《本草纲目》中记载了一个蜜蒸百合的润肺方子。准备百合200克，蜂蜜适量，用新百合加蜜蒸软，时时含一片吞津。

总之，盐可去烦热、明目镇心，清胃中食饮热结，蜂蜜则能润肺、养脾气、除心烦，提高睡眠质量。白天喝点儿盐水，到了傍晚的时候，再用温开水（不超过60℃）冲一杯蜂蜜喝，这种搭配润肺、缓解秋燥，既是补充人体水分的好方法，同时也可以防止因秋燥而引起的便秘，是秋天保养身体的饮食良方。需要注意的是，早上喝盐水不适合高血压患者。

秋季去肺火，家常食谱来帮忙

干燥是秋天的气候给人最大感觉，人体水分因此而大量流失，加之天气的变化无常，新陈代谢难以保持平衡，从而容易让人在秋季因为生理机能失调而引起"上火"症状。肺脏在全身各个脏腑中历来被称作"娇脏"，它不耐寒热燥湿等外邪的侵袭，极易患病。而且从五行属性来看，肺属"金"，"金"又最怕"火"克，因此肺极怕"上火"。

应对肺火，我们平时的饮食中就有不少"灵药"。这些美食能有效滋润肺部，去除肺火，接下来就为大家介绍几款。

1. 冬瓜鲩鱼汤

【材料】冬瓜 500 克，鲩鱼 250 克，料酒、精盐、葱段、姜片、生油、鸡粉适量。

【做法】先鲩鱼净膛，去鳞、鳃；冬瓜去皮、瓤、切块；再将鱼入热油锅稍煎，加入料酒、姜、清水，煲至鱼熟烂入味；加精盐、葱、鸡粉即可。

【功效】冬瓜性凉，味甘淡，有清热消痰作用。因此，在夏季风热咳嗽和肺热咳嗽，咳痰黄稠之人，食之最宜。这款冬瓜鲩鱼汤可清热解毒，利水消肿，平肝、祛风、除热。可减肥、润肤。

2. 春笋冬菇汤

【材料】鲜竹笋 100 克，冬菇 10 克，面筋 30 克，植物油、盐适量。

【做法】把冬菇洗净放入清水中泡发，沥干水分，切片，鲜竹笋洗净，切丝，面筋入开水中余烫一下，切块。锅中放入适量油烧热后，放入竹笋和冬菇翻炒几下，然后加入适量高汤和面筋烧开，加盐调味即可。如果喜欢其他蔬菜，也可以适量加入一些。

【功效】春笋性味甘寒，有清热化痰作用。《本草求原》中说道："竹笋，甘而微寒，清热除痰。"因此，风热咳嗽或肺热咳嗽之人，最宜食用。这款春笋冬菇汤能清热去火、止咳平喘、宁心安神、明目降压，适用于肺热所致的咳嗽气喘及高血压等症的治疗。

3. 丝瓜豆腐鱼头汤

【材料】丝瓜 500 克，鲜鱼头一个，豆腐适量，生姜、盐适量。

【做法】先将丝瓜洗净、打理角边、切段；将鱼头洗净、切开；将豆腐用清水略洗；在把鱼头和生姜放入煲里，加入适量滚水，旺火煲 20 分钟，放入豆腐和丝瓜，再用文火煲 15 ~ 20 分钟，加入调味品即可。

【功效】丝瓜的植物黏液里，含有一种皂素，具有除痰化痰的功效，因此丝瓜善于清热化痰，对咳嗽痰多、痰稠色黄的热咳者尤为适宜。凡属肺热或风热犯肺的咳嗽之人，常吐脓痰，宜用丝瓜煎汤服，更宜用丝瓜与豆腐同食。因此这款丝瓜豆腐鱼头汤对付肺火颇为有效，可清热去火，养阴生津，洁肤除斑，通经络，去痰喘咳嗽。

当然，除了以上几种美食，餐桌上的一些小食物也有不错的去火效果，鸭蛋就是其中之一。鸭蛋性凉，有很好的滋阴清肺作用，可以缓解肺燥引起的咳嗽、口干、喉痛等症，民间就有用冰糖鸭蛋羹治疗百日咳的偏方。还有，冰糖也是清肺热的佳品。冰糖性平味甘，有很好的补中益气、润肺滋阴、止咳和胃的功效，很多食疗方中都会用到冰糖，人们在炖煮补品时也常用冰糖来调味。老年人感觉口干舌燥时，含一颗冰糖也有很好的滋润作用。需要注意的是，冰糖是以白砂糖为原料，重新结晶制成的，所以糖尿病患者不宜食用。

燥凉的秋季谨防"悲秋"情志

秋冬气候渐冷，树木花草凋残，万物萧条，很容易给人悲凉之感。很多人在这个时节就会情绪低落，易忧郁。尤其是很多老年人容易触景生情，感叹自己的人生就像这秋天的万物就要枯萎；工作压力大的年轻人在燥凉的秋季也易烦躁，生闷气。古代很多的悲情诗文都是在秋季而作，以借凋零秋景来抒发少不得志，怀才不遇的悲凉无奈的愁绪。

中国自古就有"男子悲秋"的说法，在中医看来，男子属阳，比较容易与秋冬的阴气相感，而且男性对成功的渴望远远高于女性。秋天万物丰收，硕果累累，男人到这个时候容易悲从心来，易于焦虑和烦躁。季节的更替人使产生相应的心理变化很正常，但这种心理变化太过强烈，就容易形成情志病，就像林黛玉式的"悲秋"严格说来就是一种情志病，也叫季节性感情障碍。虽然大部分的"悲秋"情志会自行消失或缓解，但也应该引起我们足够的重视，进行及时预防和调节。情志障碍发展严重就会伤及五脏六腑，还可能引发高血压、心脑血管疾病，给我们的身体健康带来严重的伤害。

"悲秋"的初期表现是睡眠开始不太好，神经衰弱，偶尔伴有轻微的头痛；觉得生活空虚无聊，但又什么事情都不想做，对什么都提不起兴趣，经常烦躁不安；往往早晨起来就莫名其妙地感到难过，下午则会好一些，晚上反而会平静下来。如果这种情绪持续的时间比较短暂，还构不成病。倘若持续两三个月还是这种情况，就要找心理咨询师进行疏导了。若超过三个月，则属于抑郁症，需要药物治疗。

"悲秋"情志对秋季养生来说是大忌。《黄帝内经》云："秋三月，此谓容平，天气以急，地气以明。早卧早起，与鸡俱兴，使志安宁，以缓秋刑，收敛神气，使秋气平，无外其志，使肺气清。此秋气之应，养收之道也。"由此可见，保持积极向上，乐观豁达的心态也是秋季养生保健的一项重要内容。要防"悲秋"首先要从心理上进行自我调节。午后阳光和煦的时候，多出去走走，去发现秋天的美好。金黄的稻田，红色的枫叶，如油画般的风景，这些缤纷明亮的色彩一定会让你的心情变得明朗许多。初秋到户外活动不仅可以舒缓心情，还可以加强身体对季节变换的适应能力。宜选择慢跑、户外散步、太极拳、跳舞等舒张筋骨放松心情的运动项目。让身心保持舒坦平和的状态，可以降低交感神经的冲动，平抚情绪、安定心神。另外注意平衡饮食也可以避免"悲秋"。适当补充些碳水化合物，少吃些高脂类的食品，如蛋糕、奶酪等。有民间偏方，说是吃南瓜子可消火，这也有一定的道理。南瓜子助消化，可以泻火。多食芝麻、核桃、糯米、蜂蜜、乳品、梨、甘蔗等食物，可以起到滋阴、润肺、养血的作用。

气候干燥，秋天补水不能少

由于秋天气候干燥，人们经常出现皮肤干涩、鼻燥、唇干、咽干、大便干结等秋燥症状。中医认为，这些秋燥症状是因为夏季出汗过多，体液损耗较大造成的。而针对这些症状，补水是最好的预防办法。

很多人，尤其是女性朋友们在买化妆品时，知道有补水和保湿之分，补水是直接补给肌肤角质层细胞以所需要的水分，滋润肌肤的同时，更可改善微循环，增强肌肤滋润度。保湿则仅仅是防止肌肤水分的蒸发，根本无法解决肌肤的缺水问题。所以，防秋燥光保湿是不够的，补水才是根本。

秋天对应人体的肺脏，而肺脏的功能是主管人体皮肤，所以皮肤的好坏与人体肺脏相关。饮食上多吃百合、梨和香蕉等食物，这是因为百合有润肺止咳、清心安神、补中益气的功能。秋天多风少雨，气候干燥，皮肤更需要保养，多食百合有滋补养颜护肤的作用。但百合因其甘寒质润，凡风寒咳嗽、大便溏泄、脾胃虚弱者忌用。梨肉香甜可口，肥嫩多汁，有清热解毒，润肺生津、止咳化痰等功效。若与荸荠、蜂蜜、甘蔗等榨汁同服，效果更佳。不过，梨是寒性水果，对于寒性体质，脾胃虚弱的人应少吃。香蕉有润肠通便、润肺止咳、清热解毒、助消化和健脑的作用。但胃酸过多者不宜吃香蕉，胃痛、消化不良、腹泻者也应少吃。

最后还要给女性朋友们提几条补水建议，对于体外补水，大家都很注重含补水功效的护肤品，但是用了护肤品，并不等于体外补水已经完成了。这里提醒大家要做到"三多洗"：洗头、洗脸、洗澡要勤。值得注意的是不用碱性强的清洁用品，手足皲裂的人还不宜直接接触洗涤用品，包括洗衣粉、洗发用品等，应该戴上手套。另外，补水不要忘记最容易被忽略的手肘及关节等部位。这些部位没有脂肪又经常摩擦，所以容易变成又干又硬的关节死皮。用柠檬或橘子皮直接擦拭，也可以用纱布包裹蘸温水轻轻地擦，这样就能清除这些部位的死皮、软化皮肤。

相对于体外补水，体内补水能让人由内而外变得水灵，且利于保持体外补水的效力，更应当注意。除了多吃补水的水果蔬菜外，多喝粥汤也可以补水，而且是全身性的滋润。适合秋季的粥当属百合粥和银耳粥，而汤则属木瓜蜜枣猪骨汤、罗汉果煲瘦肉和银耳炖冰糖为最佳。

水果护肤，让肌肤告别秋燥

秋天需要补水，因为干燥的气候会损耗了大量的津液，人们的皮肤也会变得干燥缺水，特别是对女性朋友来说，给肌肤补水刻不容缓。但是，买回来的护肤品不仅价格昂贵，效果还不一定好，这里我们就和大家分享一下水果护肤的妙处。

我们的皮肤是覆盖身体表面的最大器官，吃进去的水果在血液输送养分过程中一路分配下来，到皮下的毛细血管时能被皮肤吸收的维生素已经所剩不多。水果中包含的丰富维生素在存放中有些会散失、氧化，在水洗过程中也会有所损失。因此，将水果维生素直接涂抹在皮肤上要比"吃"来得快速和有效。

水果护肤的历史最早可以追溯到汉代，张骞出使西域时，带回了一种奇异的水果——石榴。他将其赠予了好朋友的妻子吕氏，吕氏就将石榴种子种在了院子里，到石榴收获的季节，没有来得及收获的石榴果从树上掉落、裂开。吕氏将这些摔碎的石榴放在水盆上面的提篮中，鲜红的石榴汁滴落到水盆里，吕氏无意中使用了滴落了石榴汁的水洗脸，发现皮肤变得光洁细腻。从此，古代女子便开始了用新鲜水果汁、果肉保养肌肤的历史。秋天是个收获的季节，有多种适合给肌肤补水的水果都是在这期间成熟，我们可以一边满足食欲，一边塑造美丽。

常用的水果护肤方法就是用水果做面膜，下面为大家介绍几个效果不错的方法：

1. 苹果面膜

【材料】1个苹果，2汤匙的蜂蜜。

【做法】将苹果分成4块，然后一起放进食物搅拌器中搅碎成汁，加入蜂蜜打匀后，放入冰箱冷藏，约10分钟后取出。用手将混合物，轻拍于整个面部，直至面部感觉有点儿黏为止。保持约20分钟后，用水冲洗干净。

【功效】适用于中性肌肤。

2. 梨子面膜

【材料】1个梨，酸奶适量。

【做法】将梨捣碎后放入清洁的瓷碗中，然后加入适量酸奶拌匀。涂面20分钟，每日1次。

【功效】对中性或油性皮肤有奇特的美容功能。

3. 蜂蜜柠檬面膜

【材料】1个蛋白，半个柠檬，1匙蜂蜜，适量面粉。

【做法】先将柠檬捣成泥，再将所有材料搅拌成膏状。均匀涂于面部。

【功效】适用于色斑皮肤。但这里一定要注意，敷面后，必须将面膜清洗干净，因为柠檬中含有感光素，遇到阳光很容易产生黑斑，所以白天最好不要使用。

另外，其他一些水果也有独特的护肤作用：比如西柚汁对毛孔过大有收敛作用；橙子比柠檬温和，对中性肤质特别适合。女性可根据自己肌肤的情况选择适合自己的水果。但要注意用水果美容时，水果一定要选新鲜的，不能用催熟的、含有农药的，否则美容效果就会大打折扣。

第三章
一日之中养肺的最好时光：凌晨 3 点到 5 点

寅时深度睡眠养肺气

在《黄帝内经》中，有"肺朝百脉"之说，意思就是说全身各部分的血脉都直接或间接地汇集于肺部，然后再向全身输布。那么，肺在什么时候开始对全身进行气血分配的呢？那就是在肺经当令的寅时。同时，《黄帝内经》还指出寅时肺经当令，肺作为相傅之官，主一身之气，意思就是在凌晨 3 点到 5 点这段时间，肺经就开始工作了，它受到心主神明的命令，要根据其他脏腑的需要重新分配人体的气血，如果气血调配出现问题，就会影响人体的健康，这也是为什么很多重危患者死于凌晨三四点钟的原因之一。而肺的分配工作一定要在人的深度睡眠中完成。所以，人们在寅时不能"打扰"肺的养护工作，而深度睡眠就是对肺气最好的养护。

中医上也认为，我们身体的经脉是从肺经开始的，肺经是在寅时"值班"，而一年中的正月也是从寅时开始的，这就说明一年真正的开始是寅时。我们知道，人体的气机都是顺应自然的，所以寅时也是阳气的开端，是人从静变为动的一个转化的过程，此时需要有一个深度的睡眠。

人进入深度睡眠以后，身体的各个器官都会比较平衡，这样一来，肺就会把气血均衡地分配给全身，以维持人体气血一天的正常运营。如果在这个时候，人体的某个器官特别活跃，比如大脑比较活跃，肺就会多分配一些气血给大脑，这样就会导致气血分布不均，那么第二天人容易感到四肢乏力，非常疲惫，这就是由于四肢的气血虚弱造成的。所以，凌晨 3 点到 5 点应该是人整晚睡得最香最沉的时候。

所以，对于睡眠质量不好的人来说，想要做到在寅时进入深度睡眠的状态，就需要在每天晚上 22：00 ~ 22：30 这段时间内上床睡觉。因为按照人体的一般规律来讲，人往往在入睡 40 分钟后才进入睡眠的最佳状态。如果晚上过了 23 点再睡觉，由于人体内阳气这时开始生发，头脑就会过于兴奋，导致人难以入睡。即使睡着了，也会一直维持在浅睡眠状态，而且容易被惊醒，人会感觉一直在做梦一样。

总之，人和自己的身体都应该顺应天时，在相应的时辰里做相对的事，不能错乱，只有这样方能达到"天人合一"的养生境界，让自己健康长寿。所以，保证寅时的深度睡眠不仅是对养肺重要，对于整个身体的健康都很重要，即使因为迫不得已的工作要熬夜，也最好不要超过这个时间。而老年人睡眠时间短，所以清晨也醒得早，如果在寅时醒来也不要起床，可以平卧在床上，引导自身的吐纳以安肺气。特别是有心脏病的老人一定要晚点儿起床，而且不主张清晨早锻炼。

肺气不足者容易在寅时失眠或早醒

我们都知道，不同的年纪需要的睡眠时间也不同，像小孩子一天需要的睡眠时间就比老年人多得多，但是有很多老人在寅时失眠或者早早醒来，再也睡不着了，一般人会不以为意，认为老年人睡得少也是正常的。事实上，寅时失眠或早醒的情况有可能是因为肺气不足造成的。《灵枢·营卫生会》中说："老者之气血衰，其肌肉枯，气道涩，五脏之气相搏，其营气衰少而卫气内伐，故昼不精，夜不瞑。"意思就是老年人气血衰弱，肌肉得不到足够的滋养，从而导致气道滞涩，五脏之气耗损，对内供养不足，对外抵抗力下降，于是晚上难以入眠。

中医学认为，卫气循行正常与否影响着人的睡眠。卫气出于中焦，在肺的宣化作用下，附行于经脉之外，布散于全身，主要有护卫肌表，防御外邪入侵；温养脏腑、肌肉、皮毛，保持体温；调节汗液的排泄等作用。当卫气行于体内阴分时，人便入睡；当卫气行于体表阳分时，人便会醒。当卫气循行于阳分阴分异常，则可出现寤寐异常，导致失眠的发生。而肺主气，主宣散卫气。卫气的正常生成和运行，都有赖于肺。《灵枢·决气》说："上焦开发，宣五谷味，熏肤、充身、泽毛，若雾露之溉，是谓气。"说的就是肺宣发五谷形成卫气。如果肺气不足，就无力助脾宣发五谷形成卫气，也无力推动卫气循行，导致卫气不足，循行失常，人就容易失眠。而肺气亏虚在导致卫气不足和循行失度扮演了重要角色，肺经又是在寅时值班，所以肺气不足的人容易在寅时失眠或早醒睡不着。老年人常有失眠，就有可能是肺气不足，气血亏虚所致。

当然，肺气不足也不是说补就能补上的，但寅时睡不着了也不要起床，可以闭着眼睛在床上静静地躺着，因为清晨正好是阳气生发的时候，静躺可以安定心神，人体潜伏的阳气也不易受到打扰。对于一些中老年人来说也可以做一些养生的小动作，其功效也不比早起锻炼差。

1. 干梳头

双手五指张开，手指微曲，由前额发际开始，由前向后梳理头发，既可促进头部气血的循环，又可达到护发防脱的目的。

2. 轻揉耳轮

耳轮是耳朵最外面向前卷曲的部分，用双手轻揉左右耳轮，至发热为止。耳朵上布满全身的穴位，这样可以起到促进耳部气血循环的效果，还可活跃肾气，使听力正常。

3. 按摩肚脐

将双手手掌重叠在一起，先顺时针方向再逆时针轻轻按摩肚脐三分钟。肚脐是神阙穴的位置，周围还有关元、气海、丹田、中脘等各穴位，此方法可起到提神补气之功效。

4. 摸搓脚心

除了拇指，用其余四指指腹从脚跟向脚尖摸搓脚心部位。脚心为肾经涌泉穴的位置，手心为劳宫穴的位置，以手心按摩脚心100次，可使阴阳合抱，从而起到补肾强心的效果。

5. 伸屈四肢

四肢做伸屈运动，可促使气血迅速回流到全身，对预防心脑血管疾病，增强关节的灵活性有很好的效果。

食疗、药疗对症帮你补肺气

寅时只有熟睡，才能让肺经的宣发、肃降功能更好地完成。如果在这时你总会早醒，那就是身体向你发出的警告，可能是肺气不足了。大多数肺气不足的人，都患有气喘、咳嗽、咳痰、自汗等肺部疾病。当然也有一部分人仅仅是呈现亚健康状态，只是肺功能减退出现了畏寒畏热、易伤风感冒的症状，这些也都与肺气虚有关。

肺气虚有不同的表现，在治疗上也应该对症来调理。

（1）肺脏虚损引起的肺气不足，症见气短喘促，神疲乏力，或咳嗽、自汗，面色淡白，舌淡苔白。这种情况应当补益肺气，宜用保元汤加五味子。

【材料】人参9克，黄芪15克，五味子6克，炙甘草、生姜各3克。

【用法】加水煎煮，取汁，一日分2～3次服；或用开水浸泡，代茶饮。也可用人参胡桃汤加五味子：人参9克，胡桃仁30克，五味子6克，生姜3克，加水煎煮取汁，一日分2～3次服。

（2）肺气虚，容易患风寒感冒，症见鼻塞、头昏头痛、恶风寒。这种情况的肺阴气虚，适宜用玉屏风散加紫苏来调理。

【材料】黄芪15克，白术15克，防风12克，生姜6克，紫苏10克。

【用法】加水煎煮取汁，1日分3次服。没有患感冒的人，调理上应益肺气固表，宜用玉屏风散煎汤口服（前方去紫苏），1日2次。或用玉屏风丸1次6克。

（3）对肺气阴两虚兼肾阴不足者，症见阴虚内热、失眠盗汗、干咳少痰、舌红口干、手足心发热、梦遗失精、大便干燥等症状，治疗宜用补阴煎加减。

【材料】生地15克，麦冬10克，天冬10克，北沙参10克，地骨皮10克，女贞子15克，天花粉6克，甘草3克

【用法】加水煎煮喝。

（4）对肺气虚兼肾阳不足者，症见形寒而畏冷、小便频数、清涕不收、余沥不禁。治疗时可补气温肾，宜用保元汤。

【材料】人参9克，黄芪15克，肉桂6克，生姜3克，炙甘草3克。

【用法】加水煎煮取汁，口服1日2～3次。

（5）老人因肺气虚出现皮肤干燥、皱缩、瘙痒者，大多为生理现象。平时可减少洗澡的次数，或搽润肤止痒之品。如果用药物治疗，适宜用四物消风散加减。

【材料】黄芪15克，当归12克，生地黄15克，赤芍10克，荆芥10克、防风10克、蝉蜕10克。

【用法】加水煎煮取汁，口服1日2次。

此外，肺气虚者，应适当加强身体锻炼，多做深呼吸；出行时要注意保暖，别受凉，少感冒，尽可能避免粉尘和大气污染物吸入；饮食上要少吃辛辣刺激的食物。做好这些才有可能补足肺气，这样当寅时肺经对全身气血重新分配的时候，你才会进入到深度睡眠。

寒气最易袭肺，清晨防着凉

相信大家身边都有这样的亲人或朋友，晚上睡觉很不老实，往往因为踢被子在早上被冻醒。其实这不仅是睡觉姿势不好的问题，也是一个影响身体健康的不良习惯。

因为清晨温度低，寒气最易袭击肺，中医上把肺称之为"娇脏"，就说明它是个比较娇贵的器官，而肺又位于人体各个脏腑的最高端，也就是中医所说的"华盖"位置，《素问·宣明五气篇》中说："五脏所恶……肺恶寒。"肺既为娇脏，又"恶寒"，所以当寒邪自口鼻皮毛而入时，肺首当其冲。而清晨寅时肺经当令，也是其最容易受到伤害的时间，而肺一旦被寒气入侵，就会出现功能异常，对人们的健康造成损害。

如果晚上睡觉没有盖好被子，尤其在凌晨三点多的时候，肺经开始值班，开始输布身体的气血，而此时已经到了后半夜，寒邪下注，室内暑湿上蒸，二者相交在一起，这时寒气就很容易从呼吸系统进入肺部，进而侵入人体，导致人体经脉阻滞、气血不通，出现腹部疼痛、呕吐、不思饮食、腹泻等症状。而且，人的肚脐部位没有脂肪组织，表皮角质层又比较薄嫩，是腹部表皮最薄弱的地方，也容易被寒邪侵袭，从而引发一系列不良症状。

另外，在我们的鼻腔、口腔黏膜周围，还是各种各样的细菌聚集地，这些细菌之所

以没有危害我们的健康，是因为人体自身具有一定的抵抗力和免疫力，而当我们着凉的时候，就会导致身体的抵抗力下降，这时，这些病菌就会长驱直入，危害身体，引发感冒、发热甚至更严重的疾病。

所以，我们一定要在寅时注意保暖，以防肺受到寒气侵袭。这就要求我们在睡觉前一定要关好门窗，即使要用空调或电扇，也一定要事先调好时间，确定它在凌晨三点之前关掉。即使在炎热的夏天，也不要通宵开着空调，可以通过洗澡给身体降降温，而洗澡也有养肺的功效，因为皮毛为肺的屏障，洗浴可促进气血的循环，使肺与皮肤的气血流畅，从而达到润肺、养肺的目的。另外，对于那些睡觉不老实的人，最好尽量约束自己，培养良好的睡觉姿势，如果实在改不掉，也要在睡觉之前穿上保暖的睡衣，习惯裸睡的人起码也要在上身穿一件背心，以保护腹部。

凌晨五点前不宜起床锻炼

我们从小就被教育，每天"早睡早起"身体好，但这个"早"也是有时间范围的，一般在 7 点前后比较合适，太早对我们的身体健康也没有好处，尤其是凌晨 5 点前一定不要起床，否则会损肺脏，伤肺气。

因为凌晨五点以前还属于寅时，正是肺经工作的时间，我们已经知道，这时候最好的养生之道就是深度睡眠。肺有肃降的功能，肃降就是清肃下降之意，有向下、向内、收敛的特点。肺气以清肃下降为顺，通过肺气的肃降作用，才能保证气和津液的输布，并使之下行，才能保证水液的运行并下达于膀胱而使小便通利。如果凌晨 5 点或之前就醒了，说明体内的气血太虚弱了，如果再运动，则会大大加重心脏的负担。而且，寅时外界的温度非常低，为了抵御这种低温产生的寒气，人体内刚刚生发起来的阳气就会被消耗掉，对于身体抵抗力比较弱的老年人和小孩子来说，如果此时起床外出，很容易被寒气侵袭，从而导致一些疾病。同时，由于这个时间太阳还没有升起来，一些瘴气、浊气等正在往上走，人若是吸入了这时的空气，同样会对身体造成伤害。所以，即使要锻炼身体也不要在凌晨 5 点前起床。

最后，给心脏功能不好的老年人提给建议，最好不要早锻炼。晚上是一片阴霾之气，可以活动一下，而早晨是阳气生发的时候，就顺其生发好了。比如《黄帝内经》里讲春天的时候你要散步，但是要慢慢地散步，要让生发之机慢慢起来，不要一下子就起来。第一要缓缓地生发，第二要精神放松。

第四章
饮食养肺："多白少苦"调养身体

肺脏喜欢白色食物

我们已经知道，五色入五脏，那么，对于肺来说，白色的食物正是它的最爱。《黄帝内经》讲，白色在五行中属金，入肺，它们单纯干净，质轻不黏，其功效偏重于益气行气。按照中医理论"肺为水之上源"，"肺与大肠相表里"以及五行中火克金，金耗火的理论，白色食物，多数具有清热、利水、通肠、排便、化痰等功效，尤其是一些白色的水果蔬菜，对肺大有益处。

从另一方面来讲，中医五行理论认为，秋季属"金"，而肺也属"金"，所以说，秋季是养肺的"黄金季节"。秋分之后，雨水渐少，空气中的湿度也相对减少，秋燥成为中秋到晚秋的主要气候特点。中医认为，秋季是肺金当令之时，若疏忽保健，容易被秋燥耗伤津液，引发口干舌燥，咽喉疼痛，肺热咳嗽等症。而秋燥主要是由饮食不当引起的，所以人们可以通过改变饮食习惯，以正确营养的食疗方式来"除秋燥、养肺阴"。而白色食物入肺，是秋天养生的首选，适当多吃些梨、苹果、百合、银耳、鸡鸭肉等白色食物，可以起到很好的滋阴润燥效果。

研究也发现，大多白色食物，像大米、面粉、鸡肉、鱼肉和牛奶等，都含有丰富的蛋白质，如果经常食用白色食物有助于促进疾病痊愈，并且能够消除身体的疲劳。另外，相较于其他颜色的食物，白色食物的安全性更高一些，因为它们的脂肪含量比红色的肉类食品低，女士们不用担心因脂肪过高而发胖，也比较符合科学的饮食习惯。

但是，利用白色食物养肺也要根据自身情况制定合理科学的方法，不能一味的补充白色食物的营养。因为白色食物性偏寒凉，生吃容易伤脾胃，对于脾胃虚寒（表现为腹胀、腹泻、喜食热、怕冷等）的人来说，不要生吃，要把它们煮熟或炒熟后再吃，这样就能减轻其寒凉性，收到既养肺又不伤脾胃的效果。还有一点就是，白色食物对肺有好处，但不同的种类其养肺功效也不同，所以如果把几种白色食物搭配在一起食用，会有更好的养肺效果。

总而言之，进入秋季后，人体呼吸道黏膜受秋天干燥空气的刺激，抵抗力会减弱，容易出现肺脏病变，不少体质较差的中老年朋友会出现咳嗽、痰多、气喘、胸痛等不良症状。秋天养生防病的关键是养肺，而多食白色食物对肺大有裨益。

辛入肺，掌握好度是关键

以色来说，白色食物入肺，那么，以五味来讲，就是辛味入肺。《黄帝内经》曰："辛入肺，辛走气，气病无多食辛。"辛味食物有发汗、理气的功效，一些常见的辣味食物所含有的"辣素"既能保护血管，又具有调理气血、流通经络的作用。但是，辛味的功效是泻散肺气，如果过多食用辛辣食物，容易造成肺气宣泄过度，甚至克木，伤及肝气，所以，食用辛味食品要掌握好度，不能过食。

辛辣的食物会让人身体发热并出汗，还会不由自主地张嘴呼呼地喘气，这种现象是辛辣食品特有的属性。而且辛味带来的热不仅让身体出汗，还在出汗的过程中运行体内的气，起到发散、泄气、解郁的功效。发散是辛辣之味最典型的功效，所以，人们喜欢在感冒初期吃点儿辣味的食物，以达到出汗的目的。但是，感冒期过长，咳嗽，有痰，或干咳无痰的人不宜食用辛辣食物，因为辛辣味会让肺更加干燥，加重咳嗽。

另外，中医认为，辛辣入肺，行气化湿，比较适合盆地、山区，潮湿之地的人食用。其他地方，尤其是居住在气候比较干燥的地方的人们，如果大量食用辛辣食物，会严重损耗肺中的津液，不利于人体中津液的保存。若是在食用时又同时大量饮酒，大声喧哗，鼻子、口腔、气管中的水液便会迅速脱失，造成体内津液不足，肺失所养。所以，食用辛辣食物也要根据气候情况而定。

尤其在秋季，一定要少吃辛辣食品。因为秋季主气，为燥，燥为阳邪，其最大特点就是容易伤害人体的阴液。另外，秋季主收，是一年中的收藏季节，顺应季节变化，人体的气血、津液此时也宜收不宜散，以缓和秋天肃杀之气对人的不利影响。因此，秋季食疗养生要多吃滋阴润燥的食物，多酸少辛，因为辛味食物是发散肺气的，而酸味食物则收敛肺气。正如《素问·脏气法时论》所说："肺主秋……肺收敛，急食酸以收之，用酸补之，辛泻之"。所以，秋天应尽量少吃葱、姜、蒜、韭菜、辣椒等辛味之品，以免造成肺气泄漏、津液耗损；同时还应适当地食用一些苹果、柠檬、山楂、西红柿等酸味食品。

但是在如今的饮食文化中，越来越多的人喜欢上辛辣的口味，很多人甚至到了无辣不欢的地步，殊不知，过多的食用辛辣食物虽满足了食欲，却损害了健康。除了对肺的影响，辛辣食品还会造成胃部灼热及消化不良，而且吃过多辣味的东西会损伤神经系统，辣味进入体内后，会搅乱体内气机并影响大脑和思绪，让人短时间内无法聚精会神。还有，辣味所含的热气会兴奋心脏。所以，平时容易兴奋和经常失眠的人应尽量少吃辣味食物。

对于那些嗜辣如命的人，应该改一下自己的饮食习惯，喜欢辣味食物也不要贪多，尤其在秋天要少吃，要知道，有了健康的身体才能享受更多美味，不要因为一时贪嘴而伤害身体健康。另外，在吃过辣味食物之后可以喝一杯牛奶，它有助中和辣味，缓解体内不适。

南杏润肺美肤，北杏仁止咳化痰

相传在明代有一次，翰林辛士逊外出，夜宿青城山道院，一位道人向他传授一个长寿秘方，让他每天吃7枚杏仁，坚持食用，必获大益。这位翰林按照此方，坚持不懈，直到老年依然身轻体健，耳聪目明，思维敏捷，长寿不衰。而古代医圣孙思邈也在《千金方》中，建议老年人逢到寒来暑往的季节，多吃杏仁。由此可见，杏仁自古就被人们用来食用养生。

杏仁是杏的种子，又名苦杏仁，《本草纲目》记载，杏仁味苦、性温、有小毒，入肺、大肠经，有止咳定喘、生津止渴、润肠通便之功效。李时珍说："杏仁能散能降，故解肌、散风、降气、润燥、消积，治伤损药中用之。治疮杀虫，用其毒也。治风寒肺病药中，亦有连皮尖用者，取其发散也。"杏仁有两种，一种味苦，名为苦杏或北杏，多用作临床治疗；一种味甜，叫作甜杏或南杏，专供食用，只有中国产的南杏才有润肠通便之效。日常作润肺美容等食疗用，以南杏为主；若用于治疗咳嗽多痰，则以北杏为主。

《黄帝内经》认为，肺主皮毛，润肺可以使肌肤润泽明亮；又因为"肺与大肠相表里"，杏仁润肺也润大肠，对治疗便秘有帮助。因此，喝点儿杏仁茶可以缓解皮肤干燥、便秘等各种"秋燥"症状，对女性来说尤为适合。杏仁茶的制作方法也很简单，只需用10克南杏仁，加上数粒北杏仁洗净捣碎，放入有过滤网的小茶壶内，加入沸水冲泡20分钟即可饮用。连着喝上两三个星期，就会有显著的润肺美肤、润肠通便的作用。

此外，还可以用杏仁做成各种美食，既能满足口腹之欲，又能濡润肺和大肠，下面为大家介绍其中两款：

1. 百合杏仁粥

【材料】新鲜百合球根100克，杏仁粉20克，米100克，白胡椒粉、盐适量。

【做法】百合球根洗净，剥成小瓣，加在米中与适量的水熬煮成粥。起锅前，再加入杏仁粉及调味料，拌匀即可。

【功效】百合可润肺，调经活血，润滑皮肤，杏仁可排毒。皮肤粗糙干皱的人多食用，可使肌肤丰满，肌肤润泽白皙。风寒咳嗽，聚痰，腹泻者忌食。

2. 润肺杏仁饭

【材料】杏仁10克，薏仁30克，白米100克，白木耳8克。

【做法】白木耳用冷水浸泡约10分钟至发胀，沥干水分切小块；薏仁用水浸泡约1小时后沥干，备用。糙米洗净后沥干水分与杏仁、白木耳及薏仁一起放入电锅中拌匀加入120毫升水，浸泡30分钟，按下开关蒸至开关跳起，再焖10分钟即可。

【功效】杏仁可以治疗各种咳嗽气喘症，薏仁是常用的中药，又是普遍、常吃的食物，性味甘淡微寒，有利水消肿、健脾去湿、舒筋除痹、清热排脓等功效。

最后需要提醒大家，虽然杏仁苦温宣肺，润肠通便，但仅适宜于风邪、肠燥等实证患者。凡阴亏、郁火者，则不宜单味药长期内服。如肺结核、支气管炎、慢性肠炎、干咳无痰等症禁忌单味药久服。婴儿慎服，阴虚咳嗽及泻痢便溏者禁服。邪实痰多者不宜服。虚实兼夹而需服用时，可配适当的药物。

梨——滋阴润肺的首选水果

说到润肺的水果，想必大家的第一反应都是梨，没错，很多人如果嗓子不舒服、咳嗽，就会在家里煮点儿梨水喝，这是因为梨的润肺效果好。梨自古就被尊为"百果之宗"，性寒、味甘，入肺、胃经，有清热养阴、利咽生津、润肺止咳化痰的功效。

我国民间也素来有"惊蛰吃梨"的说法，惊蛰时天气乍暖还寒，气候比较干燥，很容易使人口干舌燥、咽痛喑哑，由于一些细菌开始活动繁殖，人容易患呼吸道疾病，表现为咳嗽咳痰，这些症状都可以通过多吃点儿梨来缓解。梨既可以生津润肺，又可以止咳化痰，可以入肺经，有助于气血速降。而且梨含丰富的果酸、铁质、维生素A、维生素C等。

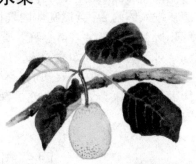
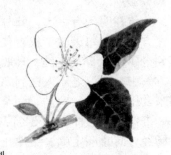

梨

除了当作水果生吃，梨还有很多不同的吃法，都有润肺去燥的功效。

1. 蒸熟

先把梨从蒂下1/3处切下当盖，将梨核挖出来，掏空梨中间的果肉并切块；再把3克川贝母粉及适量冰糖放入梨中，然后把梨放在蒸锅里，大火蒸30分钟左右即可食用。这种吃法有润肺、止咳、化痰的功效。

2. 榨汁

把生梨去皮去核洗净，放到榨汁机里榨成汁，取出400毫升，与10克冰糖、1枚胖大海一起放入锅中煮，20分钟后即可饮用。经常饮用这种梨汁有润肺生津、利咽开音的功效。

3. 煮水

把生梨洗净切片，再与冰糖一起放入锅中熬煮即可。饮用这种梨水可以健脾、润肺、止咳。除了喝梨水外，煮好的梨也可以当作甜点食用。如果加入一些陈皮和梨同煮，能够起到润燥化痰、理气止咳的作用。如果在煮梨的时候加入乌梅、甘草各适量，对于长时间干咳不愈，或程度较重者有很好的缓解作用。另外，乌梅味酸，甘草味甘，与梨同煮，养阴润肺止咳作用增强，乌梅还有敛肺止咳功效。这样煮出来的梨水味道甘甜爽口，很适宜儿童食用。秋季当茶饮用，也可养阴润燥，防治皮肤干燥。

这里提醒大家煮梨时不要去皮也不要去核，要将梨皮和梨核同梨肉一起煮。因为梨核味属酸，梨肉味属甘，酸甘化阴利于养阴润燥。梨皮在煮熟后味苦性寒，可起到清肺热、通大便的作用。所以把整个梨切开后一起煮有滋阴润肺清肺之功效。

但是，梨因其性质寒凉，不宜一次食用过多，否则反伤脾胃，对于体质虚寒、寒咳者、脾胃虚寒或者血糖偏高的人，则不宜食用生梨，必须隔水蒸过、煮汤，或与药材清炖。

霜降吃柿子，润肺生津

北宋诗人张仲殊这样赞美柿子："味过华林芳蒂，色兼阳井沈朱，轻匀绛蜡裹团酥，不比人间甘露。"说明柿子不仅好看而且好吃，柿子在霜降前后完全成熟，是霜降时节的特定美食，有润肺生津、养阴清燥的功效。

中医认为，柿子味甘、涩，性寒，入肺经；柿蒂味涩，性平，入肺、脾、胃、大肠经，具有润肺化痰、清热生津、涩肠止痢、健脾益胃，生津润肠、凉血止血等多种功效。《本草纲目》中记载："柿乃脾、肺、血分之果也。其味甘而气平，性涩而能收，故有健脾涩肠，治嗽止血之功。"同时，柿蒂、柿叶均可入药，就连柿子上结的霜都有药用价值。

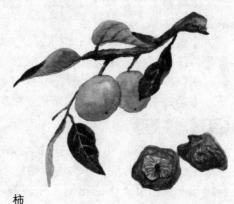

柿

现代研究也证实，柿子营养价值很高，含有丰富的胡萝卜素、核黄素、维生素等微量元素。柿子中的有机酸等有助于胃肠消化，增进食欲；柿子含有的大量维生素和碘，能治疗缺碘引起的地方性甲状腺肿大；柿子还能促进血液中乙醇的氧化，帮助机体排泄酒精，减少酒精对机体的伤害；所含维生素和糖分比一般水果高 1～2 倍。假如一个人一天吃 1 个柿子，所摄取的维生素 C 基本上就能满足一天需要量的一半。所以，适当吃些柿子对人体健康是很有益的，所以民间有"霜降吃柿子，冬天不感冒"的养生俗语。

柿子还可以缓解大便干结、痔疮疼痛或出血、干咳、喉痛、高血压等症。所以，柿子是慢性支气管炎、高血压、动脉硬化等患者的天然保健食品。如果用柿子叶子煎水或冲开水当茶饮，有促进机体新陈代谢、降低血压、增加冠状动脉血流量及镇咳化痰的作用。

另外，中医认为，霜降时节吃柿子可润肺生津，降低血压。柿子能有效补充人体养分及细胞内液，起到清热润肺、生津止渴的作用；柿子还有助于降低血压，软化血管，增加冠状动脉流量，并且能活血消炎，改善心血管功能。因此，高血压患者可以在秋天选择柿子作为降压的保健水果。

最后还是要提醒大家，柿子虽然美味，但一定注意不要空腹吃，吃的时候也要适量，每次最好不要超过 100 克；柿子含单宁，易与铁质结合，从而妨碍人体对食物中铁质的吸收，所以贫血患者应少吃为好。未熟的柿子不要吃；患有糖尿病、慢性胃炎、排空延缓、消化不良等胃功能低下者皆不宜食用。

荸荠——清热化痰去肺燥

荸荠，古称凫茈，俗称马蹄，又称地栗，因它形如马蹄，又像栗子而得名。荸荠既可作为水果，又可算作蔬菜，自古有地下雪梨之美誉。因为它的药用价值，北方人视之为江南人参。

荸荠入药，由来已久。中医认为，荸荠甘寒，入肺经，故能清肺热；又富含黏液质，有生津、润肺、化痰的作用，因此可用于治疗肺热咳嗽、咯吐黄黏浓痰等症。中医临床上常用荸荠配合海蜇头做成"雪羹汤"清热去痰，降血压和治疗大便干硬；荸荠汁加鲜藕汁、梨汁、鲜芦根汁、麦冬汁一起，称为"五汁饮"，有生津止渴，甘寒消热的作用，适用于清肺热、嗓子发干等症。

下面就为大家推荐几道用荸荠做的汤：

1. 雪羹汤

【材料】海蜇30克，鲜荸荠15克。

【做法】将海蜇用温水泡发，冲洗干净，用刀切碎，待用。把鲜荸荠洗净，去皮，再用清水冲洗，待用。将切碎的海蜇和荸荠一齐放入洗净的砂锅内，加清水适量，置于旺火上煮沸后，改小火煮1小时，煮好后，将汤倒入碗内。

【功效】养阴清热，润肺止咳。适用于阴血内热者。

2. 荸荠豆腐汤

【材料】荸荠60克，香菇30克，嫩豆腐400克，葱花9克，油、盐、胡椒粉、味精各适量。

【做法】将香菇洗净，温水发开去蒂切丝（保留菇水）；将豆腐切成小块状；将葱切碎；将荸荠洗净削皮，并切成小片。取香菇、荸荠、豆腐一起置入锅中煮汤，汤沸后加入油、盐、胡椒粉、味精，再入葱花煮片刻即可，佐膳服用。

【功效】治癌症术后、放化疗中脾胃虚弱。

3. 荸荠肉丸汤

【材料】荸荠50克，精肉馅250克，葱姜末、胡椒粉、盐、糖、料酒各适量。

【做法】荸荠洗干净去皮，切成小块备用；胡萝卜切成与荸荠大小相当的小块备用；精肉馅和水按2：1的比例，加葱姜末、胡椒粉、盐、糖、料酒，调成上筋的肉馅；烧一锅滚水，下入荸荠、胡萝卜丁煮到滚；把肉馅氽成丸子，下入锅中；肉丸全部漂起后，再继续煮5分钟，最后加盐、胡椒粉调味就可以了。

【功效】在呼吸道传染病较多的季节，多吃荸荠有利于防治流脑、麻疹、百日咳以及急性咽喉炎等症。

因为荸荠是寒性食物，有清热泻火的良好功效，既可清热生津，又可补充营养，最宜用于发烧病人。值得注意的是，因为荸荠生长在泥中，外皮和内部都有可能附着较多的细菌和寄生虫，所以不宜生吃，一定要洗净煮透后方可食用，而且煮熟的荸荠更甜。另外，荸荠属于生冷食物，对脾肾虚寒和有血瘀的人来说不太适合，所以，此类病人要少吃。

肺热、肺气肿的人可多吃白萝卜

我国民间有"十月萝卜小人参""冬吃萝卜夏吃姜"等说法。著名医学家李时珍在《本草纲目》中也称白萝卜为"蔬中最有利者"。这些都说明在我国人民的心目中，早已将萝卜视为"菜中之药"。中医认为，萝卜味甘、辛、性凉，入肺、胃、大肠经；具有清热生津、凉血止血、下气宽中、消食化滞、开胃健脾、润燥生津、顺气化痰等功效，主要用于腹胀停食、腹痛、咳嗽、痰多等症，尤其适合肺气肿和肺热的患者食用。

对于肺气肿的患者有这样一个白萝卜偏方：将萝卜切成碎末，大概有一个核桃的量即可。再放入鲜姜和蒜一起捣碎。用干净的纱布将他们包好后，敷到患者的肚脐上，轻轻按压，可扣上一个小杯子以免浸湿被子，每次一小时，每天两次。

大家日常食用萝卜，可选用下面几款以白萝卜为主料的营养美食：

1. 羊肉萝卜汤

【材料】瘦羊肉400克，白萝卜300克，香菜10克，酱油2克，黄酒6克，盐3克，色拉油15克，大葱10克。

【做法】羊肉洗净切片，用酱油、绍酒浸入味。萝卜洗净去皮切片，香菜切碎。用油将葱、羊肉炒一下，加入适量清水，加萝卜，中火40分钟，下香菜调味稍煮即可。

【功效】此汤具有开胃健脾的作用。

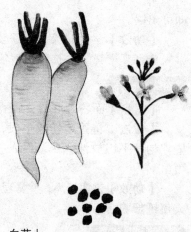

白萝卜

2. 萝卜青葱姜汤

【材料】白萝卜1根，青葱3根，生姜3片，水750毫升。

【做法】先将材料洗净、切碎，与生姜一齐放入锅内；加水煮滚后，以小火续煮30分钟，滤渣即可饮用。每日1剂，分两次温服，服后卧床盖上厚被发汗

【功效】散寒、发汗、排毒。适用于感冒初起畏寒、发热、无汗者。白萝卜为食疗佳品，可以治疗或辅助治疗多种疾病，如肺热、便秘、气胀、食滞、大小便不通畅、酒精中毒等。

3. 白萝卜陈皮汤

【材料】白萝卜20克，陈皮15克。

【做法】白萝卜洗净切片，和陈皮一起用水煎煮，吃萝卜喝汤。

【功效】适用于肺病引起的咳嗽。

萝卜中所含的钙有98%在萝卜皮内，所以，萝卜最好带皮吃。但白萝卜性偏寒凉，且能利肠，所以慢性泄泻脾胃虚寒者，或咳嗽气喘痰液呈白色泡沫肺中有寒饮者，当忌食、慎食。还应该注意的是在服用参类滋补药时忌食该品，以免影响疗效。

香椿芽——清肺热，滋阴润燥

香椿芽是香椿树的嫩芽，被称为"树上蔬菜"。每年春天清明前后，香椿树开始发芽，其叶厚芽嫩，绿叶镶着红边，颜色非常好看，它还有一种独特的香味，最重要的是它丰富的营养远高于其他蔬菜，还是餐桌上比较名贵的佳肴。鲜嫩的香椿芽能够做成各种菜肴，不仅营养丰富，且具有较高的药用价值。

中医认为，香椿味苦、涩，性平，入肺、胃、大肠经，具有清热解毒、滋阴润燥、健胃理气、润肤明目、杀虫、涩血止痢、止崩的功效，主治肺热咳嗽、疮疡、脱发、目赤等病症。《医林纂要》记载香椿芽："泄肺逆，燥脾湿，去血中湿热。"在此为大家介绍几款有食疗效用的香椿美食。

1. 香椿竹笋

【材料】鲜净竹笋200克，嫩香椿芽500克。

【做法】将嫩香椿芽洗净切成细末，并用精盐稍腌片刻，去掉水分待用；竹笋洗净切成块；炒锅烧热放油，先放竹笋略加煸炒，再放香椿末、精盐、鲜汤用旺火收汁，点味精调味，用湿淀粉勾芡，淋上麻油即可。

【功效】清热解毒，利湿化痰。适用于肺热咳嗽，胃热嘈杂以及脾胃湿热内蕴所致的赤白痢疾，小便短赤涩痛等病症。

2. 香椿炒鸡蛋

【材料】香椿250克，鸡蛋5枚。

【做法】将香椿洗净，下沸水稍微焯一下，捞出后切碎；鸡蛋打入碗内搅匀；油锅烧热，倒入鸡蛋液煸炒，待鸡蛋八分熟时投入香椿炒匀，加入精盐，炒至鸡蛋熟而入味，

即可出锅。

【功效】滋阴润燥，泽肤健美。适用于虚劳吐血，目赤，营养不良，白秃等病症，常人食之可增强人体抗病防病能力。

3. 煎香椿饼

【材料】面粉500克，腌香椿头250克，鸡蛋3枚，葱花适量。

【做法】将香椿切成小段，用水将面粉调成糊，加入鸡蛋、葱花、料酒，和切段香椿拌匀；平锅放油烧热，舀入一大匙面糊摊薄，待一面煎黄后翻煎另一面，两面煎黄即可出锅。

【功效】滋阴润燥，健胃理气，润肤健美。适用于体虚食欲缺乏，毛发不荣，四肢倦怠，大便不畅等病症。

4. 香椿拌豆腐

【材料】豆腐500克，嫩香椿50克。

【做法】豆腐切块，放锅中加清水煮沸沥水，切成小丁装入盘中；将香椿洗净，用沸水焯一下，捞出切成碎末，放入碗内，加盐、味精、麻油，拌匀后浇在豆腐上，食用时用筷子拌匀。

【功效】生津润燥，润肤明目，益气和中。适用于心烦口渴，胃脘痞满，目赤，口舌生疮等病症。

需要注意的是，香椿的食用也有禁忌，根据《食疗本草》记载"椿芽多食动风，熏十经脉、五脏六腑，令人神昏血气微。若和猪肉、热面频食中满，盖壅经络也"，故食之不可过量。

肺病食茼蒿，润肺消痰

茼蒿在古代是宫廷佳肴，所以又被称为"皇帝菜"。茼蒿的茎和叶可以同食，清气甘香，鲜香嫩脆，一般的营养成分无所不备，尤其胡萝卜素的含量极高，是黄瓜、茄子含量的20～30倍，有"天然保健品，植物营养素"之美称。

湖北有名的"杜甫菜"也是以茼蒿为主料，它之所以能缓解大诗人杜甫的肺病，正是因为茼蒿的功效。中医认为，茼蒿有润肺、消痰、止咳的功效。如果是肺热咳嗽痰浓者，可用鲜茼蒿90克，加水煎后取汁，加适量冰糖融化后，分2次饮用。

茼蒿的食用方式很多，下面为大家推荐两款茼蒿美食。

1. 茼蒿炒猪心

【材料】茼蒿350克，猪心250克，葱花、白糖、料酒、精盐、味精各适量。

【做法】将茼蒿去梗洗净切段，猪心洗净切片备用。锅中放油烧热，放葱花煸香，投入猪心片煸炒至水干，加入精盐、料酒、白糖，煸炒至熟。加入茼蒿继续煸炒至茼蒿入味，加入味精调味即可。

【功效】开胃健脾、降压补脑，适用于心悸、烦躁不安、头昏失眠、神经衰弱等病症。

2. 茼蒿蛋白饮

【材料】鲜茼蒿250克，鸡蛋3个，食用油、食盐各适量。

【做法】将鲜茼蒿洗净备用，鸡蛋取蛋清备用。茼蒿加适量水煎煮，快熟时，加入鸡蛋清煮片刻，调入油、盐即可。

【功效】对咳嗽咳痰、睡眠不安者，有辅助治疗作用。

另外，现代医学也证明茼蒿有多种药用价值。茼蒿中含有有特殊香味的挥发油，有助于宽中理气、消食开胃、增加食欲，并且其所含粗纤维有助肠道蠕动，促进排便，达到通腑利肠的目的。还能养心安神、润肺补肝、稳定情绪，防止记忆力减退；气味芬芳，可以消痰开郁，避秽化浊。茼蒿还含有一种挥发性的精油，以及胆碱等物质，具有降血压、补脑的作用。

民间用新鲜的茼蒿煮水代茶饮，可以治疗咳嗽痰多。用开水冲鲜茼蒿汁饮用，对高血压、头昏脑涨有很好的缓解作用。但提醒大家，由于茼蒿辛香滑利，胃虚泄泻者不宜多食。

蜂蜜也是养肺佳品

蜂蜜是由蜜蜂采集植物蜜腺分泌的汁液经充分酿造而成，是一种天然食品，也是最常用的滋补品之一，具有滋养、润燥、解毒、美白养颜、润肠通便之功效。古代祖先早就认识到了蜂蜜的功效，汉代已将蜂蜜列为中药商品，《神农本草经》中记载："蜂蜜甘平无毒，主益气补中，久服轻身延年。"蜂蜜味道甘甜，所含的单糖，不需要经消化就可以被人体吸收，对妇、幼特别是老人更具有良好保健作用，因而被称为"老人的牛奶"。蜂蜜还能在一定程度上缓解呼吸系统疾病，临床经验表明，有结核病患者在服用蜂蜜后，血红蛋白增加，血沉减慢，咳嗽程度减轻。

平时，我们服用蜂蜜时，除了冲水外，还可做成药膳治病养生。

1. 蜂蜜萝卜

【材料】蜂蜜150克，白萝卜1根。

【做法】取鲜白萝卜洗净，切丁，放入沸水中煮沸捞出，控干水分，晾晒半日，然后放锅中加蜂蜜150克，用小火煮沸调匀，晾冷后服食。

【功效】适用于消化不良、反胃、呕吐、咳嗽等。

2. 蜂蜜鲜藕汁

【材料】蜂蜜、鲜藕各适量。

【做法】取鲜藕适量，洗净，切片，压取汁液，按1杯鲜藕汁加蜂蜜1汤匙比例调匀服食。

【用法】每日2～3次。

【功效】适用于热病烦渴、中暑口渴等。

3. 蜂蜜核桃肉

【材料】蜂蜜1升，核桃肉1千克。

【做法】核桃肉捣烂，调入蜂蜜，和匀。

【用法】每次服食1匙，每日2次，温开水送服。

【功效】适用于虚喘证。

另外，很多人也用蜂蜜来止咳，尤其是感冒咳嗽，会喝蜂蜜缓解咳嗽症状。蜂蜜具有润肺止咳的作用，适用于肺燥咳嗽。如果咳嗽少痰，或痰少而黏，或者干咳无痰，可以冲蜂蜜喝。但如果正在服用退热药或含退热成分的感冒药，不宜同时服用蜂蜜。很多感冒药，如泰诺、快克、感立克、感冒清等都含有解热镇痛药对乙酰氨基酚，它遇到蜂蜜会形成一种复合物，影响机体对其的吸收速率，从而减弱退热作用。特别需要注意的是，脾胃虚寒的人不要空腹喝蜂蜜，可把蜂蜜抹在面包或者馒头上吃，也能完全保留蜂蜜营养养生价值。

黑木耳——益气清肺的营养美食

对于现在家庭厨房来说，黑木耳算是一种比较普通的家常菜了，在古代，它却是只有帝王才能享用的佳肴，现在，由于黑木耳丰富的营养，有"素中之荤"之美誉。黑木耳可食、可药、可补，在世界上被称之为"中餐中的黑色瑰宝"。

《本草纲目》中记载，木耳性甘平，主治益气不饥等，有补气益智、润肺补脑、补血润燥活血止血之功效，适用于痔疮出血、便血、痢疾、贫血、高血压、便秘等症。而现代医学研究表明，黑木耳中包含的植物胶质有很强的吸附力，具有清肺、清洁血液的作用，经常食用能有效去除身体内污染物质。如果每人每天食用5～10克黑木耳，它所具有的抗血小板聚集作用与每天服用小剂量阿司匹林的功效相当，因此人们称黑木耳为"食品中的阿司匹林"，所以备受人们青睐。

下面介绍几种黑木耳的美食：

1. 凉拌木耳

【材料】干木耳1把，胡萝卜1根，柠檬半个，蒜泥、葱丝、盐、白糖、鸡精、陈醋各适量。

【做法】干木耳放温水里充分泡发，清洗干净。

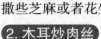

木耳

可以借助盐或面粉，能很快清晰干净。洗净之后去蒂，撕成小片。胡萝卜切成丝备用。用开水把黑木耳焯熟，焯好后迅速放凉水内过凉。然后把黑木耳、胡萝卜丝一起放入盆里，加蒜泥、葱丝、盐、白糖、鸡精、少量陈醋一起搅拌均匀，最后淋上柠檬汁即可。如果撒些芝麻或者花生碎，口感更佳。

2. 木耳炒肉丝

【材料】肉丝250克，干木耳1把。

【做法】肉丝用盐，料酒，淀粉腌制10分钟。干木耳先用水泡起来，等发好了去蒂切片。锅中底油，油热放姜丝，多放一点儿爆香一下。然后倒入肉丝煸炒。煸炒2分钟左右等肉丝发白了，倒入切好的木耳继续翻炒1分钟。加点儿盐，稍微加点儿水，最后加点儿鸡精起锅即可。

3. 香菇黑木耳蒸鸡

【材料】干香菇15朵，干木耳10克，山鸡半只，香葱1根，老姜、生抽、盐、糖、胡椒粉、香油各适量。

【做法】香菇、黑木耳提前用冷水浸泡，泡发后洗净。鸡切小块、香葱切段、老姜切丝，放入碗中加调料腌制10分钟。加入香菇木耳，放入已经烧开的蒸锅中，大火蒸15分钟左右即可出锅。

4. 黑木耳粥

【材料】水发木耳50克，粳米100克。

【做法】水发木耳择洗干净，大的撕成小朵，粳米淘洗干净。锅置火上，放适量清水，然后粳米和木耳一同煮粥，先用旺火烧开后改用小火煮熟，便可食用。

黑木耳含有的丰富纤维素和一种特殊的植物胶原，可以促进胃肠蠕动，促进肠道脂肪食物的排泄，有利于体内有毒物质的及时清除和排出，从而起到预防直肠癌及其他消化系统癌症的作用。老年人特别是有便秘习惯的老年人，如果能坚持食用黑木耳，常食木耳粥，对预防多种老年疾病、抗癌、防癌、延缓衰老都有良好的效果。

生长在古槐、桑木上的黑木耳最好，柘木上的其次。其余树上生的木耳，吃后使人动风气，发旧疾，肋下急，损经络。只要是有蛇、虫从下面经过的木耳，有毒，尤其是枫木上生的木耳，有大毒，如误食会使人狂笑不止。采来的木耳如颜色有变，就有毒，夜间发光的木耳也有毒，欲烂而不生虫的也有毒，食用害人。如果吃木耳中毒，可以生捣冬瓜藤汁解。

核桃——温肺定喘的"长寿果"

人们都知道吃核桃可以补脑，使人变得聪明，其实核桃的保健功效远不止这一点。中医认为，核桃的镇咳平喘作用也十分明显，冬季，对慢性气管炎和哮喘病患者疗效极佳。

234

《本草纲目》记载核桃"补气养血，润燥化痰，益命门，处三焦，温肺润肠，治虚寒喘咳。"不过，核桃性温，所以它治疗的是肺寒引起的咳嗽。比如，咳嗽时，痰多清稀，面色淡白，流清涕。如果出现咽喉肿痛、痰黄、流黄涕时就不适宜用核桃止咳了。

下面介绍几种用核桃做成的食疗佳品：

1. 山楂核桃饮

【材料】核桃仁 150 克，山楂 50 克，白糖 200 克。

【做法】核桃仁加上一点儿水，用石磨磨成浆，装入容器中，再加适量凉开水调成稀浆汁。山楂去核，切片，加水 500 毫升煎煮半小时，滤出头汁，再煮取二汁，两次取得的汁合并，再放入锅中开火煮，加入白糖搅拌，待白糖溶化后，再缓缓倒入核桃仁浆汁，边倒边搅匀，烧至微沸即可。

【用法】早晚各服 1 次，温服为宜。

【功效】补肺肾，润肠燥。用于肺虚咳嗽、气喘、食积、经少腹痛等。

2. 雪梨炖核桃

【材料】核桃仁、雪梨、冰糖各少许。

【做法】雪梨洗净切块放入碗中，加上核桃仁和一点儿冰糖，不加水，直接上锅蒸。等梨蒸出梨汁后即可出锅。

【用法】吃果肉，喝汤。

【功效】温肺化痰，适宜虚寒喘咳者服用。

3. 芝麻核桃酒

【材料】核桃仁 30 克，黑芝麻 30 克，白酒 500 克。

【做法】白酒中加入洗净的核桃仁和黑芝麻，密封好后放到阴凉处，浸泡 15 天后即成。

【用法】每日饮用 2 次，每次 15 克。

【功效】益肾止咳。

值得注意的是因为核桃所含的脂肪质、蛋白质太多，对消化力弱者，特别是胃肠患有顽病痼疾者，每次都不适宜食用太多。有感冒伤风者，亦不宜食用。腹泻、阴虚火旺者不宜服用。痰热咳嗽、便溏腹泻、素有内热盛及痰湿重者不宜服用。

秋日滋养润肺，教你自制秋梨膏

我们多次提到，秋季养生应该以滋阴润肺的食物为主，在此我们就给大家推荐一款最具代表性的润肺美食——秋梨膏。秋梨膏也叫雪梨膏，是以精选秋梨（或鸭梨、雪花梨）为主要原料，配以其他药食同源的材料精心熬制而成的药膳饮品。其主要功效是润肺止咳，生津利咽。秋梨膏过去是宫廷内专用的药品，直到清朝由御医传出宫廷，才开始在民间流传。又由于后来一直用北京郊区的秋梨调制，并在京城售卖，所以成为北京的传统特产。

《本草纲目》记载鸭梨的功效为："生者清六腑之热，熟者滋五脏之阴"。而我国药典《本草从新》也记载着梨具有"清心润肺，利大小肠，止咳消痰，清喉降火，除烦解渴，润燥消风，醒酒解毒"等功效。秋梨膏以梨为主原料，具有生津、降火、养阴、润肺、止咯血等功能，对肺热久咳伤阴者尤佳。

下面为朋友们介绍几种秋梨膏的做法：

做法一：

【材料】鸭梨 6 个，干红枣 80 克，冰糖 150 克，老姜 20 克，蜂蜜 80 毫升。

【做法】将鸭梨洗净削皮，然后把擦板架在锅上，将鸭梨擦成梨蓉和梨汁，干红枣洗净后去核，生姜去皮切丝。将去核后的红枣和姜丝、冰糖放入锅内和梨蓉梨汁一起煮。盖上锅盖，用小火煮约 30 分钟，然后用捞起梨蓉用汤匙按压，挤出更多梨汁。将挤压后的梨渣、红枣和姜丝扔掉，锅内只留下梨汁，继续用最小火熬煮约 1 小时至梨浆浓稠后熄火放凉。在放凉后的梨浆里调入蜂蜜，搅拌均匀后放入密封罐保存即可。

做法二：

【材料】一碗梨汁（约 6 个梨），枣 100 克，姜 100 克，冰糖 100 克，百合 100 克，蜂蜜 200 克。

【做法】把梨汁、冰糖倒入锅里，大枣洗净后切一刀也入锅，最好能去核，这样能把营养更容易熬煮出来，姜切片放入锅中，最后加一杯水大火煮开，小火熬制。等到汁液剩一半时，放入洗好的百合，再熬 15 ~ 20 分钟。过滤后晾凉，拌入蜂蜜就好了。不喜欢辣的人可以少放或不放姜。

做法三：

【材料】秋梨、蜂蜜、贝母、茯苓、砂糖、燕窝各适量。

【做法】将秋梨洗净，榨干梨汁并在梨汁中加入砂糖、蜂蜜，用火熬制，随后再加入贝母、茯苓或燕窝，用微火熬至浓稠状时即成。

做法四：

【材料】雪花梨 8 个，白茯苓 30 克，川贝 20 克，麦冬 20 克，去核红枣 30 克，冰糖 30 克，姜片 25 克，蜂蜜 200 克。

【做法】雪花梨去皮，去核，放在榨汁机里压汁；红枣切片、除了蜂蜜外，所有的东西放入锅里，大火煮开后，小火煮 40 分钟；过滤去杂质，剩下的液体，放在火上，小火慢熬，直至黏稠状，关火；等温度降下来至温凉后，调入蜂蜜，装入干净的瓶子里即可。

最后需要提醒大家的是，因为秋梨膏中所含的都是凉性、养阴生津的药物，如秋梨性寒凉，麦冬性寒、养阴生津、润肺清心，贝母也是如此，所以，脾胃虚寒、手脚发凉、大便溏泻的人最好别吃秋梨膏，以避免虚寒症状加重，更易腹泻，即便是易上火、大便干、咳嗽患者也不能多吃。

鱼腥草梨汤——预防秋季干燥的"必备武器"

经过夏天的闷热潮湿，到了秋天，人们体内会积聚很多湿气、热火一类的毒素，导致人们容易犯湿疹、口疮、脸上长痘，甚至影响人们的心情，使人变得脾气不好、心烦失眠等。这时候不妨来点儿鱼腥草熬的汤，它可以有效地排出体内堆积的湿热。

鱼腥草既是野菜，又是药材。其性微寒，味苦；归肺经、膀胱经、大肠经。把它的茎叶揉碎以后会有很强烈的鱼腥味，因此而得名。它能清热解毒、利尿，还能提高机体免疫力。鱼腥草主产湖南，而又以怀化市各县最多，其地下茎成为人们最爱吃的桌上佳肴。

鱼腥草加上白梨和冰糖一起炖成鱼腥草梨汤，既能清热，又能滋阴，是秋天的保健饮料，也是预防秋天干燥的"必备武器"。制作方法很简单：准备新鲜的鱼腥草和白梨。白梨洗净后切成大块，鱼腥草洗净备用。锅中水烧开，放入梨块炖煮，然后再放入鱼腥草煮 13 分钟后关火。需要注意的是，鱼腥草不能熬太长时间，否则会破坏药效，15 分钟内比较合适。

其实，作为蔬菜来说，鱼腥草还是比较小众的，由于它的气味浓郁，就像"臭豆腐"，喜欢的人能感到一种独特的药香，而没有吃过的人觉得它的腥味让人无法下咽。但是，饮食习惯是可以培养的，生吃不习惯可以炖汤、炒菜，做成美味佳肴。而用鱼腥草和白梨炖汤，最能清热解毒、祛火除湿，如果懒得炖，也可以把它们泡水当凉茶喝。

秋天刚来临的时候，天气依然闷热潮湿，在这样的环境里待久了，人容易因为暑湿、暑热及细菌病毒的侵袭而出现肺热咳喘、咽喉肿痛、口腔溃疡、痤疮等问题。这时，熬上一锅鱼腥草梨汤，就可以帮你扫清体内的湿毒，排除各种疾病隐患。

滋阴润燥，常服冰糖银耳羹

我们已经知道，白色食物养肺，特别是秋天是养肺的良机，更要适当多吃些白色食物，冰糖和银耳都是白色食物，用它们一同炖成羹汤，对于防秋燥、滋阴润肺有很好的效果。

由于银耳是一种寄生在阔叶树腐木上的真菌类生物，在古时非常稀罕，而被人视为"山珍海味"中的"山珍"。古人将银耳视为延年益寿的圣品，历代皇家贵族都将银耳看作是"长生不老良药"。的确，银耳的作用非常广泛，中医认为，银耳性甘平，无毒，入肺、胃、脾、大肠和肾经。既有补脾开胃的功效，又有益气清肠的作用，还可以滋阴润肺。另外，银耳还能增强人体免疫力，以及增强肿瘤患者对放、化疗的耐受力。最妙的是，银耳的药效虽多，却十分的平和，它润而不寒，甘而不腻，补而不滞，不管男女老幼，都可以常吃，更适合阴虚体质的人群食用。

现在研究发现，银耳的营养成分相当丰富，在银耳中含有蛋白质、脂肪和多种氨基酸、矿物质及肝糖。银耳蛋白质中含有 17 种氨基酸，人体所必需的氨基酸中的 3/4 银耳都能提供。银耳还含有多种矿物质，如钙、磷、铁、钾、钠、镁、硫等，其中钙、铁的含量很高，在每百克银耳中，约含钙 643 毫克，铁 30.4 毫克。此外，银耳中还含有海藻糖、多缩戊糖、甘露醇等肝糖，营养价值很高，具有扶正强身的作用，是一种高级滋养补品。

冰糖银耳羹是一道很简单的家常甜品，主要食材是银耳，用冰糖调味，有滋阴润肺，生津止渴的功效，可以治疗秋冬时节的燥咳，还可以作为体质虚弱者的滋补之品。

具体制作方法为：取 10 克干银耳用温水泡发，然后去掉根部和杂质，用手撕成小块，洗净后放入砂锅中；加入适量清水，大火煮沸，再改用小火煮至银耳发软、有黏性时关火，盛于碗中；再取 300 克冰糖，将其敲碎放入锅中，加入适量清水，大火煮沸，等到冰糖全部融化后均匀地浇在盛银耳的碗内即可。

需要注意的是，在喝冰糖银耳羹的同时，不要吃人参或黄芪等补阳的药材，避免它们互相影响疗效。还要注意，煮好的冰糖银耳羹要当天喝完，不要过夜，因为隔夜的银耳会产生大量的亚硝酸盐，会危害人体健康。

由于现代人生活节奏快、工作压力大，多数人睡眠不足，再加上近年来环境污染严重等原因，皮肤干燥、面部皮炎等发病率有增加的趋势。而银耳也特别适合这些皮肤干燥、性情急躁的人群吃。

冰糖燕窝羹，滋补肺阴的"稀世珍品"

明代郑和下西洋时，曾在马来群岛品尝过燕窝，回国时将其献给皇上，使得龙心大悦，从此以后燕窝成了宴会上的珍肴。燕窝又称燕菜、燕根、燕蔬菜，是一种生长于印尼、马来西亚和泰国等东南亚一带海域、喜欢群体栖身于悬崖峭壁的石洞内的一种叫"金丝燕"的雀鸟利用苔藓、海藻和柔软植物纤维混合他们的羽毛和唾液胶结而成的鸟窝。人们把这种鸟窝取下来，经过提炼、选拣就成为名贵的燕窝。燕窝富含蛋白质、多种氨基酸、维生素、钙、锌等，能增强免疫力，防衰抗老。据说沿海百岁老人，多是常吃燕窝得以长寿的。燕窝是滋补肺阴的名贵食品，润肺止咳疗效显著。历来有"稀世名药""东方珍品"之美称。

中医认为，燕窝"养阴润燥、益气补中、治虚损、咳痰喘、咯血、久痢"，性平味甘，归肺、胃、肾三经。适宜于体质虚弱，营养不良，久痢久疟，痰多咳嗽，老年慢性支气管炎、支气管扩张、肺气肿、肺结核、咯血吐血和胃痛病人食用。现代医学也发现，燕窝可促进免疫功能，有延缓人体衰老，延年益寿的功效。

下面为大家介绍一道燕窝的食疗方，它出自《红楼梦》，是用宝钗送给林黛玉的上等燕窝做成的，叫冰糖燕窝羹。黛玉吃过以后"自觉咳嗽好多了"。具体做法为：准备3 克燕窝和 15 克冰糖，先将燕窝放入碗里，用温水泡松软后摘出里面的燕毛等杂质，然后捞出来再用清水冲洗两遍，等沥干水分后用手撕成细条，放入碗中备用。向砂锅里放入 500 毫升清水，再将冰糖放进去，开火待冰糖溶化后撇去浮沫，最后把燕窝条放入冰糖水中，继续加热煮沸即可。

在中医理论中，"春夏养阳，秋冬养阴"。女性主"阴"，秋天应更注重身体呵护。而燕窝历来被认为是女性养颜滋补上品：燕窝中含有丰富的矿物质、活性蛋白质与胶原质等营养物质，可刺激细胞再生。此外，秋天"燥邪当令"，长期干燥的环境极易损耗人体津液，女性由于生理上有经、孕、产、乳等生理时期易使机体处于阴津不足状态，因此，女性秋季养生首要的原则就是养阴护津，同时还应注意补气养血，润肺养颜。

第五章

家庭常用的养肺中药

百合——解秋燥，滋润肺阴

百合有"云裳仙子"之称，在人们印象中也是高雅美丽的。天主教因其高洁的外表以百合花为圣母玛利亚的象征，梵蒂冈更是把它立为国花，以之象征民族独立与经济繁荣。在我国，由于百合的鳞茎由鳞片抱合而成，所以它便有了"百年好合"的美好寓意，因此被视为婚礼时必不可少的吉祥花卉。

其实除了美丽的外表，百合还有很高的营养价值。中医认为，百合味甘，微苦，性微寒。入心、肺二经，对"肺脏热，烦闷咳嗽"有效，是一种清补之品。《本草纲目》中记载百合有润肺止咳、宁心安神、补中益气的功效。所以，要防止秋燥，用百合最适宜。

百合含有丰富的蛋白质、脂肪、钙、磷、铁及维生素等，是老幼皆宜的营养佳品。中医用百合作为止血、活血、清肺润燥、滋阴清热、理脾健胃的补药。现代研究表明，百合具有明显的镇咳、平喘、止血等作用，能提高机体免疫功能。将百合洗净，煮熟，放冰糖后冷却食用，既可清热润肺，又能滋补益中。

百合一般收获于夏天，此时将采摘下的新鲜百合洗净剥开，晾晒风干，制成百合干，既便于保存，又便于人们在一年四季中都能吃到它。除此之外，还可以将百合加工成百合粉、百合精冲剂或者百合饼干食用。

下面就为大家介绍几款百合美食：

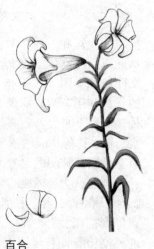

百合

1. 百合粥

【材料】百合50克，粳米60克，糖适量。

【做法】先将百合与粳米分别淘洗干净，放入锅内，加入适量清水，用小火煨煮。等百合与粳米熟烂时，加入适量糖调味即可。

【功效】对中老年人及病后身体虚弱而有心烦失眠、低热易怒者尤为适宜。另外在百合粥内加入银耳，有较强的滋阴润肺之用；加入绿豆，可加强清热解毒之效。

2. 冰糖炖百合

【材料】百合、冰糖各60克，款冬花15克。

【做法】将百合洗净后，一瓣瓣撕开，与款冬花一同放锅内，加入适量清水文火炖，等到快熟时，放入冰糖，炖至百合熟烂时即可服食。

【功效】此菜具有润燥清火，清心养肺的功效，适用于肺燥干咳、心烦口渴等症。

3. 百合红枣银杏羹

【材料】百合 50 克，红枣 10 枚，白果 50 克，牛肉 300 克，生姜两片，盐少许。

【做法】先将新鲜牛肉用滚水汆烫然后洗净，切薄片；白果去壳，用水浸去外层薄膜。再将百合、红枣和生姜洗净。然后于瓦煲内加入适量清水，烧开后放入百合、红枣、白果和生姜片，用中火煲至百合将熟，加入牛肉，继续煲至牛肉熟，加盐少许即可。

【功效】此羹可润肺益气、补血养阴、滋润养颜。

用百合制作羹汤，是最常见的食法。百合可以与绿豆、莲子、肉类、蛋类等不同食物同煮成汤，各具风味，可以在一饱口福的同时，达到养颜美容的目的。单用一味百合，加糖煮烂制成的百合羹也相当爽口，是既养生又美容的佳肴。需要注意的是，风寒咳嗽、虚寒出血、脾胃不佳者忌食百合。

芦根水是缓解孩子肺热哮喘的神奇药

"浅水之中潮湿地，婀娜芦苇一丛丛"，芦苇可以说是水边最常见的野生植物了，无论是沟渠、河流还是池塘边都有它们摇曳的身影。虽然很多人把它们当作"野草"不屑一顾，它们却是治病救人的宝贝，尤其是芦苇根能清热生津、除烦止呕，还是缓解孩子肺热哮喘的神奇良药。

芦根味甘，性寒，入肺、胃经，其味甘多液，善滋阴养肺，上可祛痰排脓、清热透疹，中可清胃热、生津止渴，下可利小便导热下行。《本草纲目》谓之能"清热生津，除烦止渴，止呕，泻胃火，利二便"。常用于温热病之高烧、口渴、胃热呕吐，以及肺热咳嗽、痰稠而黄、吐之不爽等。对咽喉炎症、声带疲劳以及口腔炎、牙周炎等有良效。

相传有一户姓田的穷人，有一年深秋，由于孩子受了风寒，热得满面通红，昏睡不起，穷人急忙去镇上的药铺买药。但药店老板是个黑心商人，向穷人要五两银子的药费，穷人哪里有这么多银子，不仅没有买到药，还被药店老板奚落了一顿。穷人气愤地出了药店，在药店门口碰见了一个叫花子。叫花子同情地对穷人说："退热不一定要吃昂贵的药材，你赶快到池塘边挖些芦根，给孩子煎成汤药喝，热就自然退了。"穷人听了将信将疑，但为了孩子还是急忙到村外池塘边上挖了些鲜芦根，洗净后煎成汤给孩子灌下去。果然，三剂过后，孩子热退病愈。从此以后，村里的人都知道芦根能解大热，是一种退烧药，谁家有发高热的病人，便去挖些芦根，芦根也就成了一味不花钱能退热的草药。

芦根能泻肺火、清肺热，但它的药效非常平和，即使直接拿新鲜的芦苇根生吃，也不会产生任何不适，虽然它是平和之品，但由上面的故事中看出其清热功效也不可小觑。平时如果看到自己舌尖明显比舌头的其他地方红，就说明可能是肺热了，这时只要用芦苇根煮点儿水喝，就可以消除肺热，保肺平安无忧了。

有人可能会说现在城市里哪有芦苇啊？别着急，虽然没有新鲜的芦苇，但药店里有干的芦苇根出售，所以大家如果平常感觉上火难受，不妨到药店买些回来煮水喝。另外还可以告诉大家，芦根治肺热咳嗽，常配黄芩、浙贝母、瓜蒌等药用。若治风热咳嗽，可配桑叶、菊花、苦杏仁等药用，如桑菊饮。若治肺痈吐脓，则多配薏苡仁、冬瓜仁等。

金银花善于清热解毒

金银花是忍冬科常绿藤本忍冬的花蕾，它清香飘逸，沁人心脾，是人们喜爱的观赏植物，也是一种常用中药。古诗有云："有藤名鸳鸯，天生非人种。金花间银蕊，翠蔓自成簇。"说的就是金银花。

金银花生长在夏秋两季，具有兑泽之性，清火之功，兑在人体对应肺，因此金银花可清肺火。《本草纲目》中记载："金银花，善于化毒，故治痈疽、肿毒、疮癣……"因此，金银花常用于治疗温病发热、风热感冒、热毒血痢、痈疡等症。

有的人一上火，鼻子周围就会长出红色的脓包或疙瘩，这时不妨试试金银花贴右侧尺泽穴的方法。《黄帝内经》讲，鼻为肺之窍。鼻子上长疮，主要是肺火在作怪，需要清热解毒。而尺泽穴作为肺经上的合穴，外敷金银花，可让金银花的清凉之气通过穴位直入肺经，帮助祛除肺脏之火。

平时，大家也可用金银花作茶饮，泡制方法也很简单。

1. 金银花茶

【材料】金银花（或鲜品）5 ~ 10 枚。

【做法】先以水冲净，再加沸水浸泡15 ~ 30分钟，即可成一杯清香淡雅的金银花茶。

【功效】本款茶清热去火，春夏饮之，能防治内热外感。

2. 双花饮

【材料】金银花30克，菊花15克，山楂10克，蜂蜜250克。

【做法】先将金银花、菊花、山楂放入锅内，加清水适量烧沸，熬煮30分钟左右，起锅滗出汤汁。等蜂蜜全融化后过滤去渣，冷却后加香精少许即成。

【功效】此饮可清热解毒，开胃健脾，是难得的夏日佳饮。

3. 金银菊饮

【材料】金银花、菊花各15克，红糖20克。

【做法】先将金银花、菊花放入茶杯中，加入红糖，再倒入开水，浸泡15分钟左右即可。

【功效】此茶清热解毒，祛风解表，辛凉透邪，化瘀养血。适用于外感风热所致的产后发烧。

需要注意的是，金银花性寒，所以不宜长饮。阳虚体弱之人也须慎用。

芙蓉花——清肺解毒的"拒霜花"

我们知道成都有芙蓉城的美称，而它的市花也是芙蓉花。芙蓉花一般盛开于农历九至十一月，此时百花凋谢，它却傲霜绽放，因此得名"拒霜"。这种独特的性格历来为人称道，苏东坡赞其"唤作拒霜犹未称，看来却是最宜霜"。更神奇的是，芙蓉花一日三变，晨粉白、昼浅红、暮深红，其娇艳之姿，常令人流连忘返。屈原流放常德时见此美艳之景就在《九歌》里写道："采薜荔兮水中，搴芙蓉兮木末。"

芙蓉花的容姿精神不仅历来被文学家们称赞，它的花叶也都是宝，皆可入药。中医认为，芙蓉花味微辛，性凉，无毒，入肺经。具有清热、凉血、解毒、消肿、排毒之功，适用于肺热咳嗽、月经过多、白带过多、痈疽肿毒、疔疮、水火烫伤等疾病。《本草纲目》言其"治一切大小痈疽，肿毒恶疮，消肿，排脓，止痛"。李时珍也说，以芙蓉花叶治疗"痈疽肿毒恶疮，妙不可言"。

芙蓉花外用消肿散结拔毒，排脓止痛，花内服可清肺，根内服可排脓。同时，它还含有丰富的维生素C，能改善体质，滋润养颜，护肤美容。有名的"玉露散"和"芙蓉花油"就是用木芙蓉的花和叶制成的。此外，亦可用治水火烫伤，研末，用蜂蜜或麻油调服。

另外，还可以用芙蓉花泡茶喝，具体方法为：

【材料】芙蓉花5朵，热开水500毫升，蜂蜜或糖适量。

【做法】将芙蓉花放入壶中，冲入热开水加盖闷泡5 ~ 10分钟。再将茶汁滤出，酌情加入蜂蜜或糖调匀即可饮用。

【功效】此茶可清热解毒，消肿止咳。

芙蓉花作为一款不错的花茶，可单泡，更适宜搭配绿茶，而且冷热饮皆宜。以一茶匙芙蓉花冲泡一杯开水的比例即可。如果喜欢深红的茶色，不妨多浸泡一段时间，就会形成红葡萄酒的颜色。若在冲芙蓉花时，放进一点儿玫瑰花，则别有一番滋味。需要注意的是，体质虚寒者勿服芙蓉花，阴疽不红不肿者忌用，虚寒患者及孕妇禁服。

新鲜的芙蓉花茶带有天然花草的香气，一般都有自然而干爽的清香，若带有霉味、焦味、怪味，则不新鲜或者品质很差。如果味道过香不自然，则可能含有添加剂或者香料。花草茶一次性购买不宜过多，对经常食用芙蓉花茶的人，半年内喝完的量较为适宜，对偶尔饮花茶的人，则以小包装为宜。

沙参——清肺火，止咳祛痰

沙参性味甘而微寒，入肺、胃经，《本草纲目》言其"清肺火，治久咳肺痿"。有养阴润肺，益胃生津之功，本品性寒能清，味甘能补，归入肺经，既能清肺胃之热，又能养肺胃之阴，适用于阴虚肺燥或热伤肺阴所致的干咳痰少，咽喉干燥等症及温热病热伤胃阴或久病阴虚津亏所致的口干咽燥，舌红少苦，大便干结等症。

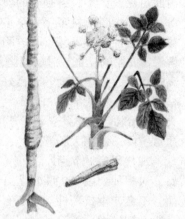

沙参分南沙参和北沙参。南沙参为桔梗科植物轮叶沙参、杏叶沙参、阔叶沙参的根；北沙参为伞形科植物珊瑚菜的根。南沙参含有三萜皂苷、淀粉等成分。北沙参含有生物碱、淀粉、挥发油、谷固醇等成分。南沙参性味甘，微苦，凉；北沙参性味甘，苦，淡，平。南北沙参均具有养阴清肺、祛痰止咳等功效，适用于治疗肺热燥咳、虚劳久咳、咽干喉痛等症。在功效上，南北沙参略有区别，南沙参偏于清肺热祛痰，适于风热感冒、肺燥；北沙参养胃生津作用则较南沙参强些。现代医学研究指出，南沙参祛痰、强心作用较明显；北沙参有加强呼吸、升高血压的作用。

沙参

下面为大家介绍几款沙参做的药膳：

1. 沙参粥

【材料】沙参15克，大米100克，白糖适量。

【做法】先将沙参洗净，放入锅中，加清水适量，水煎取汁，加大米煮粥，待熟时调入白糖，再煮一二沸即成，每日1剂。

【功效】对肺胃阴虚所致的各种病症有良好的治疗作用。

2. 沙参银耳百合汤

【材料】银耳10克，百合5克，北沙参5克，冰糖适量。

【做法】百合、银耳用温水泡发。将锅内加入清水，把百合、银耳、北沙参放进去，煲30分钟。出锅前加入适量冰糖即可。

【功效】早晚服用，有滋阴润肺、止咳化痰的功效。中老年人因秋燥引起的干咳痰少等症宜服用。

3. 参百菠耳羹

【材料】百合20克、北沙参10克、菠萝50克、银耳（干）10克、冰糖10克、盐1克。

【做法】北沙参洗净，切成小片；百合洗净，撕成瓣状；菠萝去皮，先放淡盐水中浸渍3分钟，切成小块；银耳用温水泡发，去除黄蒂、杂质，洗净撕成小块；将北沙参片、百合、菠萝块、银耳放入瓷碗中，加入适量冰糖，放入锅中，隔水蒸至熟软即成。

【功效】本品具有咳喘、祛痰、润肺功效。

4. 沙参炖猪肉

【材料】玉竹30克，北沙参20克，枣（干）30克，姜5克，盐、味精适量。

【做法】猪瘦肉切成块；玉竹、沙参、红枣分别用水洗净；锅内放水，放在火上烧沸，把切好的猪瘦肉焯一下水；焯好的猪瘦肉及洗好的玉竹、沙参、红枣和姜片放入炖盅内；倒入水，放在火上，先用大火烧沸，盖好盖，改小火炖2小时左右；至原汤熟烂时，放精盐、味精调好口味即可。

【功效】此汤具有补虚养身、滋阴之效，贫血及老年人适合食用。

最后特别提醒朋友们，寒痰湿咳嗽者不宜食用沙参粥。还有中药处方中如果不加以说明，沙参一般指的就是北沙参。

黄芩泻火解毒，缓解肺热咳嗽

关于黄芩的功效，李时珍曾在《本草纲目》中记载了他自己的亲身经历：李时珍20岁那年，因患感冒，引发咳嗽不止，期间又犯了房事，出现骨蒸发热，肌肤如火燎一样热烫，每次咳嗽都吐出很多痰，加上暑热烦渴，吃不下饭，睡不好觉。虽然用柴胡、麦冬、荆芥、竹沥等药治疗了一个多月，病情不但不见好反而加剧了，周围的人都以为他无药可救了。就在这个时候，李时珍的父亲偶然想起金元名医李东垣说过的一段话——"治肺热如火燎，烦躁引饮而昼盛者，宜一味黄芩汤"——于是就单用了一两黄芩煎汤，让儿子服下，过了没多久，李时珍的病情就有所好转，身热尽退，咳嗽吐痰的症状也好了。由此可见，黄芩缓解肺热的效力非凡。

黄芩为唇形科多年生草本植物，以其根入药。中医认为黄芩味苦性寒，入肺、心、胆、大肠经，有清热燥湿、泻火解毒、安胎的功能，对暑温胸闷呕吐、肺热咳嗽、血热妄行、高热烦渴、湿热下痢等有良好功效。黄芩分为枯芩与子芩，枯芩为生长年久的宿根，中空而枯，体轻主浮，善清上焦肺火，主治肺热咳嗽痰黄；子芩为生长年少的子根，体实而坚，质重主降，善泻大肠湿热，主治湿热泻痢腹痛。

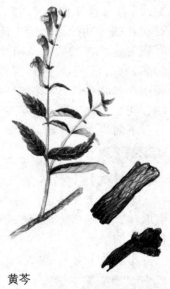

黄芩

现代研究也证明，黄芩的抗菌作用临床应用比黄连还好，对多种细菌、皮肤真菌、钩端螺旋体等都有抑制作用，而且不会产生抗药性。它还有降血压、镇静、利尿、保肝、利胆、抗过敏、解除平滑肌痉挛等作用。

另外，黄芩还有很好的止血功效，例如《金匮》提到的治吐血的二方之一就是三黄泻心汤，此方之所以能控制出血，其主要作用在于黄芩，唐容川就在《血证论》中大赞它的妙处。它对肺出血、鼻出血、齿龈出血以及耳目溢血等只有实热证者，常常用有良效。碰到病情复杂的肺出血，有时取黄芩而配桂枝、炮姜，也多有疗效。

下面为大家介绍几个主用黄芩治疗疾病的药方：

1. 泻肺火，平喘嗽

【材料】黄芩200克，黄连100克，黄檗40克，山栀80克。

【用法】水泛为丸，午后临睡热茶吞服5～10克。

2. 治慢性气管炎

【材料】黄芩、葶苈子各等分。

【用法】共研成细末，糖衣为片，每片含生药0.8克，每日3次，每次5片。

3. 治疗小儿急性呼吸道感染

【材料】50%黄芩煎液。

【用法】1岁以下每天6毫升，1岁以上8～10毫升，5岁以上酌加，皆分3次服。

元代名医朱丹溪将黄芩称为"安胎圣药"，因为它还常被用来治疗妇产科病症。例如将黄芩研为细末，每次取3～5克，用白术15～20克煎浓汤调服，有清热安胎的功用，可治热甚所致的胎动不安，滑胎。

最后提醒大家在服用黄芩期间，要注意以下几点：

（1）保持良好的作息习惯，尽量避免熬夜。

（2）少吃辛辣或者刺激性食物。

（3）积极参加户外运动，放松心情。

（4）不要给自己太大的压力，合理减压。

（5）脾肺虚热者不能服用，凡中寒作泄，中寒腹痛，肝肾虚而少腹痛，血虚腹痛，脾虚泄泻，肾虚溏泻，脾虚水肿，血枯经闭，气虚小水不利，肺受寒邪喘咳，及血虚胎不安，阴虚淋露者禁用。

枇杷治咳嗽，美味疗效好

枇杷，是中国南方特有的珍稀水果，秋日养蕾，冬季开花，春来结子，夏初成熟，承四时之雨露，为"果中独备四时之气者"；其果肉柔软多汁，酸甜适度，味道鲜美，被誉为"果中之皇"，民间就有"天上王母蟠桃，地上三潭枇杷"的说法。

除此之外，枇杷还可以入药，《本草纲目》中说，枇杷"止渴下气，利肺气，止吐逆，主上焦热，润五脏"，"枇杷叶，治肺胃之病，大都取其下气之功耳，气下则火降，而逆者不逆，呕者不呕，渴者不渴，咳者不咳矣"。中医传统认为，枇杷果有祛痰止咳、生津润肺、清热健胃之功效。而现代医学更证明，枇杷果中含有丰富的维生素、苦杏仁苷和白芦梨醇等防癌、抗癌物质。

枇杷味甘、酸，性平，有润肺止咳、止渴和胃、利尿清热等功效，用于肺痿咳嗽、胸闷多痰。鲜枇杷洗净，生吃，就能治疗口干烦渴等不适。另外，将鲜枇杷 50 克，洗净去皮，加冰糖 5 克，熬半小时后服用，对于扁桃体发炎引起的咽喉红肿疼痛特别有效。除果实外，枇杷叶及枇杷核也是常用的中药材，枇杷叶具清肺胃热、降气化痰功能，用于肺热干咳、胃痛、流鼻血、胃热呕秽；枇杷核则用于治疗疝气，消除水肿，利关节。现代医学认为枇杷果实及叶有抑制流感病毒作用，常吃可以预防四时感冒；枇杷叶可晾干制成茶叶，有泄热下气、和胃降逆的功效，为止呕的良品，可治疗各种呕吐呃逆。

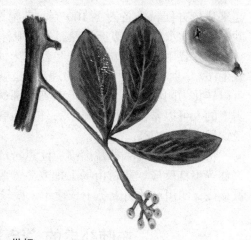

枇杷

尤其对于一些喜欢咳嗽的小孩子，可试用以下几道枇杷佳品，既美味又止咳。

1. 枇杷冻

【材料】枇杷 500 克，琼脂 10 克，白糖 150 克。

【做法】将琼脂用水泡软；将枇杷洗净，去皮，一剖为二，去核。锅置火上，放入适量清水、糖和琼脂，熬成汁；将枇杷放入碗中，倒入琼脂汁，凉凉，放入冰箱内冷冻即成。

2. 枇杷银耳汤

【材料】水发银耳 100 克，枇杷 50 克，葱段、姜片、盐、冰糖各适量。

【做法】银耳洗净，枇杷洗净，去子，切片；砂锅倒入适量冷水，加入银耳、葱段、姜片、大火煮 30 分钟，捞出银耳，沥干，撕成小朵；原锅洗净，倒入适量开水，加入枇杷、银耳、盐、冰糖，大火煮开；将煮好的材料倒入碗中，上屉蒸至银耳软烂即可。

3. 秋梨枇杷膏

【材料】雪梨 6 个，枇杷叶 5 片，蜜糖 5 汤匙，南杏 10 粒，蜜枣 2 颗，砂纸 1 张。

【做法】先将 5 个雪梨切去 1/5 做盖，再把梨肉和梨心挖去。把枇杷叶、南杏和蜜枣洗净，放进梨内。余下的 1 个梨削皮、去心、切小块，将所有梨肉和蜜糖拌匀，分放入每个雪梨内，盖上雪梨盖，放在炖盅里，封上砂纸，以小火炖 2 小时，即成。

不过需要大家注意的是，脾虚泄泻者忌食枇杷，另外因为枇杷含糖量高，糖尿病患者也要忌食。而枇杷仁是有毒的，千万不可食用。

喝杯麦冬茶，给身体补足"水分"

天气干燥的时候，懂得养生的人，可能会用麦冬泡水喝。这种做法是有一定道理的，因为麦冬有养阴生津润肺的功效，在秋冬季节天气干燥，人们感到口渴、咽干、皮肤干燥、大便干结等，就可以用麦冬30克，煎水代茶饮用。治疗咽喉肿痛，可用麦冬、胖大海各6克，代茶频服。平常用麦冬、粳米、冰糖煮成粥，久服无副作用。

麦冬又称麦门冬、沿阶草、书带草、寸冬，别名野韭菜。其味甘、微苦，入心、肺、胃经，质柔多汁，能养阴益胃、清热润肺，还有较强的抗菌作用，适用于胃脘隐痛、大便干结的阴虚证者以及肺结核咯血者。《本草纲目》里说，麦冬可以养阴生津，润肺清心，用于肺燥干咳、津伤口渴、心烦失眠、内热消渴、肠燥便秘等。

平时在家里用麦冬泡茶喝或者煮粥吃豆可以清肺热，润肺燥。当我们的身体因为缺水，出现口渴、皮肤干燥的情况时，大都是因为肺阴虚，这时可用麦冬加上乌梅来调理一下。因为如果不先将"阴"补足了，口渴和皮肤的干燥也解决不了。麦冬乌梅饮制作起来比较方便，准备麦冬100克，乌梅30克，蜂蜜适量。先将麦冬、乌梅洗净后装入砂锅中，加水适量，煮至烂熟，去渣取汁，调入蜂蜜即成。每日随意冷饮。

此方载于《必效方》。麦冬性寒味甘苦，清心除烦，养阴生津。乌梅性温味酸，收敛生津。中医有"酸甘化阴"的理论，也就是说，乌梅的酸味和麦冬的甘味能配合在一起，可以转化为阴液，这个阴液上荣到面部的时候就可以解决皮肤缺水的问题。平时体质就阴虚的人可以常饮这种饮料，另外，在春日干燥的时候，很多人脸上容易干燥，也可适量饮用麦冬乌梅茶。

将麦冬当作补品补益虚损应注意辨证，用之不当会生湿生痰，出现痰多口淡、胃口欠佳等不良反应。药材市场上把麦冬分为"杭麦冬"及"川麦冬"。浙江产的杭麦冬质量最优，四川产的川麦冬个长瘦瘪，质较差。

益肺补虚的"天下第一草"：冬虫夏草

提起冬虫夏草，大多数人可能都知道它是一味名贵滋补品，但具体的养生功效可能就不清楚了，冬虫夏草素与人参、鹿茸并列为三大补品，有"天下第一草"之称。《本草从新》记载冬虫夏草有滋肺阴、补肾阳、止嗽化痰的奇效。从中医的角度来看，冬虫夏草是一切呼吸道疾病的克星，发病率占全国人口8%以上的慢性支气管炎，支气管哮喘、肺结核、肺气肿与肺心病患者，如能长期服用冬虫夏草，可以收到意想不到的效果。

冬虫夏草，也叫虫草，味甘性温，主要功能为补肺益肾，益精补气。适用于肺肾虚劳，精气不足者，临床可见咳嗽、气促、自汗、盗汗、劳嗽痰血，阳痿遗精，腰膝酸软，牙齿松动、耳鸣失眠，发育迟缓等。冬虫夏草采撷十分艰辛，因数量稀少，弥足珍贵，在中国古代有"药中黄金"之称。

中医对虫草功效给予了极高的评价，认为虫草味甘、性平、气香、无毒。入肺肾二经，故能补肺益肾，堪称滋肺补肾的上品。冬虫夏草能巩固人体的正气，不畏虚邪，也就是人们常说的可使人体抵抗力增强。抵抗力增强了，不但能防止外邪入侵，即使外邪已经入侵，也能将其消灭；因而，中医学认为冬虫夏草有广泛的防病治病作用，被誉为"百虚克星"。医学俗语云："宁得虫草一把，不要金玉满车。"

下面为大家推荐几款以冬虫夏草为主料的药膳。

1. 冬虫夏草瘦肉粥

【材料】冬虫夏草10克，瘦猪肉50克，小米100克。

【做法】先将冬虫夏草用布包好，瘦猪肉洗净切片，然后与小米一同放入砂锅内，加水煮至粥熟。

【功效】此粥具有润肺滋肾、补气生精、纳气定喘的功效，用于肺肾亏虚的咳喘劳嗽、自汗盗汗、阳痿遗精、腰膝酸痛，也可作为中老年人的保健食品。

2. 冬虫夏草炖老鸭

【材料】冬虫夏草适量，老雄鸭一只。

【做法】将冬虫夏草放入老雄鸭的头内，用线扎牢同煮。对虚损病人，需用冬虫夏草 3～5 枝；对虚喘者，需用 15～30 枝。

【功效】本品具有补气养阴、益肺补肾的作用。

3. 虫草附子羊肉汤

【材料】冬虫夏草 15 克，炮附子、肉苁蓉各 10 克，羊肉 500 克。

【做法】将羊肉切成块，与药物一同放入炖锅内，待肉熟后离火，加入调料，即可食用。

【功效】此汤能改善老年人阳虚肢冷、精力不足。

4. 虫草牛髓补肾汤

【材料】冬虫夏草 15 克，核桃仁 50 克，龙眼肉 10 克，牛骨髓 250 克，猪腰 1 对，生姜 2 片，红枣 5 枚。

【做法】先将猪腰对半剖开，去净筋膜，洗净；核桃仁保留核桃衣；生姜去皮，洗净；红枣洗净，去核；牛骨髓、龙眼肉洗净。将所有用料放入煲滚的水中，用中火煲 3 个小时，以盐调味即可。

【功效】本汤具有抗衰老的作用，可作为放化疗后与病后康复食疗或日常保健食养之用。

现代研究发现，冬虫夏草含有蛋白质、脂肪、糖类、粗纤维、20 多种氨基酸、甘露醇、多种维生素和微量元素等。它具有降血脂、降血压、增加心肌与脑的血液供应、抑制血小板聚集等功能；并具有抗炎、镇咳、平喘、镇静以及促性腺作用。冬虫夏草主要用于慢性支气管炎、高血脂、心脑血管病、性功能衰退等。由于冬虫夏草具有调节免疫作用，故能纠正内分泌失调，对妇女月经不调及更年期综合征均有较好疗效。对于亚健康状态所出现的焦虑不安、烦躁、幻想、失眠、健忘、心律不齐、食欲减退、精神不振等症状，都有良好的治疗作用。

罗汉果——清肺润燥的"神仙果"

罗汉果是我国特有的珍贵葫芦科植物，素有良药佳果之称，被人们誉为"神仙果"。中医认为，罗汉果味甘性凉，归肺、大肠经，有润肺止咳，生津止渴的功效，适用于肺热或肺燥咳嗽，百日咳及暑热伤津口渴等，此外还有润肠通便的功效。

生活中最常见的就是用罗汉果泡茶喝，有清肺止咳、润肠通便的功效，对烟酒过度等引起的声音嘶哑、咽干口渴等尤为有效。现代医学研究证实，罗汉果含一种比蔗糖甜 300 倍的甜味素，但它不产生热量，所以是糖尿病、肥胖等不宜吃糖者的理想替代饮料。市面上还可以见到成品罗汉果茶，是用罗汉果与优质茶叶加工成的细末。方便的小包装，温水一冲即可。香气浓郁，鲜甜爽口，生津止渴，清肝润肺，化痰止咳，明目益思，回味无穷。罗汉果还可与绿茶、桂花、绿豆等配制成各具特色的保健饮料。

下面为大家介绍几种罗汉果茶的制作方法：

1. 罗汉无花果茶

【材料】罗汉果、无花果各 20 克。

【做法】罗汉果、无花果切片沸水中煮 15 分钟后当茶饮用。

【功效】此茶具有清肺止咳、润肠利便之功效。可保护嗓子，教师、演员可经常饮服，对治疗风热袭肺的声音嘶哑有较好的疗效。

2.罗汉夏枯茶

【材料】罗汉果1个，夏枯草15克。

【做法】将罗汉果与夏枯草一同入锅水煎取汁，反复煎煮3次，将药汁合并加入红糖适量拌匀饮用。

【功效】此方有清肺、润肠、化痰止咳之功，可治急慢性喉炎及急慢性支气管炎。

3.罗汉五梅茶

【材料】罗汉果15克，乌梅、五味子各5克，甘草3克。

【做法】先将罗汉果、乌梅洗净捣碎与五味子、甘草一同入砂锅内，水煎取汁饮服。

【功效】有补中气、清肺热、利咽喉之功效，常饮对治疗慢性支气管炎、急慢性扁桃体炎、百日咳、咽喉炎、喉痛音嘶等症有效。

4.罗汉果薄荷茶

【材料】罗汉果30克，薄荷10克，青果5克，甘草3克。

【做法】先将罗汉果切薄片，薄荷切小段，青果打碎与甘草一同入锅内煎取汁饮用。

【功效】有生津润燥、利咽润喉之功效，对治疗咽喉炎、失音、暑热烦渴、痰火咳嗽、小便短赤等症有较好疗效。

购买罗汉果时，应该挑选个大形圆，色泽黄褐，摇不响，壳不破、不焦，味甜而不苦者，为上品。用罗汉果泡茶时，可以在果两头各钻一小洞后再放入茶杯中，这样可以使得果内各种营养成分更快得溶解在水里，罗汉果一般可冲泡四五次，如果买到上品还可增加冲泡次数。若煲汤时放一颗罗汉果，会令整锅汤清润甘甜。

清肺止咳丸清热润肺

藏医经典著作《月王药珍》《四部医内》曾把清肺止咳丸称为"无畏的武器"，意为"用它治疗肺病，无往而不利"，可见历代藏医对清肺止咳丸的重视和赞赏。

清肺止咳丸清热止咳，利肺化痰，用于扩散伤热、陈旧波动热引起的肺病、感冒咳嗽、胸部疼痛、咯脓血。各种肺病引起的咳嗽、胸胁痛、发热、呼吸急促、痰带脓血、盗汗，具有显著的滋阴养肺、制菌排脓、清热理肺、止咳化痰、平喘的功效。

其具体的药物功效可以分成三步。

第一步：止咳、平喘、化痰、理气，清肺止咳丸含多种抗哮喘介质活性成分，有特殊平喘作用。另外所含的生物酶，稀化黏素等对不易咳出的脓液、黏痰有清解作用，可改善通气，清除炎性毒素，从根本上恢复气道弹性和肺泡壁损伤，止咳、平喘、化痰、理气，使呼吸通畅。

第二步：排脓、排毒、消炎、除根，清肺止咳丸在服用第二阶段，已经开始引流脓液、毒块，逐渐排出，发挥超强的清除肺部垃圾作用，吸收炎症，修复损伤，同时对烟碱有直接分解和间接吞噬作用，吸烟一年积存量仅需1盒即可清除，在这上一阶段后期，肺泡吞噬细胞受到激活，数量增加，对粉尘、煤尘等发挥直接分解的间接吞噬作用，一年吸入量的治疗为一盒，10年以下都3疗程，10年以上者5疗程。

第三步：润肺、养肺，激活免疫，防止复发随着服用量的增加，药效成分日积月累，达到了第三阶段，滋养肺脏，使血液循环加速，肺泡新陈代谢加快，使受损的肺细胞得到修复和再生，肺部功能日益改善，免疫力增强，对于支气管扩张、肺脓肿、肺气肿、肺心病等治愈率70% ~ 80%，由于免疫黏膜双向激活，可长期控制复发。对6年以下慢性咳嗽、咳痰者史，具有10年左右吸烟史患者治愈率在80%左右，即便是顽固的肺气肿患者，后期也可消除症状。

最后说一下服用清肺止咳丸的注意事项：

（1）忌食辛辣、油腻食物。

（2）支气管扩张、肺脓肿、肺心病、肺结核患者应在医师指导下服用。

《黄帝内经》对症养五脏 全书

（3）服用一周病证无改善，应停止服用，去医院就诊。

（4）服药期间，若患者出现高热，体温超过38℃，或出现喘促气急者，或咳嗽加重，痰量明显增多者应到医院就诊。

（5）儿童、孕妇、体质虚弱及脾胃虚寒者慎用。

（6）对本品过敏者禁用，过敏体质者慎用。

（7）本品性状发生改变时禁止使用。

（8）儿童必须在成人监护下使用。

（9）请将本品放在儿童不能接触的地方。

（10）如正在使用其他药品，使用本品前请咨询医师或药师。

菩提——益肺止咳功效多

"菩提本无树，明镜亦非台，本来无一物，何处惹尘埃。"菩提树似乎天生就与佛教渊源颇深，据传说，2500多年前，释迦牟尼就是在菩提树下悟道成佛的。菩提在植物学上还有一个美丽的名字叫"滴水叶尖"，因其漂亮的外形既可做行道树，又可供观赏，并且它的药用价值也相当高。

中医认为，菩提花性味辛、甘、平，入肺经，有发汗解表之功，适用于外感风寒、暑湿症等，《药用植物学》言其"发汗解表"。而菩提树皮则性味微苦、凉，入肺经，有益肺止咳之功，适用于肺虚咳嗽，汗出异常等。《浙江天目山药植志》言其"益肺止咳"。另外，菩提叶可让人镇定心情，菩提叶茶含有生物类黄酮，具有安神镇静，改善睡眠的效果，尤其适合给跑跳一整天的孩子睡前饮用，当然，大人们在心事重重睡不着的时候也可以拿来安眠用。

在临床应用上，用菩提树皮、款冬花、紫苑各适量，开水泡饮，或水煎服，每日1剂，可以治疗肺虚咳嗽。

此外，菩提还有以下几种治疗方：

（1）治暑湿症：菩提树花、香薷各适量，开水泡饮，或水煎服，每日1剂。

（2）治感冒：菩提树花、苍耳花各适量，开水泡饮，或水煎服，每日1剂。

（3）治中暑发热：菩提树花、金银花、夏枯草各适量，开水泡饮，或水煎服，每日1剂。

（4）治产后汗出异常：菩提树皮、人参花各适量，开水泡饮，或水煎服，每日1剂。

另外，用菩提花泡的茶也是典型的餐后茶，它有助于治疗神经衰弱、慢性失眠，减脂降血压及防止动脉硬化，可以减轻感冒，帮助消化，促进新陈代谢；此外还可以减轻感冒，有助于消化，缓解神经紧张和焦虑，降血压。菩提花茶的制作方法为：准备好菩提花半匙，百里香1/3匙，鼠尾草1/3匙。将上述材料一起用滚水浸泡5分钟即可成菩提花茶。另外，用热水泡菩提花茶，一天喝三四杯，还有退热的功效，它能刺激丘脑下部更好地调控体温、扩张血管、促进排汗，起到退烧作用。

菩提花茶还具有去痘、去印、去斑、美白的功效，所以爱美的女性朋友们可以经常喝点儿，由于其能助消化，促进新陈代谢，因此，它还是帮助维持体态、保持窈窕身段的"减肥饮品"。

服用甘草生姜汤，让肺里面的阳气冉冉升起

《黄帝内经》提到，肺主一身之气，而气属阳，当肺气不足时，肺阳也就虚亏，从而使肺不能正常的生宣和肃降，导致人出现头晕、咳嗽等症状。肺是娇脏，不耐寒，因此生活在高原的人们很容易患肺阳虚。因为高原地区因其地势高、气候冷，容易损伤肺阳，而肺阳虚的最大特点就是气喘，这也是为什么高原地区的人患气喘病的概率大。所以居住在高原地区的人一定要注意防寒保暖，以免受到肺阳虚的侵害。在此我们向大家推荐一个治疗肺阳虚的方子——甘草生姜汤，虽然只有简单的两味药，却能使肺里面的阳气冉冉升起。

甘草生姜汤出自《金匮要略》，只需取甘草12克，干姜6克，用600毫升清水煎煮，最后取300毫升汤汁，过滤去渣，分两次服用即可。

甘草性平，味甘，入脾、肺经，可清热解毒、缓急止痛。其入药已有悠久历史。早在两千多年前，《神农本草经》就将其列为药之上乘。南朝医学家陶弘景将甘草尊为"国老"，并言："此草最为众药之王，经方少有不用者。""国老"，即帝师之称。把甘草推崇为药之"帝师"，其原因正如李时珍在《本草纲目》中所释："诸药中甘草为君，治七十二种乳石毒，解一千二百草木毒，调和众药有功，故有'国老'之号。"

中药方剂中有"君臣佐使"四类药物，而"使药"是引导药物直达病变部位，兼有调和作用。这么一来，药物不必运行到别的器官，导致其他器官受到药物不必要的损害，减少副作用。甘草多属于使药，它有调和诸药的功能，而且很多传统药方都用上甘草配搭。但需要引起警惕的是，长期大量使用甘草，会引起水肿、高血压、胸腹胀满、呕吐等不良反应。同时，中医认为甘草不可与海藻、大戟、甘遂、芫花同用，以免发生毒副作用。

在中医上，甘草补脾益气，止咳润肺，缓急解毒，调和百药。临床应用分"生用"与"蜜炙"之别。生甘草，长于清火，以清热解毒，润肺止咳力胜。用于痰热咳嗽，咽喉肿痛等。炙甘草，长于温中，以甘温益气，缓急止痛力强。用于脾虚胃弱，心悸脉结代等。

而姜素以药食俱佳见称，其性味辛，微温，入肺、脾胃经，有发汗解表，温中止呕，温肺止咳，解鱼蟹毒，解药毒的功效。适用于外感风寒、头痛、痰饮、咳嗽、胃寒呕吐等症。在遭受冰雪、水湿、寒冷侵袭后，马上喝一碗姜汤，有利于血液循环，驱散寒邪。经常食用能保健强身，养生益寿，但阴虚体质的人群是绝对不能吃的。

甘草与生姜合用，具有疏风散寒、和中止呕的功效。甘草生姜汤也是治疗肺阳虚的基础方，但是发热情况严重，口干口苦者，不宜服用。

桔梗清咽茶——宣肺理气，养咽喉

虽然知道吸烟有害健康，但相信大家身边都有几个喜欢吸烟的亲人朋友，这里我们就给吸烟的朋友推荐一种茶饮，它是专门治疗由吸烟引起的咽喉炎的良药——桔梗清咽茶。它可以改善因长期吸烟导致的咽喉炎，吸烟者用它做日常保养再合适不过。此外，凡是跟说话有关的行业，像老师、讲师、播音员、主持人、歌唱家等都可以用这个方子来养咽喉、润嗓子。

具体做法是，每5克桔梗配上5克百合、3克菊花、3克炙甘草以及一枚胖大海，然后再放上几块冰糖，装成一个个小茶包，桔梗清咽茶就做好了。只需要每天用开水泡上两包，就能保养咽喉，宣肺理气。

桔梗是桔梗科植物桔梗的干燥根部，性平，味苦，能止咳、宣肺、利咽，还能开肺气之结、宣心气之郁。其嫩茎叶和根均可供蔬食，盛产于中国东北部地区，是朝鲜族的特色菜。

而这款茶中的胖大海也是养护嗓子的"宝贝"。胖大海是梧桐科落叶乔木胖大海的干燥成熟种子。入药首载于《本草纲目拾遗》，俗称"大发"，因其一得沸水，裂皮发胀，几乎充盈了整个杯子，而此得名。胖大海性质寒凉，作用于肺经，长于清利咽喉，并能清泻肺热，故非常适用于治疗咽喉肿痛。不论单用泡茶，还是协作其余清热解毒、利咽的中药，都非常有效。

在中医学中，咽喉发声主要由肺调节。如肺气充沛，肺阴滋养，肺的宣发功能正常，则声音洪亮、音质清脆润泽、发音耐久；反之，不论是外邪犯肺、肺气不宣，或是肺气不足、肺阴亏虚，咽喉失养，都会导致咽喉发声阻碍，轻则嘶哑，重则失音。胖大海性味甘寒，能润肺利咽开音，不论是何种缘由引起的声音嘶哑、失音，都可配伍其余药物治疗。要特别注意的

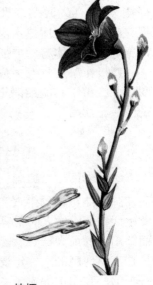

桔梗

是如果以胖大海入药，请不要轻易服用，要根据自身条件来定，否则会危害身体。胖大海有肾毒性，可导致肾脏损害，过敏反应包括全身皮肤发痒、口唇水肿、头晕、心慌、恶心等，严重可危及性命。

以下人群不适合使用胖大海：一是脾胃虚寒体质者，表现为食欲减低、腹部冷痛、喜温喜按，大便稀溏，这时服用胖大海容易引起腹泻，损伤元气；二是风寒感冒引起的咳嗽、咽喉肿痛者，表现为恶寒怕冷、体质虚弱，咳嗽白黏痰；三是肺阴虚导致咳嗽者，也表现为干咳无痰、声音嘶哑，但此种情况多属于慢性呼吸道疾病。

最后提醒大家，由于桔梗品性升散，凡气机上逆、呕吐、呛咳、眩晕、阴虚火旺、咯血等不宜用；胃及十二指肠溃疡者慎服。用量过大易致恶心呕吐。

五倍子加核桃，敛肺定咳效果好

五倍子从外表上来看，就像是植物的果子，不过它真实的身份是五倍子蚜虫。五倍子蚜虫寄生在盐肤木或红麸杨的树叶上，当蚜虫刺激叶组织细胞增生、膨大而发生虫瘿，蚜虫就会躲在里边，外边像一个小小的菱角，像植物结的果，这些虫瘿就是五倍子。五倍子是一味具有收敛作用的药物，在长达两千年的时间里，它就像三七一样，是一味医生必备的止汗、止咳、止血、止脱的药物。

五倍子和核桃合用，对缓解咳嗽有不错的疗效。方法为：五倍子、核桃肉各150克，共研细，蜜丸如绿豆大，每早晚各服6克，开水送下。

有一个62岁的女性患者，患有慢性支气管炎，经常发作，频繁咳呛，气逆痰少，舌苔薄舌质淡，脉细。经医生诊断为肺气虚散，气失降纳之候，治疗时宜敛肺定咳。后来她服用了五倍子和核桃做成的丸子，连服5日后咳痰略稀，继服一段时间后不再咳嗽。此后，虽然患者也会因为其他因素偶见发作，但是继服上丸仍然有效。

中医认为，五倍子酸涩收敛，性寒清降，入于肺经，既能敛肺止咳，又能清肺降火，适用于久咳及肺热咳嗽。朱丹溪对五倍子有这样的论述："五倍子属金与水，嚼之善收顽痰、解热毒。佐他药尤良。黄昏咳嗽，乃火气浮入肺中，不宜用凉药，宜五倍、五味敛而降之。"这是善用五倍子的经验之谈，对于这等久咳，多属慢性支气管炎而体质偏虚者，如果是新感暴咳则不宜运用此方。

核桃为滋润之品，它的性情平和，能补益肺肾，所以对于慢性肺虚的咳嗽也较为适宜。而且，核桃有润肠通便之功，中医认为肺与大肠相表里，因此在治疗咳嗽的时候也可通过核桃的润肠通便功能，治其表而达其里。

第六章

人体自有养肺"大药"

云门穴——清肺除烦，排出浊气

云门穴属于手太阴肺经上的穴位。云，指该穴的气血物质以云的形式存在，门，就是出入的门户，该穴物质是从中府穴传来的水湿气态物，它们从体内的高温区外出到达体表的低温区，外出至体表后其温度仍然高于体表的环境温度，因此它们会继续向云门穴上行。行至云门穴后，此水湿气态物缩合并化为云状气态物，然后以这种形式向经穴外传输，故名云门。所以，云门意指肺经气血以云状气态物的形式传输到经穴之外，它是肺及其经脉与外部物质交换的一个重要门户。

云门的主要作用就是传输肺经的气血物质，调节输入肺经及输入肺经以外部分的物质比例。当中府穴传来的气血物质温度偏低、湿度偏大时（气虚的状态），由于经脉内部的气血物质也不饱满，所以云门穴向肺经以外传输的云状气态物就不及，回归肺经的雨状云系气态物就偏多。反之，当中府穴传来的气血物质温度偏高、湿度偏小时（气实的状态），由于经脉内部的气血物质饱满有余，因此云门穴向肺经以外传输的云状气态物就偏多，回归肺经的雨状云系气态物就不及。

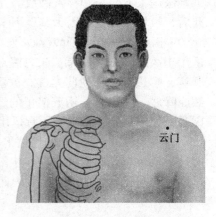

云门穴位于胸前壁的外上方，肩胛骨喙突上方，锁骨下窝凹陷处，距前正中线6寸。取法为：两手叉腰直立，胸廓上部锁骨外侧端下缘的三角形凹窝正中处即是本穴。按摩此穴可以排出肺部的浊气，有清肺除烦、止咳平喘、通利关节的功效。前面也提到过，云门穴与中府穴配合按摩可以消除胸闷、咳喘等不适症状，能宣发、梳理调节气机。

由于按揉云门穴可以清肺理气，泻四肢热，所以生气的时候可以通过此穴来排解。当人们生气的时候，身体内会有浊气流动，乐观开朗的人会以各种方式发泄自己的情绪，浊气也会跟着被排出体外，不会对身体健康造成伤害。但是，对于悲观消极的人，往往爱生闷气，不良情绪得不到宣泄，体内的浊气就会顺着肺经流动到四肢，导致四肢烦热、胸中憋闷、内心灼热烦躁。而按揉云门穴就可以防止这种情况出现，如果按揉后出现打嗝、排气的现象，就说明浊气正在被排出体外。

除此之外，按摩云门穴对对肩臂痛麻、颈淋巴结炎等症也有一定疗效。需要注意的是顺着经脉按摩为补，逆着经络按摩为泄；按摩时力度轻为补，力度重为泄，云门穴所在手太阴肺经为阴经，按摩宜用补法。

中府穴——止咳平喘的要穴

哮喘大多是由于风寒或风热之邪引起的，而进入秋天后气温开始下降，中医认为这是自然界"阳气衰减"之时，人体也是阳气渐衰，肺气较弱，抵抗力也比较低，一旦受到寒气的刺激，哮喘就会发作。而按摩中府穴就可以帮助哮喘患者止咳平喘，防止哮喘发作。

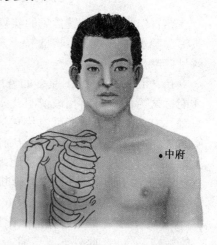

•中府

中指中焦，府是聚的意思。中府穴作为中气汇集的地方，同时又是肺经上的募穴，其功能是募集其他脏腑传来的气血物质再输送给肺经，所以中府穴是调补人体中气的一处要穴。中府穴在胸前壁的外上方，云门下1寸，平第1肋间隙，距前正中线6寸。穴位取法是：取仰卧位，在胸壁的外上部，平第一肋间隙，距胸骨正中线6寸处取穴；两手叉腰立正，锁骨外端下缘的三角窝处为云门，此窝正中垂直往下推一条肋骨（平第一肋间隙）即本穴；男性乳头外侧旁开两横指，往上推三条肋骨即本穴。

按摩中府穴，再配合着云门穴，有宣发、疏调气机的作用，可以有效地消除胸部憋闷、咳喘等症状。每天早起后、晚睡前，端坐，以大拇指分别按摩中府、云门各10分钟，然后再由中府穴向上直推至云门穴10分钟，每日3次。若按摩直推时有痛感，表明此处肺气郁闭较严重，一旦痛感减轻，则咳喘症状会大大缓解。平时按摩时间不要太长，2～5分钟即可，每日2～3次。手法要轻柔，不可过度用力。要是采用点按手法保健后，宜轻柔一小会儿，可以消除因点按出现局部的酸痛感。

另外，由于现在的生活节奏快、工作压力大，导致有些人长期处于心情烦躁、闷闷不乐的状态，甚至伴有胸闷气短等不良反应。这些人都可以通过按摩中府穴缓解。《针灸大成》也有记载，"治少气不得卧"最有效。从中医的病理来说，"少气"就是气不足的人，"不得卧"是因为气淤积在身体上半部分，所以，按摩中府穴可使体内的淤积之气疏利升降而通畅。

天府穴——消炎抗过敏

天，天部也。府，府宅、门府也。天府名意指本穴为肺经阳气上输天部之门府。本穴物质由云门穴传输而来，和天府穴处的温度场相比，云门穴传来的气血物质温度仍处于高位，在天府穴处气血物质的变化仍是散热缩合冷降的变化，所散之热以阳热之气的形式上输于天，穴名之意即在于强调穴内气血物质的这一变化，故名天府。

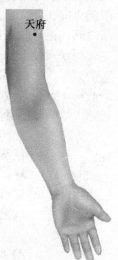

天府
•

天府穴位于臂内侧面，在腋皱襞上端下3寸，肱二头肌桡侧缘。古人找这个穴位有一个比较简洁的方法，就是把两个手臂平举，然后在鼻子上点一个墨点，用鼻头去碰胳膊，胳膊上的墨点位置就是天府穴。

中医讲"鼻气通于天，肺开窍于鼻"，天府穴也可用于治疗鼻子的各种疾患。如过敏性鼻炎、慢性鼻炎、经常流鼻血等等，都可以通过刺激天府穴来得到缓解。此外，天府穴有消炎抗过敏的功能，因而皮肤容易过敏的人，也可以揉这个穴位。

揉时要轻快柔和，柔中带刚，力度适中，不要偏离穴位，也不要按而不动。速度为每分钟120～150次，每次3～5分钟。

秋季正是过敏性鼻炎的高发季节，有过敏体质的人尽量减少外出，避免冷空气刺激，在日常生活上要做到不吸烟，少喝酒，不吃辛辣食物，少吃烹炸食品及海鲜。

孔最穴——治疗感冒引起的嗓子痛

感冒作为生活中最常见的疾病，几乎每个人都遇到过，有感冒引起的各种症状，如头疼、嗓子痛、鼻塞、咳嗽等让人深受其害。这里告诉大家一个治疗感冒的小妙方，那就是按摩孔最穴。

孔，孔隙之意；最，是多的意思，在人体的经脉中只有气血会聚、深入、曲折的地方，才能称之为最，所以孔最说明此穴位是肺经上气血深集之处。孔最的意思是，身体里所有跟孔有关的问题，都可以找它帮忙。比如，治疗由感冒引起的嗓子痛。而且肺经与喉咙有关，所以嗓子疼的问题能从肺经上得到解决。从经络理论上分析，孔最穴还是肺经上的郄穴，郄穴的主要功效是用来治疗它本身所属的经络脏腑的各种急症，以及通过对其所属的经络脏腑，进行检查诊断发现疾病。

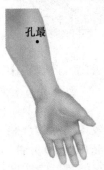

孔最

按摩孔最穴可以起到调理肺气、清热止血的作用。一些肺系统上的急性病症，比如感冒后的咽喉肿痛，就可以通过按摩此穴得到缓解。此外，支气管炎、支气管哮喘、咽喉肿痛、咳嗽、扁桃体炎、肺炎、气喘等，也都可以将孔最穴作为日常保健穴。

孔最穴位于前臂掌面桡侧，当尺泽与太渊连线上，腕横纹上7寸处，前臂外侧骨头的内缘。腕横纹到肘横纹是12寸，先取中点6寸处，然后从中点向上量1大拇指宽即为孔最穴。嗓子痛时，就可以按摩此处。按摩时可用一指、数指等方式揉，速度要适宜，起到揉活放松的效果。速度一般每分钟100~200次，每次3~4分钟，每天3~5分钟。儿童、体弱者要酌情使用，不可过力。也可在穴位及其周围轻轻刮痧几分钟，当有痧慢慢出现时，感冒引起的诸多症状就能得到很好的控制。

孔最穴还被誉为治疗"热病汗不出"的第一要穴，那是因为它的一项特殊功能——调节体表毛孔的开合、汗液的分泌。中医认为汗为津液，由肺气宣发而出，如果人体被外邪侵袭、肺气不宣，就会出现发热恶寒、身痛无汗等症状，这时候就可以按摩孔最穴，以达到发汗解表、宣发肺气的目的

列缺穴——让肺气通畅，运达全身

在《四总穴歌》有一句是说："头项寻列缺。"意思是列缺的主要作用是治疗头部疾病。当人们头晕目眩的时候寻列缺，能起到很好的提神醒脑作用。此外，列缺穴为肺经上的穴位，最重要的功能是通上彻下，让肺气运达全身。

列，为破裂的意思；缺，则是指少。它位于中医把脉时关脉的上方，从腋下而行的肺经，到了此处为突出的关隘（桡骨茎突）所挡，溃散溢流，故名"列缺"。列缺在古代是指闪电，闪电的形状是一分为二的，中间有一条裂缝，而列缺穴在解剖上的位置就正好位于两条肌腱之间，此穴又是肺经上的络穴，从这里开始走入大肠经，一分为二，贯穿于两条经络之间，正好应了列缺之名。

列缺穴位于前臂桡侧远端，桡骨茎突的上方，腕横纹上1.5寸，呈凹陷状。按揉该穴的时候，手法要以揉法、按法、点发等方式进行按摩。按摩时，患者的手要轻握拳，拳心向上，轻轻放在桌子上，然后如法或按或掐或揉。按掐时，列缺穴处会有酸胀或疼痛感，以酸胀感者为好。按揉时间一般为3~4分钟，每天3~5次。

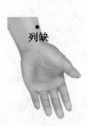

列缺

作为体内三条经脉的交会之穴，列缺穴可以同时调节肺经、大肠经、任脉的经气。首先，列缺穴位于手太阴肺经之上，肺主一身之气、兼朝百脉，肺气为"脉气所发"之经，体内的宗气都需要通过肺的宣发与肃降而运行全身。因而列缺穴不仅能调动全身的气血，而且有祛风解表、宣降肺气之功，可以治疗如伤风咳嗽、鼻塞流涕、痰饮气喘、胸闷胀满等病症。

其次，列缺穴作为肺经中的"络"穴，属肺络大肠，起着沟通手太阴与手阳明两经的作用，它能将体内的浊气和代谢下来的糟粕通达于下，保

《黄帝内经》对症养五脏 全书

持肺气的清肃通畅。

最后，列缺穴是八脉交会穴之一，通于任脉，所以只要是与任脉的生理、病理有关，或发生在任脉循行线路上的病变，也都能够通过列缺调理。所以在临床上，列缺穴既能疏风解表、宣肺理气、利咽消肿；又能沟通肺与大肠的表里关系，畅达任脉中的阴血流通，缓解一些像牙齿、生殖器疼痛，遗尿、大便干结等杂症。

另外，中老年人、少年儿童，或者是肺气虚弱、容易感冒的人，可定期在列缺穴上灸3～5壮，以增强身体的免疫力和抗病能力。

经渠穴——保持呼吸通畅的要穴

经渠穴，只看名字就可以想到它与水有关。"经"的意思是经过、流经；"渠"的意思是水渠，也就是水流经的通道。"经渠"名字浅显易懂，含义就是肺经经水流过的渠道。这个穴位所接纳的是列缺穴流出的经水，气血在此并不停留，这里只作为经水流过的一个渠道，很快就流回肺经，所以叫作"经渠穴"。

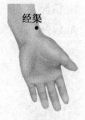

经渠

经渠这个穴位也不是非常好找，它位于在前臂掌面桡侧，桡骨茎突与桡动脉之间凹陷处，腕横纹上1寸。取法为：仰掌，在腕横纹上1寸，当桡骨茎突内侧与桡动脉之凹陷处取穴。大家摸着手腕前侧有一个骨头突起，这是一块桡骨头叫桡骨茎突。然后侧着它往外侧揉，顶着这骨头揉这就是经渠穴。直上直下只能揉在骨头上，它是在骨头边缘，往外推就能揉到这个穴了。

经渠穴是保障呼吸通畅的全效穴，不管是虚寒性的咳嗽还是肺热引起的咳嗽，它都可以通治，所以只要是咳嗽都可以揉经渠穴。除此之外，坚持按摩经渠穴，还可以治疗如膈肌痉挛、食道痉挛、气喘、胸痛、咽喉肿痛、手腕痛、桡神经痛或麻痹等神经系统异常状况。现代中医临床中，常利用这个穴位来治疗气管炎、支气管炎、哮喘、肺炎、扁桃体炎、肺部发热等呼吸系统疾病。在按摩经渠穴的同时，配合按摩鱼际穴，可以起到舒经活血，缓解疼痛等作用，可以治疗背部疼痛；配合按摩尺泽穴，可以更好地治疗咳嗽症状。

《甲·乙经》中说经渠穴是"不可灸，灸之伤人神明"，这句话的意思是说，这个穴位不能用针灸，如果针灸的话就会损伤到人的神明。大家在使用时需要注意。

太渊穴——肺系统的首要保健大穴

说到肺系统的穴位，首推太渊穴。在神话传说中，太渊是天池，也就是西王母的瑶池，在昆仑山，昆仑河的源头。而在我们人体内，太渊就是指气血藏得很深的地方。太，是非常富有的意思；渊，指的是深水、深潭，因而它在人体的经络系统里面，就像一个隐藏地很深的水潭，所以前人称其"经气深如潭水，泽润周身"。

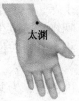

太渊

太渊是肺经的原穴，原同"源"，就是生命的源泉。原穴储藏的是肾的先天之气，脏腑经络的气血要得到元气才能发挥作用，维持生命的正常活动。所以，这里的气血是非常旺盛的。而肺又是相傅之官，调节一身之气，它的原穴必定气血充足，取太渊之名。而在手太阴肺经中，太渊穴也是该经的"输"穴，经络学中所说的输穴，是指那些位于腕（踝）关节附近，具有水流（气血）灌溉运输作用的穴位。因此，刺激太渊穴，既可激发深藏于体内肺经中的元气，并向外输送，也能利用它来观察体内肺经和肺脏的病变，做出相应的诊断。

现在中医学发现，太渊穴可以增强肺的呼吸机能，改善肺的通气量，降低气道阻力。太渊穴对治疗脑出血和咯血效果很显著。如果血压不稳定、心律不齐都可通过太渊穴调节。

太渊穴在腕掌侧横纹桡侧，桡动脉搏动处。取法为：仰掌，在腕横纹上，于桡动脉桡侧凹陷处取穴。经常按摩该穴，可益肺气、通心血、调津液，从而达到促进体内血液循环，改善脏腑功能等作用。由于太渊穴在动脉搏动之处，所以在按摩时不可以用力按压，宜轻柔按摩。按摩也不宜太久，每次 1 ~ 2 分钟，每天 3 ~ 5 次即可。儿童或老年人要酌情按压，尽量不要过长时间按压。

太渊穴还是"八会穴"之一，所谓"八会穴"，指的是脏、腑、气、血、筋、脉、骨、髓，这八者之气聚会的部位。其中太渊穴为"脉"的会穴，中医切脉之所以要去手腕寸、关、尺部位，就是因为"脉"之会穴——太渊穴在此的缘故。

鱼际穴——疏通肺经，清热泻火

"客从远方来，遗我双鲤鱼。呼儿烹鲤鱼，中有尺素书"是古乐府里的一首诗，而"鱼传尺素"就是从这里流传下来的。古人以鱼腹传书表情达意，而今我们用"鱼腹"治病疗疾，养生保命，这个"鱼腹"当然不是真正意义上的鱼肚子，它指的是我们手掌上的鱼际穴。

在我们的手掌心里，靠近大拇指和小拇指的地方，分别有一部分隆起，皮肤泛白，这两个地方就是鱼际穴的所在，与大拇指相连的是大鱼际，靠近小拇指的是小鱼际。确定鱼际穴有一个简单的方法，只要将大拇指伸直，在大拇指根部和手腕连线的中点，就是鱼际穴。

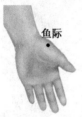

鱼际

鱼际穴为手太阴肺经之输穴，故能疏通肺经经气，调理肺气，起到解表宣肺的作用。《神应针灸玉龙经》中记载：鱼际穴治"伤风咳嗽"，常用于治疗风热感冒，头痛、身热、咳嗽等症。又因本穴为荥火之穴，所以针泻鱼际穴有清热泻火的作用。临床上常用鱼际穴治疗热邪壅于肺经的咽喉肿痛及急性扁桃体炎等症。

而鱼际穴还可以用来治疗由于肺热所致的大便干燥，具体方法是，用手大拇指沿顺时针方向按揉左手鱼际穴 10 分钟，后沿太渊向经渠穴方向搓 5 分钟（也就是从手掌向手臂方向）。采用按揉鱼际穴、搓太渊穴、经渠穴的方式，调整了肺经，从而达到了调理肺脏的作用。如果有些人平常小便每次的量比较少，也可以通过鱼际穴来解决，解决的方法很简单，只要两手的鱼际穴相对敲击就可以了。

另外，按摩鱼际还可以治疗"鼠标指"，不管是工作还是平时上网娱乐，敲键盘累了，就可以把手放在桌子上，将鱼际处抵着桌子，在桌子的边缘进行蹭擦，可很轻松地刺激鱼际。此外，还可以用另一只手的大拇指在鱼际穴附近上下推动，推到掌侧发热，以消除肢体疲劳。但是要注意点按鱼际时拇指要微微弯曲，并稍加用力，以免在点按的过程中出现手指过伸或过曲，造成损伤。按摩时间一般 3 ~ 5 分钟，每天 3 ~ 4 次，也可以根据自身情况适当延长按摩时间。

少商穴——治疗秋燥咳嗽的特效穴

秋天是个干燥的季节，而秋季养肺的关键就是防秋燥，燥有两种不同的性质：一偏于寒，一偏于热，秋燥是外感六淫的病因之一，人体极易受燥邪侵袭而伤肺，出现口干咽燥、咳嗽少痰等各种秋燥病症。治疗秋燥咳嗽可以从我们自身寻找解药，在人体大拇指上有个穴位就是治疗咳嗽的特效药，那就是少商穴。

少商穴，别名鬼信穴，《黄帝内经·灵枢》说："肺出于少商，少商者，手大指端内侧也，为井（木）。"可知该穴在拇指上，是肺经的经气传入大肠经的起始处。肺经的经气从胸腔走到这里时，已呈微弱之势，所以称为少商。少商穴是人体肺经最末的一个穴位，穴在大拇指末节桡侧，距指甲角 0.1 寸（指寸）处。

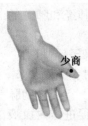

少商

取法为：在拇指桡侧，去指甲角 0.1 寸处取穴。由于少商穴所在的位置比较小，不方便按摩，我们可以借助一根棉棒或倒过来的牙签等圆钝的东西刺激它。但是需要注意用力要对称、沉稳，搓动要快，移动要慢。动作时以食指运动为主，拇指运动为辅，动作要有连贯性。按摩时间一般为 3 ~ 5 分钟，每天 3 ~ 5 次。

除了按摩之外，少商穴还有一个刺激方法，就是刺血疗法。少商是井穴，在这里放血可以减轻咽喉的疼痛。因为肺怕热，喜清凉，在少商穴放血就相当于将肺经过热的气血引出去，给肺营造一个清凉的天地。刺血的时候，要先用酒精将针和皮肤都消毒，然后捏起一点点少商穴处的皮肤，用针快速在皮肤上刺两下，同时挤出 3 ~ 5 滴血，然后迅速用棉棒轻轻按住止血。少商穴最擅长治疗的一个病症是咳嗽。秋天时，很多人会有这样的痛苦，时不时地咳嗽几声，严重的甚至咳出血来，咳得头痛。这时候大拇指上的少商穴是止咳嗽的特效穴。另外，还有一个确定少商穴的简便方法：我们将大拇指指角的两条线，就是沿着指甲壳边缘的横向和竖向向外延长，两条线的连接点就是少商穴。

合谷穴——贯通气血，防止肺阴虚

中医上常说的肺阴虚主要是指阴液不足而不能润肺，从而导致干咳、痰少、咽干、口燥、手足心热、盗汗、便秘等一系列生活中常见的症状，虽然合谷穴不是肺经上的穴位，但按揉该穴可以很好地防治肺阴虚。

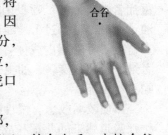

合谷

合谷穴也称虎口，是手阳明大肠经的原穴，就是大肠经元气经过的地方。取法为：侧腕对掌，自然半握拳，合谷穴位于手背部位，第二掌骨中点，拇指侧。另外一种比较简单的找法为：将拇指和示指张成 45° 角时，位于骨头延长角的交点即是此穴。因为它位于大拇指与示指之间的凹陷处，犹如两山之间的低下部分，拇指与示指指尖相接时，在两指骨间有一个低陷如山谷的部位，所以称"合谷"。虎口是指手张开之后它的形状就像大张的虎口一样。

经常按摩合谷穴，能贯通气血，促使阳气升发，扶正祛邪，增强人体免疫力。同时我们知道，肺与大肠相表里，肺主气属卫，外合皮毛，点按合谷穴能开发腠理，宣通毛窍，清泄气、分之热，从而加强解表发汗的清热作用，故可在感冒的预防和治疗方面收到良好的效果。

不少人尤其是小孩和中老年人，经常会感到胸闷气短，多咳多痰，经常出虚汗，睡觉时也出很多汗，还特别容易感冒，常常高热，或者外热内寒，或者上热下寒。这些症状都是肺受到亏损的表现，由于肺是娇脏，对外邪的抵抗力比较低，所以外邪一旦侵犯人体，不论从口鼻吸入，还是由皮肤侵袭，都容易犯肺而致病。因此，我们一定要注重肺的保养。肺不阴虚了，抵抗力强了，这些症状也就自愈了。在人体的经穴中，合谷穴就是调养肺阴虚的最佳穴位。只要坚持每天按摩两侧合谷穴 2 次，每次 3 分钟，按揉 15 天以后，以上那些症状就会慢慢地消失。

最后，按揉合谷穴还可以治疗感冒，特别是感冒初期按压两侧的合谷穴 100 次。按压力度要稍重，使其有酸麻感。按摩后喝一杯温开水，使身体微微出汗，感冒症状即可得到缓解。但要注意的是体质较差的病人，不宜给予较强的刺激，孕妇一般不要按摩合谷穴。

第七章
常见肺系统疾病的居家预防与治疗

后背拔火罐——肺炎的家庭调养方案

肺炎是一种常见的多发的感染性疾病，临床表现主要有发热、咳嗽、多痰、胸痛等，重症者喘气急促、呼吸困难，可危及生命。绝大多数的肺炎患者多是由于感冒、空气污浊、通风不良、过劳、维生素缺乏，使呼吸道和全身抵抗力降低时，原来以非致病性状态寄生于呼吸道内或体外的微生物，乘机发育繁殖，增强毒力，引起动物感染发病。或者继发于某些疾病，如支气管炎、流行性感冒、犬瘟热或有寄生虫，如肺吸虫、弓形虫、蛔虫幼虫等。

体质较弱或患有慢性疾病的人最容易患上肺炎，比如，60岁以上的老年人；反复发作呼吸道感染的儿童和成年人；有酗酒习惯的人等。这些人往往免疫力较低，机体抵御外界有害病菌侵害的能力较弱。

肺炎患者在配合医生治疗的同时，也可在咨询医生建议后采用一些辅助疗法，其中拔火罐就是可供选择的一种。"拔火罐"是我国民间流传很久的一种独特的治病方法，俗称"拔罐子""吸筒"。相信许多人尤其是中老年人都不会对它陌生，因为其操作简单、方便易行，也曾经一度被老百姓当作是重要的家庭日常救治手法。

1. 单纯拔罐法

【取穴】大椎、身柱、肺腧、风门、膈腧。

【治疗方法】采用俯卧位，在各穴位上用单纯拔罐法，留罐10~15分钟。

【疗程】每两天1次，6次为一个疗程，两个疗程之间间隔5天。

2. 闪火罐法

【取穴】大椎、肺腧、膏肓穴。

【治疗方法】在选定穴位处，用闪火罐连续扣拔3~5下后静置留罐15分钟。

【疗程】每日治疗1~2次。

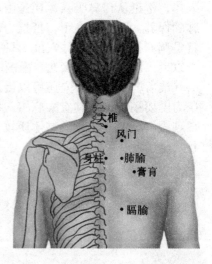

对于肺炎的护理知识，患者及家属也应该有基础性的认识，这样治疗过程中才能更加踏实放心。比如，肺炎患者在居住环境上的要求，室内温度最好保持18~20℃，湿度50%~60%，有条件的家庭，可以在室内安放加湿器。而且，空气要新鲜。不论春夏秋冬都要通风换气，但不要使病人处在有对流风的地方。在保证环境通风的同时保持气道通畅，及时清除鼻痂及鼻腔分泌物。病人最好变换睡眠体位或轻拍其背部，以利于排痰及炎症的尽快吸收。要定时测体温，因为高热对病人不利，如有高热，应及时处理。根据不同年龄给病儿病人以易于消化，高热量，高营养及富含维生素的食品。

痰多、气不顺，三子养亲汤可调理

老年人胃口不好，有的时候吃多了不容易消化，容易痰多，气不顺或气喘。这时可用"三子养亲汤"调养一下。三子养亲汤是传统的中药方剂，出自《韩氏医通》卷，因创制此方的原意是治疗老人痰壅气滞、咳喘食少，因此以"养亲"为名。

"三子养亲汤"，单听这个名字，就倍感温馨，关于它的来历也有一段非常感人的故事。《韩氏医通》的作者韩懋是明朝的名医。韩懋自小体弱多病，他的父亲是重要将领，经常在外南征北战。韩懋本身是一个大孝子，看见父亲如此艰辛，便苦学中医，跟随父亲出征，帮助父亲看病。在他父亲去世后，韩懋就行医游历于大江南北，因其高超的医治水平而名声大振。

有一次，三个读书人请韩懋为他们的父母看病，老人因年高咳嗽、气不顺，而且体内有痰，这也是多数老年人的通病。所以韩懋仔细构思出了一个能广为使用的方子，这就是"三子养亲汤"。这个药方就好似让人看见三个孝顺的儿子，端着热腾腾的汤侍奉在父母跟前一样。韩懋不仅对自己的父亲有一片赤诚的孝心，还希望天下的老人都能变得健康长寿，正是因为如此，他才能构思出这一千古良方。

"三子养亲汤"制作并不复杂，将白芥子、苏子、莱菔子洗净后，微炒，击碎，用纱布包裹，煎汤频服。这三种药可以等量用，也可以根据自己的症状突出某一中药的用量。做的时候，需要先将这三味药炒完，然后可以找药店打成细粉，自家有粉碎机的也可以自行操作。每次服用时，可以煎汤，也可以直接用开水冲服药粉，一般在 10 克左右就行。

白芥子、苏子、莱菔子，大家可能觉得它们都很陌生，实际上这些都是菜园子里的东西。白芥子就是芥菜的种子，能理气化痰；苏子是紫苏的种子，能宣畅气机，止咳喘；莱菔子是萝卜子，它能降气，还能健胃消食；三种药都是温性的，治疗一些饮食不归正化所生的、不夹杂寒热的痰。另外，这三种药都是植物的种子，种子都含有油性，既能滋养，也能通便。

值得注意的是，虽然"三子养亲汤"的作用很大，但也不是适用于所有人。本方主要用于气实而喘，痰盛懒食的实证。如果咳嗽很久，痰比较少，浑身乏力倦怠者则不适用。大家也可以从脉搏中轻松辨出，把手轻轻搭在手腕处，如果能明显感觉到脉的有力跳动，说明是实证。相反，如果脉搏跳动很弱，甚至很难摸到，说明老人的气血很虚弱，属于虚证，此时就不要用"三子养亲汤"了。

"火烧红橘"——帮助调理孩子咳嗽、食欲不振

孩子的一声声咳嗽，给家长带来了无尽的烦恼。虽然止咳的药物铺天盖地，可有时候就是难以止住孩子的咳嗽，影响了孩子和父母的休息。家长的心也被孩子的咳声揪得紧紧的，面对发生率高、久治不愈的小儿咳嗽，父母们最需要解决的问题就是止咳。

小孩感冒初期，只是轻微咳嗽，食欲不振，并不严重的时候，不用急着吃药，不如"烧"个红橘给他吃。

取一个新鲜的川红橘，不要剥皮，用筷子在橘子顶部把橘皮戳开一个小洞，灌入一点儿菜籽油，如果没有菜籽油也可以用花生油代替。再把橘子放到炉火上用明火烧大约半分钟，看到油沸腾，橘皮大部分变成黑色就可以了。

剥开橘皮，趁热连油带橘肉一起吃下。需要注意的是橘子刚烧好的时候，里边灌的油温度比较高，小心烫伤。这样烧出来的橘子甜甜香香，对小孩子来说，比苦涩的药好吃多了，最主要的是它特别安全平和，小孩脏腑娇嫩，用药宜轻，点到为止就好，不能急于求成。当然大人也可以用这个药方，但最好用于轻微的感冒咳嗽，如果痰多咳喘则不能见效了。

这个方子里，加油是因其有润燥滑肠的作用，利于润肺止咳和大肠排毒。为什么加

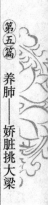

菜籽油最好呢？因为菜籽油不仅润燥，还有一定的散寒解表作用。菜籽油在南方比较常见，是家庭常用的食用油。它的特点是耐高温，煎炒烹炸都可以用。在北方可能有些地方买不到，如果没有菜籽油，用其他的油也完全没问题，但最好不要用橄榄油或芝麻油，因为这两种油不耐高温。在火上烧烤，是因为橘肉微凉，烤热食用则不会伤胃。同时，橘皮的部分有效成分经过火烧析出渗入橘肉，也加强了疗效。

咳嗽的儿童患者，在使用"火烧红橘"的同时还要注意居家调养。平时，患儿应减少活动，多休息。多饮水，保证充足的水分及营养供给，如有发热，应进食流质或半流质食物。由于患儿咳嗽、痰多黏稠，如果咳嗽剧烈还可能引起呕吐，因此一定要注意保持口腔卫生，增加舒适感，促进毒素的排泄。

化州橘红，对付痰湿咳嗽很有效

咳嗽是生活中的常见病，大部分由于肺和支气管的病变引起，一年四季都可能发生，尤其是气候转冷的秋末和冬季。中医认为，咳嗽是外感六淫，脏腑内伤于肺引起的，但其又因风寒、风热、风燥、痰湿、痰热、阴虚、气虚等原因而表现不同。

对于痰湿咳嗽，可用橘红来祛寒、祛湿痰。这种咳嗽的主要表现为：咳嗽反复发作，咳声重浊，厌食，胸闷气憋，喉间常呼噜作响，胸闷吐清水，多发生于冬春季节。

橘红顾名思义也就是橘子的外皮，在这里主要介绍一种产于化州的橘红。虽然普通橘红也有祛痰的作用，但是燥湿化痰祛寒痰的功效不如化橘红。不过现在人，已经将化橘红、橘红、陈皮统称为陈皮了。

化橘按照现在栽培品种上的分类属于柚子的一种，不过作为水果而言它是失败的，因为化橘的果实不光长了特殊的绒毛，味道也是又酸又苦，让人无法下咽。后来人们为它找到了更好的用途。当化橘的幼果长到拳头大小的时候，就可以摘下来加工成药材。人们通常会将这种幼果清洗干净后在开水中略烫，然后送入烘干设备烘干，最后就可以用来入药了。

这种柚果最早都是野生的，直到北宋时期才为人们所认识。北宋时的范祖禹曾帮司马光修《资治通鉴》，据说他当时被贬化州，路途上患了很严重的咳嗽病，到了化州后住在县衙里面。县衙里就长着一株化橘树，花常会掉落到树下的井水中，范祖禹用落入化橘花的井水泡茶饮，逐渐自己的咳嗽也好了。人们在发现了化橘树能治疗咳嗽后，通过不断摸索，明清时人们已经知道化橘未成熟的幼果药效最好。因为化橘红的疗效显著，自明朝开始被朝廷列为御药后，明清两代一直是宫廷贡品，由此也能看出大家对于化橘的认可。

现在药店一般都有中成药橘红丸，它对应治疗的就是这种痰湿咳嗽，大家可以在医生诊断后，适量服用。另外，也可以用橘皮30克煎取浓汁，去渣，然后加入粳米50到100克煮粥饮用来防治。

感冒后大多咳嗽，这已经是常识。所以，防止咳嗽预防感冒非常关键，平时要注意锻炼身体，提高御"邪"能力，避免外感，以防加重病情。此外，还要注重生活调理。尤其是对老人和小孩子更要如此。健康合理的饮食搭配，充足的睡眠，清新的居室环境，三者缺一不可。其中，饮食中不少人发现，平日里爱吃梨和萝卜的人很少咳嗽。这是因为此两者均有润肺止咳的功效。

最后还要提醒的一点是，咳嗽的症状如果剧烈，而且持续的时间很长，那么可能会导致呼吸道出血。一旦出现此现象，就要及时就医，不要用慢治调养的方式了，和病魔做斗争也需要争取时间。

国医大师推荐的食疗方，帮你缓解老年哮喘

支气管哮喘简称哮喘，医学上将它定义为一种慢性气道非特异性疾病，以气流受阻和气道高反应为特征。通俗地来说，哮喘就是反复地、发作性地咳嗽、喘憋。其中的"哮"

《黄帝内经》对症养五脏 全书

就是喉中有痰鸣声，"喘"是指呼吸急促，《黄帝内经·素问·奇病论》将其描述为"喘息气逆"。二者都为呼吸道的疾病，合称为哮喘。

任何年龄段的人都可能患上哮喘病，一般而言老年患者多属脾肾气虚引起，治疗时要以温养肾气为主。患者除了去医院及时就诊外，平时还可在家利用食疗的方式调养。下面为大家推荐了两种食疗法，如果有时间，不妨一试。

1. 党参核桃猪肺汤

将党参洗净后切片，稍浸泡；猪肺从其喉部灌入清水冲洗，并反复挤压干净，再用生粉洗净、冲净；核桃去壳取仁备用。将党参、猪肺、核桃一起放进瓦煲内，加入清水武火煲沸后，改文火煲约2个小时，稍凉即可服用。

2. 核桃黑豆蛤蚧汤

核桃去壳取仁备用；蛤蚧用清水洗净后，切块；黑豆用清水泡上1~2个小时；将核桃、蛤蚧和黑豆加入清水后煲汤，先武火煮沸再用文火煮上两小时左右，最后加入食盐少许调味即可。

秋冬季节是老年支气管哮喘的高发季节，在积极治疗的同时如能配合药膳食疗法，可达到事半功倍的效果。班秀文教授介绍的药膳中都有补益肺肾之品。党参性平味甘，有补中益气的功效；猪肺被广东民间认为是"以形补形"的养肺之品，中医亦认为猪肺味甘性平，入肺经，有补虚、止咳的功效。蛤蚧咸平而微温，是补肾益肺之品。核桃有补肾填精、止咳平喘的功效；黑豆为肾之谷，具有健脾利水，滋肾阴，润肺燥等功效。这两款药膳"子母并治，气有所主而归根，气血调和，宣发肃降正常，则无哮喘之作。"

哮喘患者还可以采取一些非药物疗法，如用手指揉压双侧的合谷、内关、风池、天突、膻中等穴，还可以用力做吞咽动作数次，对部分患者会有所裨益。除此之外，在日常生活中还应注意保持情绪乐观稳定，养成随时喝水的习惯。通过散步及慢跑的锻炼，可以改善和增强肺部呼吸功能，使肺泡能有足够的活动，有效地增强肺组织弹性，提高肺泡张开率，从而增加肺活量。同时，锻炼时全身都处于放松状态，小支气管痉挛亦随之缓解，哮喘症状亦得到改善。

对抗恼人鼻炎，就用三步按摩法

鼻子是肺与外界气体相通的地方，也是寒气侵袭人体的重要入口。如果没有把好鼻子一关，未能防止寒气入侵，很容易引起鼻炎。鼻炎虽然不是什么大病，但是患病后会严重影响人的生活。经常听到有些家长抱怨，原来自己孩子的学习成绩挺好，可自从得了鼻炎后，经常头痛头晕，注意力不集中，夜里睡眠不安，学习也很难安宁，过不了多长时间，学习成绩就会下降很多。

急性鼻炎治疗不彻底或延误治疗就会转变成慢性鼻炎，主要表现为分泌物增多，呈白色或黄色脓性，持续时间较长，患者通常伴有鼻塞和头痛，尤其在感冒后症状加重。下面我们将为大家介绍一种可以对抗这种慢性鼻炎的按摩法。

（1）将双手拇指并排屈曲，用突起的第一节拇指关节内侧角同时压向前额眉宇间的印堂穴，然后打圈按揉五六下。

（2）双手拇指分开左右顺着鼻梁双侧向下拖压至迎香穴，并在该穴位上用拇指第一指关节内侧角揉按该穴五六下，使之有酸麻感。

（3）两个动作都做完为一次，早晚各按摩50次。

按摩的过程中用到了两个穴位：印堂和迎香。印堂穴是经外奇穴之一，位于人体的面部，两眉头连线中点，主治头痛、小儿惊风、产妇血晕等，由此可见，此穴能祛风邪，可缓解头痛，通鼻开窍；迎香，意为迎接芳香，迎香穴位于面部鼻翼旁约1厘米处，在鼻翼旁开约1厘米鼻唇沟中。迎香穴是治疗鼻疾的特效穴，在《针灸学讲义》中提到它主治鼻窦不闻香臭、

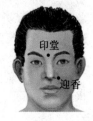

鼻衄、鼻渊。这一按摩方法点面结合，通过按摩鼻子周围能促进附近气血运行，充分调动抗病和修复能力，改善鼻炎状态。

除了坚持按摩外，鼻炎患者可将洗鼻法作为日常养护，每天定时用生理盐水冲洗鼻腔，能够降低细菌数量并逐渐消除鼻腔炎症。若想有效地预防鼻炎，生活上要加强饮食营养，注意保暖，避免寒凉及粉尘的刺激，减少感冒的发作。注意锻炼身体，并改掉挖鼻的不良习惯。当鼻腔中有黄色干燥脓痂时，可用棉签蘸生理盐水伸入鼻孔，待脓痂湿润后再取出。

苍辛五苓散＋盐水，内外合用缓解鼻窦炎

鼻窦炎患者常从鼻孔内不断往外流浊涕，好像小泉一样源源不断，因此在中医上被称为"鼻渊"。《素问·气厥论篇》中就有对此病的具体解释，即"鼻渊者，浊涕下不止也。"中医认为，鼻渊属于津气病变的范畴，治疗时应该积极恢复津气在三焦的升降出入，改善鼻窍津气的壅滞，也就是开宣鼻窍、化气行津。

在此为大家推荐苍辛五苓散，即苍耳子散混合五苓散。苍耳子散是鼻科常用方，出自宋代的《太平惠民和剂居方》，由苍耳子、辛夷、白术、薄荷四药组成，具有宣通鼻窍、开宣肺气的作用；五苓散出自张仲景的《伤寒论》，由猪苓、桂枝、白术、茯苓、泽泻五味药组成，具有化气行水、健脾祛湿的功效。二者合用可帮助机体膀胱气化，调节卫气，促进津液的布散，恢复三焦津气的升降出入，由此改善鼻窍津气闭阻的状态。

具体方药的组成是为：猪苓、白术、泽泻、茯苓各15克，白芷、辛夷花、桂枝、薄荷各10克，苍耳子9克。患者若伴有舌质红苔黄腻的症状，可辨证加入青黛10克、茵陈20克、滑石15克。将所有药物水煎2次后分别滤出药液，两次所得药液融合在一起，约为200毫升，每日于早晚餐后1小时服用1剂即可。

鼻窦炎患者在使用苍辛五苓散前，有必要请医生诊断下是否对症，以便能更迅速地药到病除。

在内服中药的同时，患者还可用一些外治方，帮助缓解鼻窦炎的症状。从方便性和功效性上考虑，盐水冲鼻腔是个不错的方子。方法为：准备500毫升的温水，融入10克的盐，制成2%左右的浓盐水。然后将浓盐水灌入到注射器中，屏住呼吸把盐水喷入鼻塞严重的一侧，待液体流出后，再换到另一侧。如此反复操作几次，注射器也可换成其他喷雾剂的瓶子。

为何盐水冲鼻有助于缓解鼻窦炎的症状呢？鼻窦其实就是长在鼻旁骨头的一些空洞，这些空洞通过一个开口与鼻腔相通。正常情况下，鼻窦中的分泌物通过开口处进入鼻腔并排出去。但是，如果鼻窦处有炎症，开口处就会因此而覆盖一些鼻涕或其他分泌物，难以排出。浓盐水有消除水肿和炎症的作用，并能提高鼻腔黏膜处纤毛的功能。在经过盐水的冲洗后，可帮助鼻腔将鼻涕和炎症尽快冲走，保证鼻窦开口处畅通，增强鼻腔处的免疫力，从而防止鼻窦炎的反复发作。

喝点儿粥，赶跑急性气管炎

不知从什么时候开始，人们就把那种特别怕老婆的男人形容为"气管炎"。当然，这只是一种戏称，严格意义上说，那只是"妻管严"。从家庭和睦角度来讲，这种"妻管严"并不是什么坏事。但是，如果你是个真正的支气管炎，那么就会有点儿麻烦。急性支气管炎是由于病毒、细菌感染、物理和化学性刺激或过敏反应等支气管黏膜造成的急性炎症。本病多发于寒冷季节，受凉和过度疲劳均可削弱上呼吸道的生理性防御机能。

急性气管炎患者不妨从饮食入手，试试我们推荐的两款药粥：南瓜大枣粥和大葱糯米粥。

1. 南瓜大枣粥

【材料】南瓜 300 克，大枣 15 枚，大米 150 克，蜂蜜 60 克。

【做法】然后将南瓜洗净，切成小块，大枣、大米洗净备用。锅内加水适量，放入大枣、大米煮粥，五成熟时，加入南瓜，再煮至粥熟，调入蜂蜜即成。

【功效】因为南瓜有消炎止痛，补中益气，解毒杀虫等功效，所以特别适用于急性支气管炎咳嗽痰喘。

2. 大葱糯米粥

【材料】大葱白 5 段（长 3 厘米），糯米 60 克，生姜 5 片。

【做法】将这些物品一同下锅煮粥，粥成后加米醋 5 毫升，趁热食用。

其实，急性气管炎的预防比患者想象中简单得多。预防急性支气管炎主要依靠食物建构坚固的人体免疫系统。在感冒高发季节多吃些富含锌的食品有助于机体抵抗感冒病毒，如肉类、海产品和家禽含锌最为丰富。此外，各种豆类、硬果类以及各种种子亦是较好的含锌食品，可以取得很好的治疗效果。各类新鲜绿叶蔬菜和各种水果都是补充维生素的好选择。需要注意，急性气管炎的患者不能食用腥发及肥腻之物，特别是带鱼、黄鱼、虾、蟹等海产品，以及油炸排骨、烤羊肉串、肥肉、动物内脏、动物油等食品。这些东西吃多了难免损伤脾胃，助湿生痰，引发炎症。

冬病夏治赶走"老慢支"

慢性支气管炎又称为老慢支，根据发病期，可以分为急性发作期、慢性迁延期和临床缓解期。所谓的临床缓解期是指，老慢支的症状基本消失并维持在 3 个月以上。这一阶段多出现在天气炎热的夏季，患者可以在三伏天趁病情处于缓解期时，采用合适的药方来扶助身体正气。人体正气旺盛，抵抗力增强，到了冬天就可以少发病或不发病。这种治病方式就是所谓的"冬病夏治"。

冬病夏治的原理在于《素问·四气调神论》中"春夏养阳"的原则，在此为老慢支患者推荐几款药膳。

1. 人参蛤蚧粥

【材料】蛤蚧粉 2 克，人参粉 3 克，糯米 50 克 ~ 100 克。

【做法】先将糯米加水后煮成稀粥；待粥熟了后加入蛤蚧粉和人参粉，并搅拌均匀。

【功效】补肺肾、益元气、平虚喘，适用于肺肾两虚型老慢支患者。

2. 姜汁牛肺糯米饭

【材料】牛肺 200 克，生姜汁 15 毫升，糯米适量。

【做法】牛肺清洗干净后切成块状，放入锅中并加入糯米、清水，用小火焖熟，起锅时加生姜汁即成。

【功效】祛痰、补肺、暖胃，适宜寒咳日久、痰多清稀的老年患者。

3. 黄芪乌骨鸡

【材料】乌骨鸡半只，黄芪 30 克。

【做法】将乌骨鸡去毛和内脏，清洗干净，先切半只，再切块；砂锅中加适量的水，并放入鸡块与黄芪共炖；等鸡肉熟烂后，加适量调味品即可。

【功效】益气养肺、滋肾养血，时刻体虚爱感冒的老慢支患者。

4. 四仁鸡子羹

【材料】白果仁、甜杏仁各 1 份，胡桃仁、花生仁各 2 份，鸡蛋 1 个。

【做法】将材料中的四仁研末后，每日清晨取 20 克；锅中放少量水，水开后将鸡蛋打碎放入，并加入四仁末共同煮羹成 1 小碗。

【功效】扶正固本、补肾润肺、纳气平喘，适宜咳喘日久的老慢支患者。

除了服用一些药膳外，患者在夏季的病情缓解期还要注意一下家庭护理，简单说有以下几点。

1. 戒烟

很多老慢支患者是多年的老烟民，要知道吸烟会增加呼吸道的分泌物，让患者排痰困难，创造出有利于病毒、细菌的生长环境，令病情进一步恶化。

2. 科学锻炼

每天坚持室外锻炼，锻炼的方式有快走、慢跑、太极拳等，对于不适合进行户外锻炼的患者还可以在室内做些简单的锻炼，比如练习吹气球，先大气球再小气球，循序渐进地锻炼呼吸肌能力。

3. 呼吸练习

比如进行腹式呼吸锻炼。方法是：用鼻吸气，用口呼气，呼气时唇缩拢（成鱼口状），并用手按压腹部，使气呼尽，采用深而慢的呼吸，频率保持在 8 ~ 10 次 / 分钟，每日进行数次锻炼，每次 10 ~ 20 分钟。腹式呼吸的锻炼可以通过增强膈肌活动，增大肺泡通气量，纠正呼吸减速，达到改善肺功能的目的，对慢性支气管炎患者的恢复很有帮助。

4. 注意环境卫生

患者一定要注意保持室内良好的环境卫生，注意空气流通、足够的室内湿度，避免有害气体和烟尘的入侵。

5. 饮食保健

老慢支属于一种长期的慢性病，饮食上宜多摄入维生素、碳水化合物、低脂肪和高蛋白的食物，少吃辛辣荤腥的食物。平时还应多喝绿茶，茶叶中的茶碱能兴奋交感神经，帮助扩张支气管从而减轻咳喘症状。

感冒了，艾灸三穴可帮你

从小到大，感冒是我们常患的疾病，在西医的眼中，人的感冒是由人体上呼吸道感染病毒、细菌等微生物引起的炎症。而中医认为感冒是人体感受风寒暑热等外邪引发的疾病，邪气多从皮毛或口鼻而入，轻者常见鼻塞、流体、喷嚏、头痛、恶风等症。情况严重的则会有发热、恶寒、无汗、咳嗽等症。虽然感冒是个小病，但你也不能小瞧了它，因为它可能引起其他的炎症，比如支气管炎、肺炎、肾炎、咽炎等严重疾病。尤其是慢性支气管炎、肺气肿的患者，通常一次感冒后会令原有病症发作，并变得更加严重。

中医艾灸的方法可以在很大程度上帮你缓解感冒的诸多症状，尤其对感冒引起的流涕、头痛等症效果突出。艾灸时用到的三个穴位：迎香穴、印堂穴和太阳穴。迎香穴在人体鼻翼外缘的中点旁，也就是鼻唇沟的中间；印堂位于面部两眉头的连线中点，鼻根最根处的上方；太阳穴在耳郭的前面，两眉梢的后凹陷处。

艾灸的时候，采用温和灸的方式，从迎香穴开始，沿着鼻梁上行到印堂穴，在印堂穴多停留一会儿再沿着眉毛到太阳穴。如此反复多次，直到皮肤潮红，每日可艾灸2次。艾灸迎香穴有祛风通鼻窍的作用，能治鼻塞、流涕；艾灸印堂穴则有清头明目、通鼻开窍的功效；艾灸太阳穴对治疗头痛有不错的作用。三穴合用对治疗感冒有独特的疗效。

预防感冒，平时要注意锻炼身体，增强体质。我们知道秋冬季节感冒的发生率很高，那有没有什么预防感冒的措施呢？下面 4 点可以帮助你有效地预防感冒。

1. 早晚注意保暖

老人、小孩以及一些体质较弱、抵抗力差的人，在早晚出门时一定要注意保暖，不妨多带一件外套。

2. 保持室内的空气流通

每日可在早中晚各开窗通风一次，每次 15 分钟为宜，这样既保持了室内空气的清新，同时也抑制了细菌的滋生。不过，因为夜晚温度降低，所以在晚上睡觉时一定要记得关窗，以免因为冷风侵袭引起感冒、哮喘等疾病的发生。

3. 保证作息规律

秋冬季节要养成早睡的习惯，有的人在夏天睡得晚，若这种习惯延续到秋季，很容易造成抵抗力下降。秋冬季节，大家要保证规律的作息和生活节律，晚上早点儿休息，适当延长睡眠时间。

4. 均衡营养

随着天气的变冷，人的食欲也会大增，在秋季干燥的天气下可多吃些滋阴润肺多酸的食物，比如银耳、梨、藕等，少吃辛辣食物。

感冒常会伴有发热的症状，此时要多注意休息，饮食清淡，忌服补品。有发热症状的感冒容易与其他疾病混淆，比如肺炎、肝炎、脑膜炎、肺结核等病的早期表现同感冒相同，容易误诊为感冒。因此，大家如果在经过自我调理后，病情仍没有得到改善，应及时到医院就诊，以免延误治疗。

咽喉疼痛，妙用鸡蛋清、浓盐水

咽喉疼痛绝大部分是因为感冒、急慢性咽炎或扁桃腺炎等引起的，是临床上十分常见的病症。咽喉疼痛虽然算不上什么大病，但是如果喉咙疼得很厉害，甚至吞咽困难，严重到发烧，或者病情持续时间长，就可能波及耳、鼻、气管等，引发严重的并发症。

在治疗咽喉干燥、疼痛上，有一个简单的食疗方可供大家参考——鸡蛋清润喉法。具体方法为：取一个鸡蛋，将鸡蛋打破后取出蛋清。取蛋清需要一定的技巧，可将鸡蛋打到漏勺上，这样蛋黄就会留到漏勺上，而蛋清则会通过孔隙漏下去。也可将鸡蛋敲破一个小孔，稍微倾斜往外倒，就会倒出蛋清。将蛋清倒入碗内，并加冰糖碎粒，之后用筷子快速搅拌成泡沫状即可。

使用时，可一次含上三勺蛋清沫，缓慢吞咽，有止咳润喉的功效。如果咽喉痛的同事还伴有声音严重沙哑，也可加入一勺绿茶叶。方法为：绿茶叶加 500 毫升的水大火煮后改小火续煮 10 分钟。将煮沸后的茶水直接冲入鸡蛋末中，睡前趁热服用。蛋清沫会长时间的滋润喉咙处，因此通常到了第二天清晨，喉咙处的干燥和沙哑都会得到明显改善。

有的人难以忍受鸡蛋清的腥味，可用浓盐水漱口的方法。先准备一份浓盐水，可用 10 克盐和 500 毫升的温水一起制成 2% 左右的浓盐水。用棉签蘸上浓盐水，伸到咽喉的部位轻点几下，然后闭上嘴，让盐水慢慢地往下浸，喉咙这时会因感受咸味而被刺激出唾液，慢慢将唾液和盐水一起咽下去即可。如果想简单点儿，就直接用浓盐水漱口、咽喉约 20 秒。每隔一段时间就漱口一次，连续漱口 10 次。

但值得注意的是，患有本病还是应该及时到医院进行正规治疗，明确病因。平时在生活中多注意开窗通风，保证室内合适的温度和湿度；多参加体育锻炼，提升自身抵抗力，避免呼吸道的感染；养成良好的生活习惯，最好避免吸烟，少喝酒，防止任何对咽部不利的刺激物。

肺结核患者的家庭调养和护理

肺结核是一种古老的疾病，早在几千年前就有关于肺结核的描述。《黄帝内经·素问》所载"传乘"，提到这种症状有"大骨枯槁，大肉陷下。胸中气满，喘息不便，内痛引肩项，身热，脱肉破䐃"等。民间将肺结核称为"肺痨"，在近年来，因为艾滋病的盛行，肺结核这种慢性呼吸道传染病也在悄悄地进行大反扑。在国民的重大死因中，肺结核常居于第十一、十二名的位置，因此对于肺结核的防治显得尤为重要。

肺结核患者的常见症状有：干咳、咳嗽有痰、食欲不振、疲倦、体重减轻。有时候病情严重了，也会出现夜间盗汗、午后潮热、咯血或胸痛等症状。许多肺结核患者早期症状轻微或者并没有什么症状，有的也可能自行痊愈。不过也正是因为这样，许多病人忽略了治疗，等到"损耗"的症状出现时，有可能已是感染结核菌好几年后的事了。如果患有肺结核病一定要尽早治疗，避免因为结核菌侵犯肺部和肺以外的器官，而引起致命的危险。

如果你有疑似肺结核的症状，或者咳嗽超过一个月，那么就应该到医院进行肺结核的相关检查。检查通常包括下面3种：

（1）胸部X光检查：通过这种方法能够快速筛检肺结核。

（2）痰液检查：这种方法可直接诊断出肺结核，如果能够从痰液中验出结核菌就可确定为肺结核。

（3）结核菌素测验：如果结核菌素的测试结果显示为阳性反应，表示患者曾经受到过结核菌的感染。

结核菌的培养非常困难，通常而言，在胸部X光检查中有阳性发现并出现肺结核临床症状的，就要考虑给予治疗肺结核的药物。

肺结核治疗期一般为6个月，在   间，病人每天都需要服药。未完成一整个治疗期，很容易在以后复发肺结核。如果患   开发性活动性的肺结核，那么同患者居住在一起的家人或朋友，也应服用相关抗结   病的药物，做预防性的治疗。所谓开放性肺结核患者是指病人的痰内含有结核菌，有传染性。

在治疗结核病的同时，患者家人还可以通过一些药膳做辅助治疗。

1. 百合红枣汤

【材料】百合50克，红枣10颗，冰糖酌量。

【做法】将百合、红枣、冰糖放入锅中，加适量的水，小火炖煮1小时即可，每日饮用。

【功效】润燥、止咳，适宜肺结核或久咳不愈的患者。

2. 地黄枣仁粥

【材料】生地黄30克，酸枣仁30克，粳米100克。

【做法】将酸枣仁研末后加水，取汁约100克；生地黄加水煎药汁100克；粳米清洗干净后加水煮粥，粥煮好后加入地黄汁和酸枣仁汁，调匀即可。

【功效】清热止汗、生津止渴，适用于肺结核低热、潮热的患者。

3. 白果蜂蜜汤

【材料】白果仁100克，蜂蜜适量。

【做法】白果去衣后洗净放入锅中，加适量的水，大火烧开后转小火慢炖，直到白果炖烂。最后，调入适量的蜂蜜调味即可。

【功效】补肾固肺，定喘去痰，适宜有咳喘症状的肺结核患者。

肺结核病主要是借由空气飞沫传染，如果接触到传染性病人污染的衣物、餐具，或者与其接吻，都可能被传染。但是，并非所有肺结核患者都会将病传染给别人。

肺结核病如果在早期未得到有效控制，可能会造成相当多的死亡，这也给很多人心里埋下了恐惧的种子。一旦患上此病不但自己难以接受，就连朋友和家人也不知道该如何相处。其实，肺结核病虽然借由空气飞沫、衣物、餐具等传染，但是只有开放性的患者才会传染给他人。非开放性肺结核的病人平时只要按时服药，并且定时检查，就可以跟其他慢性病患者一样正常生活和工作。不过，一定要提醒大家的是，非开放性肺结核若没得到好的治疗和追踪，有可能转变成开放性，而开放性肺结核在经过治疗后，也可能转为非开放性的。

第八章

远离最伤"肺"的生活习惯

久卧伤气，老年人最不宜久卧

很多老人随着体力的逐渐下降，变得喜静少动，有的人喜欢赖床，认为"万事不如背在席"。《黄帝内经》认为"久卧伤气"，肺主气，因此长期卧床的人，会影响到肺气的宣发肃降，日久就可能造成气虚。现代有人经过统计研究发现，卧床三个月相当于衰老了30年。举个例子，一个健康的人如果一直在床上躺着，几天之后下床活动时就会感觉到气短心慌，似乎已经变成了老年人一样。这就是"久卧伤气"的最直接变化。

中医上有"适卧养气"的说法，也就是说适当地卧床休息，有利于恢复充盛外在肢体筋肉官窍之气以及内在脏腑之气，从而恢复脑力和体力，为下一阶段的劳动做好准备。但凡事都有"度"，超过了界限就会适得其反，给身体带来很多的弊病。老人本身因为年龄增大，身体多虚，若饱食之后也不愿意活动，习惯卧床或者静坐休息。这样经脉难以流通，气血凝滞，可累及内在各脏腑之气，引起一些气血不足的表现，如精神萎靡，身倦乏力；饮食不振；或动则心悸气短汗出等症。长时间坐卧不动还会阻碍肌肉血液循环，使肌肉贫乏无力，身体抵抗力也会下降，人就更容易生病了，也会引发慢性胃炎、消化道溃疡、冠心病、腰肌劳损、痔疮等症。而略有小疾的病人，适当增加户外活动既可以避免坐卧的孤独无聊，转移对疾病的注意力，又可以活血行气，增强体质。

唐代医学家孙思邈认为："养性之道，常欲小劳。"也就是说一些适当的劳累有益于身体的健康。这个观点对于我们现代人养生，尤其是对老年人有极佳的指导意义。很多老年人体弱而多病，常欲卧床休息。天长日久，身体就更加疲乏无力。肺主气，司呼吸。对于习惯久卧的老年人，平时不妨多做些扩胸运动帮助增强肺功能。具体方法为：每卧床一两个小时后，站起来，双臂同时或交替向外、向上扩展，做扩胸运动。每次锻炼三五分钟，运动的同时，可上下左右缓缓活动颈部，也可以尽情地耸两肩，侧腰，呼吸宜深长，还可不时地敲打或按摩腰部肌肉。通过这些方式来催动全身气机运行，扩胸运动的次数、强度和频率，可依据自己身体的状况而定。

过度使用空调损伤肺气

肺主皮毛，皮肤毛孔在人的体表构成了抵御外邪的第一道屏障。风霜雨雪所带的寒气，首先就会侵犯皮毛，寒气入侵，对人造成肺气的损伤，引起恶寒、汗出不畅、全身肌表不适、打寒战等症状。有的人刚洗完澡一出浴室就会起身鸡皮疙瘩，这其实就是受到寒气侵袭的直接表现。所以，为了养好肺气，大家一定要注意保暖，谨防寒气的侵袭。

平时提到的寒气，大家可能首先就会想到三九隆冬的寒气凛冽。其实，人在一年四季都可能受寒。尤其是在炎热的天气中，人恨不得天天躲在低温的冷气环境中。在这个时候，空调好似变身成为清凉的使者，不管是在家里、办公室里，还是在车里，几乎都有空调相伴。不过，过度依赖空调，人可能会因为寒气入体患上空调病。原因在于夏天气候炎热，本来属于阳热外散的季节，人体腠理开泄，但是不管在家里、办公室还是各大商场，到处都开着空调，人们又习惯于将空调的温度定得很低，当人从暑气逼人的室外进入室内时，凉气"嗖嗖"透过腠理直透入骨。这样一热一冷，人们最容易受寒。

中医上讲，风邪上受，首先犯肺。肺开窍于鼻，因此当人们受寒后的第一个症状就是流涕、鼻塞、打喷嚏。寒气从鼻子、皮毛入侵后影响到肺的功能，还会引起咳嗽、气喘、胸闷等症状。我们常见的普通感冒、流行性感冒、老慢支、哮喘以及一些传染病等，都会在初期表现出肺系统的症状。如果能够尽快调肺，就可以将外邪驱出，防止病邪的入里变化。

对于夏天经常待在空调房里的人，有没有什么可以避免损伤肺气的方法呢？其实这种情况，最简单有效的方法就是生姜。研究表明，适量喝姜汤不仅能预防"空调病"，而且对吹空调受凉引起的一些症状也有很好的缓解作用。一旦感受了风寒，即使有轻微的症状，也要迅速处理。熬一碗生姜红糖汤，趁热大口喝下，再蒙头睡一觉，发点儿汗，便可以把寒气祛除。空调房里待久了，四肢的关节和腰部也会因为风寒的侵袭，出现酸痛现象，此时，可以将毛巾浸入热姜汤中，然后热敷患处。症状严重的人，还可以先内服一些姜汤，这样内外结合对于散风祛寒、舒筋活血的作用很大，能在一定程度上缓解疼痛。

此外，大家还要注意，夏季在空调房里，要将空调调至 24～28℃左右，避免在空调风口休息或工作，随时注意添加衣物。平时还要坚持锻炼身体，帮助机体生发阳气，改善体质，提高自己的抗病能力和适应能力。

小孩儿不要经常使用抗生素治疗

说起抗生素，几乎是妇孺皆知。有的人常常在感冒、发热后吃一粒头孢或是先锋，遇到嗓子红肿、各种炎症时又会打几天消炎针，这样的做法以乎已成生病后的一种惯例。抗生素因为显著的疗效，大大缩短了病程，几乎已经成为老百姓当成了"万能药"，被广泛应用于各种疾病。科学地使用抗生素确实能达到治病救人的效果，不过若盲目或过量使用，便会适得其反。

有的父母双方身体比较弱，他们的孩子因为禀受父母的遗传基因，肺发育不健全，肺的宣发敷布至皮毛的卫气（抵抗力）不足，从小就容易患上肺系统呼吸道疾病。为此父母经常带孩子去医院看病，在此过程中有可能使用大量抗生素的治疗，更加削弱了体质。需要特别指出的是，有的家长在孩子一生病时，就会处于高度紧张状态，过分依赖甚至滥用抗生素，常要求医生为孩子打点滴"多输几天消炎药以便祛除病根"。

确实，感冒和一些炎症虽大部分是由病毒引起，但抗生素只能抑制杀灭细菌而对病毒没什么作用，因此对单纯的感冒来说，抗生素是不适用的，除非有并发的细菌感染。另外，如果从中医理论上分析，抗生素属于寒凉之物，滥用宜致寒遏肺气失于宣达，损伤人体的阳气。又因为抗生素有抗菌消炎的作用，均为苦寒之性，口服之后，最易伤脾胃。所以，长期服用、滥用抗生素，对人体的损伤，不仅仅是损害肺和脾胃功能，最重要的是伤人阳气，导致生命力的整体衰弱。

抗生素就像一把双刃剑，在现代医院看来，它既能消灭致病的有害微生物，同时也会制约或杀死有害菌生长的益生菌。如果抗生素被大剂量、长期不合理使用，就会破坏人体益生菌与致病菌的平衡，降低人体的抵抗力，使人更易得病。这同中医上认为，抗生素会影响肺宣泄卫气的作用相似。另外，抗生素还会令病原体产生耐药性，增加治疗的难度。

因此，孩子生病后，父母应谨慎使用抗生素药物。医生也应根据患儿的病情、细菌敏感情况、病人的经济状况合理选用抗生素，以免使本身就体弱的孩子变得更"弱不禁风"。

久言耗伤肺气——讲话多了别忘了补气

王教授今年 54 岁了，最近讲课时常感到有气无力，声音低微，坐在后排的学生常抱怨自己听不清。往往两节课下来，王教授回到办公室就会瘫坐在那里，上气不接下气。平时运动时，力度稍强就会冒虚汗，并且，一年四季他总会感冒。

王教授的身体为何会出现上述情况呢？其实这同他的职业有关。俗话说"言多耗气，过劳伤气"，作为一名教授，他平时需要长时间讲话，而讲话过多可能损伤人体的功能活动。我们知道，肺主气，肺主管着人体气的产生和分布。肺又主声，我们说话需要肺气产生气流，冲击喉部，声带就会发出声音。如果说话太多，肺气的消耗就多，长期如此自然就会伤到肺气。肺气虚，声音就会变得低微。"肺主皮毛"，肺气虚则肌肤腠理开而汗自出，因此王教授容易出汗。肺气虚，宣发敷布到皮毛的卫气变少，起不到防御作用，人就容易感冒。

像王教授这样的教师可谓"久言"的职业典型，许多人从事这个职业后会出现一系列的"伤肺气"症状，比如声音嘶哑、声音变低、咽喉干燥、少气无力，甚至出现干咳、无痰或少痰等症。金元时代的著名医学家李东垣将《脾胃论》的最后一章命名为"省言箴"，内容就是讨论言多不仅可伤肺气，还可伤到中气，即脾胃之气。肺气虚，无法通过正常的呼吸功能将新鲜的氧气输送给脾，影响到脾胃的消化吸收功能，这在五行上称为"子病及母"。所以我们平时看到有人说话有气无力时，也会评论一句"你是不是中气不足？"

"久言"的职业除了教师外，还有唱歌、翻译等，对他们而言，长时间讲话是工作的一部分，为了减少对肺气的损伤，适时"补气"就显得尤为重要了。

在中草药中补气最好的要数人参类药物了，李东垣说："人参能补肺中之气，肺气旺则四季皆旺，肺主诸气故也。"平时可用红参或生晒深切成薄片泡开水代茶饮，补肺气的效果显著。不过，这种方法服用时间长了，容易出现上火症状，若用麦冬 10 克，五味子 10 克，加生晒参 6 克，可有效避免上火的出现，而且还能增强补气的作用。此外，服用人参上火者也可以用西洋参茶代替，用 3 克的西洋参薄片泡白开水代茶饮。因为西洋参性甘寒，养阴泻火，而且可气阴双补，清热生津。

总之，以发音放声为职业的人，平时要多采用一些养生方法帮助补肺气。饮食上宜选择葡萄柚、桂圆、香菇、南瓜、土豆等食物，可补益肺气，提高人体免疫功能。尽量少吃辛辣的辣椒、胡椒及辛香的紫苏、葱白等耗气散气的食物，同时避免剧烈运动，长时间高歌和大声讲话。

烟是肺系统的大敌

"吸烟有害健康"是每包香烟包装盒上都会出现的警告语，但是大多数吸烟者对此已经司空见惯，很少有人将其当回事儿。

烟可称得上是肺部疾病的大敌。吸烟是一个过程，烟草燃烧后的烟雾可以随着鼻腔吸入肺中并散布周身，其危害既可在短时间内发生，也可以在此后长时间的积累中爆发。烟草为草木，而草木能生火，因此烟雾具有火热之性。吸烟后，人们常会有口干、口渴的感觉，这就是火热生燥邪的结果。清代医家吴仪洛在《本草从新》中也指出吸烟能够导致"喉风咽痛、咯血、失音之症"，发出了"卫生者易远之"的告诫。清代医学家赵学敏指出，烟草"耗肺损血，世多阴受其祸而不觉"，在《本草纲目拾遗》一书中，他将吸烟的危害归纳为"伤气、伤神、损血、损容、耗肺、折寿"，告诫人们"宜远之""宜戒之"。

现代研究也发现，在肺癌的致病因素中，吸烟是重要的一个病因。现代医学认为，肺细胞具有两种基因：一种为上皮细胞生长因子，有促进细胞分裂和增殖的作用；另一种为肿瘤抑制基因，比如 P53 主要负责抑制细胞分裂，帮助修复受损 DNA，令癌前细胞凋亡、自杀。正常情况下，这两种基因的共同作用可保证肺细胞的正常生成及代谢。不过，当肺细胞持续接触到化学致癌物，比如通过烟草吸入的化学致癌物，就可能会损坏到 DNA 结构，引起细胞基因突变。肿瘤抑制基因最后便会失去对癌前细胞的控制功能，使癌前细胞不断分裂、生长，却得不到控制，形成肺癌。

因此，为了我们的肺健康，吸烟的人最好能戒烟或尽量减少抽烟的次数。下面提供两个戒烟的中药方和食疗方：

（1）取地龙 20 克，鱼腥草 20 克，远志 15 克，加水 500 克后煎煮至 200 毫升。早晨空腹服下后，停止吸烟 36 天，烟瘾就可消除或大大缓解。如果烟瘾较大，可连服 3 剂。

（2）将白萝卜洗净后擦成丝，拿纱布过滤苦涩汁液后，加入适量的白糖。每天清晨吃一碟这样的甜萝卜丝，吃完吸烟会觉得淡而无味。不想吸烟，慢慢就会达到戒烟的目的。

在戒烟的过程，烟民要少吃一些口味重的菜，如添加了胡椒、葱、芥末等调味料的食物。因为辛辣的食物会刺激到消化道神经，引起烟瘾。因此，烟民要逐渐习惯清淡饮食，这样戒烟也会变得相对容易。

吃得太油腻，令肺肃降无力

现在因为食品安全的问题，很多人都喜欢自己在家做饭。打着健康绿色、无污染的旗号，人们喜欢在炒菜的过程中多放油，以保证菜品的色、香、味；平时大鱼大肉也不少吃，甚至很多人自诩为"肉食动物"，每顿饭都少不了肉食的点缀；自然精美糕点等就更不在话下了；还有的人因为白天工作繁忙来不及好好吃饭，一到晚上就会格外地犒劳自己，或是周旋于无数的应酬。

表面看起来，这样衣食无忧，大鱼大肉的生活很是幸福。可是，时间长了就知道不均衡饮食对身体造成的损害了。过于油腻的食物本来就不好消化，如果晚上吃完再不运动，加之白天工作中的思虑过多，脾胃气结，食物都挤在中焦枢纽，令肺气肃降不畅，肺气下沉的渠道不通畅，当然会影响到身体的健康。

肺的肃降不畅影响是多方面的，它压不住心火、肝火和胃火，人就会上虚下寒。拿胃火举例，胃的功能为受纳腐熟水谷，是一个阳气很旺的腑。胃火过旺，人就会出现口臭、牙痛、食欲亢进等症状。肺热胃火经常相伴出现，皮肤油腻、痤疮、酒糟鼻等都是由此导致。此外胃火旺导致的是食欲亢进，让人的胃口大开，更是走向了恶性循环。对于这种问题，中医是怎么解决的呢？这时候就会用到"鱼际"这个穴位，它有清肺热、降肺气的作用。当肺气肃降顺畅后，胃火自然逐渐消失。

肺的肃降无力，还会引发肾虚。肺属金，肾属水，正常情况为肺金生肾水，不过肾阴为一身阴液之根本，故而有濡润肺金的作用。肺为水之上源，通调水道，如果肃降无力，通调水道不利，必然会累及肾，导致肾阴肾水不足，时间久了就会造成肾阴虚。肺肾阴虚的人看起来就像久旱的植物，整个人的皮肤变得很干燥，此外还有目涩目昏、齿松发白等症。在肺多表现为咳嗽痰少，痰黏难以咯出，甚至干咳，痰中带血。在肾则表现为耳鸣头晕，腰膝酸软，多梦遗精，潮热盗汗等症。治疗这些病症的时候，可以多用一些调节肺气的穴位，比如中府穴、肺腧穴、列缺穴等，有帮助肺气肃降，增强人体能量代谢的作用。

总之，若想肺的肃降通畅，饮食上要少吃肉类、过量油脂炒的素菜及煎炸、烧烤之物，多吃润肺生津的梨子、荔枝和银耳等。如果出现了肺肾阴虚之证，不妨多选择一些既补肺阴，又滋肾水的食物，如桑葚、葡萄柚、银耳、黑米、番茄等。

冷饮、多饮宜伤肺

水被称为生命的源泉，它是我们维持生命的必备条件。李时珍在《本草纲目》中就说"饮食者，人之命脉也""水去则营竭"，说明人体没有水就会变得逐渐枯竭，生命也不复存在了。尽管人离不开水，但是我们喝水的方法不对，喝的量不适宜同样会影响到人体的健康。

多数人认为，在炎热的夏季，盛夏酷暑，应该多食用降温消暑的食物，于是乎冰镇的、性凉的饮料和冰棍就颇受人们的喜爱。殊不知，这些冰凉的东西虽然能让人变得凉爽，但不过是图一时之快，而且只适合内火旺盛的人使用。对于绝大多数的人，尤其是老人、小孩及爱感冒、咳嗽、哮喘等呼吸道疾病人群更是弊大于利。《黄帝内经》早在两千年前就提出"形寒、饮冷则伤肺"的观点，现代人之所以呼吸系统疾病的发病率高，除了气候多变的因素之外，很大一部分原因是现代人喜欢吃冰冷食物造成的。

很多人觉得吃寒凉的东西伤的是胃。这点没错，胃"喜热恶寒"，所以有些人在吃了冷饮后会出现胃部不适的感觉。同样冷饮也会伤肺，人在着凉后会出现流鼻涕、咳嗽等症。

那夏天那么热，应该饮用什么呢？常温的水和茶其实就是最好的饮料。南方人在夏天喜欢喝凉茶，但因为凉茶性寒，所以尽量还是少喝。许多南方人患有咽炎，同饮用冷的、凉的饮品就有一定的关系。

《黄帝内经》的食忌理论认为，超量地饮入水液也会伤肺。我们知道，肺有通调水道的功能，即肺的宣发和肃降对体内水液代谢起着疏通和调节的作用。如果饮用的水太多，超出了肺的肃降和宣发功能，就会造成水液的停聚，气机也会因此升降失调，最后形成气机逆乱的变证。此外，肺居五脏六腑之巅，肺气以下行为顺，而且肺又为"水之上源"，可以"通调水道，下输膀胱。"正常情况下，肺脏通过肃降功能，可将代谢后多余的水液下输到膀胱，排出体外。但是如果大量水液进入人体后，反倒会助长体内的水气，肺属金，肾属水，形成肾水反侮肺金，令肺的宣降功能受损。

不仅如此，过量饮水还会在骤然间冲淡血液，影响血液与身体细胞的氧气交换，进而影响到大脑的功能。比如，当身体缺乏盐分的时候，过量饮水后，水会因为体液渗透压的急剧下降，快速地转移到脑组织，使脑细胞水肿，形成水中毒。

空气污染影响肺部的健康

洁净的空气是我们维持身体健康的重要条件。一个人可以一天不吃不喝，却一刻也无法停止呼吸。只有不断地从空气中吸收氧气，人才能维持生命。但是，我们周围的空气如今却变脏了，不管是厂矿烟囱的废气、车辆的尾气，还是空气中的粉尘，都是危害人体健康的大祸害。

肺为娇脏，喜欢湿润洁净的环境，污染的空气直接影响着肺的宣发肃降，这就好比掺杂了太多杂质的燃料会影响机器的使用寿命一样。空气污染首先危害的是呼吸系统，慢性咽炎、慢性鼻炎、慢性支气管炎等病都与空气污染有一定的关系。上海市曾经做过调查，20世纪50年代到70年代，上述疾病在浓烟地区的居民中发病最多，而空气清新的地方相对就少。比如慢性支气管炎在浓烟区的发病率为25%，而在一般地区仅为9.5%。空气污染还会影响到肺主皮毛的功能，久而久之，皮肤就会看起来暗淡无光，晦暗不洁。同时，肺的肃降不畅必然对心火肝火的监控不力，人容易上火，出现便秘等症状。总之，防止空气污染对于保养肺极为重要。

家庭中空气污染最严重的地方是厨房，大家在用气炉做饭时，应打开门窗，及时补给新鲜空气，通风换气。同时，为保持室内空气清新，烟民尽量避免在室内吸烟，如果在一个16平方米的房间内几人1小时吸14支烟，就相当于烧煤炉取暖的空气污染程度。夏季室内彻夜点蚊香也会污染空气，危害人体健康，因此，在蚊香的选择上应尽量买那些低毒、高效的蚊香。

尘埃对室内空气的污染，也不能忽视。那些飘浮在空中的细微尘埃会随着人的呼吸而不断侵入，沉淀在人的鼻腔、支气管等处，严重损害呼吸器官，引起咽部的不适。房屋四周植树可以有效地减少室内尘埃，树上密密麻麻的叶子就像一把把大伞，挡住了尘埃进驻室内的脚步，一些细小的尘埃还会陷入凹凸不平的树叶中。窗旁放几盆花草也有一定的吸尘功效。如果灰尘特别多，可用窗帘来阻挡。在清除家具器物上的灰尘时，不要用鸡毛掸子，免得尘埃四起，可用微湿的抹布擦拭。

空气的污染既然不可避免，那只能增强自身的抵抗力和免疫力，人体本身就有强的解毒、降毒、排毒的自我稳定机制，增强锻炼，生活饮食多注意，并且保持好心情，就能让我们的身体健康，生活幸福。

婴儿哭时不要急着哄

现在家庭中多是独生子女，一家人都把孩子当宝，只要孩子一哭，马上有一群人围过来哄，其实，家长们大可不必这么小心翼翼，因为对于婴儿来说，他们不会开口说话，哭声就成了他们独特的"语言"，可以表达多种意思，不一定是因为不舒服，有时候婴儿哭是在宣肺，锻炼身体。

所以家长们应该注意，不要让你们的太过疼爱成了"阻止"孩子健康的"凶手"。比如小孩出生的时候需要哭，而且哭得越响亮越好。肺是婴儿在母腹中发育最晚的一个脏器。婴儿出生以后第一次发声就是哭，因为哭主肺音。如果哭了，这个肺叶就宣开了；如果哭不出来，肺叶就没宣开。所以人一出生就一定要哭，而且一定要大哭，越响亮越好。还有，婴儿平时哭哭对身体是有好处的。因为婴儿哭有可能是在锻炼肺。所以大声哭的婴儿有可能正在做"锻炼"，家长们不用急着抱起来哄，让孩子适当哭会儿没有坏处。另外，孩子的生理发育皆未完善，需借助一定的运动量才能促进身体全面成长。新生儿和初期婴儿只能躺在床上舞动四肢，这是远远不够的，还必须借助啼哭加大运动量。适当哭可以有效地保护肺脏不受寒，对防止婴儿，尤其是早产儿患上肺炎有一定的帮助。

总之，让孩子适当哭一会儿是没有坏处的，如果家长们实在不放心，可以根据婴儿哭声的大小音调判断他们是否需要帮助。正常的哭，比如尿布湿了，饿了，困了，都有不同的哭声，这种哭对宝宝没什么害处，但要及时消除原因就好了。比如婴儿哭得很急，节奏又紧密，这时如果母亲用奶头或手指触及孩子的口角，婴儿就会立即转向奶头或手指侧，口唇做吮吸动作，哭声停止。就说明这时的哭声是觅食的信号。如果婴儿睡觉醒来，肢体运动时，常伴有节奏性的哭声，声音响亮，音调柔和，不嘶不哑，而脸色红润，呼吸正常。这就属于运动性哭声，它对肺的舒张和呼吸肌的锻炼均有益。当然，也不能让宝宝哭的时间过长，宝宝哭泣时间久了，对宝宝嗓子的发育也是会造成影响的。

《黄帝内经》对症养五脏 全书

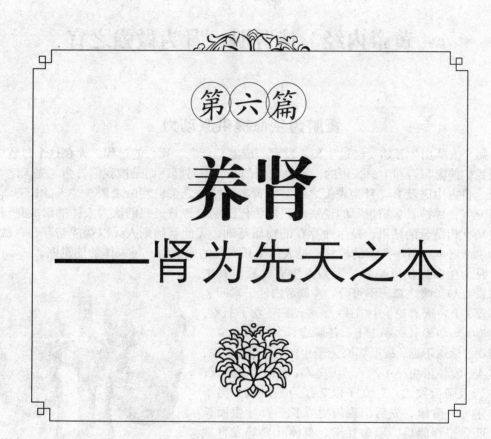

第六篇

养肾
——肾为先天之本

第一章

《黄帝内经》谈肾脏：肾为做强之官

肾脏为生命提供原动力

　　每个人从出生开始要经过生长、发育、成熟、衰老、死亡的过程。而在这个过程中，决定我们健康与否和生命长短的，不是我们的心，不是肝，而是被我们誉为"先天之本"的肾。自古中医就有"肾为先天之本""肾者，精神之舍，性命之根""人欲长寿者，乃当爱气，尊神，重精也"的说法。积聚历代医家之智慧，我们认为人体的形成是肾所藏之精互相结合的结果，是生命存在的物质基础，无此基础则人无以构成与存在，故曰肾为生命之本。肾中藏有的精气，是人体生长发育的原动力，是人体的能量库。

　　肾为生命提供原动力是因为人生成之后，其生长与发育与肾藏之精密不可分。《黄帝内经·素问》第一篇《上古天真论》中描述："岐伯曰：女子七岁，肾气盛，齿更发长……七七，任脉虚，太冲脉衰少，天癸竭，地道不通，故形坏而无子也。""丈夫八岁，肾气实，发长齿更……八八，天癸竭，精少，肾脏衰，形体皆极则齿发去。"女子以7年为一阶段，男子以8年为一阶段，先后出现齿更发长、真牙生而长极。筋骨坚强隆盛、肌肉壮满、身体壮盛等发育现象，表明了肾精的充盈对人体成长的重要作用，故有肾为人体生长之本的说法。肾也是人体盛衰之本，清朝名医张锡纯曾说："元神随督脉下行至精室，

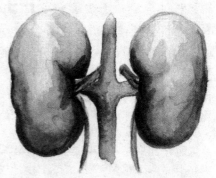

肾藏志，属水，为天一之源，主听，主骨，主二阴。

与元气合而化精。"这表明人体的精髓、元气、精室、睾丸与精之化生皆为肾所主，故肾为生精之本。

　　精是构成人体的基本物质，也是人体各种机能活动的物质基础。精又有先天之精与后天之精。先天之精，禀受于父母，后天之精来源于饮食水谷之精气，由脾胃化生。先天之精是产生生命构成人体的原始物质，后天之精是维持人体生长发育及生命活动的物质基础。先天之精和后天之精的来源及作用特点虽然有异，但二者是相互依存、相互为用的。肾的精气，有促进人体生长发育的能力。

　　人的生命除了需要精气的支持，还需要血液的濡养，中医认为肝藏血，但精血同源，精可生血，精充则血旺。且张景岳曾语"命门为精血之海"，肝血不足，亦须滋肾以养肝，故曰肾为生血之本。精与血都离不开"肾"的供给。

　　肾脏为生命提供的原动力，也不是源源不断的，中医认为先天赋予生命的基本物质都是有一定限度的。按照《黄帝内经》的观点，人如果正常工作和生活的话，活到一百岁是没有什么问题的。对于此，《素问·上古天真论》中说："上古之人，春秋皆度百岁，而动作不衰其知道者……法于阴阳，和于术数，食饮有节，起居有常，

不妄作劳，故能形与神俱，而尽终其天年，度百岁乃去。"意思就是上古的人都能活到一百岁，并且动作还都比较敏捷。当然，这需要有一个前提条件，就是按照正常的生活规律去生活。

肾主骨，肾有疾则骨必痛

我们经常会遇到这样的情况，久坐、久立或劳累过度、负重太多的时候会有腰部或膝关节酸痛，甚至出现疼痛难忍，不能俯仰，转侧艰难，或步履艰难。去医院拍CT检查时，并未发现骨质及骨关节有什么问题，腰部肌肉也无任何炎症。去看中医，多数会得到这样的回答："肾虚"。中医认为，骨痛多由于肾虚血少、骨失所养引起。

《素问·阴阳应象大论》中记载："肾生骨髓。"所谓"肾生骨髓"，是指肾藏精生髓，精能生髓，髓藏于骨中，骨赖髓以充养。一方面髓养骨使骨骼强健，体力耐久；另一方面使髓海充盈，思维敏捷。故《黄帝内经·素问·灵兰秘典论》说："肾者，作强之官，伎巧出焉。"古时把肾比喻为做强的官职，它能够使人发挥强力而产生各种技巧。也反应出，肾脏决定着人体骨骼的强弱以及骨关节是否灵活。

那么肾虚会对骨骼有什么影响呢？《素问·脉要精微论篇》载："夫五藏者腰者……肾之府，转摇不能，肾将惫矣，膝者，筋之府，屈伸不能，行则偻附，筋将惫矣；骨者，髓之府，不能久立，行则振掉，骨将惫矣。得强则生，失强则死。"也就是说，腰部有两肾，故肾为腰之府。当腰不能转侧时，便是肾虚的表现。膝为筋之会，如果膝不能伸屈，行走不便，表明筋将致坏。随藏于骨，若见到不能久立，行走时摇摇不稳，就说明骨将惫坏了。

近年来的研究也已证明，肾脏与骨有着密切联系。肾脏具有重要的内分泌功能，肾所分泌的激素，主要有肾素、前列腺素和促红细胞生成素等。肾素和前列腺素，能够调节血压。促红细胞生成素则能刺激骨髓的造血组织，以促进红细胞生成。此外，肾脏还有激活维生素D的作用。人体皮肤在日光照射下所生成的维生素D，是没有活性的，它必须通过肾脏进一步转化成为具有高度活性的胆固化醇，才能发挥调节钙离子代谢的作用，从而促进骨骼的成长。如果肾功能不全，患者会因促红细胞生成素减少，而影响骨髓造血功能，导致贫血，同时也会因缺乏胆固化醇，而发生骨病。这些研究结果从侧面也印证了中医肾主骨生髓以及肾有疾而骨必痛的观点。

对于"肾主骨生髓"和"肾虚血少、骨失所养"的理论，有学者研究显示补肾生血治疗可促进造血生血，明显提高造模小鼠脾脏淋巴细胞的DNA相对含量，使处于S期的细胞增多；能明显缓解模型动物造血细胞的破坏，维持骨髓早期造血细胞的正常结构和生理形态，使原始红细胞、原始粒细胞系统增长明显活跃；保护辐射损伤小鼠骨髓原始红细胞，维持核完整；明显提高自然衰老大鼠骨髓造血细胞DNA合成代谢。有研究表明补肾生化血是通过刺激骨髓造血干细胞增殖、分化，直接促进造血功能而生血；同时也刺激骨髓间质细胞增殖，改善造血微环境，间接影响造血功能。揭示了肾藏精，精生髓化血的科学内涵。

综上所述，在肾虚的情况下，骨骼的营养物质会缺乏，间接影响骨骼的生长和关节活动，从而人们在无器质性改变的情况下出现骨及关节的疼痛。临床也出现使用补肾还缓解骨痛症状的案例，如六味地黄丸治疗足跟痛等。

肾功能失常，影响生殖能力

当我们遇到身边朋友忧虑不孕不育的时候，通常我们首先要考虑是不是"肾虚"了？肾的功能哪里出现异常了？因为我们都知道，肾是人体生命的根本，肾藏精是肾主生殖的基础。当人体发育到成熟阶段，肾的精气充盈，产生一种称为"天癸"的物质，就有了生育能力，"肾功能失常"必然会出现在有生育能力的年龄而没有受孕。

天癸一词，始见于《素问·上古天真论》，是指肾中精气化生的具有促进生殖功能发育、成熟、旺盛的精微物质。天癸的生成源于人禀受的先天之精气。天，指先天；癸，是十干之一，在五行属水，与肾相配。古人认为，水为万物之本源，万物之生，皆由水始，故命之曰"天癸"。如马莳言：天癸者，言天一之阴气耳。气化为水，因名天癸，此先圣命名之精而诸贤所未察者。其在人身，是为元阴，亦曰元气。人之未生，则此气蕴于父母，是为先天之元气；人之既生，则此气化于吾身，是为后天之元气。……故女必二七，男必二八而后天癸至。天癸既至，在女子则月事以时下，在男子则精气溢泻，盖必阴气足而后精血化耳……然则精生于气，而天癸者，其即天一之气乎！从而我们得知，天癸的生成也源于肾精。

中医对于肾中精气功能的论述，主要集中于《黄帝内经·素问·上古天真论》中。其认为人体生长发育生殖规律在女性以 7 岁为年龄段，在男性以 8 岁为年龄段，大致可划分为三期：一是，生长发育期，女性七岁至二七（14 岁），男性八岁至二八（16 岁），此时肾气盛实，齿更发长，天癸至，月事以时下，精气溢泻，阴阳调和，此阶段肾中精气不断充盛，产生了一种促进性腺发育而至成熟的物质，于是女子按期排卵，月经来潮，男子产生精子，性腺的发育渐趋成熟，女 14 岁，男 16 岁开始具备了生殖能力；二是，壮盛生育期，女性为三七（21 岁）至四七（28 岁），男性为三八（24）至四八（32 岁），此期肾中精气充满，真牙生，筋骨坚，体壮盛，发长极，此阶段为生殖能力旺盛期；三是，逐渐衰退期，女性为五七（42 岁）至七七（49 岁），男性为五八（40 岁）至八八（64 岁），此期肾中精气逐渐虚衰，面憔发白，天癸竭，丧失生育能力。由此可见，人的生长发育和生殖功能，是以肾中精气的盛衰为根本的，肾在整个人的生殖能力上占有十分重要的地位。

我们生活中会遇到这样的名词"滑泄"，如有这样的症状也会容易不孕不育，而中医认为，肾具有藏精、主生殖的机能。精气也是优生的物质基础，而肾对精气又有闭藏作用。肾对精气的闭藏作用，使精气在体内能充分发挥其应有的生理功能，不使精气无故遗失而影响机体的生长、发育和生殖能力。

在讨论不孕不育的原因时，还有个原因不得不提起，那就是"性功能"。性功能异常的人也会影响到生殖能力。首先，在《沈氏妇科辑要笺要》中记载："女子二七（14 岁），男子二八（16 岁），肾气始盛，而肾水乃足。盖人身五脏，惟肾生最先，消退最迟，肾衰独早。故孩提能悲能喜，而绝无欲念。适肾气衰，癸水绝，则欲念自泯灭矣。"说明性欲的产生依靠肾气的旺盛与天癸的启动。肾未盛天癸未至之孩童与天癸竭肾气已衰之老人并无性欲，故曰肾为色欲之本。其次，肾中精气具有促进生殖器官成熟，维持生殖机能的功能。肾为藏精之脏，人体生殖器官的发育成熟及生殖能力的具备，均有赖于肾中精气的促进。天癸具有促进人体生殖器官发育成熟和维持生殖机能的作用。中年以后，肾中精气渐衰，天癸亦随之减少，甚至衰竭。人体生殖器官日趋萎缩，生殖机能衰退，激素分泌水平降低，生殖能力亦随之下降以至消失。可见，肾中精气具有决定人体性功能和生殖机能的作用，因此说"肾主生殖"。

临床肾虚对生殖机能衰退表现为性欲减退、阳痿、早泄、不孕等症，常用补肾的方法可治其本。如五子衍宗丸是在温补肾阳，补肾益精的基础上改善生殖能力，具有助孕的作用。

肾精亏少，人就容易白发早衰

在古代，形容女子的美貌时，常写道："眉弯新月，鬓挽乌云。""鬓若堆鸦，眉横丹凤。"那时女子的德容离不开两鬓乌黑的头发，那是当时健康和花容月貌的特征。如今的年轻人常把头发染成红色、黄色、棕色……这是现代美的观念。但无论是古代还是现代，如果谁有了白发，都会带有一丝忧伤。

中医里有"肾其华在发""发为血之余"的说法，认为头发需要肾精和血液的滋养。而中医理论中又有"精血互生"的说法。因此可以说头发的好坏取决于肾精的充足与否。

对于头发何时应该变白，在《素问·上古天真论》有详细记载："女子，六七三阳脉衰于上，面皆焦，发始白。男子，六八阳气衰竭于上，面焦，发鬓斑白。"也就是说，女子42岁和男子48岁的时候，随着肾气的衰竭，头发也由两鬓乌黑变为花白。

头发变白有很多原因，《素问·上古天真论》说："肾者主水，受五脏六腑之精而藏之，故五脏盛乃能泻。今五脏皆衰，筋骨解堕，天癸尽矣，故发鬓白，身体重，行步不正，而无子耳。"如果人的先天禀赋不足，肾精亏少必然会使人提前衰老，早早生出白发，也就是我们所说的"少白头"。

另外，头发早白与情志的突变也有一定关系。如果情志抑郁或者忧思过度，都会导致肝郁气滞，使气血运行失和。《黄帝内经》认为"发为血之余"，肾主藏精，精生于血，其华在发，因此又称"肝肾同源"。也就是说，肝血不足会导致肾精不足，肾精不足也会使肝血不足等。所以，在正常的情况下，人在青壮年时期，精气充盈，气血旺盛，头发荣茂有光泽。随着年老肾气虚衰，精血不足，头发才会变得花白和易脱落。

气短、气喘可能是肾的问题

某天，当我们因为说话过多出现气短，或者老师授课后有气喘现象时，总会想到是不是自己肺有什么问题，或者过敏或心衰了。却很少有人想到气短、气喘可能会是肾气不足的原因。

上一篇我们说"肺主气，司呼吸"，其实肾跟"气"也有一定的关系，中医认为，"肾主纳气"。呼吸虽为肺所主，但吸入之气，必须有肾气摄纳作用的帮助，才能下归于肾。肺为气之主，肾为气之根，肺主出气，肾主纳气。肾气衰弱，就会出现呼多吸少，喘促气短等症状。

气短、气喘与肾有着必然的联系，我们在咳嗽时，也可能与肾有关系。在《素问·咳论篇》中记载这样一段内容：

黄帝问道："肺脏的病可以引起咳嗽，是什么原因呢？"

岐伯说："凡是五脏六腑的病变，都可以引起咳嗽，咳嗽并不仅仅是肺的病证。这是因为人与自然是息息相关的，五脏在其所主的时令受了寒邪，便能得病。病情较轻的，仅见咳嗽，严重的，便兼有泄泻、腹痛等五脏六腑受邪的症状。一般说来，在秋季是肺先受邪，春季肝先受邪，夏季心先受邪，长夏脾先受邪，冬季肾先受邪。"

黄帝又问："对五脏咳嗽怎样鉴别呢？"

岐伯说："肺咳的症状是咳而气急，呼吸有声，甚至咯血。心咳的症状是咳则心痛，咽喉部如有物梗一样，甚至咽喉肿痛闭塞。肝咳的症状是咳则两胁疼痛，严重时不能转侧，转侧就会引起两胁肋部胀满。脾咳的症状是咳则右胁下疼痛，并且隐隐然痛牵引肩背，甚至不能活动，动甚咳嗽增剧。肾咳的症状是咳则腰背相引作痛，甚至咳吐痰涎。"

从上面我们了解到，不仅是气短、气喘甚至是咳嗽都不会仅是一个脏器引起，五脏六腑之间是相互联系，相互制约的关系。所以中医在治疗时讲究治标和治本以及标本兼治的区别。如河车大造丸，是以补养元气为主，滋养肾阴为辅，用于肺肾两亏，虚劳咳嗽。

肾开窍于二阴，管理着大小便

《素问·金匮真言论》曰："肾开窍于二阴。"指出肾与前后二阴排泄大小便的功能密切相关，因此后人又有肾主大小便之说。

先来谈下肾开窍于前阴，前阴指的是生殖和泌尿器官。肾主生长发育，主生殖，因此与人的生殖器官关系密切，像阳痿、遗精这些与生殖相关的话题，实际上很多都属于肾的问题。肾与泌尿的关系，可从《黄帝内经》中找到依据。《黄帝内经》中说："肾为水脏，司开阖，主泄液"。当肾虚不能主水，则会出现膀胱气化不利，泄液无能，致使小便量少，而见尿少，所以，尿少是肾气虚的常见症状。肾又具有封藏的性能，当肾虚封藏失职时，则出现膀胱失约，致使小便自泄，频多而清长，当睡觉的时候能自知者，即有夜尿次频，而称为夜尿多；若睡中小便失禁，尿后才苏醒得知，被称为遗尿。也就是说，尿的异常，往往离不开肾功能的减弱。

肾为水脏且寓元阳，与膀胱互为表里，其气化、开阖功能在人体水液代谢及形成，排泄小便便起着重要作用。因此，肾主小便之说，历来为医家所重视。但肾与大便的关系，历代只有些零星的论述，而未受到应有的重视。很多人很难将大便与肾联系起来，其实很多时候肾的虚实与排便有着直接或间接关系。

众所周知，大便是饮食的糟粕，排便为新陈代谢的重要组成部分，从饮食入胃至大便排出肛门，正常大便的形成及排泄，直接或间接地受制于肾阳的温煦以及肾阴的滋润。首先，肾与大便有着直接作用，因为肾藏元阴而寓元阳，五脏之阴气非此不能滋，五脏之阳气非此不能发，所以正常大便的形成及传导均直接受到肾阴、肾阳作用的影响。肾阴充足则能濡润大肠，使大便软硬适度，排泄通畅，故《东垣十书·结燥论》谓："肾主五液，津液润则大便如常。"肾功能决定着大便的正常排泄。

临床上有很多老年人会出现大便秘结的问题，这不是常规意义上的大肠燥热的问题，也不是胃火的问题，而是肾虚推动力不足所导致的。所以有些老年人疾病的治疗，需要从补肾入手。如用肉苁蓉，就可以用来补肾通便，对老年人大便秘结有较好的治疗功效。临床上还能见到一种经常五更泻的病人，也就是五更天的时候病人就会上厕所，还有夜尿、尿频等症状，这也是典型的肾虚的问题，治疗时也应该从补肾入手。

肾主水，调节体内水液代谢平衡

生活中很多与水液代谢相关的疾病都同肾脏密切相关。水肿是水液代谢疾病中较为突出的一种，尽管历代医家对此病的名称和分类有些差异，但认识还是比较统一的。比如《黄帝内经·灵枢》称为水胀，《金匮要略》中称为水气。水肿的发生虽不是由一个脏器引起的，但最终却是因为肾的水液代谢功能失常，令水液无法正常排泄到体外，多余的水留在体内，由此出现了水肿的问题。

《素问·水热论》云："肾者至阴也，至阴者盛水也。"说明水之代谢为肾所主，虽有脾肺参与，但其标在肺，其制在脾，其本亦在于肾，故曰肾为水液代谢之本。肾主水，所以当我们遇到身体水肿的情况时，首先应考虑肾的问题。《难经》云："肾主液，入肝为泣，入心为汗，入脾为涎，入肺为涕；自入为唾。"表明人体之五液之代谢虽五脏各有司职，但终归均为肾所主，故曰肾为体液之本。

人体水液的代谢过程如下：水先入胃，由脾上升于肺，经过肺的宣发、肃降，调通水道，而汇集膀胱，通过肾阳的气化而清浊，清者上输于肺又输布全身；浊者排出体外为尿。如果肾阳不足，气化失常，则水液不能气化，而出现小便清长，夜尿频多；若水液停留，可出现尿少、尿闭和水肿。

如果内脏先虚，脾不散精上归于肺，肺不能通调水道下输膀胱，肾不化气行水，水无出路，泛溢于表里而为肿；或者当湿热初起尚在中焦，阻碍脾气运行，影响三焦水道通利，水随气上下，故先见面肿双足水肿；中焦湿热不解，流注下焦肾与膀胱，不能从小便出，水湿四处泛滥，故继则全身水肿；此外，肾气虚同样也可以引起水肿，因肾为胃之关，阳明之脉荣于面，肾气虚，既不能化气行水，又不能生少火以温中土，水寒上泛，所以会有面目水肿、目胞黯黑；肾又为司水之脏，阳虚则水寒聚于下，所以这时多出现腰以下水肿，同时伴随腰酸、冷痛的症状。

肾开窍于耳，耳鸣、耳聋需补肾精

很多人在生活中或多或少会出现耳鸣的症状，耳鸣其实就是耳内的鸣响，有时会妨碍听觉，使听力降低，耳鸣时间可长可短，时间短的也不会引起人们的注意。如果发生耳聋症状，人们会非常紧张，因为耳聋会影响到我们的工作和生活。但耳鸣和耳聋二者常同时并见，或相继发生，病机及论治大致相似，所以临床上常二症合并论治。其原因多由肝胆实热、肝肾阴虚、气血瘀阻等原因所致。

　　《黄帝内经》里对耳鸣的说法是"耳聋浑浑淳淳"，意思是耳鸣的时候耳朵里会出现各种各样的声音，最主要的有两种，要么如蝉鸣，要么轰轰响。蝉鸣就是像知了叫一样，这是大虚之证，主要是因为肾精不足；轰轰响就像耳朵里成天火车隆隆开过，这是实证，主要是三焦不通，是内部火太重造成的。

　　耳鸣的原因与多器官有关，那为什么只有"肾开窍于耳"呢？《难经·三十七难》曰："肾气通于耳，肾精聪于耳，肾阳越于耳。"所以我们在面诊时通过观耳郭的大小、厚薄来反映肾的强弱。"眼观六路，耳听八方"也反映了肾气足，肾精充盈。所以在治疗耳鸣时千百年都应用治肾的方法，收到了较好的效果。《辨证奇闻·耳痛门》曰："肝为肾之子，肾气上承于耳，肝气未尝不能相通于耳？"《医学心悟》曰："足厥阴肝经，足少阳胆经均络于耳"故耳与肝胆关系也很密切。所以有肝肾同源之理。所以，虽然肾开窍于耳，但耳也是与肝有着间接的联系。查找耳鸣原因时在排除是肾的问题后，还要考虑其他脏器问题。

　　人们出现耳鸣症状，应引起重视，因为它常先于其他症状出现，成了其他疾病的早期"警报"。临床发现会有病人在使用某些抗生素后会造成肾脏功能损坏，同时耳朵功能也会损坏，这也为肾开窍于耳提供了证据。但现在我们也知道耳鸣并不都是肾虚引起的，因五脏六腑、十二经脉之气血失调皆可导致耳鸣。除了肾虚以外，风热侵袭、肝火上扰清窍、痰火郁结清窍、气滞血瘀、气血亏虚等不同的原因都可以引起耳鸣。所以，建议人们当出现耳鸣、耳聋情况时要到医院就诊，不要妄自服药，以免耽误病情。

第二章

人体的春夏秋冬：肾主冬，重养"藏"

冬养肾，藏阳气保精气

冬季为收藏的季节，是与它的气候特点有关的，此时，是气候寒冷的季节，阴气极盛，阳气潜藏，大地寒峭，草木枯槁，蛰虫潜伏，并时有寒潮。人体阳气也随之内收，体内新陈代谢机能也处于相对缓慢的状态。这种新陈代谢的缓慢不是由人们主观意识来决定的，是一种自然现象。

《素问·六节藏象论篇》第九节记载："肾者，主蛰，封藏之本，精之处也，其华在发，其充在骨，为阴中之少阴，通于冬气。"意思是说肾有闭藏和藏精的功能，是一身精气的根本，也是五脏六腑精气储藏的场所。肾还能生髓，充养骨骼，使头发茂密，黑而有光泽，所以肾的生理功能可表现在头发上。肾居隔下，属阴，为阴中之少阴，与冬天之气相通。所以，自古至今，提到冬季养生，首先要养肾。

五行学说认为，冬三月属水，应于肾，主封藏。冬季，寒临大地，万物收藏，寒为阴邪，易伤肾阳。在冬季一片寂静，动物们有的在冬眠，植物多数变得枯黄，这一切都是为了减少自身的代谢，收敛阳气，蓄日待发，悄悄等待春季到来之时。而在养生方面，应避寒就暖，敛阴护阳，以收藏而养肾气。《遵生八笺》中指出："冬三月六气十八候，皆正养脏之令，人当闭精塞神，以厚敛藏。"古代养生家甚至主张房事应："春一夏二秋一冬藏"。这一观点反映了古人在冬季讲究固护阴精的生活方法。

《素问·四季调神大论篇》中记载："冬三月，此谓闭藏，水冰地坼，无扰乎阳，早卧晚起，必待日光，使志若伏若匿，若有私意，若己有得，去寒就温，无泄皮肤，使气亟夺，此冬气之应，养藏之道也。逆之则伤肾，春为痿厥，奉生者少。"意思是在冬天的三个月中要关闭所有的开泄气机，要收藏住。其中"使志若伏若匿"的志就是情志，就是肾精。意思是肾精好像起来了，又好像藏进去了。在冬三月中要让肾精保持在起于不起之间。自古，中国人讲究在冬天要"养"，把阳气收藏在丹田处，虽然四肢会发冷，但我们可以用食物来解决。老人如果在冬天满面红光，表示虚阳外越，没有收藏好，就成了一个危险的相。而且，阳气和肾精在冬天没有养藏好，伤害的是肾的收藏功能，到了春天，就会出现腿没有劲儿，或者抽筋、半身不遂等痿症。而且还会因为冬天藏精不够，阳气外泄，到了春天手脚继续冰凉，也就是说春天的病会从冬天来。

肾脏的主要功能是"养藏"，所以在冬季我们首先要藏阳气，为来年"春温春生"积蓄力量，以提高机体的防疫功能和抗病能力，减少疾病的发生和发展。

其次，冬季养肾，藏阳气，不仅为了助阳御寒，更能防老长寿。当肾气充盈时，人们才会精力充沛，筋骨强健，神思敏捷，以益长寿。肾气亏损则阳气虚弱，腰膝酸软，易患疾病。如果冬季肾脏机能保持正常，可帮助调节机体适应气候的变化，否则在其他季节容易引发疾病。

养精蓄锐，遵循冬季进补四忌

冬季进补，这已成民间传统习惯，祖国医学有"冬藏精""秋冬养阴"的理论，认为冬令乃进补强身的大好季节。比如在冬至那天，中国习俗有"冬至大如年"之说，又称"冬节""长至节""亚岁"等，每到这一天，人们纷纷吃好的，老百姓常说"今年冬令进补，明年三春打虎"，可见人们对冬令进补的重视。事实也证明，冬令进补不仅能调养身体，还能增强体质，提高机体的抗病能力。

冬季气温很低，人体为了保持正常的体温恒定，就需要消耗体内较多的能量。"三九"严冬进补，能使营养物质转化的能量最大限度地贮存于体内。而且冬至起九，正是一年中阴气极盛而阳气始生的转折点。所以，此时进补，萌育元气，养精蓄锐，有助于体内阳气的生发，为下一年开春直至全年的身体健康打下基础。

虽然大家在冬季都要进补，但俗话说：药症相符，大黄也补，药不对症，参茸也毒。所以，进补一定要讲究对象和方法，做到有的放矢。进补无论从中医的观点出发，或是从现代医学的观点出发，都是为了补其不足，即身体缺少什么营养成分，就进补什么营养物质。因此，对于一位身体健康的人，本来体中不虚，再去进补，就失去"补"的意义。

冬令进补，最好先作引补，即"底补"。所谓"底"，就是打基础，可先选用芡实炖牛肉，或芡实、红枣、花生仁加红糖炖服，以调整脾胃功能。也可炖些羊肉，加生姜制成羊肉大枣汤等，也有同样功效。在此基础上，再服补药可增加滋补效力，又不会发生"虚不受补"情况。历代医家也总结出了冬令进补的四忌，讲的是：

一忌无虚滥补：人们在没有虚证情况下滥用补药，不但徒耗药物，浪费钱财，而且还会导致阴阳失调，脏腑正常的生理功能也会受到扰乱。以当年作威作福、不可一世的"洪宪皇帝"袁世凯为例，尽管他每日服用补血强身、滋阴壮阳之类的高级补品，如鹿茸汤、人参汤等，还是在忧惧交加中于 57 岁时死了。所以进补之前，必须明辨虚实，以免遭受无虚滥补之殃。

二忌虚不受补：表现为虚弱病人服了补药后，病痛不减，反而加重或出现了虚火上窜、口干、舌焦、夜不能寝、烦躁、消化不良、便秘等一系列不良反应。出现这种情况，一方面是由于有些脾胃虚弱的病人，运化、吸收功能已不健全，而许多补药，特别是补血、补阴药，如阿胶、熟地等，质地多较为滋腻，不易被吸收，容易阴滞胃肠功能而出现脘腹胀满、食少纳呆等症状。另一方面，一些阴虚病人，如肾阴虚、肝阴虚，由于体内阴液不足，而许多补药，尤其是补气、补阳的药物，如人参、鹿茸等，多能使人体功能亢盛，使原有的阴虚症状加重。因此，服用补药时，应根据虚证的不同类型，分别选用益气、助阳、滋阴、养血的不同补药。

三忌闭门留寇：如有一患者，平时身体虚弱，又因受凉发生感冒，中医认为是风寒侵袭人体，治疗应先发汗以祛散风寒，当病邪祛除后，才能考虑进补。疾病的发生，通常是外邪侵入和正气不足所致，病邪犹寇匪，常乘虚侵入人体，故有"邪之所凑，其气必虚"的说法。如病邪侵入人体时，先进行补虚，结果是虚虽补了，但却关了门将病邪留在体内，很难驱逐。往往造成病邪迁延不愈。因此冬季人们生病处在邪盛体虚时，治疗首当祛邪，不可贸然进补，若必须进补，也应攻补同用，免犯闭门留寇之戒。

四忌守药待康：如一人因心肾不交，常常失眠，吃了很多补品也没有见效，这时一位老中医让他晚上下班后去健身房锻炼 1 个小时，当晚睡眠及见好转。通过这样的事例告诉大家，一个人生病后，要想尽快恢复健康，光靠补品补药是不行的，因身体虚弱，有因先天不足，或后天失养造成，如饮食失调、情志不遂、房劳过度等。古人说"普服药者，不若善保养"，因此，体虚者除了进补之外，加强体育锻炼，注意饮食卫生，保持良好的卫生习惯和精神状态，是十分重要的。

由此，我们在顺应《黄帝内经·四气调神大论》中的"冬三月"养生方法时，也要记得每个人的体质不同，冬令进补也不能完全一样，应遵循先辨证再选择合适自己的进补方法。

自制冬令补酒，御寒又防病

冬令补酒是民间最常用的一种养生方法。冬令饮药酒，不仅御寒，还能防病。《千金要方》载："冬服药酒两三剂，立春则止，此法则终身常乐，则百病不生。"又因其制作简便，很适合家庭自制，"药酒养生"就备受世人推崇了。

药酒，是由酒与药物配制而成。然而药物的配入，是有针对性的和选择性的，都是按特定要求加入的，因此配入酒中的药物不同，其药酒的作用也不同。如药性药酒，是以防治疾病为主的药酒，在配方上都有严格细致的要求，是专为疾病而设的；补性药酒，虽然对某些疾病也有一定的防治作用，但主要是对人体起滋补增益作用，促进人体健康，使人精力充沛，预防病邪袭入。但也有一定要求，是专门为补虚纠偏，调整阴阳而设的。因此每一种药酒都有不同的作用重点，都有其适应范围。

由此可见，药酒的作用是多种多样的。冬令寒冷，喝少许酒能促进血液循环，疏通经络，温暖身体，其另一主要作用，酒入药中，可以反佐或缓和苦寒药物的药性，免除了平时服药的苦涩，也为人们所乐于接受。如有很多善于饮酒的人，常用人们日常食品配制药酒。既有医疗作用，又有滋补保健作用，乃一举两得之功，真可谓善饮也。

服用补酒可以选择市场销售的成品，也可以自己动手配制。补酒用的配料主要包括酒和补益中药。冬季补酒用的酒应根据各自的身体情况、生活爱好等来选择。目前市面上出售的药酒，按其所浸制药物的不同，大致可分为两大类：一类是以治疗为主，其作用是祛风散寒、养血活血和舒筋通络，如追风药酒、跌打损伤酒、风湿骨痛酒等。另一类则是以补虚强壮为主，其作用是滋补气血、温肾壮阳、益肾生津和强心安神，如当归酒、蛤蚧酒、参茸酒、三鞭酒、五味子酒、人参茯苓酒等。

家庭自制药酒也不能随意添加，补酒用的补益药物应根据医生的处方或参考书中所介绍的配方。将药配齐后，先清除杂质，需要用清水洗的药物应快速用清水清洗，不宜久洗，以免损失药物的有效成分。一般药材体积较大的宜打碎或切片，使药用有效成分充分溶出。酒和药物配齐后，就可以制作补酒。补酒一般用浸泡法制成，常用冷浸法和热浸法。冷浸法即将药物粗末置于容器内，加入适量的酒，密封，每日搅拌1次，在常温暗处浸泡20天左右，冬季可长些。吸取上清液，再把药渣压榨一下，榨出液与上清液混合，滤过澄清即可。热浸法基本上同冷浸法，不同的是需隔水加热，时间不宜过长，一般见药面出现泡沫时，立即端离火灶，然后密封，静置15天左右。此外还有煎煮法及酿酒法。煎煮法即将药物浸泡后，加热煮沸1～2小时，滤出，再复煎1次，两煎出液合并，取上清液加热浓缩，冷后加入等量的酒，和匀后放入容器中，密封7天左右即可。在这里介绍两种冬季养肾常用的药酒。

1. 鹿茸酒

【材料】鹿茸 30～40 克，白酒 1000 克。

【做法】密封浸泡 2 周后取酒饮用。每日 2 次，每次 15～20 毫升。

【功效】具有补阳益肾、强盘健骨的功效。

2. 茯苓酒

【材料】茯苓 60 克，白酒 500 毫升。

【做法】将茯苓切片装入纱布袋再放入酒瓶内，浸泡 7 日即成。

【功效】有补虚益寿、强筋壮骨之效。

冬季服药酒一般每日早晚各服一次，多选择性温偏热的药酒，每次饮用宜 10～30 毫升，不可过量。饮用补酒类药酒，忌与萝卜、葱、大蒜等同服。感冒、发热、孕妇、妇女经期应停药酒。此外，高血压、心脏病、肝脏病、严重溃疡病患者也应慎服药酒。

腊八粥——冬季食疗佳品

北京有句谚语说："送信的腊八粥，要命的关东糖。"意思是说吃了腊月初八的腊八粥，就该准备还赊清欠，而吃了腊月二十三祭灶的关东糖，年近岁逼，债主就要上门讨债了。目前，每到年底腊月初八喝腊八粥已经成为一种中国习俗。国人钟情腊八粥，不仅是习俗和美食，更是养生佳品。每逢腊七腊八时，气温是一年当中最低的日子，人的体质也变得较弱，而简单的一碗腊八粥却包含了健脾、和胃、养心、益肾、清肺、利肝、明目、安神、通便等作用，可谓是面面俱到，同时丰富的营养也给人体增强免疫力，提高耐寒指数。

北京的腊八粥可以说在国内是最为讲究的，主要由花生、枣、杏仁、核桃、栗子、莲子、百合、桂圆肉、葡萄干以及各种各样的米和豆子等组成。有的地区如天津还要在这基础上添加珍珠米、薏仁米、大麦仁、黏秫米、莲子、百合、黏黄米、芸豆、绿豆、桂圆肉、龙眼肉、白果、红枣及糖水桂花等，色、香、味俱佳，近年为了丰富营养价值还加入了补肾的黑米成分。一般在腊月初七的时候，就把这些豆、米进行清洗和浸泡，到了腊八那一天的清晨，家里就会用高压锅进行熬制，上午一家人就可以围坐在桌前，喝着热气腾腾，营养丰富的腊八粥，以祈求来年的健康。

在南方江苏地区，吃腊八粥还分为甜、咸两种口味，但两者的煮法一样。只是咸粥是加了青菜、油和少量盐。而苏州人煮腊八粥讲究要放入胡桃仁、松子仁、慈姑、荸荠、芡实、木耳、青菜、红枣、栗子、金针菇等。清代苏州文人李福曾有诗云："腊月八日粥，传自梵王国，七宝美调和，五味香掺入。"由此可见，我国各地喝腊八粥的成分也不尽相同，风俗也不同，那么在这里我们介绍一下中国大江南北典型的腊八粥做法：

1.南方腊八粥

【材料】米250克，栗子、核桃仁、枣子、莲子各250克，青菜300克，慈姑300克，芋头（中等大的）1个，片糖250克，精盐适量。

【做法】先把枣子洗净；栗子去壳及衣皮；莲子剥去心，去皮；青菜洗净后（只用菜心）切碎；慈姑、芋头剥去皮，洗净，切成小块。做粥时，先将菜心放入素油锅内略炒，加盐备用。然后把米入锅，煮开后10分钟，加入干果及蔬菜搅匀，再大火煮5分钟后改为文火，煮至米粒开花、干果菜蔬烂熟即成。食用时可撒入片糖碎末。

【功效】温肾健脾，补气益血。

2.北方腊八粥

【材料】黄豆、绿豆、豇豆、豌豆各50克，赤小豆100克，花生仁、核桃仁、红枣、蜜枣、炒芝麻、桂圆干、荸荠、榛子、栗子、菱角各适量（或任选数种），糯米250克（小米、黄米、精高粱米亦可，或作为配料），白糖（或红糖）适量。

【做法】先将各种豆类、花生仁及不易煮烂的原料洗净下锅，烧沸后浇一碗凉水，使浮在上面的豆子沉下去，改用文火熬到豆子膨胀起来。待豆类煮开花后，加入糯米、小米、黄米及其他各种配料，烧沸后改用文火，用勺不断搅动以防糊底，熬至粥成。

【功效】温肾健脾，补气益血。适用于脾胃虚弱，身体羸瘦，畏寒肢冷，神疲乏力症。

我们可以看出"腊八粥"无论甜还是咸，无论是南方还是北方，材料中的栗子、核桃是不可缺少的原料。核桃仁具有补肾纳气、益智健脑、强筋壮骨的作用，还能够增进食欲、乌须生发，核桃仁中所含的维生素E更是医药学界公认的抗衰老药物。栗子能补肾益气、治腰酸腿软。与其他枣等成分一起具有补肾健脾等功效。

而在清代营养学家曹燕山撰《粥谱》中，对腊八粥的健身营养功能讲得更加详尽、清楚，诉其是"食疗"佳品，有和胃、补脾、养心、清肺、益肾、利肝、消渴、明目、通便、安神的作用。这些作用已都被现代医学所证实。对于老年人说来，腊八粥同样也是有益的美食，但也应注意不宜多喝。脾肾虚的患者，吃腊八粥也不用限于冬季服用，此粥可以一年四季服用。

亚健康群体冬日最好的补肾方式：膏方

很多人都有这样的感觉：平时常常全身无力，容易疲惫，早晨起床时，总觉得没睡醒，晚上却又总是睡不着觉，有的人还会出现便秘、拉肚子、心悸气短、头痛等症状。这时去医院检查一番，往往也查不出什么"病"来，但身体就是很难受。世界卫生组织将这种机体无器质性病变，但是有一些功能改变的状态称为"第三状态"，我国称为"亚健康状态"。

看到这里你可能要问了，如果处于亚健康，现代医疗工具又检查不出毛病时，应该怎么办呢？中医的膏方是调理亚健康的最佳方法。所谓"膏方"，是中医根据患者体质不同与病情的需要，选择多种药物组成方剂，经多次煎熬，浓缩成的膏剂。冬季是最好的膏方调理季节，因为冬季是精气藏于肾的季节，肾精充沛，就有扎实的物质基础，体质增强，活力增加，足以将亚健康状态逆转向健康状态。

目前膏方的应用主要以补中寓治，治中寓补为主，发挥增加身体抵抗力和免疫功能，抵御外邪侵袭的作用，所以既能治病又能防病，增强体质，延缓衰老，具体包括补益气血、平衡阴阳、调治脏腑等作用。

膏方最大的优点是辨证论治，一人一方是个体化治疗，是符合个人的特点而开的方剂，针对性强，疗效高，与千人一方的保健品截然不同；其次，现代的膏滋方多为大复方，有30多味，也有50味、60味，根据个人需要而定，治疗上可以多脏器同治，气血阴阳同调，抓住重点，照顾全面，既治病，又调补。而平时的汤药，10味左右只能抓重点治疗，整体调治作用不如膏滋方好；第三，可节省时间，免去每天煎药的麻烦。节省药材，一料膏方几十味药，制成后可服用50 ~ 60天，其用量一般比中药汤剂少。制膏时煎煮时间长，直至药渣煎烂，药的成分易出来，所以疗效好。最后，制成膏滋方后，浓度高，体积小，携带及贮藏保存方便，服用时口味好，人体易吸收。

从现代医学角度看，冬天气温低，热量耗散多，胃肠道功能相比其他季节要强，加之人体新陈代谢速度减慢，此时适当补养可增进营养物质的吸收，调解和改善人体各器官的生理功能，增强抵抗力，从而防病治病。从传统医学角度看，膏方是一种具有营养滋补、补肾壮骨、扶正祛邪等综合作用的成药。冬季膏方选用上，宜女子重调气血，必要时疏肝理气，疏气开郁；男子重在补肾，补肾气，滋肾阴、温肾阳，或补肾之气阴，或阴阳并补。

那些尚处于亚健康状态的人士可以让医生帮忙配一料膏方，服用一个冬天，为身体"加油"，就像俗话说的那样"冬令进补，来年打虎"。

冬季手脚冰凉，该补补肾阳了

一到冬季，很多女性即使穿再多再厚的衣服，依然缓解不了手脚冰冷。这是因为，冬季天气寒冷，人体血流不畅，导致阳气瘀滞在体内，不能到达四肢末端，寒性体质和阳虚者则会出现手脚冰凉。此外，中医有"阳虚则寒，内虚则热"之说，也就是说冬季手脚冰凉与肾阳虚有着必然的联系。

冷，总是因为外因或内因的温热不足引起，如果阳气不足，体内少于温煦，就会出现形寒肢冷，手脚发凉，还会伴有胃脘部总是怕冷，衣服比别人穿得多，耐受不了冬天的寒冷，夏天耐受不了空调房间的冷气，小肚子一受风寒就疼痛不舒服，女性白带增多等症状。而中医学把阳气之源归于肾藏，也就是说，阳气不足多与肾阳不足有关。那么我们肾阳的不足是如何造成我们手脚冰凉的呢？

肾阳有温养腑脏的作用，为人体阳气的根本。肾阳与肾阴相互依存，两者结合，以维持人体的生理功能和生命活动。肾藏是人体的先天之本，内藏相火，是生命之根，又称命门。而寒邪伤阳的特性自然地把寒与肾直接联系起来，古有"诸寒收引，皆属于肾"的论述，举凡阳气不充，阴寒痼冷的病态，都可以看作是肾藏的病证。这在冬季是经常可以遇到的。因为冬季，人们生活的外在环境寒冷，要想维持体内代谢的正常循行，必

《黄帝内经》对症养五脏 全书

须依靠体内的阳气。一旦肾阳不足，命门火衰，则"血遇寒而凝"，气血精华不能及时供养脏腑和腠理，则出现了手脚冰凉。那是因为阳气不足，气血运行不畅，位于四肢末端的手脚气血供应不及时，就会出现手脚冰凉的现象。

其实每个人对寒冷的适应都有一定的限度，寒冷对人体的健康也是最大的威胁，因此古人把寒邪作为六淫之最，这在没有暖气、空调、羽绒服的远古时代是完全可以理解的。寒邪的特性是冰固、凝滞，对人体的卫外功能和器官功能最有限制和约束力，如果寒邪伤于外表肌腠，人体内部调动气血与之抗争，因此尚有恶寒，发热的激进状态；如果寒邪长驱直入藏腑，人体再也无力与之抗争时，呈现出的就不仅仅是四肢冰凉，而是一片寒冷衰竭状态，常会导致死亡。

而手脚冰凉只是一个外在表现，也是肾阳不足的体表特征，更应引起人们的重视。随着人类适应自然、改造自然的进步，人们的衣、食、住、行在抵御寒冷上有了质的变化，冬季的致病因素也就复杂起来，例如愈到北方，冬季愈喜食冷食，愈到西北地区，人们的病理病机变化，愈趋向于外寒内热，就说明了人类自身由于阳气过盛对于寒邪抗争时的外在体现。也说明了五行学说中水与火克制与反克的关系，这也是肾水与心火的克制与反克的关系。

尤其是老年人到了冬季，因为肾水旺盛，表现肾阳不足更加严重，所以我们平时看到老年人冬天穿衣服时总是里三层，外三层。即使家里有空调也比年轻人穿得多。如果年轻人到了冬天也比同龄人穿得多，怕冷，手脚冰凉，那他可能是肾阳不足了。

因此，冬季手脚冰冷提示我们可能自己的肾阳虚了，应该补补肾阳了。

节制房事——冬季藏精养肾的第一方

冬季养肾的同时要注意节制房事。性生活是一种正常的生理需求，也是增强夫妻感情的一种手段，但中医讲"欲不可早、欲不可多"，就是说欲望不可以提前，也不能过度。欲多就会损精，伤肾，更谈不上养肾，藏精了。

人如果精血受到损害，就会出现两眼昏花、眼睛无神、肌肉消瘦，牙齿脱落等症状。据统计，在中国古代，能查出生卒年份的209位帝王的平均寿命只有39岁，其中不到20岁驾崩的竟然有31人。清乾隆皇帝吸取短命皇帝的教训，遵守"酒勿醉，色勿过"的养生术，寿命达到了88岁。而活到了102岁的唐代大医家孙思邈更讲究养生，他的养生名言就是："大寒与大热，且莫贪色欲，醉饱莫行房，五脏皆翻覆，欲火艾慢烧，身争独自宿。"可见性欲与人的寿命还是息息相关的，对于冬季要养肾，藏精更是应该注意。

冬季阳气已衰，人的性欲也相对减少，且养藏之，有利于保精而不泄精，所以冬季的房事活动也应大大减少。中医认为人的精、气、神是人生三宝，而冬季是保精的最好时机，中医认为，"冬不潜藏，来年必虚""冬不藏精，春必病温"，如果冬季房事过多，就会使宜于敛藏的阳气继续升发而耗散而伤肾。所以为了避免耗伤精血，一定要保养好肾阳之气，减少房事次数。

虽然冬季要减少夫妻房事次数但也不是要禁欲，刻意过度节制性欲的做法有违人体生理的需求。对于很多人试图在冬天通过过性生活取暖避寒的做法，也是弊大于利。在为数不多的房事中，建议夫妻增加更多的夫妻情趣。首先，互相拥抱，相互缠绵的肌肤之亲的确能使两个人的感情快速升温和胶着，但性生活会损耗大量的热能，不能长时间地一味为了寻求刺激而助性延长做爱时间，使得高潮后出现疲惫倦怠之感，而且，精液泄尽后的那一刻，稍不注意，就极容易患上感冒之类的疾病。因此，冬天夫妻做爱时还要特别注意保暖问题，保持室内温度。

头部、背部、足部是冬季保暖的重点

一个年轻的男子剃个光头，冬天也不戴帽子，在户外活动，当时也觉得头部冷，但没有在意，等到快中年的时候，出现了偏头痛的毛病，而且天一冷就疼，慢慢自己也被迫养成了戴帽子的习惯。生活中类似于这样的事例有很多，相似处都是冬季的时候没有注意保暖。

一般来讲，头部、背部、足部是人体的薄弱地带，都是寒气入侵的主要部位。所以，冬季保暖，我们一定要保护好这三个地方。

首先，中医认为，头为一身之主宰，诸阳所会，百脉相通。人体十二经脉和奇经八脉都会聚于头部，有近50个穴位。头部经过了人体重要的阳经包括督脉、足少阳胆经和足太阳膀胱经。一旦头部受到寒邪侵袭，必然会牵连到人体十二经脉，引起五脏六腑的寒证。

现代医学认为，头部是大脑神经中枢的所在地，每天都需要消耗大量的能量。因为头部皮肤薄，血管粗和毛发多的缘故，热能的散发量也特别大。寒冬季节若不注意保护头部，体热会很快从头部散发出去，以至消耗机体的能量。所以长期暴露在外，又不加保护，接受寒冷的刺激，会使头部血管收缩，头部肌肉紧张，引起高血压、脑出血、血管神经性头痛、伤风感冒、面神经麻痹等病症。临床研究证明，低温，强冷空气袭击，会诱发高血压、中风等心脑血管病的发作，增高心脑血管病的死亡率，所以需要予以特别警惕，采取必要的头部防寒保暖措施，尤其是体弱之人更要预防风寒侵袭头部。正所谓"虚人最怕脑后风"，健康人也要注意保暖。

其次，中医学将背放在很重要的位置，是因为"背为阳中之阳"和"阳脉之海"的说法，如果背部保暖不好的话，寒风就会通过背部侵入并扩展到其他部位，将阳气损伤。后背的保暖也是冬季"藏阳气"的重点。有人认为现在冬天都穿羽绒服，还要怎么保护后背呢？其实，我们常会遇到这样的人，在寒冷的冬季喜欢穿短款的上衣，这就是对后背保暖不够。

背部的督脉在《黄帝内经》中被誉为"阳脉之海"，其功能是以脏腑为基础的。《黄帝内经》说它与肝脉"会于巅"，得肝气以为用，肝藏血而寄相火，体阴而用阳；又有"贯脊属肾"的说法，与肾相通，而得肾中命火温养；又说"上贯心入喉"，与心相通，总之，身体前阴后阳，督脉在背而主一身之阳，又得相火、命火、君火之助，故称"阳脉之海"。《黄帝内经》中说要是女性督脉生病，就会导致不孕，所以对女性而言督脉的保暖更加重要。

背部的足太阳膀胱经是抵御外界风寒的第一道防线，又是最大的排毒通道，并连接五脏六腑，协调水液代谢。当寒邪入侵膀胱经以后，人就会出现恶寒、高热、腰背痛，后脑勺痛等症状。

再次，脚部也是我们保暖的重要对象。很多人在睡觉的时候习惯把脚露在外面，感觉脚如果出了汗，在被窝里感觉很不舒服。这样时间长了，病也出来了。因为脚被称作是人体的"第二心脏"，人体的五脏六腑在双脚上都有相应的投影，连接人体脏腑的经脉当中有一半起于足部。双脚中至少有60多个穴位，三阴经和三阳经都走脚。小脚趾外侧是膀胱经，脚面是胃经，足大趾外侧属于脾经，足二趾三趾跟肝经有关，足底有涌泉穴，属肾经。脚部保暖做得好，就会促进全身气血运行，调解内脏功能，舒通全身经络，从而达到驱病祛邪、滋补元气的功效。如果保暖不好，常会有如腹泻、腹胀、尿频等脏器受寒症状。

冬日养肾护肾，自制足疗中药包

"人之有脚，犹似树之有根，树枯根先竭，人老脚先衰。"人们对脚的重视自古有之。在古代，没有平坦的马路，也没有那么多的交通工具，出行靠的就是两条腿，两双脚。虽然那时的人们吃不好，穿不暖，但身体确很强壮，这些都与足部的锻炼有关，崎岖的道路和足够的步行使足底经穴得到良性刺激而使脏器得以气血充足的供养。这也是我们作为现代人，运动减少，出门买菜还要自驾车的生活方式，使我们足底没有得到足够的锻炼与刺激，从而患上了各种现代文明病，包括失眠、健忘、心悸、肥胖等。

传统中医认为，双足通过经络系统与全身各脏腑之间密切相连，构成足与全身的统一性。人体十二正经中有六条经脉分布到足部，足部为足三阴经之始，足三阳经之终。

这六条经脉又与手三阴经和手三阳经相连属，循行全身，从而加强了足部与全身组织、器官的联系。足部有许多腧穴，分别隶属于足三阴经和足三阳经，并与相对应的脏腑相连属。如足少阴肾经的涌泉、然谷、照海、太溪、复溜等。因此，对足部进行良性刺激同样可对人体各脏腑进行调节。所以冬季要养肾，护肾，对脚部的护理是必不可少的，而泡脚是一种既简单又有效的理疗方法。

普通热水足浴法是指通过水的温热和机械作用，刺激足部各穴位，促进气血运行、畅通经络、改善新陈代谢，进而起到防病及自我保健的效果。而我们在泡脚时加入适当的中药也就是我们常说的足药浴疗法是指对症选择适当的药物，将药物包裹好，经过清水浸泡20～30分钟后，加入2000毫升的清水煎煮20分钟，煎煮后的药汁与药包倒入足浴桶内，加入适量清水调温后进行足浴理疗。

中药足浴的原理是指利用药物透过皮肤、孔窍、腧穴等部位的直接吸收，进入经脉血络，输布全身而发挥其药理效应。近些年来，人们对中药药浴外治机理的研究也在不断深入，认为药浴外治除药物直入血液循环发挥其本身的药理作用外，还有调整各系统组织器官功能和机体免疫功能的作用。对病灶局部也发挥着治疗和保健作用。

目前很多家庭都有足浴器，使用起来也很方便，下面我们就介绍几种简单的养肾护肾的保健药包，制作方法相同，在足浴时间上建议在25～30分钟，足浴器的水温控制最好在39～41℃，避免足浴后有头晕、恶心、无力的症状。

（1）具有补阳固精、健筋壮骨、补精填髓作用。适用于肢冷畏寒、精神萎靡、倦怠乏力、阳痿遗精的患者方剂为：补骨脂、当归、菟丝子各15克，金樱子12克，仙灵脾、牛膝、巴戟天、小茴香、肉桂、杜仲各10克，沉香5克。

（2）具有益肾气，养肾阴作用。适用于气阴两虚所致四肢无力、腰酸腿软、心悸多梦、头晕目眩、须发早白等证的方剂：枸杞子、怀山药、五味子、天门冬、麦门冬、怀生地、怀熟地各15克。

（3）具有滋阴补血、益精填髓作用，适用于肝肾阴虚、腰膝疲软、头目眩晕、耳鸣耳聋、盗汗遗精的方剂：熟地黄、丹皮、山药各15克，黄芪10克，当归、茯苓、山茱萸各12克，泽泻9克。

（4）具有温补肾阳作用，适用于肾阳不足、腰痛腿软、下肢厥冷的方剂：川牛膝、熟地黄、山药各15克，桂枝、甘草、山茱萸、泽泻各12克，丹皮、炮姜各8克，附子6克。

（5）具有滋阴补肾作用，适用于真阴不足、头目眩晕、遗精滑精、自汗盗汗的方剂：川牛膝15克，熟地、山药、山茱萸各12克，生地、菟丝子各10克，当归8克。

（6）具有滋补肝肾、养阴聪耳的作用，适用于耳鸣患者的方剂为：菟丝子50克，杜仲40克，淮牛膝30克，川芎15克。

（7）具有软坚散结、补肝肾、强筋骨、降压降脂作用，适用于防治中老年原发性高血压、高血脂、血液黏稠等症的方剂：海藻60克，生山楂50克，桑寄生40克，杜仲30克。

（8）具有滋补肝肾、强筋壮骨、乌须明目作用，适用于中老年气血两虚、性功能减退、心血管疾病等的方剂为：女贞子50克，旱莲草40克，桑寄生30克，鹿角霜、辣椒各20克。

（9）具有滋补肝肾、益精填髓、滋阴补血、宁心安神作用，适用于中老年体弱、力不从心的方剂为：菟丝子、覆盆子、熟地黄各30克，车前子20克，五味子15克，枸杞子10克。

（10）具有补祛风湿、肝肾、强筋骨的作用，适用于各种疲劳症，尤其是生理性疲劳的方剂为：桂枝60克，刺五加50克，甘草5克。

背部常暖，让老人安全过冬

俗话说："老人熬冬，花熬秋。"寒冷的冬天，常常令很多年轻人都抵挡不住，更不用说年老体弱的老人了。而隆冬时节也是老年人常见病的多发期，有的老年人就是因为不懂冬季养生而发病，最终离世。

所以，老年人一定要注意在冬季保暖、滋阴、防寒，尤其要注意背部的保暖，除了穿一般的棉袄外，最好穿一件紧身棉背心或皮背心。这是因为人体背部有人体全部的背腧穴，还有各个脏腑的反射区，是内外环境的通道，也是最易受到外邪侵袭的部位。冬季寒冷的刺激可通过这些穴位影响肌肉、骨骼和内脏的功能，使人致病。平时可采用晒太阳的办法来进行"晒背"，直补督脉的阳气，影响全身，尤其是对脑、肾精、肾阴亏损者的补阳效果较好。

老人背部保暖，还应包括更为主动地对背部经络的"刺激"，从而有益于气血运行和血脉流畅，滋养全身器官，达到强身健体的目的。下面就为老年朋友们介绍两种简单易操作的背部刺激法。

1. 捶背

捶背可自己捶打或请旁人帮忙。自己捶打时，双手握拳到背后，身体微前倾，从上到下沿着脊背轻轻捶打。请别人帮助捶打时，捶者手呈半握拳状，用掌根、掌侧拍打或叩击背部，动作要协调，力量要均匀、缓和，以能耐受并感到舒适为度。捶背的速度以每分钟 60 ～ 100 次为宜，每次 10 ～ 15 分钟，每日 1 ～ 2 次。

2. 擦背

可请家人或浴室的搓背师帮助。操作者五指并拢，用手指及掌在背部正中及脊柱两侧反复上下揉擦。开始时间不宜过长，以后逐渐延长时间，以皮肤发热、自我感觉舒服为度。可于每天晨起和睡前各做一次，注意不要用力过猛，以免损伤皮肤。

不管是捶背或擦背，都能达到让背部常暖的目的。老年人本身脏器老化，阳气衰弱，如能长久地进行背部保健，可预防老年性感冒和便秘，也可辅助治疗腰背酸痛、胸腹闷胀等多种慢性疾病，可帮助老人安全地渡过严冬。当然，冬季天冷，老年人做背部保健活动时，一定要注意对其他部位的保暖。

冬练三九，合理锻炼不伤阳气

俗话说"冬练三九"，我们肢体的活动包括关节、筋骨等组织的运动，皆由肝肾所支配，因此《黄帝内经》中有"肾主骨"的说法。善于养生的人，在冬季也要坚持锻炼，以养肝补肾，舒筋活络，提高身体素质。不过，此时的锻炼也要讲究方式、方法。

首先，冬季晨练宜迟不宜早。冬天的寒气比较重，早上的时候更是如此，因为每天的最低气温一般出现在早上 5 时左右，而人体的阳气还没旺盛。寒为阴邪，易伤阳气。由于人体的阳气根源于肾，所以寒邪最易伤到肾阳。如果此时外出锻炼，易受"风邪"侵害，容易患伤风感冒，也易引发关节疼痛、胃痛等病症。所以说，冬季晨练宜迟不宜早。一般太阳出来半个小时后，晨寒才开始缓解，此时大家才应该开始锻炼。

其次，锻炼之前应做充分的准备活动。因为冬天气温低，体表血管遇冷收缩，血流缓慢，肌肉的黏滞性增高，韧带的弹性和关节的灵活性降低，如果准备活动不充分易发生运动损伤。准备活动可采用慢跑、拍打全身肌肉、活动上肢和下蹲等。尤其是冬泳下水前，预备活动更要充分，通过慢跑、全身按摩等方法，调动机体各部分的机能活动，提高中枢神经系统的兴奋性和反应能力。

再次，不要过于剧烈运动，避免大汗淋漓。《黄帝内经》认为冬季养生应"无泄皮肤"，否则就会使阳气走失，不利于肾的"闭藏"，这就是说冬天里大家不宜进行剧烈运动，锻炼时运动量应由小到大，逐渐增加，尤其是跑步。不宜骤然间剧烈长跑，必须有一段时间小跑，来活动肢体和关节，待机体适应后再加大运动量。通过锻炼，感到全身有劲，轻松舒畅，精神旺盛，体力和脑力功能增强，食欲、睡眠良好，就说明这段时间运动是恰当的。

最后，若遇到大风、大雾等天气，则不适宜进行锻炼。而且，大家在冬天不应起得过早，最好在日出后再出门锻炼。锻炼时的衣着，既要保暖防冻，又要轻便舒适，以有利于活动。最初活动时由于气温较低，应多穿些衣服，待做些准备活动，身体暖和后，再脱掉厚重的衣物进行锻炼。锻炼后要及时加穿衣服，避免寒邪入侵。

总之，运动是需要循序渐进、持之以恒的事情，即使在寒冷的冬天也不应该忽略，否则一冬天积攒下来的身体方面的问题就会在来年春天凸显出来，而长期待在温暖的室内也会降低身体的免疫力，增加患感冒等呼吸道疾病的概率。

第三章

一日之中养肾的最好时光：下午5点到7点

酉时是肾虚者补肾的最好时光

有句话叫："在正确的时间里，做了正确的事情，才能事半功倍。"养生也是如此。中医养生不仅有季节区别，而且有时辰区别。冬季补肾是没错，但一天中哪个时间段补肾最有效果呢？答案是每天的17点到19点最佳。

十二时辰中，这个时间是酉时。"酉"在月份对应8月。人体同自然天地的变化是相通应的，从酉时起便开始进入秋冬收敛收藏的时机。此时身体所表现出来的病变则是肾的收藏功能出现了问题。在十二生肖里，酉时是鸡。在民间，有一种说法认为鸡是发物。为什么鸡为发物？鸡的所谓"发物"的性质，就是它能够把热散出来。鸡里边藏着的这一点点真阳，可以把火生发出来。在日常生活中，有一个东西是跟它非常相像，就是雷电。所以中医里把肾里边所藏的这一点点火叫作龙雷之火，而这点火就是我们生命的源泉，很多东西都是从这儿生发的。

肾在酉时进入贮藏精华的阶段。肾脏最重要的功能是藏精，这里的精是精华的意思，即人体最重要的物质基础。肾经是人体协调阴阳能量的经脉，也是维持体内水液平衡的主要经络。酉时养肾，最主要的就是"藏"，即休息、收敛。此时应在工作之后稍事休整，不宜进行剧烈运动，也不适宜大量喝水。此时对于肾功能有问题的人而言，按摩肾经的穴位，效果最为明显。

酉时正是吃晚饭的时间，老年人最好是在17点半之前把晚饭吃完，饮食宜清淡。下午5点至7点，是肾经最旺的时候，肾阳虚的患者在此时服药效果也最好。18点左右，是肾经气血最旺、功能最稳定的时候，此时开始锻炼，有利于促进食物的消化吸收，增强脾胃的功能，防止肠胃疾病的发生。特别要注意的是，冬季室内外温差较大，在外进餐后不宜立即出去，否则容易引起风寒头痛，还会增加心脏的供血负担。因此，饭后应坐下来休息一下，20～30分钟以后再开始活动。

在对的时间遇到对的人，在对的时间干对的事情，是我们一直追求和向往的，那我们就从酉时做补肾的事情开始吧。

酉时发低烧，可能是肾的问题

很多人有过发热的经历，有人高热不退，有人低热不断，无论如何发热都是身体疾病的外在表现。有一种发热很奇怪，它总是在下午五六点钟的时候出现低热。

下午五六点是酉时，正是气血流注于肾经的时间，在这个时间段出现的问题，当然首先要从肾入手调查原因。酉时是人体"关门"收藏静养的时间，最适合收藏肾精。如果肾的精血被损耗太过，该收藏的时候不收藏，阳气浮在外面不回去，身上就会发低热。这种低热状态，在中医中称为"日晡潮热"。

除了老年人出现的自然肾虚外，有的中青年因忙于工作，常年"血拼"，以至于身心过度劳累，精血亏损不足，出现了肾虚；用脑过度的事业型人群也容易出现低热，因为肾藏精，精生髓，而脑为髓海，故而用脑过度就会伤精耗髓；新婚后，丈夫如果不懂得节欲，或是青春期男孩手淫过度，都容易出现肾虚情况。

如果出现了低热情况，应该怎么办呢？其实可以根据身体的具体情况用补肾中成药调理一下。比如，肾阴虚的低热，可用六味地黄丸；肾阳虚引起的低热可用知柏地黄丸。具体使用时，一定要请医生帮自己诊断一下。

对于肾阴虚引起的酉时低热，还可以用药膳进行调理。在此为大家推荐砂锅枸杞乌鸡，准备乌骨鸡1000克，枸杞子5克，盐5克，味精3克，胡椒粉3克，大葱20克，姜10克。将宰杀去毛洗净的乌鸡剁去头、颈、脊骨、爪，其余的剁成块，放入清水中泡出血污（水留用）。煮锅置于火上注入清水，把鸡块放入锅内，待将沸时，打去浮沫，捞出鸡块，冲洗干净，锅中加入热水，快要沸时改用小火，打去浮沫，制成鸡汤。再将鸡块放入砂锅中，倒入鸡清汤，加葱、姜，旺火烧开，打去浮沫，用小火长时间炖制，至鸡酥烂时，下精盐、胡椒面和枸杞，再炖20分钟，使其充分入味，拣去葱、姜，下入味精，盛入汤盘即可。具有补肾养阴退热的作用。适用于治疗肾阴虚型发烧、咳喘。

当然，所有的药都只能治病，而不能治命。要想真正的强肾补精，远离酉时低烧，还需要彻底纠正自己不当的习惯和行为，根除肾虚的隐患。

肾阳虚的人，在酉时补肾阳最有效

中医专家指出，补肾的最佳时辰是酉时，即24小时制的17～19点，也就是下午的5～7点。酉时养肾，可收到很好的效果。因为酉时正值肾经气血最旺、功能最好的时候，经过申时人体泻火排毒的代谢高峰之后，肾在酉时一方面要继续做一些清理残余的扫尾工作，另一方面则开始贮藏精华，所以此时是调养肾脏的最佳时机。尤其是因为命门火力不足导致的肾阳虚，最适合在这段时间来强肾壮阳。凡是服补肾药物、针灸补肾穴位，酉时都是疗效最佳的时辰。

补肾中药冬虫夏草，其性温，味甘，有补肾和补肺的作用，是一种平补阴阳的名贵药材。如《本草从新》说它"保肺益肾"。《药性考》亦云："虫草秘精益气，专补命门。"《柑园小识》还说："以酒浸数枚啖之，治腰膝间痛楚，有益肾之功。"冬虫夏草虽然是一种副作用很少的滋补强壮中药，但直接用于方剂者不多。凡肾虚者最宜用虫草配合肉类如猪瘦肉、鸡肉或鸭肉，甚至新鲜胎盘等共炖，成为补肾食品，更为有益。

还有一个"补肾阳之食疗秘方"——"玉浆黄金鸡"。玉浆，酒也；黄金鸡，乃酒中之圣品黄酒炖鸡。

【材料】一只1000克左右的纯种乌鸡（雄鸡效果要更好一些），浙江绍兴产的黄酒1000克，肉苁蓉50克。

【做法】把鸡开膛后去掉内脏，清洗干净后用水焯一下，再将整只鸡放进锅里，倒入黄酒，用大火烧开后，加入50克补肾中药肉苁蓉与鸡同炖，再改用小火慢炖至肉烂即可食用。吃肉喝汤。

这个方子最宜补肾阳虚（肾阴虚者不宜用）。肾阳虚是命门火衰之故，而在这个方子中，鸡属火性，鸡肉甘温，乌鸡更是鸡中之极品，入肾经和肝经，具有极好的滋养肝肾、补益气血功效。黄酒是我国传统的养生酒，也是酒中之佳品，被称为"液体蛋糕"，具有极好的补益作用，性味辛甘温，有温经通脉、散寒活血、引行药势之功效，可以增强乌鸡的药效。肉苁蓉亦是温补肾阳之良药，其性味甘咸酸温，入肾经、大肠经。一般的补阳药多燥，滋阴药多腻，而此药为滋润平和之品，补阳不燥，滋阴不腻，适用任何体质的人。

而将乌鸡、黄酒、肉苁蓉"三宝"合一，交相融合，强强联合，其功效自然非同一般！加之又是在补肾壮阳的最佳时机酉时吃，效果自是更胜一筹。一般连吃一周左右即可见到非常明显的效果，长期肾阳虚的朋友可以坚持每月吃一次，对我们上面说到的肾阳虚症状有极好的改善和彻底治疗作用。

当然，不只是此方，任何补肾的食物和药物，抑或是刺激穴位，最佳的时机都是酉时。此时调补肾，是一个捷径，可事半功倍。

酉时护腰就是给肾以大爱

在我国传统的养肾防病理论中，一直非常重视腰部的保健和锻炼，中医有"腰为肾之府"的说法。通过松胯、转腰、俯仰等运动，可以疏通腰部的气血运行，起到健肾强腰的作用。在下班前后的酉时做一些腰部运动，有利于我们强腰补肾，还能治疗和预防腰部疾病。

1. 前屈后伸

两腿站立，与肩同宽，双手叉腰，先做腰部前屈，然后再做后伸，各做 5 ~ 10 次。此动作也可以称之为"前顶后撅"，做运动时一定要稳健，长期坚持可以使腰部肌肉松软，减少疼痛。

2. 转胯回旋

两腿站立，稍宽于肩，双手叉腰，呼吸均匀。以腰为中心，胯部分别按顺时针和逆时针方向，作水平旋转运动，速度由慢到快，旋转的幅度由小到大，反复各做 10 ~ 20 次。做此动作时上身要基本保持直立状态，腰要随着胯的旋转而动，身体不可过分地前仰后合。如有腰椎疾病的患者，动作浮动可减少。

3. 交替叩击

两腿站立，与肩同宽，两腿微弯曲，两臂自然放松，左右转腰。与此同时，两臂随腰部的左右转动而一前一后地自然摆动，并借摆动之力，交替叩击腰背部和小腹，力量要适度，如此连续做 30 次左右。此动作，不仅可以放松腰部肌肉，还可以利用双手敲击关元和命门穴位，以达到疏通经络，补肾的效果。

4. 拍击胸背

两手拍击胸背，左手拍胸时右手同时拍背，同样右手拍胸时左手同时拍背。两手可交替进行。拍击胸背也可以达到疏通任督二脉的作用，以促进气血运行。

5. 双手攀足

全身直立放松，两腿稍微分开，两臂上举，身体随之后仰到最大限度。稍停片刻，随即身体前屈，双手下移，让手尽可能触及双脚，再稍停，然后恢复原位。可连续做 10 ~ 15 次。做此动作时，两腿不可弯曲，否则影响效果。老年人及高血压患者，弯腰时动作要缓慢。

以上动作简单，可单个锻炼也可以几个动作一起练习，因为每个人的关节或肌肉的柔软度不同，不要求动作特别到位，肌肉有舒适拉伸感觉为好。做腰部动作时要注意腰部里藏着肾脏，阳气藏于肾，腰部如果受凉，很容易伤及肾，同时也就伤了我们的阳气。所以在加强腰部运动时，还要维持腰部正常保暖。

下班前喝杯水，清洗肾和膀胱

有这样的比喻："人是一只行走的水袋。"之所以这么说，是因为人体内食物的消化、吸收、血液循环以及废物排泄等生命过程都离不开水。药王李时珍说："水为万化之源，水去则营竭。"对于我们养肾而言，在酉时补充一杯水非常必要，可以帮助我们清洗肾和膀胱。

膀胱经从申时"下班"之后，接下来的酉时就由肾经"接班"。肾与膀胱不仅在结构位置上是"邻居"，而且同为身体的"水液管理机关"，肾主水，为调水之官，而膀胱为储水（尿液）之器。到酉时，虽然排泄高峰已过，但整个排泄周期并没有完全结束，仍处于收尾阶段。而这时候，饮用一杯水可以在身体的排泄高峰之后，再对肾脏和膀胱进行一次清理，将残余的垃圾废物全部清除干净。这样就能大大降低残留的毒素废物对肾脏、膀胱的危害，维护肾和膀胱的健康。

现在的饮料多种多样，那么我们如何在酉时饮水才健康？营养专家建议正确饮水的要点：

（1）饮用白开水或绿茶水，拒绝含糖饮料；

（2）主动喝水，在还没有感觉渴了之前饮水；

（3）少量多次饮水，不要暴饮，以每次200毫升左右为宜。部分人群尤其是青少年，每天喝大量含糖的饮料代替喝水，是一种不健康的习惯，应当改正。

饮水前最好先用水漱漱口，润湿口腔和咽喉，然后喝少量的水，停一会儿，再喝一些，这样分几次喝，就不会因"水中毒"而损害健康了。

把握好锻炼时机，酉时练练逍遥步

"一年之计在于春，一天之计在于晨""闻鸡起舞"和"早睡早起"，等等，都是中国人几千年来对生活作息的经验总结和积累。近些年来，在城市中，不仅进行晨练的老年人持续增多，暮练的老年人也越来越多。那么，究竟是晨练好还是暮练好呢？空气质量检测结果显示，傍晚，植物都在这个时候由光合作用转为呼吸作用，释放出大量氧气，有利于人的呼吸。一天中不同时刻的空气负离子的浓度有2个波峰值，一个是早上8：30，一个是傍晚18：25，所以酉时也是锻炼身体好时机。

俗话说，百练不如一走，对于老年人，走路是最好的运动方式，可最大限度地降低各种运动损伤。对于喜欢暮练的老年朋友，我们推荐一种最适合的强身妙法——逍遥步。在老年人的五脏六腑之中，作为先天之本、精气血之源的肾脏是虚衰最明显的一个，而我们在肾经气血最旺、功能最好的酉时练逍遥步，符合"天时地利人和"的原则，是最好的保养肾脏、补益气血的方法。而且，最好的锻炼健身方式莫过于散步，对老年人来说就更是如此。

在逍遥步的动作上，行走时两肩要完全放松，以肩动带动颈、胸、腰胯和手臂的运动；两手手指自然微曲，手腕略微向内侧转动，使两手的劳宫穴始终保持相对的状态。这样，胸椎和腰胯在肩的带动下，也就都能够得到活动。行走的过程中两脚左右相隔约10厘米，膝关节略微弯曲，向前迈步如猫，有点儿类似于模特儿步。抬腿时，脚跟先提起，大脚趾轻点地；落脚时，脚跟内侧先着地，脚尖跷起，如此循环前进。

要做到"逍遥"就要身心放松、情绪稳定、呼吸均匀、步伐柔和、全身协调、心静如水、呼吸均匀细长，显得逍遥自在。总之，只要做到心无杂念，全身放松，呼吸和行动自然就可以了。

如果刚吃完饭，最好休息一段时间再去运动。现代研究，进食后的消化过程中，全身25%的循环血量都汇集到消化器官。而运动时，循环血量主要汇集于运动器官，消化器官中仅有3%。若在此时运动，即使强度不大，如打太极、舞剑，也会使运动系统从消化系统"抢走"许多血液，造成消化道缺血，长此以往就会引起消化不良。而如果是强度较大的运动，如跳舞、跑步或器械运动，还会引起腹痛或一些胃肠道疾病，阑尾炎等急性疾病也可能在饭后运动时发作。逍遥走的运动强度较低，可在饭后半小时进行。如果参加一些中、大强度的运动，最好在晚饭后1~2小时再进行。

第四章

肾脏与饮食调养：让肾为生命铸就活力

黑入肾，肾脏喜欢黑色的食物

　　根据《黄帝内经》中的五色应五脏原理，肾色为黑色，属冬天。黑色的食品有益肾、抗衰老的作用。我们所说的黑色食物主要是指含有黑色素的食物，常见的有黑米、黑麦、黑小米、黑荞麦、黑豆、黑豆豉、黑芝麻、黑木耳、香菇、桑葚、黑枣、乌骨鸡、黑海参、黑蚂蚁菜等。大量研究表明，黑色食物中黑色素类物质，有乌发、调节内分泌、清除体内自由基、利尿、降血脂、抗肿瘤、美容等多种功效。下面介绍几种常用的具有补肾作用的黑色食物。

1. 黑豆

　　中医认为，黑豆味甘，性平，具有补肾益阴、祛风养血、健脾利湿、补虚乌发的功效。现代研究发现，黑豆所含的抗氧化成分是大豆的 4 倍。慢性病患者一般都伴有身体虚弱的症状，如晕眩、耳鸣、腰酸膝痛、身体无力等，而黑豆可以为慢性病患者提供身体所需的营养。生活中黑豆同其他滋补药材一起使用更能缓解肾虚症状，如黑豆 50 克、狗肉 500 克，加入生姜、葱、大蒜、料酒等调料一起煮烂，用食盐、味精调味即可食用。具有调中益气，活血解毒，治消胀，下气利水，止汗作用。适用于腰酸膝软，四肢乏力，手足发凉，头晕耳鸣，视物昏花者食用。此外，用黑豆代替黄豆制成的豆浆、豆腐等豆制品，也是治疗肾虚所导致的须发早白、脱发患者的食疗佳品。

2. 黑芝麻

　　中医认为，黑芝麻性味甘平，归肝、肾、大肠经，具有补益肝肾、养血益精、润肠通便的作用。适合于因肝肾不足所致的脱发、须发早白、皮肤干燥、大便秘结者食用。现代研究表明，黑芝麻含蛋白质、脂肪、维生素 E、维生素 B_1、维生素 B_2、钙、磷、铁等营养素，有延缓衰老的作用，并对防治高血压、高血脂、心脏病大有裨益。黑芝麻还有促肾上腺作用，可增加肾上腺中维生素 C 及胆固醇含量。黑芝麻味香可口，常在各种食品中出现。如黑芝麻椹糊：黑芝麻、桑葚各 60 克，大米 30 克，白糖 10 克。将大米、黑芝麻、桑葚分别洗净捣烂，砂锅内放 3 碗清水，煮沸后放适量白糖，再调入捣烂的米浆，煮成糊状即可。此糊能补肝肾、润五脏、祛风湿、清虚火，常服可治病后体虚，头发早白、眩晕等症。

3. 乌鸡

　　乌鸡具有极高的营养价值，自古享有"药鸡"的美誉，中医认为，乌鸡具有滋阴、补肾、添精、养血、益肝、补虚、退热的功效，还能延缓人体衰老，因此具有较高的滋补和药用价值，食用后对新妈妈产后亏虚、乳汁不足等均有很好的疗效。而且乌鸡对治疗所有老年妇科的虚证有较好的效果，同时还能治疗老年男性性功能方面的疾病。

此外，补肾的黑色食物还有黑木耳、桑葚、乌梅、黑米、海参等，但它们虽然同属于黑色，但功效确不尽相同，所以在食用前要有针对性的选好黑色补肾食品。一般大豆类食物属于低蛋白食物，像患急性肾炎、肾功能低下的人，因为排泄肌酐、尿素氮等代谢废物的能力受损，就要严格限制摄入低蛋白饮食。肾脏疾病患者在挑选黑色食品时，最好咨询医师。

过食咸味，肾气会受损

中国有句俗语："开门七件事，柴米油盐酱醋茶。"无论是皇宫贵族还是平头百姓，生活都离不开这几样物品。而咸味，自古被老百姓列为五味之首。如果摄入的盐过少就会导致身体水肿，周身无力，李时珍说："盐为百病之主，百病无不用之。故服补肾药用盐汤者，咸归肾，乃药气入本脏也。"肾有调节水液代谢的作用，而咸味食物能调节人体细胞和血液渗透压平衡及水盐代谢，可增强体力和食欲，防止痉挛。人的健康是离不开"咸"的。

酸、苦、甘、辛、咸与五行的配属关系为：酸属木，苦属火，甘属土，辛属金，咸属水。身体离不开盐，而肾也离不开"咸"。《素问·五藏生成篇》中说："色味当五脏，黑当肾，咸。"《素问·金匮真言论》中说："北方黑色，入通于肾，其味咸。"《素问·阴阳应象大论》中说："其在天为寒，在脏为肾，在味为咸。"以上都说明咸为肾之味，"咸"与五脏中的肾具有特殊的亲和性。

中医的肾是一个功能的概括，不同于西医的肾脏。传统医学认为"肾主水"，即肾有调节水液代谢的作用。而水的特点是向下行的，人体每天喝进去的水，通过身体而下，最后由膀胱排出，排泄水分的功能是由肾脏领导的，但若肾脏发生病变，就会出现小便失常，尿闭、水肿等症状。而咸味能软化硬物及促使排泄，还具有补肾、引火下行、润燥祛风、清热渗湿、明目的功效。所以适当地进食"咸"味食品不仅补肾还能避免疾病的发生。

咸味对肾的重要性，我们都能够了解，但事事都有物极必反的道理，过量的咸不仅达不到补的效果，还会使肾气受损。

首先，平时吃得太咸会导致头发枯黄。盐分可造成头发内滞留水分过多，影响它的正常生长发育，导致乌发变"枯草"。同时，头发里过多的盐分给细菌滋生提供了良好的场所，易导致头屑增多，加重脱发。

其次，咸味主要来自食盐，食盐的主要成分为氯化钠。氯和钠都是我们人体生命活动的必需元素，特别是钠与肌肉收缩、心脏的功能密切相关。长期高盐饮食还会导致心脑血管疾病、糖尿病、高血压等。大约80%的肾脏病患者并发高血压。

从中医理论上讲，肾精可以化生肾气，肾气是人体的元气，即人体的本原之气。肾气从下焦发出，就像人体的发动机一样维持着生命活动的运转、生化活动的进行。人体生命活动的强弱盛衰，均是肾气强弱的一种体现。而咸味的食物由肾及膀胱代谢，肾气盛则头发乌黑有光泽，肾气虚则头发干涩、枯黄、容易脱发。肾气盛则肌肉强劲，肾气衰则体弱无力。高盐饮食会加重肾脏负担，从而使肾气虚衰。这就是为什么不建议人们不要高盐饮食，过咸会伤肾气的原因。

黑米——补肾的"药米"

黑米是一种非常罕见的黑稻米，形状与普通大米差不多，但颜色独特，因外皮乌黑而得名，营养也比较丰富，还有一定的食疗功效。长期食用，可滋阴补肾、明目活血、益寿延年。因此，它一向被人们视为米中珍品。

陕西洋县清水河畔出产的黑米，又为黑米中的上品，谈及黑米的来历，当地百姓都会说：它是西汉外交家张骞发现并培育的。据传，张骞自幼聪颖好学，常常苦读到深夜。有一次，他读着读着，不知不觉地进入梦乡，并游历了斗牛宫，拜见了文曲星。他向文曲星求问前程，对方答道："前程万里。"张骞十分高兴，遂又叩首拜，问自己何时发迹。对方说："汝见黑米之日，即汝发迹之时。"张骞喜出望外，正想再次拜谢，却突然一觉醒来。他闭目追忆刚才见闻，梦境诸事犹历历在目。于是，他学习更加刻苦，志向更为远大。每有闲暇，还沿河畔寻找黑米。经过整整三年的努力，张骞学业大进。更令他高兴的是，他终于找到了一株灰色稻穗，其米纯黑。他如获至宝，遂请来了几位老农，求他们帮助试种。就在这一年，朝廷选贤任能，张骞也顺利地做了官。而他发现的黑米，也在故乡繁殖开来，一直延续至今。

《黄帝内经》中记载："五谷为养，五果为助，五畜为益，五菜为充。"黑米自古以来就是一种保健品。中医认为，黑米具有滋阴补肾、健脾暖肝、明目活血的作用，可以治疗头昏、视物不清、贫血、头发早白等多种病症。对爱美的女士来说更重要的是，它有着美容养颜的功效。下面为大家介绍几款用黑米做食疗方。

1. 黑米粥

【材料】黑米 200 克。

【做法】将黑米淘洗，加水煮粥。可供早、晚食用。

【功效】补肾健脑，益肝明目，滋阴养血。适用于肝肾虚损、精血不足所致的腰膝酸软、头昏耳鸣、遗精、视力减退、倦怠乏力等症。

2. 黑米鸡肉汤

【材料】黑米 100 克，鸡肉 500 克。

【做法】鸡肉洗净，剁成小块用沸水焯一下起锅，沥干水分备用。黑米与鸡块共同放入砂锅，加入适量清水，用武火煮沸后改用文火慢炖。待鸡肉与黑米烂熟后，加香油及食盐等调味，美味就做出来了。

【功效】补虚益气，养血活血，适合于产妇、病后体虚者使用。

因黑米所含营养成分多聚集在黑色皮层，故不宜精加工，以食用糙米或标准三等米为宜。由于黑米的米粒外部有坚韧的种皮包裹，不易煮烂，故煮粥时，夏季要将黑米用水浸泡一昼夜，冬季浸泡两昼夜，淘洗次数要少，泡米的水要与米同煮，以保存营养成分。黑米一定要煮烂后再食用，否则不仅大多数营养成分未溶出，而且多食后易引起急性肠胃炎，对消化功能较弱的孩子和老弱病者更是如此。

五谷之中大豆最养肾

《素问·金匮真言论》上说："北方黑色，入通于肾……其谷豆……其音羽，其数六，其臭腐。"古人认为"其谷为豆"，是因为大豆的外形很像肾，所以觉得两者具有"亲情"关系。在所有的大豆种类中，黑豆最补肾。黑豆为肾之谷，味甘性平，黑归脾、肾经。中医认为它具有补肾强身、活血利水、解毒、润肤的功效，特别适合肾虚者。《黄帝内经》介绍，肾在五气中"其臭腐"，认为经过发酵的豆与肾的关系更加"密切"了。为什么呢? 因为发酵就是一个腐质化的过程。所以，发酵以后的豆，对肾的作用更大了，这是我们老祖宗流传下来的生活宝贵经验。

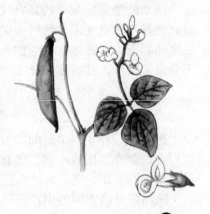

大豆做成的一道道美味菜肴，不仅爽口还能养生，食用方法也很简单。下面为大家简单介绍几种豆类食疗方。

1. 豆浆粥

【材料】大豆 150 克，粳米 100 克或大米 100 克，白糖适量。

【做法】大豆浸泡 24 小时后，打磨成豆浆 2000 毫升。再将粳米或大米放入豆浆中煮至粥成。食用时可加适量白糖。

大豆

【功效】可治疗一切虚弱症，常食补益。

2. 黄豆粥

【材料】黄豆100克，粳米100克。

【做法】将黄豆浸泡2小时后与粳米一同煮至粥成。

【功效】有健脾宽中、润燥消水、补益之功，主治羸瘦、泻痢、消渴、盗汗等症。

3. 牛膝大豆浸酒

【材料】牛膝300克，黑大豆300克，生地黄300克，白酒10升。

【做法】将牛膝用白酒浸后切片焙干，黑大豆炒熟，然后将3味药一起同蒸30分钟，装入绢袋中，与白酒同置入容器内，密封浸泡7日后即可饮用。

【用法】每日早、晚各服1次，每次20～30毫升。

【功效】有补肾除痹的作用。适用于久病风湿致身体虚弱，症见痉挛膝痛、腰腿乏力及须发早白、面暗少华等。

需要注意的是，大家在食用黑豆时要注意一些禁忌。据《本草经集注》记载，黑豆"恶五参、龙胆"，而且忌与蓖麻子、厚朴同食。

植物的种子——补肾壮阳，为生命储存能量

中国人在结婚时，常喜欢往婚床上扔一些栗子、花生、红枣等，期望新婚夫妇能够早生贵子。古人将同声的东西视为同一性质，比如种子和孩子。《庄子·渔夫》就说："同类相从，固天之理也。"中医脱胎于哲学，因此种子也常被视为一种能补肾助阳的食物。

有位中医对治肾气不足特别有一手，其实他并非医术高明，而是因为他有一个绝招，就是经常推荐肾气不足的人服"五子衍宗丸"。该方由枸杞子、菟丝子、五味子、覆盆子、车前子五种植物的种子组成。最早用于治疗男性肾虚精少、阳痿早泄、遗精、精冷，后来扩展到治尿频、遗尿、夜尿多、流口水，乃至妇女白带多，并且对于某些因肾虚引起的不孕不育也非常有效。究其治病原理，其实就是补充肾气。

为什么植物的种子具有壮阳补肾的功效？据有关专家分析，对于植物来说，种子是为下一个即将萌发的生命贮备能量，是植物中能量最集中的部分，所以吃种子具有增加能量、补肾助阳的作用。

植物种子能够壮阳，这一理念的确立，对于现代人健康长寿具有重大意义，尤其是对于一些素食主义者，就可以通过多吃种子类的各种干果，比如花生、榛子、核桃，来补充自己的肾气，激发生命的活力。

除此之外，植物种子对脑力工作者也具有重要意义。大脑工作时消耗的能量非常大，直接消耗肾里的元气，从而极易引起肾气不足。这时候，如果每天在早餐中加点儿坚果，或者每天吃一两个核桃、六七个杏仁，就可以收到极佳的补肾效果，进而改善脑功能乃至延缓衰老。

板栗是肾之果，生吃效果更佳

8月的梨枣，9月的山楂，10月的板栗笑哈哈。每到深秋时节，大街上总能飘着炒板栗的香味。板栗，俗称栗子，是我国的特产，有"干果之王"的美称。中医认为，栗子味干性温，无毒，有养胃、健脾、补肾、壮腰、强筋、活血、止血、消肿等功效。适用于肾虚所致的腰膝酸软、腰腿不遂、小便频数。脾胃虚寒引起的慢性腹泻及外伤骨折、筋骨痛等症。唐代名医孙思邈说："栗，肾之果也，肾病宜食之。"所以，板栗也是补肾果品中的一名大将，肾虚者不妨多吃一些板栗。

我国民间用板栗补养、治病的方法很多，但多数人都是熟吃，其吃法有炒熟食、制成罐头、蜜饯食用。很少人知道，生食板栗补肾的效果更好。《千金方·食治》中记载："生食之，甚治腰脚不遂。"所以，较早医家就建议"生吃"板栗来补肾。北宋时期苏

辙（苏东坡之弟）年老时患腿疼病，痛苦不堪，后来每日早晚细嚼风干的生栗子六七枚，不久即病愈。

唐宋八大家之一的苏辙，曾作诗一首说明自己按照秘方食用板栗，医治腰膝酸软"老去自添腰腿病，山翁服栗旧传方，客来为说晨兴晚，三咽徐妆白玉浆"。苏辙用这首诗告诉人们如何食用板栗补肾的科学方法：每天早晨和晚上，把新鲜的栗子放在口中细细咀嚼，直到满口白浆，然后再一次又一次地慢慢吞咽下去，就能收到更好的补益治病效果。

板栗对人体的滋补功能，可与人参、黄芪、当归等媲美，现代医学认为，栗子所含的不饱和脂肪酸和多种维生素等有减轻高血压、冠心病、动脉硬化症状的功效。此外，还具有止血的作用，可用于吐血、衄血、便血等常见出血症。如将生板栗去壳，捣烂如泥，涂于患处可以治跌打损伤、瘀血肿痛等。它是老年人独特的延年益寿、抗衰老的补养品。《本草纲目》也载有："有人内寒，暴泄如注，令食煨栗二三十枚顿愈。肾主大便，栗能通肾，于此要验。"

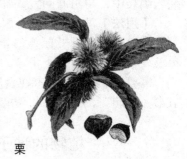

栗

在寒冷的冬季，选择用板栗补肾时推荐大家服用板栗炖乌骨鸡。具体做法为：准备鲜板栗 10 枚，乌骨母鸡一只。将鲜板栗去壳取栗仁备用，乌骨鸡煺毛，去除内脏，洗净晾干；乌骨鸡、板栗仁同入砂罐中，加清水没过鸡与栗，放一块生姜入水中，加盖文火炖 2 小时。起锅加少量食盐，最好不要放味精，即可食用。乌骨鸡，甘平，入肺肾，滋阴益气，能双补肺肾。板栗，补肾强筋，两种食物同用，适用于冬季调补肾阳。

已经步入中老年的朋友，如果每日养成早晚各吃风干的生板栗 5 ~ 10 枚的习惯，就可以达到有效预防和治疗肾虚、腰酸腿疼的目的。需要说明的是，脾胃不好的人生食不宜超过 5 枚。

桑葚——补益肝肾，最适合中老年人食用

桑葚在 2000 多年前是中国皇帝御用的补品，无论是传统医学还是现代医学都视桑葚为防病保健之佳品。因桑树特殊的生长环境，使桑葚具有天然生长、无任何污染等特点，所以桑葚历来被称为"民间圣果"。其营养价值是苹果的 5 ~ 6 倍，是葡萄的 4 倍，具有多种功效，被现代医学界誉为"21 世纪的最佳保健果品"。

中医认为，桑葚性寒，味甘，有补肝、益肾、滋阴的作用。《滇南本草》云："桑葚益肾脏而固精，久服黑发明目。"清朝王孟英还说："桑葚滋肝肾，充血液，健步履。"人常说"岁月不饶人"，当人到了一定年龄，肾气就不像年轻时那么充足了，这时候可能会出现须发早白、失眠多忘、耳鸣目暗等病。桑葚因为能够补益肝肾，很适合作为中老年人的日常保健食品。

在民间，桑葚有很多种不同的吃法。清代名医兼食疗专家王孟英在他的专著中曾经写到，桑葚可以生吃，最好是加进去一点儿调味品，还可以吸取桑葚的汁液，煮成膏。遇到了欠收的年景，还可以代替粮食来充饥。他还提出，采摘小满前后的桑葚味道最为纯正，压榨其中的汁液，然后用瓷器熬成膏状，每天用白酒调服一小匙，老年人吃了可以助长精气神儿，并且能够起到去火的作用。长时间服用，还能够减少白发。而用桑葚煮粥服用则有明目养肾的作用，这种粥属于补益粥，可以放心随便食用。但是，煮桑葚粥的时候一定要用砂锅，若没有也可以用搪瓷锅代替，万万不可以用铁锅去熬煮。

《随息居饮食谱》记载桑葚有"滋肝肾、充血液、止消渴、利关节、解酒毒、去风湿、聪耳明目、安魂镇魄"的功能，用桑葚制成的桑葚蜜，对神经衰弱、用脑过度有特殊的功效。用桑葚鲜果熬膏，中成药称为桑葚膏，可治久咳及瘰疬。少年白发或脱发，也可常服桑葚膏，或取桑葚，配以何首乌、旱莲草煎服，效果显著。此外，桑葚还可以酿酒。用它酿出来的酒，色泽鲜艳，香醇味甜，既是颇受群众欢迎的饮料，又是良药，

曾有"四月宜饮桑葚酒，能理百种风热"之说，桑葚酒治水肿腹满更具奇效，取其宁心利水之功。

需要注意的是，桑葚虽好，但不宜过量食用，因为桑葚中含有溶血性过敏物质及透明质酸，过量食用后容易发生溶血性肠炎。此外，桑葚性寒，脾胃虚寒、便溏、腹泻者忌食；桑葚含糖量高，故糖尿病人应忌食；未成熟的桑葚含有氢氰酸有剧毒，不可食；还有，儿童和孕妇皆不宜多食。

韭菜——补肾助阳的"起阳草"

韭菜是我们生活中最常见的蔬菜，物美价廉深受大众的喜爱，韭菜是补肾壮阳食物的典型代表。韭菜的种子和叶均可入药，在中医里，韭菜还有一个很响亮的名字——"壮阳草"。

《本草纲目》记载，韭菜有补肝肾、暖腰膝、壮阳固精之效。《本草拾遗》说韭菜"温中，下气，补虚，调和腑脏，令人能食，益阳，止泄臼脓、腹冷痛，并煮食之"，其中"益阳"一词是韭菜壮阳的重要依据。现将韭菜的功用总结如下：

（1）补肾温阳。韭菜性温，味辛，可用来滋补肾脏。

（2）益肝健胃。韭菜含有挥发性精油及硫化物等特殊成分，散发出一种独特的辛香气味，有助于疏调肝气，增进食欲，增强消化功能。

（3）行气理血。韭菜的辛辣气味有散瘀活血，行气导滞的作用，适用于跌打损伤、反胃、肠炎、吐血、胸痛等症。

（4）润肠通便。韭菜含有大量维生素和粗纤维，能增进胃肠蠕动，治疗便秘，预防肠癌。

韭菜有温补肾阳的功效，将其切碎后煮粥食用，可以更好地发挥韭菜的温补功效。凡是由于肾阳不足引起的怕冷、手足发凉、阳痿遗精、慢性腹泻、腹中冷痛等症状，都可以服用韭菜粥来治疗。

下面给大家介绍两种以韭菜为食材的菜谱。

1. 韭菜炒蛋

【材料】韭菜 160 克，鸡蛋 3 只，生油 3 汤匙，生粉 2 茶匙，清水 1 汤匙，鸡粉 1/4 茶匙，麻油 1 茶匙，胡椒粉少许。

【做法】韭菜洗净切小段，生粉用水拌匀制成生粉水，待用。将调料、韭菜、生粉水一起拌匀，在大碗内搅散鸡蛋。炒锅烧热，放入三汤匙生油，待油热后，倒入韭菜、蛋液，快炒至凝固，即可装盘食用。

【功效】补肾壮阳，适用于尿频、阳痿、早泄患者。

2. 韭菜粥

【材料】新鲜韭菜 30 ~ 60 克，大米 100 克，细盐少许。

【做法】先将洗净大米 100 克倒入锅内，加水煮沸，再加入洗净切碎的韭菜 550 克，同煮作粥，早、晚随量食用。

【功效】补肾助阳，固精止遗，健脾暖胃。

另外，韭菜子的壮阳功效也不容忽视。韭菜子味辛、甘，性温，归肝、肾经，能够补益肝肾，壮阳固精，适用于肝肾不足、肾阳虚衰、肾气不固引起的阳痿遗精、腰膝冷痛、小便频数、遗尿、白带过多等症。

韭菜子可以单独服用，也可以研末制蜜丸服用，每次 5 ~ 10 克为宜。民间常用韭菜子粥辅助治疗遗精。

【材料】韭菜子 5 克，粳米 50 克，精盐适量。

【做法】先将韭菜子用文火炒熟，与淘洗干净的粳米及食盐一同下锅，加水 500 毫升，先用旺火烧开，再转用文火熬煮成稀粥。

【用法】日服 1 ~ 2 次，温热食用。

【注意】阴虚火旺者忌服。

寒冬吃狗肉，滋补养肾效果好

民间有"狗肉滚三滚，神仙坐不稳"的谚语，说明了狗肉的味美。影视作品里吃狗肉的镜头也频频出现，如《少林寺》觉远和尚将师傅养的大黄狗偷偷杀了吃，留下一句"酒肉穿肚过，佛祖心中留"。《济公》里的活佛道济和尚走到哪，吃狗肉吃到哪……虽然以上这些吃狗肉的场景都是影片中虚构的，但是狗肉的醇香是不容置疑的。由于狗肉味道醇厚，芳香四溢，有的地方又将狗肉叫香肉，它同羊肉一样，都是人们在冬季进补的佳品。

《本草纲目》记载，狗肉能"安五脏，轻身益气，益肾补胃"。狗肉不仅有纠虚弱、厚肠胃、益力气等作用，而且可以用作治疗阳痿等。现代营养学也证实，狗肉含有丰富的蛋白质、脂肪、氨基酸、矿物质等多种营养成分，食用狗肉，能使机体产生较高的热量，使新陈代谢旺盛，增强防寒抗寒能力，对消化不浪、高血压、降血脂及肥胖也有明显的疗效。

冬季气候严寒，自然界的动植物均处于收藏蛰伏的状态。人也同样顺应着自然界的变化，进入冬藏季节，《素问·四气调神大论》中讲："冬三月……去寒就温。"首先在饮食上，我们应该选择既能去寒就温还能滋补肾的食物，而狗肉能补胃气、壮阳、暖腰膝、补虚劳、益气力。其温肾助阳的作用最适合阳虚体质和气虚体质的人。因为这两种体质的人在冬季最怕冷，最容易生病。

由于狗肉性温，常吃狗肉可治疗肾阳虚弱，如腰膝冷痛、阳痿遗精、小便频多等症；脾胃虚弱，神疲乏力，胀满少食，或水肿等方面效果也会显著。在这里我们介绍几个简单的狗肉食用方法：

1. 益阳狗肉

【材料】狗肉 300 克，党参 20 克，制附片 20 克，升麻（布包）10 克，生姜 30 克。

【做法】将狗肉洗净，切小块；党参切寸长、生姜捣碎与制附片同放入砂锅内，加水适量，煮到狗肉烂熟，去附片、升麻，加少量食盐，食肉、药并喝汤。

【功效】能补脾肾，壮阳气。适用于脾肾阳气不足所至脱肛，兼有大便溏泻、畏寒肢冷者。

2. 壮阳狗肉汤

【材料】狗肉 250 克，熟附片、菟丝子各 30 克，食盐、葱适量。

【做法】整块狗肉放入开水中余透后捞出，放入凉水中洗净血沫并切成方块，放入热油锅内加适量生姜片煸炒，烹入料酒，然后倒入砂锅内，并将熟附片、菟丝子装入纱布袋内，以及食盐、葱适量同煮汤，用小火炖至熟烂时食用。

【功效】有温肾助阳，补益精髓作用。适用于阳气虚衰、精神不振、腰膝酸软、阳痿早泄、肾虚遗精遗尿、性欲减退等症。

狗肉以冬季食用为宜，夏季不宜食用。阳热亢盛或阴虚内热所致的发热面红、烦躁口渴、便秘、尿赤者忌用，疯狗肉禁止食用，此外，狗肉不能与蒜、菱、杏仁、商陆同食。

3. 壮腰狗肉

【材料】肉桂 3 克，杜仲 15 克，白蔻 6 克，前三味用布包，狗脊肉 500 克，生姜 50 克，葱白 100 克，胡椒粉 6 克，川花椒 10 克。

【做法】将狗脊肉洗净，沸水余漂去血水，切成块放进砂锅中，再放药包，加进食盐、花椒、胡椒、生姜、水适量，文火煨烂，将起锅时，加切碎的葱白、酱油和匀即成，食肉喝汤。

【功效】适用于肾阳亏虚、腰膝酸痛、阳痿早泄、性欲衰退等。

此外，因为狗肉补肾阳的效果明显，无肾阳虚的人最好少吃，以免出现上火症状。

一尾牛鞭，以形补形补肾阳

传统医学有"以形补形"的治疗观，因此，中国人普遍认为食用动物的性器官和增强性功能有密切关系，吃鞭就等于壮阳，在《本草纲目》中对牛鞭的功效就有记载：牛鞭主治男性阳痿、早泄，有补肾益阳，固本培元的功效。

现在，国内众多医学专家经过研究纷纷认可了牛鞭在壮阳方面的功效，并指出牛鞭含有大量的雄性激素、蛋白质、脂肪等成分，这些营养成分能帮助人体温补肾阳，是绝佳的男性补品。牛鞭不但能作为适于男性食用的滋补品，同时也是一道炙手可热的美食菜肴。特别是在清朝，清宫享誉古今中外的满汉全席，第十二道菜肴就是牛鞭。

这里为大家介绍一道简单的养生牛鞭汤的做法。

首先选牛鞭1副，准备配料生姜一段，食盐1匙。将备好的牛鞭切成等长的段，再将切好后的牛鞭放入沸水中焯一下，沥干水后捞起，然后用清水将焯过的牛鞭冲洗干净备用。将配料生姜洗净，切片，再将处理好的牛鞭、生姜片一同放入炖锅中，加清水直至盖过材料后，开大火先将水煮沸后再转成小火慢慢炖上半个钟头即可取出。起锅前还要加入适量食盐来调味。

从牛鞭的功能上也就不难知道，这道汤品不但能刺激肾上腺皮质系统，使其处于兴奋状态，从而增大有益性激素的分泌，同时还能起到强化心理的作用，帮助男性恢复活力并提升性欲。这道牛鞭汤尤其适合因为在性事上信心不足、体力不济而导致的性欲低下的人群食用，一般男性食用此道汤品也有辅助功效，尤其是当人体处在体力、脑力负担过重，身心俱乏的情况下。

补点儿海狗鞭，补足你的肾动力

在中医里，海狗鞭又被称为"腽肭脐"。作为一种中药，海狗鞭在我国很早便是一种重要的补肾良品。据史料记载，汉朝时期在我国渤海尚有少量海狗繁衍生息。有"智圣"之称的东方朔将海狗鞭献给汉武帝，汉武帝服用后自感进补效果百倍于鹿鞭、虎鞭，龙颜大悦。自此，汉武帝就将海狗鞭视为宫廷至品，诏令天下进贡。

为什么海狗鞭会有如此神奇的补肾效果呢？原来海狗多以捕食鳕鱼和鲑鱼为生，白天在近海游弋猎食，夜晚上岸休息，除繁殖期外，无固定栖息场所，捕猎一次需走1000千米的路程。每年的春末夏初，海狗进入繁殖季节，成群的雄海狗之间会展开一场争夺雌海狗的决斗，胜利者就可以获得同几十头雌海狗交配的权利，担负着生殖繁衍的重任。在长达70天的时间里，雄海狗不吃不喝，每天要和雌海狗交配30次，每次持续15分钟。

为何海狗的繁殖能力如此强？科学家经长期研究，发现海狗全身是宝，而宝中之宝当属海狗鞭——它含有超强的"肾活力因子"，它决定了海狗肾动力充足，具有非凡的肾功能。那么，海狗鞭作为一种补肾佳品，如何食用呢？用海狗鞭泡酒可以说是最简单、应用最广的方法了，一般需准备海狗鞭一支，50度的白酒1000～2000毫升，将海狗鞭切成薄片后浸在酒内，15天后即可喝海狗鞭酒，每次饮用15～20毫升就可。需要注意的是，阴虚火旺之人要慎用。

海狗鞭在补肾的同时还具有的抗衰老的功能。中医认为，人体在生、长、壮、老的生命过程中，必将不断消耗能量而伤及肾气，进入老年阶段便出现身体自衰。《素问·阴阳应象大论》说："年过四十，而阴气自半也，起居衰矣，年六十，阴痿，气大衰。"由此可知，肾气的虚衰是人体衰老的根本原因，故而通过海狗鞭补肾也就成了一种延缓衰老的重要途径。

第五章

肾虚之人必备的补肾良药

补肾壮阳话锁阳，药膳、泡酒皆适用

锁阳是一种神奇而名贵的天然野生植物，自古有"金锁阳、银人参"的美誉。它生于沙漠戈壁地带，自身无根系，寄生于蒺藜科植物白刺的根上，至今难以人工栽培，又有沙漠"不老药"之称。锁阳生长之地，环境非常恶劣，但是生活在那里的人们的健康水平和平均寿命都大大高于其他地方，这也许就是锁阳的功劳。

提到锁阳，首先要说的应该是它的外形，非常类似男性的阳根，其名称也是因此得来。锁阳主产于内蒙古、甘肃、青海等地，以肥大、色红、坚实、断面粉性、不显筋脉者佳。《本草纲目》记载"锁阳性温、补肾、润肠通便，用于骨蒸潮热、腰膝痿弱、筋骨无力、肠燥便秘"的记载。锁阳对于中老年尿频和阳痿早泄、便秘、腰膝酸软、失眠、脱发等病，也有着非常神奇的功效，一直为历代名医所珍重。

锁阳的食用方法很多，可泡酒、煲汤、药膳、泡茶等，具体做法如下：

1. 锁阳粥

【材料】锁阳10克，精羊肉100克，大米100克。

【做法】将羊肉洗净切细，备用。锁阳置于砂锅中煎煮，去渣留汁。将羊肉丝与淘洗干净的大米一同置入药汁中，大火煮沸后，改用小火煮至粥成，空腹食用。

【功效】这款粥适用于平素体阳虚、腰膝酸软、肢冷畏寒、早泄、老年便秘等症，大便溏泻及早泄者慎用。

2. 锁阳首乌炒牛肝腰

【材料】锁阳10克，制首乌10克，牛肝150克，牛腰150克，黑木耳20克，香菇20克，玉兰片30克，莴笋50克，淀粉30克，蛋清1个，料酒15克，酱油10克，盐5克，味精3克，姜5克，葱10克，素油50克。

【做法】将制首乌、锁阳打成细粉；黑木耳用温水发透，去蒂及杂质，撕成瓣；香菇洗净，切成薄片；玉兰片切成薄片；莴笋去皮，切成薄片；姜切片，葱切段。牛腰洗净，去臊腺，切成腰花；牛肝洗净，切成薄片。将牛腰花、牛肝片放入碗内，加入淀粉、料酒、酱油、盐、味精抓匀。最后将炒锅，武火上烧热，下入素油烧至六成热时，下入姜葱爆香，再下入牛肝片、牛腰花、料酒、黑木耳、香菇、莴笋、玉兰片、锁阳、制首乌粉、盐、味精、酱油，炒熟即成。

【功效】补肾壮阳，乌须黑发。适用于肾阳虚，腰痛，阳痿，须发早白，目暗，更年期综合征等症。

3. 锁阳桑葚蜂蜜茶

【材料】锁阳、桑葚各15克，蜂蜜15毫升。

【做法】锁阳研碎，与桑葚一同装入纱布袋中，再放入暖瓶，加 500 毫升沸水，盖上瓶盖闷泡 30 分钟，对入蜂蜜，即可饮用。

【功效】补肾固精，润肠通便。主要用于阳痿、早泄、不育、腰膝酸软无力、手脚冰冷。老年人体质虚弱、腰腿酸软、便秘。

4. 锁阳酒

【材料】锁阳 30 克，白酒 500 毫升。

【做法】将锁阳洗净切片后，放入白酒内浸泡，每日摇一摇，7 日后即可饮用。

【功效】补肾壮阳。适用于肾虚火衰所致的阳痿、早泄、遗精、腰膝酸痛、子宫脱垂等。

锁阳是补肾助阳的名药，不过它跟一般人理解的补阳药不太一样，那就是锁阳在扶阳的时候，能够补阴，调节阴阳平衡，阴虚了补阴，阳虚了补阳，所以适用范围比较广。

鹿茸——温肾壮阳效果佳

鹿茸为鹿科动物梅花鹿或马鹿的雄鹿未骨化密生茸毛的幼角，未长成硬骨，外带茸毛，内含有血液。有些人觉得食用这样的鹿茸很残忍，其实不然，因为脱角、生茸是公鹿的一种正常生理现象，由于体内雄性激素——睾丸素的作用，使公鹿季节性地发情、配种、脱茸、生茸。据我国药典记载，梅花鹿和马鹿茸均可入药。来源于梅花鹿的鹿茸习惯称为"花鹿茸"，来源于马鹿者习惯称之为"马鹿茸"，它们都属于补肾壮阳药。我们在药店中看到的药品名分为鹿茸、鹿茸片和鹿茸粉。

鹿茸味甘咸、性温，善于补肾壮阳，还具有补气血、益精髓、强筋骨的作用。《本草纲目》对鹿茸功效描述为："生精补髓、养血益阳。"它在临床的应用历史悠久，作用广泛，可作为单方和复方应用，凡是肾阳衰弱、精血亏少所致的虚弱消瘦、精神倦乏、眩晕、耳鸣、目暗、腰酸、筋骨痿软、阳痿早泄、子宫虚冷、崩漏、带下等，都可以选用。

下面就介绍几款鹿茸的食疗方。

1. 鹿茸粥

【材料】鹿茸粉 3 克，粳米 100 克，姜适量。

【做法】将粳米淘洗干净，加入清水，用武火煮沸后，加入鹿茸粉和姜片 3 片，再用文火煎熬 30 分钟，以米熟烂为度，冬季当早晚餐食用，连服 3～5 天为一个疗程。

【功效】温肾壮阳，填补精血。适用于肾阳虚衰、腰膝酸软疼痛、下肢发凉、软弱无力、阳痿、早泄、滑精、不孕、崩漏等。

2. 鹿茸鹅肉汤

【材料】鹿茸片 25 克，鹅肉 150 克，大枣 5 枚，花椒、大料、料酒、盐各适量。

【做法】将鹅肉切成小块与鹿茸片及调料一起置于砂锅内，用大火煮开，再小火炖 2 小时后，加盐调味即可食肉喝汤。

【功效】鹅肉滋阴清热，鹿茸补虚壮阳。二者合用共奏阴阳双补之功

3. 鹿茸酒

【材料】鹿茸 15 克，淮山药 30 克，优质白酒 500 毫升。

【做法】将鹿茸、干山药研成粗末，装入消毒的布袋内，扎紧袋口，置于瓷坛中，加入白酒，密封坛口。每日振摇 1 次，浸泡 7 天以上即可。每次服 20 毫升，1 日 2 次。

【功效】补益肾阳，固摄膀胱。适用于肾阳虚弱、夜尿频多、筋骨痿弱、四肢不温、小腹冷痛、阳痿滑精等。

鹿茸的价格要比一般的滋补类药昂贵得多，因此，我们选购时要根据各自的经济状况、服食条件、工作环境及平素习惯等，选择既方便又实惠，且疗效又好的方法。如外出旅行，可常口含嚼片，能消除疲劳，令人精神倍增。喜爱饮酒的，可选制药酒；爱好饮茶的，可制作药茶；素无嗜好的，可以制作鹿茸药膳。但需要注意是，服用本品宜从

小量开始，缓缓增加，不宜骤用大量，以免阳升风动，头晕目赤，或助火动血，而致鼻衄。凡阴虚阳亢，血分有热，胃火盛或肺有痰热，以及外感热病者，均应忌服。

目前鹿茸有梅花鹿茸和马鹿茸两类，又有锯茸和砍茸的分别。所以我们在购买时要注意它们的各自性状，如梅花鹿茸以粗壮挺圆、顶端丰满、毛细柔、色红黄、皮色红棕有油润光泽为佳。而马鹿茸以饱满、体轻、毛色灰黑或灰黄、下部无棱线者为佳。储存时还要防霉，防蛀。

蛤蚧——补肾壮阳，益气安神

蛤蚧又称大壁虎、仙蟾，台湾称为大守宫，李时珍说："蛤蚧，因声而名，仙蟾，因形而名；岭南人呼蛙为蛤，又因其首如蛙、蟾也。雷以雄为蛤，以雌为蚧，亦通。"其主要分布于亚洲北回归线附近的亚热带地区，包括中国、越南、泰国和老挝。蛤蚧多栖息在悬崖峭壁的洞缝，个别也居住在树洞里。穴居的洞隙不大，身躯刚好能在洞内自由行动；遇敌即能甩尾逃脱，于事后长回。蛤蚧喜欢干燥，在低洼或石山下部很难看到蛤蚧的踪迹，常单独或几条栖息一处。蛤蚧历来为药用动物的一种，但由于长期捕捉，野生资源日渐减少。

相传蛤蚧是重感情的生灵，广西民间有传说，如若蛤蚧被捕，它的配偶必会紧随而出，与之相视哀鸣。更有离奇的说法，如果将雌、雄蛤蚧烘干，研为粉末后撒入烛火之中，两股火苗就会飘飘冉冉地向中间靠拢，其难舍难分让人动容。蛤蚧药用价值很高，具有纳气平喘、补肺益肾、助阳益精的作用，其补肺气、定喘止渴功同人参。此外，还具有益阴血、助精扶羸的作用，功同羊肉。临床常用于肺肾两虚气喘咳嗽、虚劳咳嗽、咯血、肾虚阳痿、遗精、小便频数、消渴等症。

我们在药店，看到的蛤蚧都是成对的，类似于风干的蝙蝠，为了蛤蚧保存时间更久，人们在每年 5 ~ 9 月捕捉，捕后将其击昏，挖去眼球，除去内脏，用竹片撑开胸腹壁，用纱布擦干血液。然后用 2 条扁竹条将四肢平行撑起，再用长于蛤蚧全身 1/2 的扁竹条将头尾轻轻撑直，用文火烘干，将大小相同的 2 只合成 1 对，用线扎好。这就是我们在中药店看到的具有补肾阳，益气安神作用的动物药材——蛤蚧。

现代研究发现，蛤蚧含肌肽、胆碱、肉碱、鸟嘌呤及蛋白质、氨基酸、脂肪无机盐等。其不仅具有类性激素的作用，还具有抗衰老、平喘、降血糖、抗炎等作用。人们服用蛤蚧的方法也不仅限于药用，还可以用于食疗或制成药酒，其做法为：

1. 蛤蚧红参散

【材料】蛤蚧 2 对，红参 50 克，淫羊藿 250 克，米酒适量。

【做法】将蛤蚧去除头、足和鳞，与淫羊藿、红参分别用文火焙干，研成细粉，混合均匀。

【用法】每次服用 5 克，一日 2 次，米酒送服。

【功效】温肾补虚，壮阳生精。适用于男性肾阳虚衰所致的阳痿、早泄、少精不育、精神疲惫、腰酸膝冷等。

2. 蛤蚧羊腰花

【材料】蛤蚧粉 1.5 克，胡桃肉 30 克，羊肾 1 只，姜、葱、盐、黄酒、生粉糊、橄榄油各适量。

【做法】羊肾纵向切开两半去筋膜及臊腺。把胡桃肉及蛤蚧粉夹在羊肾剖面中，用线扎紧。姜切片，葱切段。再把羊肾放在盛器内，葱、姜取一半放在羊肾四周，黄酒均匀洒在羊肾上，上笼用武火蒸 1 小时取出。割线取出胡桃肉，在羊肾表面划十字花刀，切成长 3 厘米、宽 1.5 厘米的小块。待锅中油烧至五、六成熟时，倒入羊肾煸炒，加姜、葱、胡桃肉，加盐翻炒几次，最后用生粉糊勾芡。

【功效】补肾壮阳益精补虚。适用于肾阳虚所致的阳痿、遗精、夜尿多或遗尿、腰膝冷痛或酸软、耳聋等症。

3. 蛤蚧酒

【材料】蛤蚧1对，黄酒500毫升。

【做法】将蛤蚧去除头、足和鳞，切成小块，放入瓶内，加入黄酒，密封瓶口，每日振摇1次，酒浸15天后便可服用。每日饮用10～20毫升，每日3次。

【功效】温肾补肺，助阳纳气。适用于肾不纳气所致的咳嗽气短、动则喘息、面色浮白、汗多肢冷和肾阳虚衰所致的阳痿、早泄、精少等。

我们购买蛤蚧时，多为不规则的片状小块，表面灰黑色或银灰白色，有黄白色或灰棕色斑纹。质韧，脊椎骨及肋骨突起清晰，稍具腥气，味微咸。酥蛤蚧色稍黄，质较脆。酒蛤蚧稍有酒气，味微咸。选购时我们尽量选择体大，尾粗而长，无虫蛀的佳品。服用时注意，阴虚火旺及小便不利者忌服。

仙茅——温肾阳，壮筋骨

仙茅是植物仙茅的根茎，又被称为"独脚仙茅"，因"其叶似茅，久服身轻"而得名。中医认为，本品味甘辛性热，入肝、肾经，具有补肾阳、强壮筋骨、聪耳明目、祛寒除湿、开胃下气、轻身延年等功效。古人云："十斤乳石，不敌一斤仙茅。"关于仙茅的功效，流传着这样一个故事。

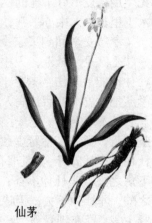

仙茅

唐明皇李隆基当初因为沉迷于酒色致使身体过早衰老，年纪不大的时候就出现了一系列的衰老症状，比如整日感觉疲乏无力，不想吃饭，同时伴有腰膝冷痛、头晕耳鸣等症。这种情况令御医束手无策，于是，他就派人四处求医问药。当时有一个婆罗门僧人知道了这件事情，便进宫将一种叫作仙茅的药物献给了皇上。唐明皇服用后很快康复，且精力日渐充沛，于是将其视为宫廷禁方不得外传。后来，唐朝爆发了安史之乱，宫廷的秘方流散民间。因其功效卓著，人们常把它与人参相提并论。大概就是从那个时候开始，人们开始使用仙茅强身健体。

《本草正义》记载"仙茅是补阳温肾之专药，益兼能祛除寒湿，与巴戟天、淫羊藿相类，而猛烈又过"，由此可见仙茅在温肾阳和壮筋骨上的功效非常显著。那么，具体来说仙茅可用于哪些疾病呢？《开宝本草》载："主心腹冷气不能食，腰脚风冷挛痹不能行，大夫虚劳，老人失溺，无子，益阳道。"凡是肾阳虚所引起的阳虚精冷，小便失禁，腰脚冷痹，耳聋耳鸣，阳虚咳嗽，支气管哮喘，风湿性关节炎等症，均可酌情加入仙茅治疗。

仙茅的现代药理研究也表明，其药理作用广泛，具有延缓生殖系统老化、抗衰老、抗骨质疏松、抗高温、耐缺氧等适应原样作用，并有镇静、抗惊厥、抗炎、雄性激素样、增强免疫功能等作用，广泛用于阳痿、更年期综合征、不育症、性功能减退、乳腺小叶增生、原发性血小板紫癜、乙型肝炎、慢性前列腺炎、特发性水肿、再生障碍性贫血，以及功能性子宫出血症等。

仙茅不仅是一味药材，它也可以用于食疗养生，现在就为大家推荐两款药膳和药酒。

1. 仙茅煮猪腰

【材料】仙茅6克，猪腰1只，料酒、姜、葱、盐各适量，上汤100毫升。

【做法】把仙茅洗净，装在纱布袋内；猪腰洗净，一切两半，去白色臊腺，切成4厘米见方的块；姜切片，葱切段。把上汤放入炖锅内，放入猪腰、姜、葱、料酒、盐和仙茅纱布袋。再把炖锅置大火上烧沸，再用小火炖煮35分钟即成。

【用法】每日1次，坚持食用1～2个月。

【功效】补气血，益肾阳。适用于高血压病、阳痿、腰痛等症。

2. 仙茅酒

【材料】仙茅 120 克，酒 0.5 升。

【做法】将仙茅九蒸九晒后，置于净器中，入酒浸泡，密封，7 日后开启，过滤后去渣装瓶备用。

【组成】每日早、晚各空腹饮 15～20 毫升。

【功效】温肾壮阳，祛寒除湿。主要用于阳痿滑精、腰膝冷痛、男子精寒、女子宫冷不孕、老年遗尿、小便余沥。

仙茅在临床上常与枸杞子、车前子、生熟地等同用，如仙茅丸，以培补肝肾、治疗肝肾亏虚、目昏目暗等。但因本品燥烈有毒不宜久服，阴虚火旺者忌服。

久服杜仲，补肝肾、强筋骨

杜仲又名思仙、扯丝皮，为杜仲科植物杜仲的干燥树皮。杜仲是一味能补肝肾、强筋骨，对缓解腰膝疼痛、两足软弱有不错疗效的中药。关于"杜仲"这一名称的由来，还有一个美丽的传说。

在陕西华山脚下，住着一户李姓人家，儿子名叫孝慈，为人忠厚老实、孝顺。一天老母生病卧床不起，孝慈听医生嘱咐到华山山崖上采灵芝，经历万险终于采到灵芝宝草，却在回家的山路上摔得腰腿疼痛，爬不起来。谁知在夜里遇到一位鹤发童颜的老者，老先生用树皮治好了他的疼痛，在孝慈的千恩万谢要求留下姓名时，老者指着大树吟道："此木土里长，人中亦平常；扶危祛病魔，何须把名扬！"说完，骑上白鹤，飘然而去。

孝慈安全回到了家，治好了母亲的病，回想起老者的话，此木土里长，"木"旁放一"土"是"杜"，人中亦平常，"人中"是"仲"，这不就是"杜仲"二字吗？莫非杜仲树能治腰伤？孝慈十分惊奇，剥下一块树皮带回家中，正碰到有个村民扭伤了腰，孝慈把树皮水煎后让病人服下，果然有效。从此，杜仲树皮入药疗疾的故事流传开来。

《本草纲目》记载："杜仲，能入肝，补中益精气，坚筋骨，强志，治肾虚腰痛，久服，轻身耐老。"可见杜仲具有补肝肾，强筋骨的功效。《本草汇言》上说："凡下焦之虚，非杜仲不补；下焦之湿，非杜仲不利；足胫之酸，非杜仲不去；腰膝之疼，非杜仲不除。"肝主筋，肾主骨，肾充则骨强，肝充则筋健。屈伸利用皆属于筋，杜仲是肝经气分药，因此，杜仲虽入肝而能补肾。

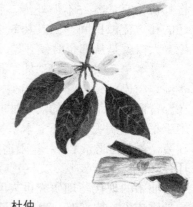

杜仲

杜仲全身都是宝，其根、皮、叶都可入药，且疗效显著。它还可制成各种保健药膳，是养生保健的良方，唐代名医孙思邈提出了羊肉杜仲汤，明代李时珍将杜仲嫩叶当作保养食物。下面简单介绍一下杜仲的保健药膳和饮品的具体做法：

1. 羊肉杜仲汤

【材料】羊肉 2000 克，生姜 40 克，当归 15 克，桂心 15 克，杜仲 15 克，白术 15 克，紫苑 15 克，黄芪 10 克，人参 10 克，附子 10 克，细辛 10 克，川芎 10 克，厚朴 10 克，五味子 10 克，款冬花 10 克，炙甘草 10 克，大枣 30 枚。

【做法】先煮羊肉取汁，再用汁煎诸药服。

【功效】产后腰痛、咳嗽。

2. 杜仲酒

【材料】杜仲 50 克，56 度白酒 500 克。

【做法】将杜仲洗净切块，放入盛酒的瓶内，封口，每日摇晃一次，浸泡 10 日后，即可取出饮用。

【功效】补肝肾，强腰膝，用于治疗肾虚而致的腰膝酸痛。

3. 清脑羹

【材料】炙杜仲 50 克，银耳 250 克，冰糖适量。

【做法】将炙杜仲煎熬三次，取药液 2500 毫升备用。将银耳用热水泡 15 分钟，去杂洗净，撕成小块。铝锅内放入杜仲药液，加入银耳武火烧沸，加入冰糖，再改为文火炖烧，视锅中情况可加入适量水，煮至银耳熟烂，即可出锅。

【功效】滋补肝肾、补养气血。适用于失眠，头昏、头痛、耳鸣、腰膝酸软、高血压等病症。常食此羹，可树人体正气，使人健康少病，嫩肤美容，延年益寿。

杜仲一般分川仲和汉仲两类，我们购买时最好选择皮厚，内表面紫褐色、白丝密、弹性大的。因为杜仲为温补之品，所以阴虚火旺者慎用。

可补肾延年的"沙漠人参"：肉苁蓉

每年 4 月底，北国大漠草木开始复苏。当你走进内蒙古西部的腾格里沙漠、巴丹吉林沙漠，或新疆的古尔班通古特沙漠、塔克拉玛干沙漠，如果幸运的话，你就会在梭梭林或红柳林下，看到从沙漠中长出的一支支粉红色或紫红色的美丽花朵。如果向下挖去，你就会挖出一条白色肉质茎，表面密布鳞片，基部只有一条细细的根，这种神奇的植物就是名贵中药——肉苁蓉。肉苁蓉自古被誉为"沙漠人参"，是浩瀚大漠恩赐给人类的健康之宝。

肉苁蓉被历代医家视为补肾延年之良药，有甜苁蓉、咸苁蓉两种，其中以体长肥大、肉质棕褐色、油性大、柔软者为佳。《本草汇言》称："肉苁蓉，养命门，滋肾气，补精血之要药。男子丹元虚冷而阳道久沉，妇人冲任失调而阴气不治，此乃平补之剂，温而不热、补而不峻、暖而不燥、滑而不泄，有从容缓和之性，故有从容之名。"《日华子本草》谓其"治男子绝阳不兴，女绝阴不产，润五脏，长肌肉，暖腰膝，男子泄精"。肉苁蓉温而不燥，滋而不腻，既可补阴，又可补阳，是历代补肾、益寿的佳品。

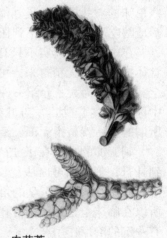

肉苁蓉

现代药理研究还表明，肉苁蓉对肾阳虚患者有明显的强壮和治疗作用，能明显地提高男性的性功能和记忆力，并具有预防性能力降低的作用，还能促进女性性功能的活力。对心身疾病也具有预防和治疗效果。肉苁蓉既能提高性功能，同时还具有抗老年痴呆、保肝、通便、抗肿瘤等辅助治疗作用。

肉苁蓉的服食方法和一般的补益中药基本相同，既可单用，也可配伍使用，患者可根据自己的需要，把它制成不同的制品进行服用。或茶饮，或煎汤，或制膏，或煮羹，或泡酒等。但因肉苁蓉能助阳、滑肠，故阴虚火旺及大便泄泻者不宜服。肠胃实热、大便秘结者不宜服。各种肉苁蓉补肾药膳的具体制作方法为：

1. 苁蓉羊肉粥

【材料】肉苁蓉 15 克，羊肉 100 克，粳米 100 克，食盐、葱、生姜各适量。

【做法】将肉苁蓉洗净，羊肉洗净切片，葱、生姜切粒，待用。将肉苁蓉放入砂锅内，加水适量，煮沸 30 分钟，去渣留汁。在放有肉苁蓉汁的锅中，加入粳米、食盐、葱、姜，用武火煮沸后，改用文火煎熬 35 分钟，以粳米熟烂为度。可作早、晚餐食用。

【功效】益肝肾、补精血。适用于肾阳虚衰所致的阳痿、早泄、腰膝冷痛、筋骨痿弱、便秘等。

2. 鸡肉炖苁蓉

【材料】肉苁蓉 30 克，小公鸡 1 只，料酒、细盐各适量。

【做法】将小公鸡宰杀，去毛及肠杂，洗净，切块。用热水焯一下，去除杂质。肉苁蓉洗净，滤干，放入纱布袋内，扎紧袋口，与鸡肉共入砂锅内，加入料酒和适量水，先用武火煮沸，再用文火慢炖，以鸡肉熟烂为度，然后加入精盐调味即可食用。

【功效】补肾助阳，益气。适用于肾阳虚衰所至的阳痿、早泄、滑精、尿频或遗尿等。

3. 肉苁蓉羹

【材料】肉苁蓉 30 克，红瓤甘薯 50 克，羊肉 100 克，葱、生姜、精盐各适量。

【做法】将肉苁蓉刮去鳞，用酒洗，去黑汁，切成薄片，甘薯、羊肉洗净后各切成薄片，共放入锅中，加入姜片和水适量，先用武火煮沸，再用文火煎煮 35 分钟，放入葱、盐即成。

【功效】温补肝肾。适用于肾阳虚衰、肝血不足所致的阳痿、腰痛、头晕目暗、耳鸣等。

肉苁蓉的性状多为不规则的圆形厚片，表面棕褐色或灰棕色，中间有淡棕色点状维管束，排列成波状环纹，周边呈灰黑色鳞片状。我们在购买时不仅要注意它的性状，还要注意自身是否适合服用，由于肉苁蓉助阳、滑肠效果明显，所以阴虚火旺及大便泄泻者不宜服用。肠胃实热、大便秘结者也不宜服。

中药刺五加，温补男人的肾

冬虫夏草、鹿茸都是众人皆知的补肾名药，价格也很昂贵。家庭经济状况一般的人生了病，都尽量避开这些药，寻找一些替代药物。不过有的人虽然没病，却不惜花重金买来补肾，这是盲目补肾的典型代表。补肾，需要循序渐进，冬虫夏草、人参、鹿茸这些单味的"壮阳药"虽然能够补充元肾，缓解一些男性疾病。但如果不辨体质，不分年龄地瞎吃，有可能起不到任何作用，甚至在大补之后出现中风的现象。

在中药中，其实不只有冬虫夏草之类大补之药才能补肾，男人在步入中年后如果感觉体力不支、无精打采，可以试着用一些温和的药调理一下，这样比单吃大补之药更安全。在这里为大家介绍一种功比人参的温和补药——五加皮。明朝李时珍在《本草纲目》中称其为"刺五加"，五叶交加者良，故又名五加。《神农本草经》中将刺五加列为上品，所谓的上品就是指无毒，经常性地服用还可以轻身、延年益寿。

刺五加的功用在于"祛风湿、壮筋骨，填精补髓，久服延年益寿，返老还童"。谈到补肾，刺五加可以从益气健脾的角度上达到"养肾"的目的，不管是阴虚还是阳虚都可以服用。从现代医学的角度而言，刺五加对性腺、肾上腺等内分泌腺体还有兴奋作用，所以在临床上也用于治疗阳痿、早泄之药。此外，对于糖尿病、高血压、冠心病等也都有一定的治疗作用。

刺五加很便宜，服用方法有很多，可以取几片薄片泡水代茶饮，也可以泡酒喝。比如，可以用 15 克的刺五加和 6 克的五味子一起放入茶杯内，冲入沸水后焖上 15 分钟，即可当茶饮，每日 1 剂。这样制成的茶饮有补肾强志，养心安神的功效。如果你出现了腰膝酸痛、失眠健忘，注意力难以集中等症时可以每天坚持服用一段时间。假如能买到刺五加粉，也可以每天只冲服 6 克左右就可以。

值得注意的是，刺五加原名五加皮，包括刺五加、五加皮、香加皮三种不同药材，大家在用的时候千万不要混淆。因为，香加皮虽有祛风湿、补肝肾、强筋骨的功效，但是它也有一定的毒性，引起心肾功能损害。使用前最好要咨询一下医生。

山茱萸收敛元气可养神

山茱萸，又名山芋肉、药枣、实枣儿、枣皮、肉枣等，其为山茱萸落叶小乔木植物山茱萸除去果核的成熟果肉。始载于《神农草经》，山茱萸在清朝康熙年间的《绩修商》及乾隆年间的《直隶商州本总志》均有记载。山茱萸以补力平和、壮阳而不助火，滋阴而不腻膈，收敛而不留邪等特殊功效被历代医学所喜用。张仲景以山茱萸为君创制了"金匮肾气丸"。该丸药有补益肝肾、涩精敛汗的功效，是肝肾虚损的常用药。生活中，有的老人在咳嗽、打喷嚏、大笑或是腹部用力时，会不由自主地发生排尿，让裤子变得湿漉漉，这给老年人带来难堪和痛苦。老人身体的这种异常情况主要是因为人的肾气随着年龄的增长日益虚弱，引起中气下陷所致。尽管病在膀胱，却涉及脾、肺、肾及肝。因此，在治疗时应以补益肾气、提升中气为主，同时调理各个脏腑的功能。这种情况下，山茱萸作为一味补肝肾药就可发挥其效用。中医认为，山茱萸味酸涩，微温，具有补益肝肾，固精缩尿的作用。不过，山茱萸能温补收敛，因此命门火炽，素有湿热而致小便淋涩者，不宜应用。

近代医家张锡纯云："茱萸救脱之功，较参、芪、术更胜哉！"又说："救脱之药，当以萸肉第一。"意思是说山茱萸除了具有补益肝肾、固精缩尿功效外，还能补气、固脱，其效果胜于黄芪、人参。当人身体上的气血将散，用了山茱萸都能及时收敛，所以其善于治疗阴阳两虚引起的喘息、自汗、怔忡、失精、小便失禁、大便滑泻等危重症候。山茱萸具有收敛之功，又兼开通之力，可补肺络及胃中血络，又不致有留瘀之患。久咳不愈而气血上逆之咯血，或肝虚火旺损伤胃络之吐血患者，临床常用山茱萸加龙骨、牡蛎，或加三七粉冲服，常可起到意外之疗效。

山茱萸的用法多样，疗效显著，在食疗保健上可用下面几种方法：

1. 山茱萸粥

【材料】山茱萸20克，粳米100克，白糖适量。

【做法】将山茱萸洗净，去核，与粳米同入砂锅煮粥，熟时加白糖调服。

【用法】5天为1疗程。发热期间忌用。

【功效】补益肝肾，涩精敛汗。适用于肝肾不足，头晕目眩，耳鸣腰酸，遗精，遗尿，小便频数，虚汗不止，肾虚带下患者。

2. 山茱萸蒸子鸭

【材料】山茱萸25克，1000克的子鸭1只，料酒10克，酱油10克，味精3克，盐5克，姜5克，葱10克，胡椒粉3克。

【做法】将山茱萸洗净，沥干水分；鸭宰杀后，去毛桩、内脏及爪，沸水焯洗后用清水洗净；姜切粒，葱切花。鸭子放入蒸盆内，抹上盐、味精、酱油、料酒、姜、葱、胡椒粉，腌渍1小时。最后将山茱萸放入鸭腹内，置武火大气蒸笼内，蒸55分钟即成。

【功效】补益肝肾，收敛固涩。适用于耳鸣眩晕，自汗盗汗，小便频数，遗精，月经过多，腰膝酸软，更年期综合征等症。

3. 山茱萸酒

【材料】山茱萸30～50克，白酒500毫升。

【做法】先将山茱萸洗净，装入缸中，再加白酒，然后封紧缸口，每天振摇一次，浸泡7日后服用。

【用法】每次服用10～20毫升，每日1～2次。

【功效】补肾，固精，敛汗。适用于肾虚所致的腰膝酸痛、遗精和体虚所致的多汗等。

我们在购买山茱萸时，多发现其呈不规则的片状或囊状，选择时尽量选择块大，肉厚，质地柔软，颜色紫红、无核的。

生地黄——滋阴补肾之要药

常用的中成药有很多是以"地黄"命名的，比如六味地黄丸、知柏地黄丸等，那么地黄究竟是一味什么药呢？生地黄又名地髓，意思是说吸收了地气之精髓，为玄参科植物地黄的块根。生地黄宜在秋季采挖，除去芦头、须根及泥沙，鲜用者称为"鲜地黄"。若将鲜地黄缓缓炽焙至约八成干入药者，称为"生地黄"或"干地黄"。

生地黄具有滋阴清热，凉血补血的功效。《神农本草经》里说它"久服，轻身、不老"。对于生地黄的补肾作用，《本草经疏》介绍得很详尽，文中记载："生地，为补肾要药，益阴上品，故凉血补血有功，血得补，则筋受荣，肾得之而骨强力壮。又治胎产劳伤，皆血之愆，血得其养，则胎产获安。又肾开窍于二阴，而血主濡之，二便所以润也。"由此可以看出，生地黄是滋阴补肾的首选药。在食用时，生地黄既可煮粥、炖汤，又可作为茶饮。

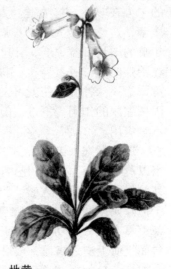

地黄

1. 生地黄鸡

【材料】乌鸡一只，生地黄250克，饴糖150克。

【做法】将鸡去毛、内脏洗净。生地切成细丝与饴糖和匀。再将和好的生地丝放入鸡腹，置入蒸锅蒸熟，不加五味作料，单食其肉。

【用法】每日2次，每日50～100克。

【功效】乌鸡偏温，益精血，地黄滋阴养血，饴糖补中，相合则先天后天并补，健骨益精髓。

2. 生地黄粥

【材料】鲜生地黄250克，粳米75克。

【做法】鲜生地黄切细后，用清水在火上熬煮约30分钟后，滗出汁，再复熬一次，取之药汁约200毫升。再将米淘洗后，放锅内熬成白粥，趁熟时掺入生地黄汁搅匀，食用时，加少许白糖。

【功效】滋肾阴，凉血生津。适用于阴虚潮热、盗汗、久咳、咯血、食少、消瘦、热证心烦、口渴，以及睡起目赤，良久难消等。

3. 生地黄茶

【材料】生地黄3克，枸杞子5克，绿茶3克，冰糖10克。

【做法】将所有材料放入杯中，用250毫升的开水冲泡后饮用，可反复冲泡直至味淡。

【功效】滋补肝肾，养阴清热。适用于肝肾阴虚不足引起的腰酸痛、口渴烦热、盗汗、潮热等症。

我们购买的生地黄，多为不规则类圆形厚片，表面棕黑色或乌黑色，有光泽，油润黏性，中间隐现菊花心纹理。周边灰黑色或棕灰色，皱缩。在药店买的生地黄以油性大、皮细、菊花心、块大、体重、断面乌黑为佳。购买后要置于通风干燥处，防霉、防蛀。

女贞子——补肾滋阴的常用药

女贞子又名冬青子、爆格蚤、白蜡树子、鼠梓子，自古以来就是人们常用的补肾滋阴、养肝明目之药。女贞树是一种常绿乔木，即使在严冬季节仍保持青翠的枝叶，如同古代女子从一而终的节操，故名"女贞"。《本草纲目》记载："此木凌冬青翠，有贞守之操，故以女贞状之……近时以放蜡虫，故俗称为蜡树。"作为滋补肾阴的良药，女贞子还有着一段凄美故事。

相传在秦汉时期，浙江有关老员外，膝下只有一个年方二八的女儿，该女子品貌端正，琴棋书画样样出色。但老员外贪图钱财，把她许配给了当地的老县令，做小妾。女孩儿很伤心，因为她早已有了心上人，就是府中的教书先生。郁郁寡欢的女孩就在出嫁之日，撞死在了闺房之中。对于教书先生来说也是个晴天霹雳。

教书先生抑郁成疾，不过几日便形如枯槁，须发变白。时间并没有冲淡他对女孩的思念，他的身体变得越来越虚弱。在女孩的祭日他来到坟前，但见坟土之上长出一株枝叶繁茂的女贞子，果实乌黑发亮。教书先生摘了几颗放入口中，味道甜中带有一丝苦涩，直沁心脾，他想到可能是女孩泉下有知，用这种方式与自己互诉相思之苦。从此，教书先生常常到此悼念小姐，并摘下果实充饥，他的病情也奇迹般的日趋见好，头发也渐渐变得乌黑。于是，他深情吟道："此树即尔兮，求不分离兮。"就这样女贞子的药用

功效逐渐被人们发现而成为一味有名的滋阴补肝肾的
名药。

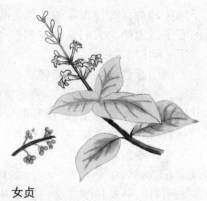

女贞

女贞子，味甘苦、性凉，归肝肾经，具有滋肝肾阴、
强腰膝、清热明目。主要用于阴虚内热、头晕、目花、
耳鸣、腰膝酸软、须发早白等症。若与熟地、枸杞子
等同用可滋养肝肾，乌须黑发。李时珍在《本草纲目》
中说它能"强阴，健腰膝，明目"。现代研究也表明
女贞子确实有防止衰老、强筋骨、镇静神经的功效。
为了方便中老年人的长期服用，推荐两个女贞子食疗
家庭服用方法，具体做法如下：

1. 二子炖团鱼

【材料】女贞子 30 克，重约 1000 克鳖 1 只，枸杞子 30 克，料酒、精盐、味精、酱油、
白糖、葱段、姜片、胡椒粉各适量。

【做法】将鳖宰杀，洗净，下沸水锅焯至表皮发白起皱。捞出头、爪、内脏，挖下背壳，
刮去表皮，剁成块，洗净。将女贞子去杂洗净，装入纱布袋扎口。将枸杞子去杂洗净。
炖盅中逐一放入鳖肉、女贞子、枸杞子、料酒、精盐、酱油、白搪、葱段、姜片和适量水，
放入笼内蒸 2 小时，蒸至鳖肉熟烂入味，出笼拣去药袋、葱、姜，用味精、胡椒粉调味即成。

【功效】滋补肝肾，强阴明目。用于治疗肝肾阴虚所致腰痛、遗精、头晕、目花等病症。

2. 女贞子酒

【材料】女贞子 250 克，黄酒 2500 克。

【做法】将女贞子去杂洗净，沥干水，放入盛酒的坛内，加盖封口，浸泡 1 个月即可。

【功效】女贞子酒有补肝肾、养阴益血的功效。民间常用以治疗神经衰弱、须发早白、
慢性腰腿痛等症。

3. 女贞决明汤

【材料】女贞子 15 克，黑芝麻 10 克，桑葚 10 克，草决明 10 克，泽泻 9 克，红糖适量。

【做法】将女贞子、黑芝麻、桑葚、决明子、泽泻分别去杂洗净，放入砂锅内加水煮煎，
煎好滤出汤汁，加入红糖即成。

【功效】补肝肾养头目，润肠通便。用于治疗肝肾阴虚所致的头晕目花、便秘及动
脉硬化症。常饮还能增强正气、养神、轻身延年。

我们在选购女贞子时，以粒大饮满、色灰黑、质坚实者为佳。临床上应根据不同的
肾虚证型，选择不同的药物与之配伍应用。如阴虚内热之潮热心烦者，宜与生地、知母、
地骨皮等养阴、清虚热之品同用。

滋补肝肾"却老子"：枸杞子

枸杞子可谓是百姓的良药了，在中国无论老人还是年轻人都知道枸杞子具有补肾作
用。透明的茶杯里泡着红色的枸杞，高高的泡酒桶里也浸泡着枸杞，美味佳肴里也有枸
杞的身影。俗话说"金杯银杯，不如百姓的口碑"，枸杞就是具有良好口碑的补肾良药。

枸杞子的得名有这样一则故事：

传说古时有一个穷苦的农民，名叫狗子。由于家庭贫困，只好到外面当长工，而他
的妻子则在家里专心伺候公婆。狗子的妻子除了做家务以外，每天还要下地干活，家里
少有的粮食都给公婆吃，自己饿的时候便到山里采一种红色的小野果充饥。

后来，狗子的妻子脸色变得越来越红润，身体也特别好，而家里公婆的身体并无太
大改善。乡亲们则认为她自己偷吃好的，却不给老人吃。后来，狗子知道了这件事，就
询问妻子。他的妻子觉得很委屈，就带狗子去山里寻找。他们采摘了很多小果子回来，
全家人一起吃，果然个个都来了精气神。这样，一传十，十传百，大家都知道这种小果

子颇为神奇，能使虚弱的体质变得强壮，于是，便都采着吃。由于这小红果最早是狗子的妻子发现的，人们就把它叫作"狗妻子"。后来慢慢地用起了谐音，把"狗妻子"叫成了"枸杞子"。

唐朝著名诗人刘禹锡曾赞誉枸杞"枝繁本是仙人杖，根老能成瑞犬形。上品功能甘露味，还知一勺可延龄"。齐、梁时期陶弘景常饮枸杞茶，终年近90岁，一生精力充沛，并因著有《本草经集注》而闻名。后因其有抗衰延龄作用，因而被称为"却老子"，人们一直将其作为滋补益寿良药。

《保寿堂方》记载："此药性平，常服能除邪热，明目轻身。春采枸杞叶，名天精草；夏采花，名长生草；秋采子，名枸杞子；冬采根，名地骨皮。"枸杞子具有补肾生精、益血明目、乌发悦颜之功，为滋补肝肾之佳品。对于肝肾阴虚所致腰膝酸软、头晕目眩、视力减退、须发早白有较好疗效。《神农本草经》载："久服坚筋骨，轻身不老，耐寒暑。"

枸杞鲜果颜色鲜红，甘甜可口。服用也比较方便，可入药、嚼服、浸酒、酿造各种枸杞饮料，营养丰富。在此我们介绍两种益肾的枸杞子药膳的做法以供参考：

1. 枸杞酒

【材料】干枸杞子200克，白酒300毫升。

【做法】将枸杞子洗净，沥去水分，剪碎后放入细口瓶内，加入白酒，密封瓶口。每日振摇1次，浸泡7天以上。在饮完后可加酒再浸泡1次。最后可将酒泡过的枸杞子直接食用。每日10～20枚，晚餐或睡前饮用。

【功效】滋养肝肾。适用于肝肾阴虚所致的目暗、目涩、视弱、迎风流泪等。

2. 枸杞鸡蛋汤

【材料】枸杞子30克，鸡蛋2个。食盐、味精各适量。

【做法】将枸杞子洗净，放入锅内，加清水适量，煎煮20分钟后打入鸡蛋（不要搅拌），再煮15分钟，加入适量精盐、味精，调匀。饮汤食蛋，每日1剂，连服5天。

【功效】滋养肝肾，补益精血。适用于肝肾阴虚所致的腰膝酸软，头晕目眩、视物模糊、健忘失眠、胁肋隐痛等。

服用枸杞子其实有个特别简单的方式，那就是"嚼"。咀嚼的过程中嘴里会产生唾液，中医认为，唾液是津液所化，津液如果到了肾，具有生精的作用。当我们咀嚼枸杞的时候，除了枸杞本身的功用之外，唾液还能将枸杞的精华引到肾里面，这样就能更好地补肾生精了。嚼食枸杞的时候，一般每天2～3次，每次10克枸杞即可。

目前枸杞不仅在药店可以购买，部分菜市场都有卖，所以它是当之无愧的百姓良药。但因为枸杞的品种繁多，在选购时我们要知道，枸杞分西枸杞和血枸杞两种。西枸杞也就是宁夏、甘肃等地所产，粒大、糖质足、紫红或红色，肉比较厚。而血枸杞为河北、山西等地的产品，颗粒较均匀，皮薄，粒多，糖质较少，色泽鲜红。注意，发霉、有虫蛀的枸杞不能再食用。

"救命仙草"石斛，补肾又养颜

石斛是我国传统名贵中药，为兰科植物环草石斛、马鞭石斛、黄草石斛、铁皮石斛或金钗石斛的新鲜或干燥茎。在过去，山多地少的山区人们生活十分贫困，村人无钱买药，多靠采集野生铁皮石斛来治疗各种疑难杂症。在民间，人们将新鲜的铁皮石斛原汁喂入身体极度虚弱的重危病人口中，可使其慢慢复苏，久之，铁皮石斛"救命仙草"的美誉在民间广为流传。

《神农本草经》将石斛列为上品中药。中医认为，石斛味甘淡、微咸、清润，具有滋阴清热、养胃生津、补肾益精、益精气、退虚热、清相火而摄元气等功效。其清中有补，补中有清，既能滋肾水而柔肝阴，又能排毒养颜、滋养脾胃。

女性最怕自己脸部有雀斑，而且雀斑很难依靠美容产品直接祛除。面部有色素沉着，

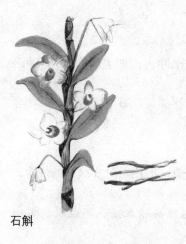

石斛

形成斑块，多由于气滞血瘀引起，如果分析其根本原因，还是因为肾阴虚导致的肝阴虚，才使血热，气血运行减慢，使毒素沉着于皮肤表面而不能及时代谢。在解决面部色斑时，除了外用药物，最重要的还是要解决肝肾阴虚的问题。在滋阴的中药中，石斛也是美容养颜不错的选择。

石斛常与枸杞子、熟地黄、菟丝子等品同用，如石斛夜光丸（《原机启微》），常用于治疗肾阴亏虚所致目暗不明。肾阴亏虚，筋骨痿软者，常与熟地、山茱萸、杜仲、牛膝等补肝肾、强筋骨之品同用。肾虚火旺，骨蒸劳热者，宜与生地黄、枸杞子、黄檗、胡黄连等滋肾阴、退虚热之品同用。以煎服为主，常用量为 6 ~ 12 克，鲜用 15 ~ 30 克。

铁皮石斛无异味，可鲜吃，可榨汁，可煲汤，可泡茶，干品可磨粉食用。有药理研究报道称，铁皮石斛含有多种微量元素如钙、铁、锌、硒、钠等，对提高人体免疫力、抗衰老、排毒养颜、滋养脾胃、降三高、防治糖尿病和防癌、抗癌等方面都有功效。

现介绍一种石斛的保健食疗方——石斛冰糖茶。

【材料】石斛 15 克，冰糖适量。

【做法】将石斛剪碎，置保温杯中，再加冰糖适量，用沸水冲泡，盖闷 15 分钟，代茶频饮。

【功效】养阴清热，生津益胃。主要用于温热病后期低热，口干渴，及虚劳烦热，梦遗滑精。亦可用于妇女不明原因低热，心烦，口干者。

我们在药店购买的石斛多为饮片，为圆形小段，直径 1 ~ 3 毫米，金黄色或黄绿色，多数有节，表面有显著的纵纹，断面黄白色。味微苦。鲜石斛形如石斛段，表面青绿色，有纵纹，质肥嫩多汁，易折断，断面青绿色，味苦。鲜石斛清热生津力强，热病伤津者宜用，而干石斛多用于胃虚夹热伤阴者，故我们在选用时要先辨清自己的证型。

沙苑子——益精又明目的古代"贡品"

沙苑子原名为"白蒺藜"，之所以后来改成沙苑子，据说同唐代的一个公主有关。

唐玄宗之女永乐公主，少时体弱多病，经常住在华清池养病。"安史之乱"时，由奶妈带她出逃至大荔县沙苑，被一位七十多岁的老人收留，她除每日家常便饭外，常喝老人给她配制的一种茶，两年之后，公主竟病患全无，面色红润，目光有神，娇美动人。"安史之乱"平息后，公主离乡返京，临别时，老人又送她一葫芦药并说："此药既可治先天不足，又可治后天之伤，你留着用吧！"公主回宫后将此药献给皇兄肃宗，肃宗连服半月，也顿觉神清气爽，精力充沛，耳聪目明。便赐其药名"沙苑子"，并指定为贡品。

沙苑子性温，味甘，归肝、肾经，为温补肝肾、固精、缩尿、明目的良药。《本草经逢源》言其"性降而补，益肾，治腰痛，为泄精虚劳要药，最能固精"。中医认为，沙苑子益精而不乱阳、补阳而不乱阴。入肾则固肾涩精，入肝则养肝明目，因此多用于肝肾虚损之腰痛、小便失禁或淋漓不尽、遗尿、遗精、早泄及眼花等。以其可升，可降，可散，可补的特性，成为补肝明目，补肾益精之佳品。

以沙苑子为主药，配用相关药物可用于治疗肾虚腰痛、遗精早泄、白浊带下、小便余沥、眩晕目昏等症。如用沙苑子配伍续断、牛膝、杜仲等，可用于治肾虚腰痛；沙苑子配用山萸肉、五味子、莲须、龙骨、巴戟天、仙茅等可用于治疗肾虚所致的遗精阳痿；苑子配伍桑螵蛸、菟丝子、覆盆子、益智仁、补骨脂等，可用来治疗老年人肾虚所致的小便频数或失禁。

本文开始的故事中讲到长乐公主喝的养颜养生沙苑子茶，现在我们为大家介绍两种沙苑子茶的具体做法：

1. 沙苑子茶

【材料】沙苑子10克。

【做法】将沙苑子洗净，晾干后捣烂，置入杯中，用沸水冲入，加盖闷泡10分钟，即可饮服。

【功效】健身益寿，固精强腰。适用于肝肾不足所致的腰痛、腿软、头晕目眩等症。

2. 沙苑子白菊花茶

【材料】沙苑子30克，白菊花10克。

【做法】将沙苑子，白菊花同时入锅，加水煎煮至300毫升。服用时分6次，当茶饮，温服。当日饮完。

【功效】平肝补肾，降低血脂，降压明目。主要用于治疗高脂血症、高血压患者出现头晕、目眩、腰痛、尿频等症。

值得注意的是，沙苑蒺藜与白蒺藜是两种药物，形态不同，功用也大有差异。白蒺藜有刺，功能疏肝开郁、祛风明目，无补益作用，故两者不可混淆。但沙苑蒺藜，在古代文献中也有称为白蒺藜的。因此，宋、明文献中记载的补肾药中所用的白蒺藜，其实即是沙苑蒺藜，而不是刺蒺藜。

沙苑子外形呈圆肾性或肾形，两侧压扁，两端钝，选购的时候最好选择那些身干、粒大、饱满、色绿褐或灰褐色、无杂质的。买来储存时不仅要防虫蛀、防霉，还要防鼠。阴虚火旺及小便不利者要忌服。

补肾阳的代表方：金匮肾气丸

金匮肾气丸来源于汉朝张仲景的《金匮要略》，由熟地黄、川附片、肉桂、车前子、泽泻、怀牛膝等药组成。此方是治肾祖方，配伍用药上是由汤剂发展而来，具有补气、补血、补阴、补阳的作用。方中重用熟地黄滋阴补肾为君药，臣以山茱萸、山药补肝脾而益精血；加以附子、桂枝之辛热，助命门以温阳化气。君臣相伍，补肾填精，温肾助阳，乃阴中求阳之治。从用量分析，补肾药居多，温阳药较轻。

金匮肾气丸善于补阴之虚，助阳之弱。主要用于治疗气虚弱，肾阳亦衰所致气虚不能推动，阳虚不能温化，所出现的小便频数、排尿无力、尿后余沥不尽，又气虚易成中气下陷，使气机升降出入失调，造成排尿困难。还可以治疗老年肾阳虚衰，喘咳短气，水肿、心悸、气短不能平卧，小便不利等证。

金匮肾气丸在使用上并没有什么窍门，只需要按照使用说明服用即可。服用时间应该在吃饭前后，相隔一个小时左右即可。中药起效的作用相对来说会慢一些，而且金匮肾气丸的丸剂比较小，所以需要长时间的坚持用药才能看到效果。当然时间的长短同所治疾病有很大关系，比如治疗慢性腰腿痛。两周为1个疗程，2～4个疗程后可见效；治疗前列腺增生，10天为1个疗程。一般服药1～3个疗程才会显效。治疗老年性阴道炎，7天为一个疗程，用药2～4个疗程后就可显效。

值得注意的是，金匮肾气丸虽然是补肾阳的代表方，但没有症状的人群最好不要长期服用。身体虚弱的肾阳不足的人，可以在咨询医生后再确定服用时间。另外，肾虚若以阴虚为主，尤其是兼有内热的人群，不宜服用金匮肾气丸，以免引起口干烦热、牙痛等"上火"的症状。

锁阳固精丸——温肾固阳效果好

锁阳固精丸是以锁阳和熟地黄为主要成分制成的方剂，而锁阳是以其"锁住阳气，长盛不衰"的药用功效而得名的，锁阳固精丸的温肾固精的功效可见一斑。

在《中国药典》中记载，本方由锁阳20克，肉苁蓉（蒸）25克，巴戟天（制）30克，补骨脂（盐炒）25克，菟丝子20克，杜仲（炭）25克，八角茴香25克，韭菜子20克，芡实（炒）20克，莲子20克，莲须25克，牡蛎（煅）20克，龙骨（煅）20克，鹿角霜20克，熟地黄56克，山茱萸（制）17克，牡丹皮11克，山药56克，茯苓11克，泽泻11克，知母4克，黄檗4克，牛膝20克，大青盐25克组成。

方中锁阳、肉苁蓉、巴戟天、补骨脂等为温骨壮阳、益精血、固精为主药。辅以芡实、莲子益肾固精且补脾气，莲子还能交通心肾；菟丝子、韭菜子、鹿角霜温滋补肝肾、益精血、助阳固精；熟地、知母、山茱萸、山药滋阴补肾、养肝补脾，益精血，意在"阴中求阳"，补而不燥。佐以杜仲、牛膝补肝肾、强腰膝、活血脉；泽泻、茯苓补脾肾、渗温浊，黄檗燥温泻火，丹皮清泻肝火，使温而不燥、滋而不腻、邪去则补得力；龙骨、牡蛎因涩止遗；莲须收敛固精，八角茴香温阳散寒、理气止痛。大青盐益精气，引药下行入肾为使药。诸药合用，以温肾壮阳为主，肝脾肾阴阳兼顾，使元阴归元、精关得固，共起补肾壮阳、固精止遗之功。常用于肾虚精滑、腰膝酸软、眩晕耳鸣、四肢无力等症。

现代研究发现锁阳固精丸主要有增强肾上腺皮质功能，促进性腺机能，促精液生成与分泌，增强机体免疫功能，抗菌，抗炎等作用。

1. 增强肾上腺皮质功能

巴戟天、锁阳、鹿角霜等药具有兴奋肾上腺皮质系统，增强肾上腺皮质功能的作用。

2. 促进性腺机能

巴戟天、锁阳、肉苁蓉、杜仲鹿角霜、补骨脂、菟丝子等药都能促进性腺机能，有性激素样作用。

3. 促精液生成与分泌

鹿角霜、锁阳、补骨脂、菟丝子具有促进精液生成与分泌的作用。

4. 抗菌、抗炎

补骨脂、杜仲、熟地黄等药具有抗菌作用，知母、黄檗、丹皮等药具有抗菌、抗炎作用。

5. 增强免疫功能

锁阳、菟丝子、杜仲、熟地黄、山药、茯苓等药具有增强机体免疫的功能。

锁阳固精丸的服用剂量为：水蜜丸一次6克，大蜜丸一次1丸，一日2次。服药期间，要节制房事、忌食不易消化的食物。如果服药4周后症状仍无缓解，就应去医院就诊。另外，如正在使用其他药品，使用本品前应咨询医生。湿热下注或相火妄动而致遗精者不宜用。

滋补肾阴的基本方：六味地黄丸

在生活中很多人一提起肾虚，第一个想到的就是"六味地黄丸"，很多人甚至把六味地黄丸看成万能的肾虚药。当然这种在没有辩证的基础上做出的结论是不对的。但也从中得知，中国百姓对六味地黄丸的认同是非常深的。这源于本方应用的历史久远和疗效显著。目前服用本方的人群多数是成人，很少有人知道，其实本方最早是儿科的用药。

六味地黄丸是宋代一个叫钱仲阳的儿科医生创造的。他在自己的著作《小儿药证直诀》中，将汉代医学家张仲景的肾气丸稍作修改，使原来的八味药变成了六味药。最早是用于治疗小儿发育不良，表现为立迟、行迟、发迟、齿迟、语迟的"五迟"证。肾是我们的先天之本，过去有的小孩儿一出生就先天不足，成长发育不好，钱仲阳就专门用这种药方治疗小孩儿因肾气不足出现的问题。

迄今为止，其适应范围已不再局限于小儿"五迟"，而广泛应用于各种病症。主要适用于因肾阴亏虚、相火妄动而致的遗精滑精、心烦失眠、潮热盗汗、眩晕腰酸、形瘦乏力、舌红少苔、脉弦细数。一些因为慢性疾病导致的肝肾不足、肾阴亏损者也可服用六味地黄丸。

【组成】熟地黄240克，山药、山茱萸各120克，茯苓、泽泻、丹皮各90克组成。

【用法】将上药研细末，炼蜜为丸，每日2～3次，每次服6～9克，温开水或淡盐汤送服（本丸有成药）；或酌减用量，水煎服。

我们从药方的组成来看，它可以达到三阴同补（补肾阴、补肝阴、补脾阴）的效果，方中用熟地黄滋阴补肾，填精生髓，为方中的君药。山茱萸滋养肝肾，并能涩精；怀山药补脾益气而固精，二者用为臣药。三味药相配，共同发挥补益肝、脾、肾的作用，效力全面，且以补肾阴为主，补其不足，可治"本"。泽泻泄肾利湿，并可防止熟地黄过于滋腻；丹皮能够清泻肝火，同时可以制约山茱萸的收敛作用；茯苓淡渗脾湿，帮助怀山药健运脾胃，这三味药物为泻药，泻湿浊，平其偏盛，为佐药，是治"标"。

很多人把六味地黄丸当作保健药品长期服用，但六味地黄丸并不是包治百病的。那些肾阴虚而阳盛的人，阳亢乃至强阳不倒，坚持服用六味地黄丸能收到理想效果，但是有的人本身是阴盛阳虚的体质，如果再服用六味地黄丸，只能使阴邪更盛，而阳气更虚，外在表现就是这个人越发没有力气，做事情没有精神，爬完楼梯都要喘半天。所以，使用六味地黄丸首先要辨清是肾阴虚还是肾阳虚，肾阳虚的人绝不可用，肾阴虚的人也不可多用，以服用后收到效果为准，食用过多也会伤害身体。

大补阴丸——大补肾阴，滋阴降火

大补阴丸从名字上就知道是滋阴的药物了，如果详细分析的话，它就是滋阴降火并用的方剂。滋阴药物有很多，功效上有的只具有滋阴的效果，比如夏天太阳热烘烘的烘烤着大地，地面很快就干了，土地上还会出现裂痕，如果用专有滋阴效果的药物解决，就像只给地面洒水，可太阳依然很烤，结果就是水洒一点儿，一会儿又干了，用这样的方法来使地面湿润显然会很慢。但如果把太阳遮挡一下，再继续往地面上洒水是不是很快解决地面干燥的问题了呢？当然这样的办法最好。大补阴丸就是类似于这样的治疗方法，既滋阴，又降火。

大补阴丸出自朱丹溪的《丹溪心法》，朱丹溪说："阴常不足，阳常有余，宜常养阴，阴与阳齐，则水能制火，斯无病矣。"大补阴丸可以说是朱丹溪其学术思想及滋阴降火治法的代表方。这个药方由黄檗（炒）120克、知母（酒炒）120克、熟地黄（酒蒸）180克、龟板（酥炙）180克组成，将他们研末后，用猪脊髓蒸熟，炼蜜为丸。

方中的黄檗和知母都能泻火，清虚热，熟地和龟板则能补充肾阴，为了补充已经空虚的"髓"，药方中还特意加了猪脊髓。这个药比"六味地黄丸"多了清虚热的力量，比"知柏地黄丸"多了滋补的力量。主要用于肾阴虚所引起的骨蒸潮热，盗汗，五心烦热，舌红少苔等症；及阴虚火旺所致，咽干舌燥，肺热咳嗽，咯血，吐血，足膝灼痛，尺脉数而有力等症。

大补阴丸与六味地黄丸均用熟地，目的都是要滋阴降火，治疗肾阴亏虚证。但六味地黄丸配伍山茱萸、山药、泽泻、丹皮、茯苓，三阴并补而重在补肾阴，滋阴清热之力较逊，常用于肾阴虚而内热不著之证；大补阴丸配伍龟板、知母、黄檗、猪脊髓、蜂蜜，滋阴与降火之效均较强，适宜于阴虚而火旺甚者。

大补阴丸每丸大概15克，每天早晚各服用一丸，服用的时候要用淡盐开水送服。值得注意的是，大补阴丸为滋阴降火的常用方，所以脾胃虚弱、食少便溏以及火热属于实证的人不宜使用。

补肾涩精名方：金锁固精丸

金锁固精丸，顾名思义，它的功效有"金锁"和"固精"两方面。所谓"金锁"，是指本药坚固如金制之锁；"固精"是指本药有固敛肾气之效。金锁固精丸可以像金锁一样守住精关，令肾气秘固，它专为肾虚滑精者而设，可使遗精滑遗自止。

金锁固精丸是否真的如它的药名所说的那样神奇呢？让我们先看一下它的组成。它由龙骨、牡蛎、芡实、沙苑子、莲须、莲子这六味药组成。方中的沙苑子有补肾益精止遗的作用，《本经逢源》谓其"性降而补，益肾，治腰痛，为泄精虚劳要药，最能固精"。

龙骨、牡蛎、莲须涩精止遗，芡实健脾涩精。遗精与心神之关系甚为密切，劳心过度，心神不宁，心肾不交，均可导致失精之证。《证治要诀》说："用心过度，心不摄肾，以致失精。"而方中的莲子既能宁心益肾，又能涩精止遗，用于本证颇为合适。诸药合用，既能补肾，又可涩精，为标本兼顾而偏于治标的一服良方。

本方能补肾益精，固涩滑脱，交通心肾，常用于肾虚精亏，梦遗滑精，亦可用于肾虚遗尿、尿频等症。

在临床上若见遗精而又有阳虚者，可以在金锁固精丸的基础上加人参、破故纸、鹿茸、山茱萸等益气补阳之品；阴虚而有内热者引起的滑精，也可以在本方基础上加知母、白芍等养阴清热之味。如属湿热下注，或心、肝火旺所致遗精者，则禁用本方，而应酌情选用龙胆泻肝汤或知母八味丸之类。遗精与白带，虽有男女之别，但病机相同，故女子肾虚不固，带下滑脱不摄者，亦可使用本方，有异病同治之妙。

单纯服用金锁固精丸时，可用淡盐水送服，每次9克，每日2次。因为本方终归是以固涩为主的药方，所以当遗精止住后，应该停止服用，而改服补肾之药。服药期间应节制房事，饮食上忌烧酒、萝卜。

古今种子第一方：五子衍宗丸

《十三经注》中说："于礼有不孝者三者，谓阿意曲从，陷亲不义，一不孝也；家贫亲老，不为禄仕，二不孝也；不娶无子，绝先祖祀，三不孝也。"翻译成现代文的意思是：一味顺从，见父母有过错而不劝说，使他们陷入不义之中，这是第一种不孝；家境贫穷，父母年老，自己却不去当官吃俸禄来供养父母，这是第二种不孝；不娶妻生子，断绝后代，这是第三种不孝。

虽然现代社会"丁克"家族越来越多，但是中华五千年的文化熏陶，使很多人并没有忘记传宗接代的人生使命。如果由于个人问题，比如肾虚而引起不孕不育则会成为家庭或家族中的憾事。中医药历史源远流长，解决不育不孕的问题早而有之，如五子衍宗丸就是其中著名的补肾良方，它主要用于补肾阳，改善精液质量，治疗阳痿不育等肾虚精亏病症。

五子衍宗丸起源于唐代，最早记载于道教的《悬解录》一书。书中记载了张果献于唐玄宗的圣方"五子守仙丸"，即五子衍宗丸的原方名。之所以方中用"五子"作为名字，是因为本方选用五个带有"子"字的药，寓"以子求子"之意，而传统中医学又将男性不育症称为"无子""无嗣"，因而一语双关，别有意味。（六味即六味地黄丸）。

五子衍宗丸在《证治准绳》中记载由枸杞子9克，五味子（蒸）9克，菟丝子（炒）9克，覆盆子9克，车前子（盐炒）6克组成。方中枸杞子性平，味甘，归肝、肾、肺三经。能滋阴养肝，益精血，为主药；辅以菟丝子性平，味甘、辛，归肝、肾二经。有滋阴壮阳之功效。不仅益阴，且能扶阳，温而不燥，补而不滞，养肝肾，益精髓；佐以覆盆子涩精缩便；五味子滋肾固精，止泻安神；车前子清热益阴，利尿泄热，利水通淋。五药皆为植物种子，既能滋培阴液又含蕴生之气，为五药之所同，而各有特殊性能。诸药配合，具有补肾益精，扶阳固涩的作用，但以补阴为主。

本方药性平，而偏于温涩，常用于因先天不足或久病伤身，房劳过度，肾气受损所致的遗精早泄、阳痿不育、肾虚腰痛等。现代则多用在精子缺少症、慢性前列腺炎等肾虚证。

因为五子衍宗丸的主要功效是补肾益精，孕妇要慎服。适宜人群在服用时要注意忌食辛辣食物，若服用两周后症状仍无改善，应去医院就诊，明辨病情。

第六章

开在身体里的养肾"药房"

关元穴——固护元气的首选大穴

俗话说"人过三十天过午"，按中医理论，男性从 30 岁左右，整个身体机能就开始进入衰退阶段，只有多一些保健的手段，才可以使人体正气充足，阳气不亏，从而减少各种男性疾病发生的机会，提高生命质量。我们全身有三大强壮要穴，即足三里、关元、气海。其中关元穴具有固护元气的作用，也是治疗肾虚所致的男科病的要穴，其以治疗肾气不足型的性功能障碍为主，对治疗阳痿效果尤为显著。

关元穴就是人们常说的丹田，是元阴元阳出入的地方。元是元气、天气，是万物生长的根本。关则是枢纽、机关，开合之处，这里主要是关闭、关藏、闭藏的意思。关元穴之所以重要还因为它同时为任脉穴位、小肠募穴和足三阴会穴，所以对足三阴、小肠、任脉这些经行部位发生的病都有疗效，具有培补元气、肾气，暖下元的作用。主要用于治疗各种虚损及泌尿生殖系统各种病症，如遗精、早泄、阳痿、遗尿、小便不利、尿频、尿闭、尿血、便血、脱肛、疝气、泄泻、痢疾、月经不调、不孕、崩漏、经闭、痛经、赤白带下、阴挺、产后恶露不止、中风脱症、虚劳冷惫、羸瘦无力、消渴、小腹冷痛等。所以为全身养生保健、强壮要穴，是生化之源，是男子藏精、女子藏血之处。长期刺激关元穴可使人元气充足、延年益寿。

关元穴位于人体"阴脉之海"的任脉，位于肚脐之下 3 寸的位置。取穴时，最好采取仰卧位，在人体腹中线上，从肚脐向下量出四指宽的距离，就是关元穴。也可以从肚脐到耻骨上方画一线，将此线 5 等分，从肚脐往下 3/5 处就是关元穴了。

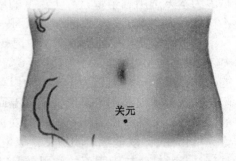

关元

关元穴最好的刺激方法就是艾灸。古书上说：每年春夏季交替的时候，艾灸关元千壮，长久坚持，人就不再害怕寒冷暑热。尤其是人到了一定年龄以后，更要加倍注意。因为随着年龄的增长，人体的元气会逐渐减少，用现在的话说就是人的体质在下降。根据年龄来说，人到 30 岁时，可以 3 年一灸，一次灸 300 壮；到了 50 岁，就 2 年灸一次；到了 60 岁，就 1 年灸一次。这样坚持下来，健康长寿就不是什么困难的事情了。

操作时，先将艾绒制成高约 0.5 厘米，炷底直径约 0.5 厘米中型艾炷。施灸时令患者仰卧在床上，暴露关元穴，在其皮肤表面上涂以石蜡或凡士林少许，以防烫伤和艾炷倾倒。把艾炷置于关元穴，用火点燃，燃烧时患者稍觉烫就去掉，另换一炷。每燃烧 1 个艾炷，即为 1 壮。每次 100 ~ 200 壮。以灸至皮肤红晕、无烧伤，患者感到舒适为度。术者应密切注意掌握温度，避免烫伤。每周 1 次，每 3 次为 1 疗程。

艾灸关元能够保健长寿，是因为关元，关藏的是人体的元气，也就是先天之本的肾气，这是人与生俱来的。随着时间的推移，它会逐渐减少。但是艾灸关元，可以刺激肾气的活跃，补充肾气。相当于在往我们的"健康银行"里贮存肾气，防止它的快速消耗。但由于关元和子宫等靠得很近，所以未婚未育的女性不能乱灸关元穴，因为那样很可能造成不孕。所以如有艾灸不便的话，不妨时常按摩关元穴，前提是一定要让手指热起来，不要用冷冰冰的手去刺激腹部的皮肤。尤其是女性，一定要注意下腹部的保暖。按摩时可选择按揉法或震颤法，按揉时，首先可以以关元为圆心，左或右手掌做逆时针及顺时针方向摩动3～5分钟。然后，随呼吸按压关元穴3分钟；震颤法需双手交叉重叠置于关元穴上，稍加压力，然后交叉之手快速地、小幅度地上下推动。注意不可以过度用力，按揉时只要局部有酸胀感即可。

命门穴——治疗肾虚的特效穴位

提到命门穴，很多人从字面意思就能看出它对人体的重要性，此穴与人的生命有关系。中医认为命门穴的意思是指脊骨中的高温高压阴性水液由此外输督脉。外输的阴性水液有维系督脉气血流行不息的作用，此为人体的生命之本，所以被称为命门。生活中我们也发现，如果不小心大力击中命门穴，则容易冲击脊椎，造成截瘫。

命门穴是人体督脉上的要穴，位于后背两肾之间，第二腰椎棘突下，与肚脐相平对的区域。也是人体的长寿大穴。刺激命门既能补肾阴还能补肾阳。我们常听说的命门之火就是人体阳气的根本，生命活动的动力，对男子所藏生殖之精和女子胞宫的生殖功能都有重要影响，对各脏腑的生理活动，起着温煦、激发和推动作用，对食物的消化、吸收与运输，以及水液代谢等也具有促进作用。从临床看，如人体有四肢清冷、下利清谷，或五更泄、男子阳痿、早泄、女子宫寒不孕、舌质淡、脉沉迟等虚寒之象，都属于命门火衰的症候，与肾阳不足证多属一致。

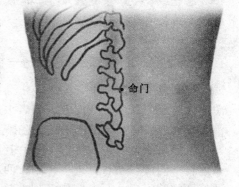

命门穴和神阙穴在人体上是相互对应的关系，两者一为督脉上的阳穴，一位任脉上的阳穴，同时拍打这两个要穴，可以通行气血，调和阴阳，激活人体的元阴元阳，祛病强身。所以，命门穴可以配合神阙穴一起拍打。方法可以单手或双手相继拍打命门和神阙表面皮肤，每次50次，每天1～2次。快速并能准确找到命门穴的方法是先定位神阙穴后，在脊柱上找到与神阙相对的位置即为命门穴。

无论人体是否有肾虚症状，经常按摩命门均可达到强肾固本，温肾壮阳，强腰膝固肾气，延缓人体衰老，疏通督脉上气滞点的作用，而且还能加强与任脉的联系，促进真气在任督二脉上的运行。命门火不衰对改善和治疗阳痿、遗精、脊强、腰痛、肾寒阳衰，行走无力、四肢困乏、腿部水肿、耳部疾病等症都具有良好的作用。按摩命门的操作方法既简单又有效，包括艾灸、热敷或摩擦等，如选用艾灸方法可用温灸器或雀啄灸的方法温灸命门穴，可以隔日一次，每次10～15分钟，此种方法在改善肾虚，解决腰酸、腰腹寒凉、下肢不温、水肿、痛经、不孕不育等方面效果显著。

擦命门也是人们常用的养肾方法，可选择坐位或站立位，双手掌上下摩擦命门及两肾，以感觉发热发烫为度，然后将两掌搓热捂住两肾，每次持续10分钟即可。每天可1～2次。此种方法对改善肾虚所引起的腰寒、腰痛尿频等方面效果显著。

肾俞穴——治疗腰痛首选穴

肾是人体最重要的脏腑之一，为先天之本，但很容易受到损伤，其中包括长期久坐、频繁抽烟、性生活频繁、生活无规律等各种因素。长期从事脑力劳动而又少运动的人，平时可以多按摩一下后腰的肾俞穴，来缓解腰部不适。

背腧穴是五脏六腑之精气输注于体表的部位，是调节脏腑功能、振奋人体正气的要穴。《类经》中说"十二腧皆通于脏气"，背腧穴都分布在腰背部膀胱经上，各脏腑的背腧穴与相应的脏腑位置基本对应。肾腧穴所处的位置与肾脏所在部位也是对应的，为肾脏之气出入之处。

找到肾腧穴很简单，肾腧穴在腰背部，第2腰椎棘突下，旁开1.5寸处。也就是人体背部与肚脐眼正对的位置就是第2腰椎，在第2腰椎棘突下向左或者向右量取1.5寸（中指、示指并拢后的宽度）就可以了。

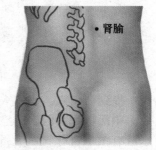

肾腧穴可以治疗哪些常见疾病呢？中医认为，腰为肾之府，由于肾腧穴属于膀胱经，膀胱经又与肾经相表里，刺激膀胱经上的肾腧穴能起到调节肾经的作用；加上肾腧穴是肾的背腧穴，是肾气输注的地方，所以肾腧穴是治疗腰痛的首选穴。对肾腧穴进行刺激能补益肾精，温通元阳，强身壮腰，延缓衰老。对于上班族久坐伤肾，过早地出现的腰痛的问题，以及很多老年人常年受腰痛的困扰，除了接受专业医生的治疗外，自己可以多按揉肾腧穴来缓解症状。

按揉肾腧穴可取正坐位或站立位，两手叉腰，将两拇指分别按压在腰背两侧肾腧穴的位置，用拇指指端着力进行按压，边按边揉，以腰部出现酸胀感为度。本法不仅具有益肾调经，壮腰利脊的作用，坚持按揉还能防治经带不调、小便频数、腰膝酸软等病症。

肾腧穴除了具有治疗腰痛的作用外，还能辅助治疗慢性肾病，操作方法可选用艾灸理疗。操作方法为，取俯卧位，以肾腧为主穴，委阳为辅穴，艾灸悬灸，肾腧每次灸10～20分钟；委阳每次灸5～10分钟。隔日一次，10次为一个疗程，其顺序通常是先灸肾腧，再灸委阳。此套方法的作用是，在慢性肾病的恢复期稳定病情，预防病情进一步恶化或发生严重的并发症。但值得注意的是，这种方法只能作为肾病的辅助方法使用，不可替代常规的疗法。

腰阳关——缓解扭伤、坐骨神经痛

运动量少或运动不当的人经常会犯急性坐骨神经痛、腰扭伤，这样的疼痛单纯吃药总不会收到令人满意的疗效，患者多选择运用理疗的方法如拔罐、推拿来解决。其中在治疗坐骨神经痛和腰扭伤的穴位选择上，不得不提腰阳关这个穴位。

腰阳关原名阳关，出自《黄帝内经·素问·骨空论》，近代称其为腰阳关。提到阳关，有这样一句诗"劝君更进一杯酒，西出阳关无故人。"此处的阳关在甘肃，是古代中原通往西域的门户，军事地位极其重要。因为位于南边，所以称之为阳关，与之相对的还有一个重要的关隘叫玉门关。玉门关原本叫阴关，与阳关一北一南遥相呼应，后来为了好听，改称玉门关，两道关隘一起扼守着河西走廊的咽喉要道。

在我们人体上，也有这样两相呼应的两个"关隘"，这就是任脉上的关元和督脉上的腰阳关。关元穴是元阴元阳相交之处。而腰阳关就相当于关元穴在背部的投影，是督脉上元阴元阳的相交点。这个穴在人体的位置堪比上文中的阳关，"战略地位"极其重要，是阳气通行的关隘。

中医将人体的颈、胸、腰椎分为三关，分别为风寒关、气血关、寒冷关。我们的腰阳关穴就在第四腰椎，正好处于寒冷关的中间地带，而这里又是阳气通行的关隘。很多老人到了冬天经常感到后背发凉，很大一个原因就是这里的经络不通，阳气无法上行。这时候，只要打通了腰阳关，阳气顺行而上，所有的问题自然就能迎刃而解了。当我们腰部疼痛的时候，如何利用腰阳关来治疗腰部疼痛呢？

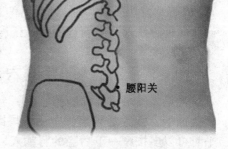

先找到腰阳关的位置。顺着系腰带的地方往下摸，会摸到腰下有一块骨头，这就是髂骨。将双手大拇指在髂骨的边缘固定住，然后双手示指在背后交会，在背后中点的连线处就是腰阳关穴。

然后，热敷腰阳关。操作时患者取俯卧位，用热毛巾，或者热水袋，在腰阳关的位置热敷，保持这个部位的热度，每次敷 20 分钟到半小时即可。如果身边没有合适的物品热敷的话，也可以采用按摩的方式，用大拇指在腰阳关的位置打转按摩，每次按揉100 下，可以很好地改善疼痛的症状。

腰阳关穴除了多用于坐骨神经痛外，还经常用于治疗腰骶神经痛、类风湿病、小儿麻痹、盆腔炎、心肌梗死等疾病。临床上还常将其配合承山穴治疗腰扭伤。

腰眼穴——温煦肾阳，强腰健肾

有道是"人过三十天过午"，按中医理论，人过 30 岁之后，整个身体机能就进入衰退阶段，肾气多不足，中医认为"腰为肾之府"，多数人补肾的方法是食补，其实还有一个方法也很管用——揉腰眼。中医认为，腰眼穴居"带脉"（环绕腰部的经脉）之中，为肾脏所在部位。肾喜温恶寒，常按摩腰眼处，能温煦肾阳、畅达气血。

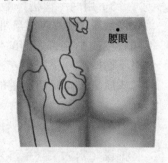

腰眼

腰眼穴为经外奇穴，在腰部，第 4 腰椎棘突下，旁开约 3.5寸的凹陷中。取穴时，可先双手叉腰，这时从后面能摸到腰间的骨头，此为解剖学中的髂嵴，髂嵴正好与人体的第 4 腰椎棘突相平。然后，从正中线开始量出一个手掌再多一点儿的距离，便是腰眼穴所在。用手掌搓腰眼，不仅可疏通带脉和强壮腰脊，而且能起到聪耳明目、固精益肾和延年益寿的作用。在年轻的时候经常搓腰眼，到了老年仍能腰背挺直，而且能防治风寒引起的腰痛症。

现代医学研究证明，按摩腰部既可使局部皮肤里丰富的毛细血管网扩张，促进血液循环，加速代谢产物的排出，又可刺激神经末梢，对神经系统的温和刺激，有利于病损组织的修复，提高腰肌的耐受力。所以，按摩腰部对慢性腰肌劳损、急性腰扭伤可起到较好的防治作用，对于椎间盘突出症、坐骨神经痛等病也有一定疗效。其具体操作方法为：

搓腰眼，操作方法为，两手对搓发热后，紧按腰眼处，稍停片刻，然后用力向下搓到尾闾部位（长强穴）。每次 50 ~ 100 遍，每天早晚各一次。两手握拳，用拳眼或拳背旋转按摩腰眼处，每次 5 分钟。两手握拳，轻叩腰眼处，或用手捏抓腰部，每次 3 ~ 5分钟。

也有很多人在搓完腰眼后再按摩腰眼穴，效果会更好，自我按摩时，身体坐正，两手握拳自然背向后面。按摩时用食指隆起的拳眼紧按腰眼穴并做旋转用力按揉，以酸胀为宜。每次可以揉 5 分钟，长期坚持有很好的强腰健肾作用。

委中穴——解除腰背痛

中医认为"腰为肾之府"，根据现代医学解剖学的理论，肾在腰的两侧，如果这里出现了酸痛的症状，首先就要考虑肾虚、肾气不足。腰背痛通常可以分为外感和内伤两类，外感类主要是因感受了风寒等外在的邪气，或者是气血不和等导致，遇到阴雨天气会更加痛苦。而肾气虚导致的疼痛是隐隐作痛，紧张缓慢，时间较长。

很多中医爱好者都知道这样一句话"腰背委中求"，这句话出自《四总穴歌》，最初记录于明代针灸学家徐凤编著的《针灸大全》。"腰背委中求"说的是凡腰背部病症都可取委中治疗。这句话并没有夸大之意，在历代的腰背疼痛临床治疗中，此穴确有良好的止痛效果。不仅如此，它还具有舒筋通络、散瘀活血、清热解毒等作用。

委中是膀胱经的合穴，位置位于人体的腘横纹中点，股二头肌腱与半腱肌肌腱的中间。我们都知道膀胱经脉的走向是从头至足，其中直行经脉夹行脊柱两侧，直达腰部，

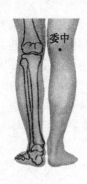

沿膂内深入内腔联络肾脏入属膀胱，复从腰部分出，夹脊柱穿过臀部直下膝窝之腘窝中。另一支经过肩胛夹脊柱下行过髀枢部；沿大腿外侧后缘下行，与前支会合于委中穴。而委中穴就位于两条支脉的相合处，有疏调经气，达到通则不痛、强腰健膝的作用。所以根据"经脉所过，主治所及"的循经取穴规律，就决定了其治疗急性腰痛等病症的功能。

而从现代解剖学来看，委中穴部位有股后皮神经，深层有胫神经和腘动脉、腘静脉，刺激本穴针感通过感受器及传入神经，引起中脑中缝核对丘脑束旁核痛敏细胞放电的影响，及内啡呔的释放，从而提示痛阈和耐痛阈，这也就用西医方法解释了委中穴有治疗腰背疼痛有较好的镇痛作用。

临床上常用按摩委中穴的方法治疗腰背疼痛，因在点按穴位时同样能够深层次的刺激穴位，仅次于针灸的刺激强度。但在操作中还是要注意的点按的力度要适中。其方法有：

（1）用两手拇指端按压两侧委中穴，力度以稍感酸痛为宜，一压一松为1次，连做10～20次。

（2）两手握空拳，用拳背有节奏地叩击该委中穴，连做20～40次。

（3）用两手拇指指端置于两侧委中穴处，顺、逆时针方向各揉10次。

俗话说"腰背疼痛最难当，起步艰难步失常"。腰酸背痛作为一种常见的亚健康形式，不同程度的影响着人们的生活质量，尤其是中、老年人患腰背疼痛，更是痛苦难堪。发作时不妨按摩一下委中穴，腰背疼的症状就会缓解。其简单取穴方法为：膝腘横纹中点，股二头肌腱和半腱肌肌腱的中间。

涌泉穴——补肾固元的长寿穴

据说北宋大文学家苏东坡不仅精通文理，也深谙养生之道，搓擦脚心是他每日必做的功课，所以虽年逾花甲仍然精力旺盛。有一次，苏东坡到山中去拜会他的佛门好友佛印，在那里谈天说地，酌酒吟诗，不知不觉已过半夜，无法回城，只好下榻寺里歇宿。就寝前苏东坡脱去衣帽鞋袜，闭目盘膝而坐，先用右手按摩左脚心，再换左手擦右脚心。睡在对面床上的佛印见状，便打趣道："学士打禅坐，默念阿弥陀，想随观音去，家中有老婆，奈何！"苏东坡擦完脚心，睁开双目笑着说："东坡擦脚心，并非随观音，只为明双目，世事看分明。"苏东坡所擦之处正是涌泉穴的所在，他称此法能使人面色红润、腿脚轻快、不染疾病，所以日常总把它当作一门功课来做。在苏东坡所著的《养生记》里，他把擦涌泉穴视为养生之要术。涌泉穴是著名的养生大穴，曾被养生专家视为人体的"长寿穴"，这当然与它的补肾功能分不开。

涌泉最早见于《灵枢·本输》，该穴是足少阴经肾经的第一个穴位，位于人体最下部足掌心处。足少阴肾经的脉气由此而出，贯脊属肾，络膀胱，上循喉咙，挟舌本。所以《黄帝内经·灵枢·本输》言："肾出于涌泉，涌泉者足心也。"意思是说，肾经之气犹如源泉之水，来源于足下，涌出灌溉周身四肢各处，所以又把涌泉穴视为"补肾固元的长寿穴"。

如何才能又快又准地找到涌泉穴呢？教你一个小方法，从足趾的第二、三趾趾缝间开始到足跟划一条直线，选择这条线的上1/3与下2/3的交界处就是涌泉穴了。另外一种简易取穴的方法是做卷足动作的时候，脚心上1/3的地方会出现一个"人"字形的沟，这个"人"字沟的顶点就是涌泉穴。

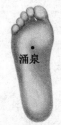

因为涌泉穴是足少阴肾经的起点，足少阴肾经向上联系肾、膀胱，以及喉咙和舌。所以可以用涌泉穴治疗咽喉以及言语障碍方面的疾病，这就是中医所说的"经脉所过，主治所及"的道理。因为涌泉穴所在的肾经联络肾脏，穴位又有双向调节的特点，所以刺激涌泉穴能够双向调节肾的阴阳失衡，如肾阳虚、肾阴虚，等等。

现代医学研究证明，刺激涌泉穴，能使局部神经末梢的敏感性大大增强，使自主神经和内分泌系统得到调节，增加局部的血液循环使腿脚运动灵活，有助于醒脑提神加强记忆。由于涌泉在人体的最下部，居于脚心的位置，所以在刺激的方式上，使用艾灸或者其他无创伤性的方法更为常用。当然，也可以进行针刺，但是由于足底的角质层比较厚，针刺的时候非常疼痛，所以更多的时候用于急救昏迷等神志不清醒的病人。作为保健穴位，艾灸和按摩或者足底敷药的方法更为方便，也更为大家所接受。具体方法如下：

艾灸涌泉在《扁鹊心书》中有记载："治脚气肿痛或腿沉重少力，灸涌泉穴五十壮。"可见，古时候的人们已经懂得应用艾灸涌泉穴进行自我保健了。艾灸涌泉的具体方法为：最常用的是艾条温和灸。方法是每晚睡前洗脚后，将艾条点燃，距离涌泉穴大约两指左右宽的距离施灸，让局部有温热感，皮肤出现红润为止。每次灸治20分钟，每日1次，连续灸10天为1疗程。然后休息2～3天，再继续进行下一疗程。灸涌泉穴可以治疗脚跟疼痛、腿脚无力，也可以治疗失眠。大家如果能配合热水泡足10分钟后再灸效果更佳。

除了艾灸的方法之外，足底按摩也为大家所熟悉。有人在劳累时，让专业技师按摩一下足底，疲劳感会瞬间消失，其实足底按摩很简单，在家也可随时操作。其方法主要有擦法和搓法。擦涌泉的方法是晚上以温水洗脚后取坐位，以左右拇指的指腹分别摩擦两足之涌泉穴各100次，随后再各掐揉该穴半分钟。搓脚心的方法是将双手搓热，用大鱼肚、大鱼际或者小鱼肚、小鱼际摩擦左右涌泉穴各100次。

体内湿毒之邪容易蕴集于涌泉穴内，不易排出，日积月累，阻塞经气，或随经气传至体内其他部位，造成许多疾病。在涌泉穴拔罐可以排出体内的湿毒浊气，疏通足少阴肾经之经气。具体方法为：在家庭中可选用真空罐，将合适大小的罐吸拔在涌泉穴上，每次10分钟，每天一次，10天为一个疗程。这种理疗方法可使肾气旺盛，人体精力充沛，可使齿固发黑，耳聪目明，延缓衰老。

涌泉穴是肾经的关键穴位，与人的生命息息相关，经常按摩它能够补肾、颐养五脏六腑。

太溪穴——修复先天之本的要穴

有些人常有脚后跟痛的毛病，拍片子的时候并未发现有骨刺或外伤，那么为什么会无缘无故地出现脚后跟痛呢？中医认为这是肾阴虚引起。在治疗时除口服药物外，我们还可以利用具有修复先天之本的要穴——太溪来帮忙。

太溪穴，在传统医学中是这样理解的："太"，大也；"溪"，溪流也。太溪的意思是指肾精水液在此形成较大的溪水。本穴物质为然谷穴传来的冷降之水，至本穴后，冷降水液形成了较为宽大的浅溪，所以得名。太溪在《灵枢·本输》中还有一个名字吕细、内昆仑。吕，古代音乐十二律中的阴律也，总称六吕，在此是指穴内物质为纯阴之液；细，弱也、小也。吕细一名意在形容穴内流行的地部经水水面宽大而流动缓慢，意思与太溪相同。《会元针灸学》中有这样的记载："太溪者，山之谷通于溪，溪通于川。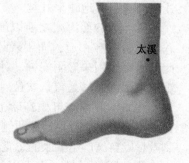肾藏志而喜静，出太深之溪，以养其大志，故名太溪。"从这个释名可以看出，此穴可以源源不断滋养人体的肾脏之水，与肾脏的健康息息相关。

太溪穴如此重要，它到底在什么位置呢？它位于足内侧，内踝后方与脚跟骨筋腱之间的凹陷处，用手指按揉有微微的胀痛感便是。

太溪穴对于肾脏之所以重要，是因为太溪穴既是足少阴肾经的腧穴，还是肾经的原穴。中医中腧穴的意思就是本经经气会聚之地，是古代医籍中记述的"回阳九穴"之一，具有明显提高肾功能的作用。原穴就是肾脏的元气居住的地方，肾经的原发力、原动力都在这里。太溪穴合二为一，在这里肾经的经气最旺。在临床治疗中要想滋阴补肾、修复先天之本，前提就要从源头开始，从太溪穴着手，通过按这个穴位，让它再通络别的穴位，最后把整条肾经都打通，正所谓"牵一发而动全身"，最后达到滋肾阴、补肾气、壮肾阳、理胞宫的功能。这也是为什么人们把太溪视为修复先天之本的要穴原因。

为了改善疾患我们可以选择不同的方法对太溪穴进行刺激。针刺是比较传统的方法，也是最有效的治疗手段。一般选择直刺0.3～0.5寸，疗程依病情而定。

太溪主要用来补阴，所以不宜用灸，最好是按揉。自己按摩取穴时，可采用正坐位，将一条腿的小腿放在另一条腿的大腿上，即"4"字腿状，太溪穴则位于足内踝与跟腱之间的凹陷处。按摩时，用对侧手的拇指按揉，也可以使用拳头突起的关节按摩，注意力量要柔和，以感觉酸胀为宜。

按揉太溪一年四季都可以，但春秋季节天气干燥，按揉的时间应该长一些，因为燥易伤阴，多揉一些时间，既可补阴，又可防燥伤阴；夏季揉的时间可以短一些，因为夏季湿气比较重，按揉时间长了，体内的阴气太重反倒不好。冬季每天按揉5分钟就行了。

我们在按揉时也可以对症处理，如有人经常咽喉干，喝水也不管用，没有唾液，其实这还是肾阴不足的原因。我们可以一边按揉一边做吞咽动作，这样效果会更好。如果家里有高血压、肾炎病人，也可以经常给他们按揉太溪穴，可使高血压有一定程度的降低，且对尿蛋白有一定的效果。手脚怕冷或发凉的人，可以在睡前按摩太溪穴，在每天反复刺激之下，慢慢会感觉到暖和的。

照海穴——滋肾清热，调治失眠

照海穴的"照"为照射的意思，"海"也可以理解为大水。该穴名意思是指肾经经水在此大量蒸发。本穴物质为水泉穴传来的地部经水，至本穴后此水形成一个较大水域，水域平静如镜，较多地接受天部照射的热能而大量蒸发水液，故名。照海穴又叫"漏阴"，意思是说如果这个穴出现问题，人的肾水减少，就会造成肾阴的亏损，引起虚火上升。所以会出现如失眠、嗓子干疼，慢性咽炎，声音嘶哑等症状。另外，照海穴在奇经八脉中属于阴跷脉，与足少阴肾经交会，为八脉交会的要穴之一，具有滋肾清热之功效；经常揉按这个穴不仅能够调理阴跷脉还可以调理肾经。

照海穴相对来说比较好找，在脚的内踝尖正下方凹陷处。现代研究此穴在胫骨后肌腱处，有胫后动、静脉分布，还布有小腿内侧皮神经、胫神经。所以，建议因失眠被困扰的朋友，在睡觉前不妨按摩一下"照海穴"，不仅可以滋阴降火，补肾益气，还可以让你舒舒服服地睡个好觉。

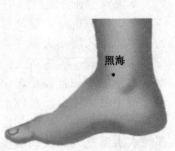

肾经上的照海穴之所以能改善失眠，是因为它和奇经八脉的阴跷脉相通，而阴跷脉与眼睛相连，主管睡眠，因此照海可以用来滋阴安神，对于阴虚火旺导致的心神不安，难以入睡，照海是首选穴位。

按摩的时候，可坐在床上，屈膝，脚底平踏在床面，自己用双手拇指分别揉撚两侧内踝下的照海穴5～7分钟，刺激量以自己产生酸胀的感觉为宜，每天坚持按揉1～3次。

艾灸照海也是人们常用的操作方法，一般用艾炷灸或温针灸3～5壮，艾条温灸5～10分钟。每天一次，10次为一个疗程。

我们在家中，无论用什么方法刺激照海穴，都应坚持每天操作，一旦治疗时间间隔太久会使治疗速度减慢或疗效不明显。

水泉穴——治疗小便不利

有的人刚去完厕所，几分钟后又想去，每次只尿一点儿，这就是典型的肾气不足引起的小便不利，医院通常诊断为泌尿系统感染。在肾经上隐藏着一个对小便不利有明显疗效的穴位，那就是水泉穴。

水泉穴是肾经上的郄穴，郄穴就好比是人体的急救大药，专门用来治疗本经循行部位及所属脏腑的急性病证。肾开窍于二阴，肾足少阴之脉贯脊属肾络膀胱，而且循行与下腹部，取肾经上的郄穴水泉有疏通经络，通淋止痛的效果。从水泉穴的名字可以看出，它同"水"有关。水，水液也；泉，源源不断之意。水泉穴名的意思是，体内的水液像细小的水泉往外涌一般。在《千金要方》中就记载："石淋小便不得，灸水泉三十壮，足大敦是出。"

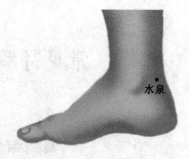

水泉穴位于足内侧脚踝后下方，当太溪直下1寸，骨结节的内侧凹陷处。取穴定位时，可找到足内踝高点与跟腱后缘连线的中点凹陷处，直下1寸即是，在跟骨结节内侧上缘。

我们在治疗小便不利时可以选择以指代针，对穴位进行点按，先做向心方向推按，然后再顺时针方向揉按，按摩力度由轻到重，并根据自己的年龄和敏感度不同有所调整，以感到局部有酸、麻、胀、热等得气反应。两脚上的穴位各按上5～10分钟；也可以选用锥形的刮痧用具代替手指，每天两次，连续15天为一个疗程。

如果家里备有艾条，可边灸边按揉，每次艾灸5～10分钟，每天一次，15次为一个疗程。对于因肾阳虚和肾阴虚引起的小便不利，效果明显。

腧府穴——调动肾经的气血

生活中，有些人总是饿了也不想吃饭，或是总感觉倒不上气来，觉得老打嗝儿，就是老有逆气上来。还有一些中年女性总是感觉嗓子里像有一个东西，像有痰，但又吐不出来，咽又咽不下去，照X片又什么都没有，就是感觉像有个梅子的核卡在嗓子里，就是梅核气。更多的女性朋友常会感觉脚心发凉，有冷气从脚心冒出。这些原因可能是因为肾不纳气造成的精血循环不畅，治疗时需要及时调动气血。对于这些症状我们通过一个穴位就可以明显改善，那就是腧府穴。

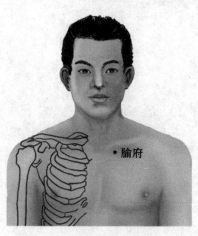

肾经是从脚走到头的，从穴位上讲，是起于涌泉穴，止于腧府穴。我们取穴时，可采用正坐或仰卧的姿势，腧府穴位于人体的上胸部，人体正面中线左右三指宽，锁骨正下方。

腧，输也；府，体内脏腑也。腧府就是指肾经气血由此回归体内，因此按摩此处可调动肾经气血。除了指压穴位，还可以选择艾灸。清代吴亦鼎在《神灸经纶》上说："夫灸取于火，以火性热而至速，体柔而用刚，能消阴翳，走而不守，善入脏腑，取艾之辛香作炷，能通十二经、入三阴、理气血，以治百病效如反掌。"概括地说明了灸法治病的特性和效果。

用艾灸的方法刺激腧府穴，可以选择直接灸，也可以取约0.6厘米厚的生姜一块，放在穴位上，再将艾炷放在姜片上，点燃后施灸。艾炷燃尽后，再放置艾炷反复施灸，一般至局部皮肤潮红为止。通过艾灸方法可快速调动肾经气血，改善症状。

第七章
常见肾系统疾病的居家预防与治疗

肾病综合征，降"三高"升"一低"

肾病综合征是一组比较顽固的病症，临床中的治疗难度很大，肾病综合征并不是一个病名，它是一组由多种病因引起的临床症候群，最基本的特点是"三高一低"的症状，即大量尿蛋白，常伴有低蛋白血症、水肿和高脂血症。

肾病综合征属中医的"水肿""腰痛""尿浊"等证的范畴，中医学认为，肾病综合征的发病原因多与病人工作或生活烦劳过度、先天不足或久病失治误治、体虚感邪以及饮食不节、情志劳欲调节失常等诱因有关。这些诱发原因可使身体的肺、脾、肾三脏的功能失调，引起脏腑气血阴阳不足，导致人体内水液代谢紊乱，水湿停聚，精微外泄而造成"三高一低"。

什么饮食能够辅助治疗三高一低的症状呢？肾病综合征患者饮食宜清淡，多食含维生素多的蔬菜和水果，维生素及矿物质的补充也利于缓解肾病综合征患者的病情，宜选择富含铁及B族维生素、维生素A和维生素C的食物。长期大量蛋白尿，使钙磷缺乏，导致骨质疏松，发生低钙血症，故必须注意钙的补充，多喝牛奶。明显水肿者还应在限制进水量的基础上，增加膳食纤维，以辅助降低血氮，减轻酸中毒。

为了降"三高"升"一低"，我们平时要忌食酱豆腐、咸菜、咸蛋、松花蛋等含钠食物。禁食含碱主食及含钠高蔬菜，如白萝卜、菠菜、小白菜、油菜等。下面为大家推荐两款有利于降"三高"升"一低"的食谱。

茯苓赤小豆粥

【材料】茯苓25克，赤小豆30克，大枣10枚，粳米100克。

【做法】先将赤小豆冷水浸泡半日后同茯苓、大枣、粳米煮粥。早晚餐温热饮食。

【功效】利水消肿，健脾益胃。适用于水肿病、肥胖症等。

玉米豆枣粥

【材料】玉米50克，白扁豆25克，大枣50克。

【做法】将上3味共煮成粥，每日食用1次。

【功效】有利于降压，消肿。

由于肾病综合征的"三高一低"，人们在饮食的选择上有些不知所措，不知道什么该吃什么不该吃，唯恐吃错会加重病情。下面是关于肾病综合征患者的3个常见问题。

1. 肾脏病人是否可吃盐和碱

我们正常成年人每天摄入盐量5～6克，有的地区吃盐量每人每天到12克，盐为氯化钠，碱为碳酸钠，苏打为碳酸氢钠，如果进食含钠的盐碱过多，容易使水潴留在人体内，诱发水肿，所以对肾性水肿患者应该控制盐碱入量，每人进盐2～3克即为低盐饮食。无盐饮食也不科学，时间长了易出现乏力、头晕等症。

2. 肾脏病人饮水量应为多少

正常人尿量一般一天 1 ~ 2 千克，急性肾炎、急性肾衰少尿期以及肾病综合征、慢性肾衰伴少尿水肿患者，要控制入水量。因为喝进去排不出来，水潴留在人体内会加重水肿，也易加重高血压，此时水摄入量以尿量加 500 毫升为宜。尿量增多后入水量可放宽。尿量正常的患者，饮水量不受限制，但无论是否有水肿的肾病患者，都不建议在晚上或临睡前饮大量的水。

3. 肾脏病人可否吃鱼、虾、蛋、肉类食物

鱼虾类食物，有的肾脏病人自觉不吃，认为对肾不好，其实，此类食物为优质蛋白，在有过敏性疾病如过敏性紫癜，紫癜性肾炎时因怀疑异性蛋白过敏或有鱼虾过敏史者须慎用外，一般是不需禁忌的。鱼、虾、蛋、肉类食物含丰富的动物蛋白，是人体细胞、组织主要的构造材料，对人体十分重要，进食含蛋白食物后肝脏分解，肾脏排泄，所以当肾脏功能下降时，要适当减少蛋白摄入量，以既满足人体代谢营养需要，又不会增加肾脏负担为原则。

治疗肾结石，推拿按摩有奇效

人们都说"牙疼不是病，疼起来真要命"，其实疼起来"要命"的还有肾结石。在西医治疗中，直径小于 0.5 厘米的肾结石采取观察或药物治疗，直径在 0.5 ~ 2 厘米时要进行体外碎石治疗。而直径大于 2 厘米的结石就要手术取石了。但这些治疗也只是对症不对因，而且结石的复发率很高，在 40% ~ 60% 之间。当出现腰疼、发热、血尿的症状时应立即检查是否有肾结石，以免延误病情。

肾结石的疼痛是我们最难以忍受的，那么我们在家庭中如何进行预防和治疗呢？不妨尝试一下中医按摩方法。方法如下：

（1）左手拇指按压在左腿足三里穴上约半分钟，然后按揉。之后再用同样的方法，用右手拇指点按右腿足三里穴，用力要尽量轻柔些。

（2）从拇趾爪甲外侧缘与基底部各作一线，于交点处取大敦穴。之后用手指按摩 3 分钟，每天 1 次，可以有效治疗肾结石。

（3）每天按摩一遍三阴交、阴陵泉、太溪、期门、中极穴，每个穴位按 2 分钟，力道要适中、和缓，不可突然发力。

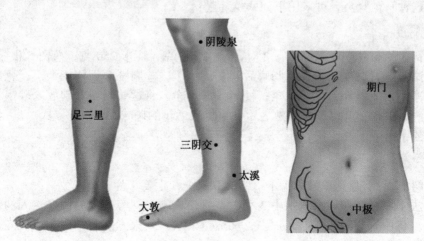

在按摩保健的同时，肾结石患者还应在生活中注意以下细节：

1. 多喝水，不憋尿

多喝多尿有助于细菌、致癌物质和易结石物质快速排出体外，减轻肾脏和膀胱受害

的机会。建议每天的饮水量在 2500 ～ 3000 毫升，排尿量在 2000 毫升。

2. 少喝啤酒

有人认为啤酒能利尿，可防止尿结石的发生。其实，酿啤酒的麦芽汁中含有钙、草酸、乌核苷酸和嘌呤核苷酸等酸性物质，他们相互所用，可使人体内的尿酸增加，成为肾结石的重要诱因。

3. 少吃肉类、动物内脏

控制肉类和动物内脏的摄入量，因为肉类代谢产生尿酸，动物内脏是高嘌呤食物，分解代谢也会产生高血尿酸，而尿酸是形成结石的成分。因此，日常饮食应以素食为主，多食含纤维素丰富的食品。

4. 少吃食盐

太咸的饮食会加重肾脏的负担，而盐和钙在体内具有协同作用，并可以干扰预防和治疗肾结石药物的代谢过程。食盐每天的摄入量应小于 5 克。

5. 睡前别喝牛奶

由于牛奶中含钙较多，而结石中大部分都含有钙盐。结石形成的最危险因素是钙在尿中浓度短时间突然增高。饮牛奶后 2 ～ 3 小时，正是钙通过肾脏排出的高峰，如此时正处于睡眠状态，尿液浓缩，钙通过肾脏较多，故易形成结石。

为肾盂肾炎患者开出的食疗单

肾盂是肾脏的一部分，为圆锥形的囊状物，下端通输尿管。肾盂是所有肾单位的肾小管集合的部位，用来把所有形成的尿液集中起来，然后把尿液输送到与肾盂连接的输尿管里面，由输尿管把尿液输送到膀胱，最后排出体外。简单地说肾盂是用来集中尿液的。肾盂肾炎是指肾盂处的炎症，大都由细菌感染引起，一般伴下泌尿道炎症。肾盂肾炎可分为急性及慢性两期，慢性肾盂肾炎是导致慢性肾功能不全的重要原因。

中医学将肾盂肾炎分为两种类型。

1. 脾肾两亏型

症状：小便频数，淋涩不已，反复发作，如果过度劳累会更加痛苦，常伴有呕恶纳呆，腹胀，畏寒肢冷，面部和四肢都有水肿，腰酸膝软等症状。舌苔白或有齿印，脉搏沉弱。

对于这种肾盂肾炎，可采用下面两款药膳：

枸杞羊肾粥

【材料】枸杞叶 500 克，羊肾 2 对，羊肉 200 克，粳米 250 克，葱白 5 根。

【做法】羊肾洗净后去臊线脂膜后，切成细丁；羊肉洗净后切成细丁；葱白切段；枸杞叶洗净后装入纱布袋中，扎紧；粳米淘洗干净。将这些材料一起放入砂锅，并加入适量的水一起煮粥，等肉和米煮熟之后，再加入适量的调味品。

【功效】补虚养身，健脾补肾，适合脾肾阳亏型肾盂肾炎。

豆鲤鱼汤

【材料】黑豆 30 克，鲤鱼 1 条（约 250 克），生姜 1 片。

【做法】黑豆洗净后泡入水中 3 小时；鲤鱼去鳞、鳃等杂物后洗净，入油锅略炸；生姜洗净。将所有材料一起放入锅内，加适量清水，武火煮沸后，改文火炖煮，直到黑豆酥烂即可加入调味品。

【功效】补肾利水，肾虚寒者可将黑豆炒后用。

2. 阴虚不足型

症状：小便频急，淋漓不已，反复发作，遇劳尤甚，伴有头晕耳鸣，乏力多汗，腰膝酸软，手足心热，口唇干燥，舌红少苔。阴虚不足型肾盂肾炎患者，可采用下面的药膳方：

生地黄粥

【材料】生地黄汁 90 克，粳米 90 克，车前叶汁 90 毫升。

【做法】先将粳米放入锅中，加 500 毫升的水煮成粥，之后加入生地药汁、车前汁，一起煮沸即可。空腹食用。

【功效】清热生津。

二鲜饮

【材料】鲜藕、鲜茅根各 120 克，

【做法】鲜藕洗净后切成片，鲜茅根洗净后切碎。将二者加水后用武火煮沸，再改文火煮上半小时，最后去渣取汁饮用。

【功效】茅根善清虚热而不伤脾胃，藕善化瘀血而兼滋新血，合用具有轻宣透热、生津止渴的功效。

预防肾盂肾炎，人们在平时的饮食上要忌食辣椒、胡椒、芥末、咖喱、酒、咖啡等刺激性食物，辛辣食物可加剧炎症局部的充血和水肿，令排尿更加困难，加剧肿痛。此外，还要忌食各种发物，以免炎症加剧。

利尿消肿食疗方，帮助肾炎患者找到出路

生活中，有的人因为受到肾炎的危害而产生尿频、尿急、尿痛的现象。中医认为本病属"水肿""头风""虚劳"等范畴。预防肾炎，人们在平时的饮食要多样化，吸收全面的营养，应适当补充含优质蛋白的鸡蛋、瘦肉、鱼类等，脂肪类以植物油为佳。多吃芝麻、木耳等黑色食物滋养肾脏，注意每天进食适量的蔬菜水果。

这里为患者推荐两款食疗方。

1. 冬瓜羊肺汤

【材料】羊肺 250 克，冬瓜 250 克，葱、姜适量、盐少许。

【做法】先将羊肺洗净切成条状，放在油锅中炒熟，再将冬瓜切片，加水适量，文火炖煮，可放葱、姜调味，不加盐。

【用法】以上为 1 日量，随素食用，1 周为 1 个疗程，间隔 3 日，继续下 1 个疗程。

【功效】此方能消肿补虚。

2. 番茄烧牛肉

【材料】牛肉 150 克，番茄 150 克，酱油 50 毫升，白糖 10 克，精盐 4 克，耗油、料酒各 2.5 克，姜丝、葱丝、植物油各少许。

【做法】把牛肉洗净，切成方块；番茄洗净，去皮去子，切成块：锅置火上，放油，烧热，放姜、葱丝煸炒，下入牛肉煸炒几下，烹入料酒、耗油，加入水（浸没牛肉），放精盐、白糖，烧至熟，再加入番茄烧至人味，出锅即成。

【功效】西红柿性凉味酸、甘，有清热解毒，凉血平肝，生津止渴，健胃消食等功效；牛肉营养丰富，其性温味甘、咸，有补脾和胃，益气增血，强筋健骨等功效。将二者合烹食，可平肝清热，滋养强壮。

肾炎饮食要视患者有无高血压及水肿情况，分别给予少盐、无盐饮食。选用生理价值高的蛋白质，如蛋类、乳类、肉类等，以补偿排泄损失，避免和治疗水肿及贫血。宜选用富含维生素 A、维生素 B_2 及维生素 C 的食物。可饮用橘汁、西瓜汁、橙汁、果子水和菜汁等，以利尿消肿。若伴有高血压或高脂蛋白血症者，须限制膳食中的饱和脂肪酸与胆固醇的含量。对有贫血的病例，应选用富含蛋白质和铁的食物，如肝、腰子、牛肉、蛋黄及绿叶蔬菜等。

慢性肾衰竭，自我调养有方法

慢性肾衰竭（简称慢性肾衰）是慢性肾脏疾病或累及肾脏的系统性疾病所引起的慢性肾功能减退，以及由此而产生的各种临床症状和代谢紊乱所组成的综合征。个别情况下，慢性肾衰也可由急性肾衰转变而来。

肾衰竭临床表现涉及全身各系统，早期表现为无力、精神欠佳，以后出现食欲差、恶心、呕吐等消化系统症状。病情进一步发展出现贫血、心悸、皮肤瘙痒、肢体感觉异常、麻木。

在此主要介绍一下慢性肾功能衰退患者的家庭自我调养方法，以利于疾病的康复与治疗。

1. 饮食

家人或患者应根据疾病的具体情况制订饮食计划。将每日的蛋白质分为 3 ~ 4 次食用。注意水果、蔬菜、米饭、面条等均含有蛋白质。高蛋白食品如肉、鱼、蛋类和奶制品、豆制品一般都含有较高的磷，在减少蛋白质摄入的同时，也可以自动减少磷的摄入。如有水肿和高血压时要注意限制钠的摄入量，如易出现高钾血症时要限制钾的摄入量。不可吃腌制的食品、酱油和豆制品。

2. 运动锻炼

慢性肾衰早期和维持性血液透析患者可以进行轻松的活动，运动形式以散步为主，身体状况较好者，可以打太极拳，或练气功，甚至参加简单的工作。慢性肾衰患者也不必整天卧床，也应适当下地进行一些轻松的娱乐活动如下棋、打牌、听音乐等，可根据肾功能的情况和全身状况，确定活动。

3. 夫妻性生活

有了肾病后，很多人都担心夫妻间有性生活会加重肾脏的负担，引发或加重病情。其实在临床上肾衰患者性生活过频者比较少见，多数患者持禁欲观点，甚至病情较轻者也完全禁止性生活，出现这样的情况，一方面是因为患者的担心。另一方面是因为慢性肾衰患者性功能障碍比较常见，其损害程度与肾衰程度成正比。但如果因此影响夫妻感情，也不利于疾病的调养和治疗，因此，慢性肾衰早期和透析患者病情稳定时进行适度的性生活是可以的，在病情稳定时也没有必要完全禁欲。同时患者的家属也要理解、关心和爱护病人。

4. 气功锻炼

气功锻炼的主要宗旨就是修身养性，强身健体，祛病延年，宁静心境。如果把它当作包医百病的灵丹妙药，是不科学的。慢性肾衰患者进行气功锻炼是可以的，但我们建议以静功为主，不必强求，一般以卧势和自然坐势为佳，不要练消耗体力过大的功法。练功过程中不要过多注意气感、功力以及对疾病的治疗作用，最主要的是追求心灵的平静和全身的放松。这样不急不躁，持之以恒，必有益处。

玉米须饮料——帮你快速消除肾病水肿

夏季和秋季的时候，人们开始吃煮玉米，很多人在购买的时候，觉得玉米须无用或觉得它占分量就随手扔掉了，煮时也喜欢光煮玉米。这其实是一种浪费，因为在中药里，玉米须又称"龙须"，具有广泛的预防和保健用途。把留着须的玉米放进锅内一起煮，待熟后把汤水倒出，就是"龙须茶"。

玉米须的作用广泛，在对付肾病水肿方面，它就是个好帮手。肾脏是人体排出水分的重要器官，如果肾脏出现了问题，水分就不能正常排出体外，滞留在体内引起水肿。水肿的程度可以分为轻重两类，轻者可能仅有体重的增加或者早晨起床眼睑稍有水肿，重者全身可见明显水肿。

玉米须饮料怎么做呢？很简单，取干玉米须100克，加水1200毫升，小火煎煮半小时，约 500 毫升，过滤后，一日之内分 4 次喝完，坚持 3 ~ 6 个月，水肿消退，尿蛋白也会减少或消失。

玉米须如何配合其他中草药一起服用，效果会更好。比如，可取玉米须 50 克，黄精 10 克，将二者一起水煎服，每日 1 剂，分早、晚两次服用；还可用玉米须和车前草一起水煎，取汁代茶饮，每日 1 剂。

玉米须同冬瓜皮或红豆一起煎煮，对妊娠水肿也有一定疗效。方法为，取玉米须 30 克，冬瓜皮 60 克，将玉米须与冬瓜皮加水 1000 毫升，煎取至 300 毫升，分 2 次服用，连服 5 天。或者，取玉米须 30 克（鲜者 100 克）赤小豆 30 克，将玉米须洗净，用干净纱布包裹与赤小豆同煮至豆烂，去药包，食豆及汤，可连服 1 周，每日 1 剂。

现代研究发现，玉米须的利尿作用，主要是通过增加氯化物的排出量，其利尿作用是肾外性的，所以对各种原因引起的水肿都有一定的疗效。除了对付肾病水肿外，玉米须还有很多别的功效。比如，玉米须对末梢血管有扩张作用，所以有较弱的降压作用；玉米须能促进胆汁排泄，所以可作为利胆药用于没有并发症的慢性胆囊炎或胆汁排出障碍的胆管炎；玉米须和退黄的茵陈配合，还可以治疗肝炎导致的黄疸；玉米须的解毒功能可以用来治疗乳腺炎等。另外，玉米须还有开胃作用，炎热的夏天，能喝杯玉米须茶有相当不错的保健作用。

不过，玉米须毕竟只是作为一种食疗保健品使用，在身体出现问题后，还是应该以医院的药物治疗为主。

骨质疏松了，"四合一"法来应对

骨质疏松症是骨质方面最为常见的疾病。简单地说，就是骨头疏松、易碎了，这是一种全身性疾病，会随着年龄的增大而呈现缓慢进程。

为什么人老之后，骨质会疏松？《黄帝内经》中说，五脏之中，肾主藏精，主骨生髓。肾精可以生化成骨髓，而骨髓是濡养我们骨骼重要的物质基础，人过了五六十岁，阳气开始减弱，肾精不足，骨头中的骨髓就相对减弱，进入一种空虚的状态；骨髓空虚了，周围的骨质就得不到足够的养分，就退化了，疏松了。

有的老人在知道自己得了骨质疏松之后，觉得自己变成了"易碎品"每天都小心翼翼地。虽然，大部分的人对骨质疏松这个词比较熟悉，但真正了解自身骨质情况的人寥寥无几。对此，为帮助人们判断自己是否是骨质疏松的潜在患者，向大家推荐一个由国际骨质疏松基金会设计的骨质健康小测试。

以"是"或"不是"的方式如实回答下列问题，最后分别统计两种答案的数量。

你每天吸烟超过 20 支吗？

你的身高与去年相比是否降低了？

你经常过度饮酒到呕吐吗？

你是否曾经因为轻微外伤而使自己的骨头受伤？

你经常出现由于腹腔疾病而引起的腹泻吗？

你经常连续 3 个月以上服用激素类药品吗？

你的父母是否有骨质疏松的现象？

你是否患有阳痿或性欲不振等症状？（男性做）

你是否在 45 岁之前就已经绝经？（女性做）

除了怀孕期间，你曾经连续 12 个月以上闭经吗？（女性做）

以上问题中的任意一个回答为"是"，都说明你是骨质疏松症的危险人群。你有必要在近期向医生做一些此方面的专业咨询，确认自己是否需要进一步的检查或治疗；如果你的答案有一半以上或者全部为"是"，说明你有可能已经患上骨质疏松症而自己尚不自察，有必要去医院做进一步的检查，遵照遗嘱进行调养。

对于已经患有骨质疏松症的人来说，可以从饮食、运动、穴位、补钙四个方面，进行"四

"合一"的调理。

1. 多喝骨头汤，注重养肾

平时多喝点儿骨头汤，最好是牛骨汤，因牛骨中含大量的类黏朊。熬汤时，要把骨头砸碎，以一份骨头五份水的比例用文火煮，煮 1 ～ 2 小时，使骨中的类黏朊和骨胶原的髓液溶解在汤中。另外，还可以多吃一些坚果，像核桃仁、花生仁、腰果，这些果子都是果实，是植物为了延续后代所集中的所有精华，有很强的补肾作用。"肾主骨生髓"，肾精充盈了，骨髓就得到补充了。

2. 多参加体育活动，以走路为主

随着年龄的增长，运动减少也是老年人易患骨质疏松症的重要原因。适当地锻炼肌肉，也可在一定程度上影响骨组织。平时可参加一些体育活动，让身上微微出汗，不要大汗淋漓。

3. 按摩选穴

骨质疏松症患者可选择内关、太渊、合谷三大穴位进行按摩，每个穴位按摩 50 ～ 100 次，每天 1 次，不要间断。

4. 补钙要科学

骨量的维持在很大程度上与营养及合理摄入的矿物盐密不可分。养成合理饮食的良好习惯，多吃含钙食物，对骨的发育和骨峰值十分重要。对于饮食钙低者，应给予补钙。

一般来说，口服是大家主要的补钙方式，但每次服用的量不要过多，可分多次服用。依据我国营养学会的推荐标准，成年人每日补钙要达到 800 毫克，50 岁以上的人最好能达到 1000 毫克。最佳服用时间是饭后半小时，晚上服用效果更佳。

最后需指出的是，瓦解骨质的 5 大因素：喜吃咸味辣味、喜荤、酗酒、吸烟和喝咖啡。因此，在用"四合一法"调理的同时，大家还要在生活中注意避免这 5 点不良习惯。

（1）摄入过量的盐：钠越多，体内钙会大量丢失。

（2）多吃肉：肉类中的蛋白质含有硫和磷酸根，不仅会降低骨骼对钙的贮存，而且会减少人体对钙的吸收。

（3）酗酒：酒精中的乙醇可能会抑制骨的生成。

（4）吸烟：吸烟主要会影响骨骼外层的密度，使骨密度降低。

（5）过量摄入咖啡：咖啡中含磷，也会导致骨质疏松。所以，如果老人有这五种不良的饮食习惯，应尽早戒除恶习，保护自己的骨质。

女性肾虚性冷淡，做做按摩提升"性趣"

中医认为性冷淡多为肾阳衰微、命火不足、心脾双虚、肝气郁结、劳损胞络、子宫虚损、冷邪沉于阴部而引起。治疗还是以补肾壮阳为主，除了积极到医院治疗外，还可从以下几方面进行按摩调理。

1. 性敏感部位按摩

性敏感部位是指能够激起性欲与性兴奋的体表带或穴位。它包括性敏感带和敏感点。女子的性欲敏感带如耳朵、颈部、大腿内侧、腋下、乳房、乳头等部位，其敏感点有"会阴""会阳""京门"等穴。按摩性敏感带时，男方宜缓慢轻揉，使之有一种舒坦的感觉；按摩敏感点时，可用指头掌面按压，以柔济刚，达到激发女方性欲的效果。总之以女方体验到一种快乐、舒适感为原则。每天按摩 1 次即可。

2. 腰部按摩

取直立位，两足分开与肩同宽，双手拇指紧按同侧肾俞穴，小幅度快速旋转腰部，并向左右弯腰，同时双手掌从上向下往返摩擦，2 ～ 3 分钟，以深部自感微热为度，每

天 2 ~ 3 次。

3. 神阙按摩

仰卧位，两腿分开与肩同宽，双手掌按在神阙穴上，左右各旋转 200 次，以深部自感微热为度，每天 2 ~ 3 次。

跟国医大师学治前列腺炎

前列腺炎是很常见的一种男性疾病，按中医来说，前列腺炎的发病部位在肾与膀胱，与肾有着密切的关系。现在来看，前列腺炎与现代不良生活方式密切关联。久坐、着凉、饮酒，均是导致前列腺炎的不良生活方式。比如，出租车司机这种职业就要求必须坐着才能开车、载客；从事 IT 行业的程序员、工程师，也需要坐着面对电脑工作；还有些销售人员、企业管理层因为应酬多，需要经常喝酒；此外，一些户外工作人员，例如室外执勤的保安、建筑工人可能会因为不注意保暖而着凉。

很多男人在排尿不顺畅的时候，就会担心自己是否患上了前列腺炎，在压力和恐慌中，有的人还得了抑郁症。所以，我们有必要找到前列腺炎的"蛛丝马迹"，这样才能更好地预防和辨别前列腺炎。前列腺炎发作时，有以下几个明显症状：

1. 小便时，尿道疼痛

急性前列腺炎患者，在炎症的刺激下，可能会出现尿频、尿急、尿不尽等症状。如果发展成慢性前列腺炎。男人在小便的时候，常会感觉到阴茎的疼痛，有的时候排完尿，还会有少量脓性分泌物排出。或者之后在内裤上发现白色的分泌物。

2. 下腹部疼痛

患了前列腺炎，前列腺部位很容易疼痛。或者是小便时的疼痛，或者是独立的疼痛，比如小腹坠胀疼痛、会阴部疼痛、睾丸疼痛等。疼痛的部位大致都在下腹部这儿。当疼痛发生时，人常常会坐立难安。

3. 神经衰弱症状

前列腺炎患者还会伴随着头晕、乏力、多梦、失眠等症状。

4. 性欲减退，伴随着遗精和早泄

男人在患有慢性前列腺炎之后，会出现性欲减退、早泄等症状，并且会影响精液的质量。

5. 怕冷，暖和时症状可缓解

因为肾阳虚了，表现在外就是特别怕冷。这种人出门时随身都会带一个垫子，不管去哪里，都会先把垫子铺上，再坐下。如果身体感觉到了温暖，不适的症状就会减轻。

对于已经患有前列腺病的男性而言，可以通过一些小偏方来缓解病痛。比如，男人如果患了前列腺炎，感觉疼痛和小便不利的时候，就可以将炒热的盐放在前列腺部位和脐部热敷。下面就介绍一下盐敷法的具体操作方法：

先将粗盐放到锅里干炒，等盐热了之后，再将切成段的葱白也一起放入锅中炒热。最后将它们倒在一块比较厚的布上，并裹成一块巴掌大的袋子。当然，大家也可以事先就用厚布做成小袋子，直接将热盐和葱白倒入，再把口袋封严。

敷的时候需要注意，虽然盐用厚布包裹着，但是它的蓄热力很强，觉得烫时，就移动一下，千万别把自己烫伤了。太烫时，可以在敷的部位加块小毛巾，敷上半个小时左右就可以了。

这种办法真的能缓解前列腺疼痛吗？中医认为"不通则痛"，疼痛和小便不利，从某种程度上来说，都是"不通"造成的。而盐敷法，能够给身体部位一些温暖，这样血液循环就顺畅起来，一旦改善了局部血液循环，缓解了肌肉的紧张，身体上的疼痛感自

然也会减轻。中医讲究辨证治疗，盐敷法的使用也是如此，并不是每个前列腺炎患者都适用。

首先，如果患了前列腺炎，除了感觉到疼痛，还总是怕冷，别人都穿着薄薄的衣服，你却要捂着一层厚衣服，这种情况用盐敷法可以缓解。实际上，只要你觉得暖和了，对于疼痛的缓解都有一定帮助，比如用艾灸灸小腹，或者用热水泡脚等。不过，如果因湿热蕴结引起的尿频、尿急、尿疼痛等症时，就不能用盐敷法了。

注意，如果以后还想生育孩子，盐敷时的位置不要太靠下，因为男人的生殖系统最怕高温、高热，尤其是高温会对睾丸内的精子生成产生不良影响。这时，可以将热盐巴放到肚脐上。

阳痿——食疗和推拿帮你恢复男儿阳刚

阳痿是指在有性欲要求的时候，阴茎不能勃起或者是勃起后不坚，或者虽然勃起后有一定硬度，但不能保持足够的性交时间。

造成阳痿的原因很多，一是精神过于紧张、恐惧，或者夫妻感情冷漠等原因，另外则是生理方面的原因。肾的一个功能就是主性和生殖，所以如果身体出现了肾虚，人的性功能可能就会出现障碍。

对男人因肾虚导致的阳痿，中医有很多的建议和药方，我们现在选择两个易于掌握和操作的办法：食疗和推拿。

1. 食疗方

归蓉羊肉汤

【材料】当归、肉苁蓉各 20 克，精羊肉 120 克，大米 500 克。

【做法】将羊肉洗净后切碎；当归和肉苁蓉洗净后切成片；所有材料一起放入锅中煮粥后食用。

虾肉猪肾粥

【材料】虾肉 100 克、猪肾 200 克、大米 500 克。

【做法】虾肉用热水泡软，猪肾洗净后切碎，将他们同大米一起放入锅内煮粥。熟后加入食盐等调味品后空腹食用。

杞子炖牛鞭

【材料】枸杞子 30 克，牛鞭 1 根。

【做法】将牛鞭用水泡胀，去净表皮，顺着尿道对剖成两片，洗净后与枸杞子一起放入炖锅内，隔水炖熟。最后加入适量的葱姜盐调味即可食用。

2. 推拿方

推拿处方主要分两步，一为仰卧，一为俯卧。推拿的时候，有的穴位自己并不方便操作，最好再找一个帮手。

（1）仰卧时，操作者先用手的掌根部按揉神阙穴（肚脐），以脐下有温热感为度，按揉的时候要轻柔，坚持 3 分钟；然后，再用手的鱼际位置（大拇指下方）分别按揉气海、关元、中极三穴，每穴约 2 分钟即可；最后在气海和关元穴的位置，用手掌来回摩擦治疗大约 3 分钟，以小腹部有温热感为度。

（2）俯卧时，操作者先用手按揉肾腧、命门，手法不宜过重，当感觉微

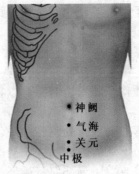
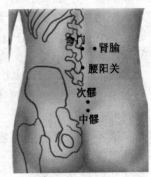

酸并胀气后，每穴按揉 2 分钟。然后用一指禅推法于次髎、中髎，每穴各 1 分钟；然后改用点揉法，刺激要稍重，每穴约半分钟；最后横擦腰阳关。

值得注意的是，男人不能认为阳痿可治，便在恢复功能后，无所顾忌，这样做反而更会透支身体。中医治阳痿，更重要的是传递给大家一种"慎养"的思想。疾病要三分治，七分养，尤其是阳痿、早泄类疾病更要注意这点。

辛香酊外涂，帮你告别早泄

我们国家，男人们很忌讳"早泄"这样的问题，一旦摊上了这样的病，就认为自己不太男人了。而且，很多人正是因为这种自卑心理，认为自己不行，还不断给自己心理暗示，一旦进行性生活的时候，可能就会变得更加不行。

男人在夫妻生活中究竟坚持了多长时间才算早泄，目前并没有一个统一的标准。有的学者认为如果不超过 2 分钟就算早泄了。也有人反驳，认为按照时间判定早泄不合理，应该以抽动次数，认为凡是性生活中抽动次数低于 15 次的都属于早泄范畴。不过，对于这种判定方式，很多人认为规定的次数过于苛刻。多数人所认定的标准，并不是从具体时间和次数来判断，而是以本人意愿为主。也就是说，射精行为如果比本人愿望提前发生了，就属于早泄。所以，有的人 10 分钟可能就算早泄了，有的人 5 分钟都不算，各人意愿不同罢了。

辛香酊外涂是治疗早泄的中医方法之一。用细辛 20 克，丁香 20 克，乙醇 100 毫升，将两药浸泡于乙醇半月，去渣留液，同房前取少量药液局部涂抹龟头。如果感觉刺激性太强，可加少量冷水稀释，经过 2 ~ 3 分钟后再行房事。这种方法具有固涩止精作用，尤其对于精神因素导致的早泄病症效果较佳，其他因素引起的早泄，可结合相应汤药，也能起到缩短疗程，加速治愈的效果。

早泄的原因有很多，诸如心理因素、身体疾病、性爱技巧、生理敏感问题，等等，若想摆脱早泄的困扰，一定要寻找背后的真正原因，如此才能"对症下药"，并且"药到病除"。有的人是因生理过于敏感造成的早泄，可在晚上临睡前主动摩擦龟头，降低龟头的敏感度。一般做法为：将左手紧握阴茎包皮向阴茎后部紧拉，右手摩擦龟头。对于体质差而致的早泄患者，平时更应加强体育锻炼，提高全身的素质。

遗精——一味桑螵蛸显奇效

民间有"十滴血一滴精"之说，认为遗精会耗损人的元气，使人体虚弱。所以，有些男性尤其是青少年在首次遗精以后，忧心忡忡，其实，这完全不必要。精液并不那么珍贵，它的主要成分是水、蛋白质和一些糖分，而且，蛋白质、糖分占的比例很小。当然，如果属于病态性的遗精，那就真的需要尽快治愈了。

那什么时候属于正常的生理现象，什么时候又属于疾病的范畴呢？总体而言，如果男子在没有正常夫妻生活的前提下，每月有 1 ~ 2 次的遗精属于正常的生理现象。不过，若是每周有 2 次以上的遗精则属于病态性的遗精。已婚男子在有正常夫妻生活的前提下，每月有 2 次以上的遗精也属于病态性的遗精。遗精次数过多，会令人头晕耳鸣，腰膝酸软，精神不振，严重地会影响患者的工作和学习。

调治遗精有的时候很简单，简单到只用一味药就能够取得满意效果，桑螵蛸就是这样一味能显"神功"的药。将桑螵蛸研末后，早晚各用盐汤送服 1 次，每天服 5 ~ 10 克，连服 2 ~ 3 天就能收到效果。

桑螵蛸别名螳螂子、刀螂子、团螵蛸，生在桑树上，秋末至来春均可采收，将采下的桑螵蛸去净树皮，放在蒸笼中蒸死螂子，再取出晒干备用。虽然桑螵蛸对遗精患者的调治效果很好，但是也不是每个人都能使用的。因其有补肾助阳之功，所以阴虚有火或下焦湿热而致之小便短数，阳强梦遗者要忌用。

为了缓解滑精现象，患者在饮食上宜吃补肾温阳、收涩止遗的食物。肝胆火盛、湿热内蕴者，宜吃清热利湿的食物，如山药、豇豆、黑豆、大枣、莲子、狗肉、羊骨、鸡肉、泥鳅、甲鱼、蚕蛹、韭菜、银耳等。忌辛辣香燥、温热助火的食物，如葱、姜、蒜、辣椒、胡椒等。肾虚不固者，忌生冷滑利、性属寒凉之物，如各种冷饮、田螺、柿子、绿豆等。

在此提醒各位男性朋友，在出现遗精现象后，不要妄自把生理现象视为疾病，以免增加精神负担。得病之后，应该尽快去医院检查，找出致病原因，及时治疗。在遗精的过程中，不要中途忍精，更不能用手捏住阴茎不使精液流出，以免败精在精宫中，引发其他疾病。遗精后不要受凉，更不要用冷水洗涤，以防寒邪乘虚而入。

男性不育——养肾护肾，告别不育

不育的患者中，多是精子质量不高、精液异常、有精子抗体等类型。究其原因，一方面是因为现在男性体质普遍下降而导致的生殖能力下降，另一方面也是平时不注意保养、小病不治酿成大病的结果。

中医认为，男性不育和身体中的元气精血不足有关系，肾藏精，主生殖和生长发育。所以如果肾气不足，也会影响到性功能和生殖情况。一般20岁出头的小伙子只关注性生活的数量和质量，而不会去关注生育问题，甚至希望不要因为生育问题给自己背上思想和生活上的包袱，所以常为阳痿、早泄、遗精等问题去求诊。但从医理上来讲，绝大多数阳痿、早泄、遗精和不育的原因都是相同的，都是肝肾肺脾心等出了问题，比如脾肾虚、阴精不足、肝肾两虚等。原因相同，但是因为每个人的体质、生活习惯和环境不同，最后显现出来的病症是不同的。

下面两个食疗方推荐给大家，大家可以根据自己的情况咨询医生后选用。

1. 二仙羊子汤

【材料】羊肾6个，仙茅、仙灵脾各20克，生姜2片，红枣2枚，食盐少许。

【做法】先将仙茅、仙灵脾、羊肾内外分别用清水洗干净，备用。生姜用清水洗干净，刮去皮，切2片，备用。红枣洗净，去核，备用。将以上所有原料一齐放入砂锅内，加水炖4小时，吃时以食盐少许调味。佐餐食用，每日1～3次，每次150～200毫升。

【功效】羊肾能补肾助阳、生精益脑。仙灵脾（又名淫羊藿）味辛、甘，性溢，可补肾阳、强筋骨、祛风湿。仙茅味辛，性温，能温肾阳、壮筋骨。本方具有补肾强精之功。二仙羊子汤适用于肾虚精少、精液不液化、阳痿不举、精神萎靡、腰膝酸痛、两膝酸软无力等。

2. 三黑猪脬汤

【材料】黑补骨脂、黑豆各30克，黑芝麻15克，猪膀胱1个。

【做法】先将黑补骨脂、黑芝麻、黑豆用冷水浸泡2～3小时后，沥干水备用。猪膀胱剪开一条口，清洗干净，将以上3味药装入膀胱内，用线缝合好，置砂锅中，加水适量，文火清炖至熟，除去补骨脂，猪膀胱切块，加入少许食盐、味精调味即成。佐餐食用，每日1～3次，每次150～200毫升。

【功效】补骨脂味辛、苦，性温，补肾助阳、纳气平喘、温脾止泻。黑豆味甘，性平，能补肾益阴、健脾利湿、除热解毒。黑芝麻味甘，性平，补肝肾、益精血、润肠燥。本方具有温肾固精、补血益肝之功。三黑猪脬汤适用于肾精血亏虚所致精子活动度低、夜间遗尿、小便频数清长、余沥不尽或小便失禁、腰膝酸冷、肢冷畏寒等症。

预防或治疗男性不育，应养成良好的生活习惯。在进行性生活时，可以适当调节房事频率，科学研究发现每天性交1次，精液质量会有所降低，隔1天精液质量就能够保持正常。假如精液长期不排出，精子又会在生殖道内老化而失去活力，并被其他细胞所吞噬。因此，平时如果有性生活的要求，不要故意克制，而把希望寄托在排卵日的前1天开始。2～3天性交1次，这样就可以使精子与卵子结合的概率上升。

如果经常接触放射性物质、高温及毒物，如铅、汞等，一定要严格按照操作规定和防护章程作业，千万不要疏忽大意。如果想要孩子，最好能够脱离此类工作半年后再做生育计划。男性的睾丸是一个很娇嫩的器官，它的最佳工作温度要比人的体温低1度左右，如果温度高，就会影响精子的产生和精子的质量。所以，长时间骑自行车、泡热水澡、穿牛仔裤等任何能够使睾丸温度升高的因素都要避免。

足跟痛——治疗可从肾虚入手

骨科门诊室里，经常会看到一些因足跟疼痛来看病的人，他们大多一进诊室就会说："大夫，我的脚跟痛，是不是得先拍张片子看看，是不是长骨刺了？"由此可知，在大多数人的眼中，足跟痛几乎已经同骨刺画上了等号，认为足跟之所以痛，都是扎到骨刺的结果。这个观点并不完全正确。因为骨刺虽然会造成足跟痛，不过这种疼痛不会只局限在足跟，还可以偏一点儿。

传统中医对足跟痛之症早有研究，隋代著名医学家巢元方称足跟痛为"脚根颓"，书云："脚根颓者脚跟忽痛，不得着也，世俗呼为脚根颓。"中医认为，脏腑的病变会通过相对应的经脉表现出来，肾脏则对应肾经，肾经经过足跟。所以，出现肾虚时，足跟就会出现疼痛感。如果足跟在经过久立或久行后出现疼痛的感觉，并伴有头晕耳鸣、腰膝酸软、两眼昏花等症状，同时还有舌质红的现象，一般是肾阴虚。

老年人喜欢穿厚底鞋来减轻足跟疼，其实就是因为随着年纪的增长，肾虚的程度也更加严重了。如果出现了足跟痛的症状，结合以上列举出的病症，就可以判定是否是由肾虚引起的，那么我们在治疗时，就要从肾虚入手。

在这里，我们来介绍一种既能治疗足跟痛同时又能治疗肾虚的常用方法。肾阴虚患者多有纵欲过度的历史，治疗时宜用滋补肾阴的方法，可选用左归丸治疗。左归丸处于《景岳全书》，是张景岳由六味地黄丸化裁而成，有滋阴补肾、填精益髓之效，而且补而无懈，补力较峻，适用于真阴不足、精髓亏损之证。

肾阳虚患者多有强力劳伤的历史，治疗时宜用温补肾阳之法，可选用右归丸治疗。右归丸是补阳名方。中医看来，人的左肾属水主阴，右肾属火主阳，所以"右归"的意思就是"温阳补肾，使元阳得归其原"。这个药方是补阳方中的温补肾阳、填精作用较强的一种，所以建议大家选用时最好请中医师诊断一下，确属肾阳不足者方为对症。

耳鸣——给耳朵做做按摩

什么是耳鸣呢？就是在别人听不到的情况下，自己能听到的嗡嗡声、嘶嘶声、铃声、轰鸣声或者其他复杂的声音。这些声音并不是固定的，有的时候像风吹起纸片，有时候又像飞机起飞时的轰鸣声……睡着了，情况会好点儿，但是清醒时周而复始的嘈杂声给人的压力实在太大，有的老人为此还患上了抑郁，甚至出现了自杀倾向。

中医认为，老年人耳鸣、听力下降主要是由于老年人肝肾亏虚造成的。我们经常说"年老气虚"，其实这里主要就是说肾气虚。为什么肾虚与耳鸣、听力下降有关系呢？

首先，肾为人体的先天之本，肾阴肾阳是全身各个器官的阴阳之本，所以，若肾气虚了，全身器官的能源供应就跟不上了，自然器官的功能就下降了。因此，补肾就是增加全身器官的"能源"，肾气充足了，力量强大了，耳朵就能多获得一些气血，供维护其功能之用。

其次，中医认为，人体的五官九窍都和不同的脏腑有着密切的联系，而耳朵和肾的形状十分相似，因此，肾主耳，耳为肾之外窍。老年人肾中的精气随着年龄的增长也逐渐衰弱，耳朵得不到足够的精气来濡养，自然会出现耳鸣、听力下降。

因此，要治疗老年人耳鸣、听力下降，根源就在于补肾。涌泉穴、太溪穴都是补肾的重穴，只要每天在家里按揉两侧太溪穴、涌泉穴3～5分钟，一周之后，就能恢复了。

另外，我们也可尝试给耳朵做下按摩，以达到"耳聪目明"的作用。

1. 揉耳郭

两手捂住耳朵，掌心对着耳郭，然后从后至前，再从前至后轻揉耳郭。

2. 钻耳眼

示指分别轻轻插入到两侧的耳孔内，就像钻井打水一样，在耳孔里转动，注意均匀用力，切勿划伤外耳道皮肤。

3. 掐痛点

在耳郭上寻找痛点，然后用指尖进行掐捏，这是因为身体的疾病会在耳郭的响应部位出现敏感疼痛点。也可以从耳郭到耳垂，再到耳屏，进行依次的掐按。

4. 拉耳垂

拇指和示指一起捏住耳垂后，进行反复的搓揉，不时地向下牵引耳垂，力量以不使耳根及耳郭部分疼痛为限。

牙齿不好，做做牙齿保健操

"去年落一牙，今年落一牙。俄然去六七，落势殊未已。忆初落一时，但念豁可耻。及至落二三，始忧衰即死。人言齿之落，寿命理难持。"唐朝大文学家韩愈晚年作的这首《落齿》诗让我们看到了这位曾经叱咤文坛的学者对于落齿的无可奈何。

中医看牙识疾病，在中医理论中窥一"斑"而知全"豹"有很多种体现。比如看指甲、面色、唇色等都能帮助辨病，而除了这些比较常见的方法，观察牙齿的情况，也有类似的作用。中医理论认为，肾主骨，而"齿乃骨之余"，因此牙齿的功能与肾脏的功能有着密切的联系。

年轻人肾中精气充足，牙齿坚硬而密实；年老之后肾气渐衰，牙齿也变得松动起来。许多人认为，当牙齿出现松动后难以恢复，只能等着它变得更松之后"一拔了之"。实际上牙齿不能轻言拔除，保留自然牙有利于口颌系统的稳定和健康。对于这种老年人常见的小问题，中医里有种非常好的保健方法，那就是叩齿加咬齿的方法。叩齿或咬齿是中医养生按摩的一种传统方法，也是牙齿保健的一种有效措施。古人就有"清晨叩齿三十六，到老牙齿不会落""朝夕琢齿齿不龋"等说法。现代科学也证明，在做叩齿和咬齿动作时，能够兴奋牙体和牙周组织的神经、血管和细胞，促进牙体和牙周组织的血液循环，增强其抗病能力。

具体来说，这个牙齿保健操怎么做呢？

第一步是叩齿。早晨醒来后，先不说话，闭目静心，摒除杂念，口唇微闭，然后上下牙齿发出有规律的叩击。叩齿有两个动作，先将下颌骨向前方稍推移，使上下门牙的咬合面能够靠接，上下门牙叩击 20 ~ 100 次。然后将下颌骨后缩，使上下臼齿的咬合面能够靠接，上下臼齿部互相叩击 20 ~ 100 次，力度可根据牙齿的健康程度量力而行。

第二步是咬牙。依然是双唇紧闭，将上下牙齿紧紧地咬在一起，用力一紧一松，咬牙时用力，松开时上下牙齿并不分开，如此反复 30 次。

有的人牙齿松动比较厉害，可以先单独练咬牙的动作，等牙齿稍微固定后再加上叩齿的动作。

这两步做完后，就可以搅舌了。舌头从门牙的中央开始，先向左绕 20 周，之后再反方向向右也绕 20 周。这时候嘴里的津液会增多，先不要咽下。等搅舌运动做完之后，像平时漱口那样将嘴中津液鼓动 20 下左右，分三口咽下去。

牙齿松动、脱落与牙龈有很大关系，所以平常大家可以按摩一下牙龈，避免牙龈萎缩，也是护齿的一种方法。在刷牙之前，洗净双手，然后将食指或中指伸到牙龈处，来回移动按摩 3 分钟，然后再由牙根部向牙冠部滑动按摩，每处牙龈都要按摩到位。

平时，在大小便的时候也要注意将松动的牙齿稍微咬紧，不可说话。这样坚持一月左右就能起到很好的作用。

第八章

远离最伤"肾"的生活习惯

男人要远离烟酒，抽烟喝酒最伤肾

喜欢抽烟喝酒的人常说"烟酒不离手，活到九十九"，此种观点在医学上是没有任何根据的。我们经常能够看到烟的外包装上都写着"吸烟有害健康"，而酒所引起的疾病更是数不胜数，如酒精肝、高血压、心脏病，等等。很多人对吸烟、喝酒都存在侥幸心理，我们要知道，过量吸烟和饮酒对身体的伤害很多是不可逆性。

烟中的尼古丁是一种毒素，是有害物质，它能使人的血管收缩，促使动脉硬化，使内脏供血减少。若是肾炎患者过分吸烟，可因肾血流减少，肾动脉硬化、收缩，而使血压难于控制良好，加重病情；其次，吸烟损伤上呼吸道及肺部，使肾炎患者容易感冒，易诱发肺炎，而一旦患有气管及肺部感染，又会加重肾炎，使病情恶化。所以肾炎患者以不吸烟为好，最好戒烟。

我们知道吸烟会造成脏器的供血减少，而且肾炎患者严禁吸烟，但还有一点是男性要注意的，那就是吸烟还会对脊髓的神经中枢起抑制作用，使吸烟男人性欲变弱，又由于吸烟能使血管收缩、痉挛，引起末梢血循环障碍。因此，吸烟也成为导致阳痿的最主要原因。澳洲和加拿大已在香烟盒上直接印上了这个信息。另外，吸烟可影响精子的活力，使畸形精子增多，停止吸烟3～6个月后，方可恢复正常。如想要一个聪明、健康的孩子，婴儿专家提倡一定要停止吸烟3～6个月。

研究表明，没有肾病的吸烟者，也很容易出现肾脏疾病，吸烟造成的肾毒性对于老年人、糖尿病患者、高血压患者或者肾病患者的影响非常明显，在大量的临床观察中发现，吸烟者的肾脏都会出现各种各样的不同程度的病变，吸烟者患肾病的可能性也要比不吸烟者更大。所以，吸烟是一个造成肾脏损害的重要因素。

与吸烟总能相并而论的一个话题就是"饮酒伤身"。人们都知道饮酒能够促进血液循环，但这只是在适量饮酒的基础上，才具有对身体有益的作用。如果频繁的饮酒，喝醉酒，对人体不仅没有益处还会造成对我们肾脏造成损伤。

首先我们了解一下酒精在体内的代谢过程，各种酒含有的酒精浓度不同，而酒精的化学成分是乙醇，乙醇进入人体后，90%在肝脏代谢、分解，10%由肾脏和肺排出。酒精对肾脏的损害虽不如其对肝、胰腺、心脏、神经肌肉等脏器的损害突出，但可通过上述各脏器的损害而导致肾脏损害，甚至可导致肾衰竭。如酒精性胰腺炎，尤其是急性坏死性酒精性胰腺炎是临床常见的危重症，随着病情进展可导致多脏器功能不全综合征伴急性肾衰竭，死亡率很高。

乙醇还可以和其他无机物或某些有机物发生化学反应，产生一些新的物质。这些新物质会导致骨质疏松症的发生。其发生机制是乙醇具有抑制成骨细胞功能的不良作用，抑制骨生长因子。长期过量饮酒，会使人体血液中保持一定浓度乙醇，从而对骨骼的生长、发育产生影响，加快骨量的丢失。所以长期过量饮酒不仅是骨质疏松症发生的诱因，对骨质疏松症病人而言又是病情加重的因素，因而不提倡过量饮酒。而骨是肾所主的，骨的损伤和病变是伤肾的重要表现。但葡萄酒对骨质疏松症的发生作用不明显，所以建议我们饮酒时多选择红酒。

总之，抽烟喝酒对肾的伤害很大，《素问·上古天真论》说："今时之人不然也，以酒为浆……起居无节，故半百而衰也。"因此，为了肾脏健康，男人要做到少抽烟，少喝酒。

色字头上一把刀，男人纵欲易伤肾

很多人对性并不了解，谈到两性问题总是难以启齿，避而不谈。但当身体已经出现腰酸、腰痛的时候，常常会想到是否与自己的房事有关。也有很多人关心婚后几日一次房事才算正常，能达到既养生又养性的目的。其实在《黄帝内经》中就有记载："人二十者，四日一泄；三十者，八日一泄；四十者，十六日一泄；年五十者，二十一日一泄；年六十者，一月一泄。"从中我们就知道，房事的次数不是固定的，它因人的年龄、身体状况而异，不同的人，房事的次数也不相同。但如果房事过度，消耗精力、体力过度，引起劳倦，就会导致男子遗精、女子月经不调等疾病。

随着社会的发展，人们更加认识到节制房事需要因人而异。房事的标准是事后第二天没有疲劳感，精神抖擞、心情愉快。较为年轻、身强力壮者，可以一周三、四次房事，甚至一天一次，年龄较大、身体虚弱者则要节制房事，如一周一次，半月一次，甚至一月一次。房事不宜过早。男子破阳较早，则伤及精气，女子破阴太早则伤阴气，严重的还会导致未老先衰。

但我们要正视的是，当今社会越来越开放，人们面临的诱惑也越来越大。抱着"人生得意须尽欢，莫使金樽空对月"的潇洒态度，对房事毫无节制，使自己纵欲无度，性生活过频。而现在的青少年也出现了"心神失守，相火妄动"的症状，这与多度手淫甚至更为严重的恶习有关，这些生活习惯最终造成肾精暗耗，肾精损伤。

俗话说，做人要有"精、气、神"。这里的"精"是指肾所藏之精，是人体最重要的物质。他也决定着"精子"质量，精充则体健寿长，精耗则体衰而不能尽天年。《黄帝内经》中就曾指出"醉以入房，以欲竭其精"，历代医家反复强调了保养肾精的重要性。医学专家认为，现代人如果因为生活富裕而过着花天酒地地生活，不知节戒色欲，珍惜精气，最后只能是金玉其外，败絮其中，不会得到健康长寿。因此，纵欲是万万不可行的。

也有人为了追求能够纵欲还能不伤肾，开始强补，而且大多都侧重在温补肾阳，如鹿茸牛鞭、五虎群羊，妄补、滥补，结果往往适得其反，令相火妄动，竭耗肾精。补肾不是上策，如果真的出现了肾虚的情况，这时需要辨证调补，不能求一时之快，更应该注意固护肾气肾精。

为了避免人们因纵欲伤肾，除了从青少年开始进行性教育外，还应更多地培养其他爱好，丰富其文化活动，譬如练习毛笔字、学绘画、锻炼身体等，充实其精神世界，开阔心境，陶冶情操，强健体魄，养成良好的心态和洁身自好、积极向上的好习惯。还有人提出了"龟欲"的固肾原则，也就是说像乌龟那样欲望越少，寿命就可以延长。将个人名利得失抛开，将吃穿住行的要求放低，克制欲望，才能令肾精充沛。

中年男人遭遇阳痿，千万不要盲目壮阳

俗话说："男人40一道坎。"男人们到了四五十岁，体力不济、性欲减退，于是有人求助于壮阳药，有人要求医师开睾丸素，有人去做手术把阴茎增大，甚至有人通过外遇以证明自己"宝刀未老"。其实，有时候阳痿的问题并非出在器官上，很可能只是身体内部机能失衡的一种表现。

举个例子，男人如果患上了高血压，就常会出现阳痿早泄的症状。但此时如果吃"壮阳药"，血压就会在短时间内快速地上升，对身体的伤害很严重。

有一个50岁的中年男人，在路上的一家成人保健店中买了一个壮阳药，此药号称几分钟就能让人虎威大发等。结果，这个男人买回去吃了后，就开始恶心头晕，最后被送往了医院中，幸好被抢救了过来。他本身患有高血压，吃了壮阳药后，血压急速上升，出现了生命危险。

其实，男人的阳痿就像我们感冒了会打喷嚏一样，都是身体的自我保护功能。平时，中年男人如果觉得无精打采、身体常感疲惫，可以用温和的药材经常性地调理，刺五加就是不错的选择。可以把15克刺五加，6克五味子同置茶杯内，冲入沸水，加盖闷15分钟后，当茶饮，每日1剂。经常服用，能够补肾强志，养心安神。

不过多数人阳痿后，只是想着如何重振雄风，盲目吃些壮阳药，最常见的就是伟哥之类。身体出现某些症状，一定有它的理由，如果你不听警告一再强求，就等于把身体的报警机制破坏了，实在是一种引火烧身的行为。

男人能够勃起的关键在于大量血液注入阴茎海绵体中，就好像一个个的小气球被吹涨起来一样。不能勃起时，并不是说这个器官出现了问题，有可能是血液在其他地方遇到了淤堵，或者是因气机不畅，不足以令器官顺利充血等原因。这时候男人如果服用了伟哥，就好比给身体内部安插了一名特务，擅自调动身体里的大量血液，强行注入海绵体中，令男人勃起。

大家可以想象一下，这些药进入身体后，首先要做的就是在短时间内集中并加快血液的流动。如果身体里有血栓，那血栓也会被快速流动的血液大军推动着前行，遇到细小的血管时，很容易卡住，引发中风、脑血栓或者心脏病。中老年人尤其不宜，他们本身因为生理机能地逐渐老化，需要血液能够以缓慢有节奏的速度循行，假如突然加快流速，对于血管和心脏都是不小的冲击。

另外，如果用伟哥能勃起，那么男人可能就会有恃无恐，不去关心阳痿背后的真正病因，仅用壮阳药强行完成本不可能完成的任务。虽然这种药物直观来看挺管用，本质上却是对生命的耗损，所以，男同胞们不能盲目使用壮阳药，如果没有辩证思想，单纯用壮阳解决阳痿问题，就是在损伤自己的阳气。

憋尿不是好习惯，肾病不请自来

我们经常被教导说："成大事者，小不忍则乱大谋。"但在我们的生活中，有些小忍会乱大谋，会出大乱子，比如憋尿。绝大部分的人都有过憋尿的经历，其实憋尿会影响我们的大脑思维，身体肌肉也会因此而过度紧张。对于久坐办公室的工作人员，有些人憋尿甚至会成为习惯，特别是那些饮水少，能长时间憋尿的人，谋略尚且不谈，可能会把肾病请过来。很多肾炎、肾病综合征等都与长时间憋尿有关。

长期憋尿可引起膀胱损伤，因为控制膀胱收缩的神经分布在膀胱壁的肌肉里，长期憋尿，会使神经缺血或过度胀扯而受损，造成以后小便疼痛、尿频或尿不干净等后遗症。《素问·脉要精微论》说："水泉不止者，是膀胱不藏也。"有时憋尿过多，时间长了，还可能出现膀胱破裂，非常危险。另外，膀胱与尿道连接处存有细菌，经常憋尿，细菌可大量繁殖，引起泌尿系统感染。青年女性，长时间憋尿可使胀满的膀胱压迫子宫而导致发育不良、痛经或腰痛。而且憋尿可导致男性前列腺增生，或女性膀胱颈部增生，诱发尿潴留。

平常养成憋尿这一习惯，往往会在不知不觉中影响了肾脏的健康。因此不管工作多忙，也不要忘了多喝水并按时如厕排水。肾脏方面疾病一般在早期往往无特殊的症状，许多患者总是忽略不以为然，在急性发作之时或是在疾病进入晚期时才醒悟，只是已后悔莫及。应记住，长期憋尿易得肾炎。

了解肾脏疾病，对我们认识憋尿的危害性是很有帮助的，一般来说，小便泡沫多、长久不消失，尿变色等均为异常状况，正常尿液为淡啤酒色而且透明，正常人尿量平均为每天1500毫升，每天4～6次。如没有发热、大量出汗、大量饮水等，小便量出现骤减或陡然增多时，可能存在肾脏病变。排尿次数频繁而排尿量少，可能是泌尿道感染。对于夜尿，在 60 岁内的正常人（孕妇除外），一般不应该有夜尿，如果年轻人夜尿增加，很可能是肾脏功能不良的早期表现。慢性肾脏病已成为危害人类健康和生命的常见病之一。由于肾脏病发病初期没有明显症状，易被患者忽视，直到进入肾衰竭、尿毒症阶段才会被发现，但往往为时已晚。

所以，我们不要等到自身有了肾脏疾病的症状才引起重视，为了预防肾病的发生，我们需要从日常生活中做起，首先养成良好的生活习惯，杜绝一些不好的习惯如长期憋尿等，只要身体出现了尿频尿急等非常规现象就应该引起重视，这有可能是自己的肾脏等器官出现问题的信号。建议外出前应尽量上一次厕所，在工作学习的间隙，都应该给自己保留一个"中场休息"的时间，能够随心所欲地解决自己的"方便"大事。

肾虚不能瞎补，吃得不对更伤肾

很多人一遇到腰酸、下肢肿痛、四肢不温、出汗多、频繁如厕、性欲下降等症状，就怀疑自己肾虚了。肾虚就是肾出了问题，很多病人一听说是肾虚，就如临大敌，以为自己得了大病。很多人不分肾阴虚、肾阳虚，乱补一气。没有经过咨询医生就购买六味地黄丸服用，以求达到补肾的效果。

实际上，中医讲的肾虚是一个症候群的概念，它有包括上述在内的很多种症状，但并不是说只要出现这些症状就是肾虚。判断是否是肾虚需要经过望闻问切"四诊和参"全面分析之后才能定夺。拿出汗来说，肾虚、胃气虚弱、湿热不清、寒邪入内等都会导致。而且，除了肾虚之外，你可能还合并有更严重的其他症状，如果我们一味只根据一两个症状就判定是否肾虚而忽视了辨证论治，就可能贻误病情。

其次，除了分辨是否是肾虚还是其他脏器所引起外，还要考虑是肾阴虚、肾阳虚还是肾气虚所引起。如果自己盲目购买药品或保健品补肾，容易因辨别不清是肾阳虚还是肾阴虚而用错药，而加重病情。比如，有的男人是肾阴虚，这个时候应该滋阴的，如果他吃了壮阳的保健品，就会火上加油，出现口干舌燥、心烦、起痘等上火的表现，也可能出现食欲下降、舌苔厚、便秘等问题。对于老年人来讲，乱补肾危害极大。许多老年人都有高血压、糖尿病等疾病，如果过度补肾壮阳，久服后易出现口干舌燥、口渴多饮、大便干结、失眠多梦、血压升高等一系列不良反应，甚至会引起药物性中风，危及生命。

还有对于民间流传的吃动物肾脏可以补肾的说法，这源于中医的"以脏补脏，以形补形"理论，对于真正的肾虚是否能够有治疗作用，是否是治病的首选，建议要咨询医生后再行食疗，避免延误病情。另外，何首乌、韭菜也有一定补肾作用，百姓都可以自行购买服用，何首乌性味苦甘涩微温，归肝，肾经，具有补益精血，截疟，解毒，润肠通便的作用。韭菜性温，具有温肾助阳、益脾健胃、行气理血的功效，中药也常以韭菜子入药。两者的补肾效果也很好，不过，要特别注意的是，我们自行购买的何首乌必须制后使用，使用生品有大毒，会造成肝功受损。

所以如果我们怀疑自己肾虚了，一定要先咨询医生，进行辨证论治。肾虚也有轻重缓急之分，如果仅仅属于轻症，不影响日常工作和学习的话，并不需要刻意去大补，但若是影响到正常的工作和生活了，就应该去正规的中医院或者中医科，找专业医生辨证施治，千万别擅做主张滥补。同时为了护肾补肾除了服用药物外，我们更强调的是保持健康的生活习惯。还要注意性生活适度，坚持锻炼，保证充足睡眠，还可以经常按摩腰部和足底。

坐姿不良，不仅伤脊柱，还会伤肾

常坐办公室的人，会发现有一个类似的坐姿，那就是使用电脑时高高地架着胳膊，低着头，并且在桌子下跷着二郎腿。坚持这样的坐姿工作 1 小时，就会感到腰背酸痛，脖子和肩膀麻木，手臂也不灵活。这样的坐姿保持一年至一年半，同事间又会有共同的问题就是双下巴、颈椎关节僵硬、腰腿疼痛。

坐姿不正确还可导致脊柱变形和腰肌劳损，20年前，患腰肌劳损的大多是些四五十岁的搬运工人或在田间劳作的农民，他们的工作多以腰部力量为主，所以易发生劳损；而如今，腰肌劳损并非是中老年人和体力劳动者的"专利"。来看病的患者中多了许多30来岁的公司白领，他们大部分时间保持不良的坐姿，使腰肌劳损具有了高发性和年轻化的特点。

我们都知道，肾主骨，而脊柱的损伤也会反过来引起肾虚。中医认为，脊柱的疾患属于骨痹，此名始见于《黄帝内经》，属于"五体痹"之一。《素问·气穴论》曰："积寒留舍，荣卫不居，卷肉缩筋，肋肘不得伸，内为骨痹，外为不仁，命曰不足……"简单说来是由于寒湿外袭，湿热浸淫，跌打损伤，瘀血阻络，气血运行不畅，或先天禀赋不足，肾精亏虚，骨脉失养所致。由于坐姿不良，常常会引起腰部和臀部的气血运行不畅，而肾腧、命门均在腰部，也会受到不良影响，两穴又为肾的要穴，从而会引起肾虚。

那么什么样子的姿势才正确呢？中国自古就有"坐如钟"的说法，认为人体只有维持在腰背挺直、脊柱坚挺的状态下才对人体颈腰椎最为有利，但从脊柱生物力学的角度来看，这是极不科学的，只有在社交礼仪中保持这种姿势，甚至微微屈背弯腰的谦恭的姿势，表达的是对对方的一种尊重，却对颈、腰椎及其椎间盘的造成很大的压力，日积月累即可引起疼痛和损伤。

建议坐在办公桌前的工作人员的正确坐姿应该是：选择有扶手、高度可调、可自由旋转、有坚挺且高度可达人体肩胛部的靠背的座椅。坐时尽量拉近坐椅与办公桌的距离，从臀部到腰部至后背全部紧贴至座椅靠背，必要时可在腰部和座椅靠背间放一靠垫，以确保腰部维持在正常的生理前屈位。头颈部保持中立位，同时调整座椅至与自己身高比例相合适的最佳高度，保持膝关节稍高于髋关节姿势，必要时可在办公桌下放一垫脚，使双脚能充分接触地面或垫脚。在此姿势下，人体腰背部得到了座椅靠背充分的支撑，人体脊柱系统及其相关肌群也获得了充分的放松，自然会感到舒适、安逸，不易疲劳，脊柱及椎间盘更不容易发生蜕变，生理弯曲也不容易改变。

保持这样的坐姿同时，头颈部处于自然中立位，不过分前屈和后伸，使颈椎保持在正常的生理弧度，颈项部肌肉得到最大程度的放松，同样能够延缓了颈椎椎体和椎间盘的退变。同时保持膝关节稍高于髋关节则有利于保持腰椎保持正常生理前屈位，符合脊生物力学要求。这样，颈项疼痛、腰背酸痛和下肢麻麻也自然就少多了。

但是，尽管采取了良好的坐位姿势，若是长久地坐着，还会影响腰、臀部的血循环，久之会导致气血经络受阻、代谢物质排泄缓慢，容易产生腰部肿胀、酸痛、麻木等症状。同时长时间低头伏案工作对颈椎有不良影响，时间长了极易出现颈项疼痛、头晕手麻等症状。《黄帝内经》指出"久卧伤气、久坐伤肾"。肾虚还会出现一个明显特点，就是掉发严重，或者白发增多。如果以上症状你都有，那么你很可能已经肾虚了。

因此，对于上班族来说，尽量不要歪身斜靠，这样容易造成对腰部的不良压迫，使肾的负担加重，容易肾虚。建议坐40分钟到1个小时，就站起来伸伸腰、踢踢腿，或者两手背在身后并交叉握住，就可以起到疏通经络、缓解不适的作用。还有，站起时，应逐渐移向椅子坐位前面，背部保持伸直，不要拱着腰后站立起来。假如有必要，可以用自己的手帮忙站起来。这样就可避免有时因站立姿势不当而诱发急性腰痛发作。

长期熬夜，肾病"夜袭"

我们经常会听到，有年轻人因为不分昼夜的工作或玩游戏，而引起猝死的消息。在《素问·金匮真言论》说："平旦至日中，天之阳，阳中之阳也；日中至黄昏，天之阳，阳中之阴也；合夜至鸡鸣，天之阴，阴中之阴也；鸡鸣至平旦，天之阴，阴中之阳也。故人亦应之。"古人总结出人的睡眠呈现出昼夜、晨昏、阴阳、消长的节律变化，平旦时人体的阳气随着自然界阳气生发而由里出外，阳气渐长，人起床活动，中午时分人体阳气盛于外部，黄昏则阳气渐消，入夜则阳气潜藏于内而人进入睡眠状态。这是我们养生所追求的"天人合一"的境界。而随着现代化的发展，这种睡眠规律早已经被打破。人们在与自然进行叛逆的过程中，也付出了健康的代价。

熬夜，是现代生活的一种现象，也是危害人身体的不良习惯。因为，人体肾上腺皮质激素和生长激素都是在夜间睡眠时才分泌的。前者在黎明前分泌，具有促进人体糖类代谢、保障肌肉发育的功能；后者在入睡后方才产生，既能促进青少年的生长发育，也能延缓中老年人衰老。长期熬夜会导致免疫系统的紊乱，严重损害肾脏健康。经调查，经常熬夜的人患肾病的概率，要远远高于作息正常的人们。

熬夜如果是工作原因，那是体劳，强度较大的工作导致身体疲劳，从而引发肾虚症状。熬夜如果是思虑等原因，那是神劳，巨大的工作压力会导致精神无法放松，脑力劳动累，想得过多也属此列。用脑过度，脑为髓之海，而肾主骨生髓，累了脑就容易伤肾。

不规律的睡眠及压力，还会影响内分泌代谢不完全，造成皮肤水分流失，容易导致皱纹出现、皮肤暗淡、长暗疮、黑眼圈加重等，尤其是上完妆后情况会更糟，妆很难化均匀。在一连串的熬夜之后，如果觉得脸紧紧的、痒痒的，有脱屑现象，还可能会患脂溢性皮炎。人若经常熬夜最容易疲劳、精神不振，人体的免疫力也会跟着下降。感冒、胃肠感染、过敏等都会找上你。

如果长期熬夜，更会慢慢地出现失眠、健忘、易怒、焦虑不安等神经、精神症状。过度劳累使身体的神经系统功能紊乱，引起体内主要的器官和系统失衡，比如发生心律不齐、内分泌失调等，严重的还会导致全身的感染疾病、肾病的概率相应提高。疲劳症状强烈的人比一般人患上呼吸、消化系统、循环器官等各种感染症的机会也增加许多。生活规律破坏，起居失调，则精神紊乱，脏腑功能损坏，身体各组织器官都可产生疾病。特别是年老体弱者，生活作息失常对身体的损害更为明显。

在当今社会，起居作息、日常生活要有规律，这是强身健体、延年益寿的重要原则。所以制订合理的作息时间，拒绝熬夜，是我们必须掌握的生活常识。

用脑过度消耗肾精，宜多吃坚果

患肾虚的人排除纵欲的人，最多的还是脑力劳动者。过度用脑而引起肾虚的人，常表现为持续而紧张地用脑之后感到头昏脑涨、精神不振、耳鸣目眩、思维迟钝、神疲倦怠、周身无力、腰膝酸软，甚至出现腰部疼痛等症状。

电视、电影中常有这样的场景：一名公司员工，为了改一个广告方案或是一份企划书，忙了一个通宵，当清晨的阳光照进办公室时，他会迎着朝阳站起身来，舒展身体，并用手捶捶发酸的腰……腰酸除了因为久坐之后的困顿，也是用脑过度引起肾虚的一种表现。

中医理论认为，"肾主骨生髓"，而"脑为髓之海"。因此，用脑过度就会导致"髓海"空虚。此时，肾为了生髓就要"加班"工作，从而导致肾虚。临床发现，这种因用脑过度导致的肾虚除有上述症状外，还会出现毛发变白、枯槁易于脱落等症状。因为中医有肾"其华在发"之说，肾精充足则能滋生化血、血旺则可使毛发乌黑而润泽。由于中医所说的肾包括生殖功能，所以用脑过度所致的肾虚还可出现小便频数、阳痿、早泄或女子宫冷不孕等症状。

养脑必先补肾，因为脑髓是由肾所生。平时因为用脑过度而致肾虚的人士，可在医生的指导下服用中成药"五子衍宗丸"。饮食上，平时可多选用一些坚果类食物，像榛子、莲子、核桃、板栗、杏仁，等等。其中，核桃和莲子已经被证实对痴呆有改善作用，可谓补脑、补肾的中坚力量。现代研究发现，对于大脑的发育来说，需要的第一营养成分是不饱和脂肪酸，而坚果类食物中含有大量的不饱和脂肪酸，因此，吃坚果对改善脑部营养很有益处。